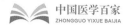

中国医学百家
ZHONGGUO YIXUE BAIJIA

冠心病综合管理

主　编　彭长农　王小庆　罗新林

上海科学技术文献出版社
Shanghai Scientific and Technological Literature Press

图书在版编目（CIP）数据

冠心病综合管理/彭长农，王小庆，罗新林主编
. -- 上海：上海科学技术文献出版社，2024
ISBN 978-7-5439-9034-0

Ⅰ.①冠… Ⅱ.①彭… ②王… ③罗… Ⅲ.①冠心病
—防治 Ⅳ.① R541.4

中国国家版本馆 CIP 数据核字 (2024) 第 065082 号

策划编辑：张　树
责任编辑：应丽春
封面设计：李　楠

冠心病综合管理

GUANXINBING ZONGHE GUANLI

主　　编：彭长农　王小庆　罗新林
出版发行：上海科学技术文献出版社
地　　址：上海市淮海中路 1329 号
邮政编码：200031
经　　销：全国新华书店
印　　刷：河北朗祥印刷有限公司
开　　本：787mm×1092mm　1/16
印　　张：24.75
版　　次：2024 年 4 月第 1 版　2024 年 4 月第 1 次印刷
书　　号：ISBN 978-7-5439-9034-0
定　　价：218.00 元

http://www.sstlp.com

彭长农，硕士，主任医师，中国医学科学院阜外医院深圳医院冠心病一病区主任。兼任中国医促会心血管分会常务委员，广东省冠脉介入学会常务委员，广东省起搏与心电生理学会常务委员，深圳市起搏与电生理学会副主任委员。

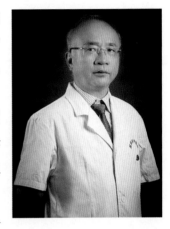

1992年硕士毕业于中山大学，曾在北京阜外医院、德国国家心脏中心等多家知名医疗机构研修。在心血管疾病的诊断治疗方面具有扎实的理论基础和丰富的临床经验，在心血管疑难病例的诊断、危重病例的抢救方面有着精深的造诣，尤其擅长冠心病的冠脉介入治疗，每年主持完成心血管介入手术1000余例。

在国家级和省级专业期刊发表论著20余篇，发表SCI论文5篇；主持省级科研立项2项，市级科研立项3项，深港合作课题1项。

第二主编简介

王小庆，硕士，主任医师，中国医学科学院阜外医院深圳医院冠心病一病区副主任。兼任中国海峡两岸医学会医药卫生交流协会老年医学专业委员会委员，广东省医师协会心血管内科医师分会委员，广东省介入性心脏病协会理事，广东省胸痛中心协会理事，深圳市医学会内科医师分会副会长，深圳市医师协会心血管分会常务理事。

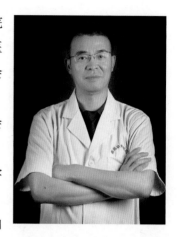

1996年大学毕业后留校附属医院心内科从事临床和教学工作，2003—2006年于中山大学攻读心血管内科硕士学位，毕业后至中国医学科学院阜外医院深圳医院（深圳市孙逸仙心血管医院）心内科工作至今。2016年赴美国迈阿密大学米勒医学院附属医院心血管科访问学习。2018年赴韩国首尔世宗医院心血管科访问学习。

承担市科创委课题3项，发表SCI文章2篇，核心期刊文章10余篇。

罗新林，硕士，副主任医师，就职于中国医学科学院阜外医院深圳医院。2007年硕士毕业于中南大学湘雅医学院，曾在北京阜外医院进修。熟练掌握心内科各种疾病的诊断及处理，擅长心血管重症的抢救和治疗。

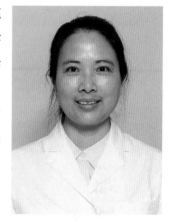

主持完成深圳市级课题1项，第三负责人参与广东省级课题1项，第二负责人参与深圳市级课题1项，参编著作3部，发表SCI及核心期刊文章10余篇。

前 言

　　根据ACC/AHA 2023年慢性冠心病管理指南及中国心血管健康报告（2022），冠心病仍是全球人群的主要死亡原因，在美国大约有2010万人罹患冠心病，也是ECS成员国最常见的死亡原因，2019约220万女性、190万男性死于缺血性心脏病。中国目前约有1139万冠心病患者，虽然亚洲人群非冠心病高发人群，但相较美国过去数十年冠心病总死亡率逐年下降，我国冠心病发病率与死亡率仍在攀升，疾病下降的拐点尚未出现，其原因既与社会经济发展、生活方式变化等有关，也与我国整体冠心病治疗质量不高及治疗理念不足相关。

　　传统的冠心病治疗主要包括药物治疗以及介入或搭桥治疗。相较与美国等发达国家，我国在冠心病治疗中仍存在一些问题，一是对冠心病的一级预防不够重视，虽然我国在冠心病的治疗上投入了大量的医疗及社会资源，但冠心病的发病率与死亡率仍居高不下。二是部分医师尤其是负责冠心病慢性病管理的社区医师不能完全遵循指南进行诊疗活动，冠心病患者得不到规范诊疗。三是缺乏冠心病整体治疗理念，目前冠心病相关国际指南均提出冠心病全程管理的概念，既包括冠心病危险因素的控制，也包括冠心病患者出院后管理、康复治疗及心理干预。只有解决了这几方面的问题，我国的冠心病发病率与死亡率才有可能出现下降拐点。

　　随着我国人口老年化，冠心病并发症及合并症等复杂临床情况越发常见。同时近年来随着冠心病药物治疗及血运重建治疗领域大量研究公布，当代冠心病治疗理念已经进入了个体化、精准化治疗阶段，相关指南也在密集更新。基于此种情况，我们编写出版了这本《冠心病综合管理》，由于时间仓促，编者水平有限，恳请同道批评指正。

编 者

2023年10月

目 录

第一章
冠心病的当代治疗

第一节　冠心病的流行病学与新分型

一、冠心病的流行病学

1. 全球冠心病的流行病学概况　冠状动脉粥样硬化性心脏病简称冠心病（coronary heart disease, CHD）好发于40岁以上人群，男性多于女性，发病率随年龄逐渐增加。流行病学调查显示，2017年冠心病全球患病人数约1.26亿（1655/10万），约占世界人口的1.72%，全年约有900万人死于冠心病。冠心病的发病与社会经济、地理人种、饮食习惯等多种因素相关，各国、各地区的发病率存在明显差异，其中，又以东欧及中欧国家的患病率最高。2022年更新的全球心血管疾病（cardiovascular disease, CVD）负担报告显示，冠心病仍是心血管疾病死亡的主要原因，在2021年造成全球944万人死亡和1.85亿伤残调整寿命年。冠心病的全球患病率逐年升高，基于大数据的疾病风险预测模型，估计到2030年，冠心病的患病率将会增至1845/10万，因而，全球冠心病的防治工作仍然任重道远。

2. 国内冠心病的流行病学概况　近30年来我国冠心病的患病率、死亡率增长迅速。《中国卫生健康统计年鉴》显示，1981—1999年，我国35～74岁人群中，年龄调整的冠心病死亡率在男性增加了41%，在女性增加了39%。2000年我国城市冠心病死亡率为71.3/10万，农村为31.6/10万，2009年增长至城市94.96/10万，农村71.27/10万。

（1）国内冠心病患病率：2013年中国第五次国家卫生服务调查显示，中国大陆15岁以上人群冠心病的患病率为10.2‰，其中城市为12.3‰，农村为8.1‰，60岁以上人群患病率为27.8‰。与2008年第四次调查数据（城市15.9‰，农村4.8‰，总计7.7‰）相比，城市患病率有所下降，但总体患病率持续升高。2013年中国大陆15岁以上人群冠心病的患病人数约1140万，较2008年第四次调查数据增加了约108万。

（2）国内冠心病死亡率：《中国卫生健康统计年鉴2021》显示，2020年中国城市居民冠心病的死亡率为126.91/10万，农村为135.88/10万。无论在城市还是农村地区，男性冠心病的死亡率均高于女性，且呈逐年上升趋势，农村地区上升更为明显，至2016年已超过城市水平。

二、冠心病新的命名和分型

1979年，世界卫生组织（WHO）根据患者症状、心电图、心肌酶学首次将冠心病分为5种类型：隐匿型/无症状型冠心病、心绞痛型冠心病、心肌梗死型冠心病、缺血性心脏病、猝死型冠心病。该分型对冠心病的诊疗实践产生了重大影响，但后续研究发现有明显缺陷，比如未涉及冠心病的发病机制、病理生理、治疗方法以及远期预后等，同时某些重要的临床类型并未包含在内。1988年，Fuster V.等首次提出急性冠脉综合征（acute coronary syndrome，ACS）的概念，进一步分为不稳定型心绞痛（unstable angina，UA）、非Q波型心肌梗死、Q波型心肌梗死和缺血性猝死。随着人们对ACS认识的逐步提高，冠心病的分型得到了不断的修正与完善。

2019年ESC发布了《慢性冠脉综合征指南》，对冠心病的命名和分型进行了较大幅度的调整。该指南认为冠心病可能长期处于稳定阶段，但也可能随时变得不稳定，通常是由斑块破裂或侵蚀引起的急性血栓事件触发。同时，冠心病往往是缓慢进展性的，即使没有显著的临床症状，也不存在真正意义上的完全稳定。因此，指南摒弃了过去"稳定性冠心病"的概念，提出了慢性冠脉综合征（chronic coronary syndrome，CCS）的概念。

1. 慢性冠脉综合征　是指急性冠脉综合征以外的所有冠心病情况，涵盖了既往稳定性冠心病的内容，但新指南、新概念更能反映出冠脉动态变化的病理生理特征。临床常见的6种可疑或确诊CCS的情形：①疑似冠心病，伴有稳定的心绞痛症状，伴或不伴呼吸困难；②疑似冠心病，伴有新发心力衰竭或左室功能不全；③ACS或血运重建术后1年以内，无症状或症状稳定；④初诊冠心病或血运重建术后1年以上，无症状或症状稳定；⑤疑似血管痉挛或微血管病变的心绞痛；⑥体检或筛查发现的无症状心肌缺血。

2. 急性冠脉综合征　根据患者症状、心电图、心肌酶学等临床资料，ACS分为ST段抬高型心肌梗死（ST-elevation myocardial infarction，STEMI）、非ST段抬高型心肌梗死（non-ST-elevation myocardial infarction，NSTEMI）和不稳定型心绞痛（UA）三种类型。2023年ESC发布的《急性冠脉综合征指南》，基于就诊时的心电图对疑似ACS患者进行初始分类，根据心电图是否存在持续性ST段抬高，分为STEMI和非ST段抬高型ACS（NSTE-ACS），根据肌钙蛋白（cTn）是否升高，NSTE-ACS进一步分为UA和NSTEMI（图1-1）。

心肌梗死是指急性心肌损伤合并心肌缺血的证据。心肌损伤主要通过检测cTn来确定，cTn值高于正常参考上限的第99百分位数时，则定义为心肌损伤，若cTn有上升和（或）下降趋势，则考虑为急性心肌损伤。心肌缺血的证据包括：心肌缺血症状、新出现的缺血性心电图改变、新出现的病理性Q波、新发现的存活心肌丢失或局部室壁运动异常的影像学证据、血管造影或尸检确定的冠脉内血栓。

2018年发表的《第四版心肌梗死通用定义》根据心肌梗死的病因和机制将其分为5种类型：

（1）1型心肌梗死：由原发性冠脉事件（斑块侵蚀/破裂）引起的心肌梗死，病理生理机制为动脉粥样硬化斑块破裂继发血栓形成，进而阻断阻塞冠脉血流引起的心肌缺血缺氧，强调斑块破损与血栓形成的因果关系。

（2）2型心肌梗死：由继发性冠脉事件（心肌灌注减少：冠脉痉挛、冠脉栓塞、冠脉夹层/壁内血肿、微血管功能障碍、持续性缓慢性心律失常、低血压/休克、呼吸衰竭、重度贫血；心肌氧耗增多：持续性快速性心律失常、严重高血压伴或不伴左室壁肥厚）引起的心肌梗死，强调与血栓形成无关的氧供需失衡。最新纳入微血管功能障碍，机制上涉及血管内皮功能紊乱、血管平滑肌功能紊乱和自主神经调节异常等。

（3）3型心肌梗死：心肌梗死引起的心源性猝死，有心肌缺血的症状和新出现的ST段抬高或左束支传导阻滞，但在采集血样或心肌标志物升高之前患者就已经死亡。

（4）4型心肌梗死：4a型为经皮冠状动脉介入治疗（percutaneous coronary intervention，PCI）相关的心肌梗死，要求cTn升高＞5倍；4b型为PCI相关的支架内血栓形成；4c型为PCI相关的冠脉再狭窄。

（5）5型心肌梗死：与冠状动脉旁路移植术（coronary artery bypass grafting，CABG）相关的心肌梗死，要求cTn升高＞10倍。

STEMI是指在心肌梗死诊断成立的情况下，心电图表现为持续性ST段抬高，提示可能存在冠脉的急性闭塞。心电图表现为至少两个相邻导联出现新的ST段抬高：在$V_2 \sim V_3$导联中，＜40岁的男性≥2.5mm，≥40岁的男性≥2mm，或女性≥1.5mm（不论年龄），和（或）其他导联≥1mm（在没有左心室肥厚或左束支传导阻滞的情况下）。对于疑似下壁STEMI的患者，尤其是有持续性胸痛但标准12导联心电图不确定的患者，建议记录右胸导联（V_3R和V_4R）和后壁导联（$V_7 \sim V_9$）以明确ST段抬高情况。

在临床高度怀疑持续性心肌缺血的患者中，左束支传导阻滞（LBBB）、右束支传导阻滞（RBBB）或起搏信号的存在妨碍了ST段评估的准确性。因此，对于合并此类心电图形态，并高度怀疑为持续性心肌缺血的患者，无论既往是否有束支传导阻滞，都应采取与STEMI患者类似的处理方式。

NSTEMI是指在心肌梗死诊断成立的情况下，心电图无持续性ST段抬高的特征性改变，提示可能存在冠脉的严重狭窄，其心电图表现通常为ST段的压低和T波改变。

UA是指在没有急性心肌损伤或坏死的情况下，休息或稍微运动时出现的心肌缺血。其临床范畴包括静息时长时间（＞20分钟）心绞痛发作；新发的严重心绞痛；心绞痛频率增加、持续时间延长或阈值降低；近期心肌梗死后出现的心绞痛等。

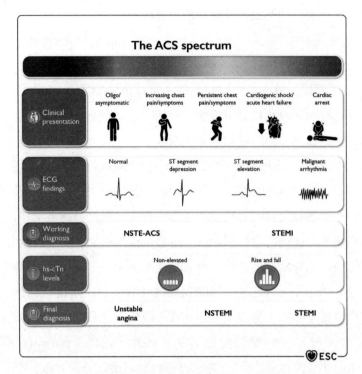

图1-1 ACS患者的临床表现、心电图改变、高敏肌钙蛋白水平

（邓 鸣 钟挺挺）

第二节 冠心病新增危险因素与一级预防

一、冠心病传统危险因素与新增危险因素

1957年Framingham心脏研究首次提出了冠心病危险因素的概念，称为"传统危险因素"，其中年龄、种族、性别（男性）、家族史属于不可改变的危险因素，而吸烟、肥胖、高血压、高血糖、高脂血症等属于可改变的危险因素。随着循证医学的发展，对冠心病危险因素的认识取得了长足的进步，能够解释传统危险因素所不能完全解释的发病机制，也可用于指导冠心病的一级预防和二级预防。其中，血脂相关成分、代谢相关因子、炎性相关因子、基因多态性和心理因素等被称为"新增危险因素"。

1. 传统危险因素

（1）高血压：是最常见的危险因素之一。PROCAM研究揭示了高血压与冠心病之间的密切关系，在4年的随访研究中，心肌梗死患者的高血压患病率较高。高血压和冠心病之间存在病理生理学联系，动脉粥样硬化进程可能因高血压而加速。由于动脉中脂质的沉积和斑块的形成，动脉中的跨壁压增加。高血压所施加的机械应力增加了内皮通透性，进而导致了冠脉反应性的降低。在2021年，高血压造成了1080万（95% CI 915万 ~ 1210万）心血管死亡和1130万（95% CI 959万 ~ 1270万）全因死亡，并与缺血性心脏病和卒中相关死亡密切相关。在2021年，高血压引起的全因伤残调整寿命年为每10万人2770例（95% CI 2310 ~ 3160例）。随着人口老龄化和全球人口规模的扩大，血压控制不佳的人数正在增加，需要多层次的药物和非药物干预措施来降低高血压带来的健康风险。

（2）吸烟：据统计每年有30% ~ 40%的人口死亡与吸烟所致的冠心病相关。在2021年，301万例（95% CI 124万 ~ 496万）心血管死亡和761万例（95% CI 350万 ~ 1170万）死亡可归因于烟草使用。在2021年，烟草引起的全因伤残调整寿命年为2460年/10万（95% CI 1140 ~ 3760/10万）。涉及2000万人的大型队列研究表明，吸烟者的冠心病死亡率较非吸烟者高70%，冠心病发病风险随吸烟时间、吸烟数量和烟雾浓度的增加而增加。吸烟还能诱导内皮细胞脱落和血小板黏附至内膜下层，促进脂质浸润和血小板衍生生长因子介导的平滑肌细胞增殖，进一步导致冠脉狭窄和阻塞。

（3）糖尿病：在心血管疾病发病机制中的作用直到1979年才首次明确。Kannel等通过Framingham心脏研究确定了糖尿病是主要的心血管危险因素。糖尿病患者动脉粥样硬化性疾病的发生风险增加了2 ~ 3倍，同时，女性糖尿病患者较男性糖尿病患者罹患心血管疾病的风险更高。根据美国心脏协会（AHA）的统计数据，65岁以上的糖尿病患者，68%死于某种形式的心脏病，16%死于脑卒中。患有糖尿病的成年人死于心脏病的风险是没有糖尿病的成年人的2 ~ 4倍。即使血糖得到了有效控制，患者仍有心脏病和脑卒中的风险，因为糖尿病患者往往合并有其他冠心病的危险因素，如高血压、吸烟、肥胖、缺乏体育锻炼、高胆固醇血症和代谢综合征等。综合管理上述危险因素后，糖尿病患者才能避免或延缓心血管疾病的进展。

（4）高胆固醇血症：在1953年，有学者报道了不同人群中胆固醇水平与冠心病死亡率之间的关系。流行病学研究进一步证实了胆固醇水平与心血管疾病风险之间的密切关系。研究发现，低密度脂蛋白胆固醇（LDL-C）作为血液中运输胆固醇的主要脂蛋白，与冠心病的发生直接相关，青年期LDL-C水平可用于预测晚年冠心病的发生率。目前指南将LDL-C确定为高胆固醇血症的主要治疗目标，降低LDL-C药物的临床获益已在各种观察性研究中得到证实。研究表明，降低血清胆固醇的临床获益与年龄相关，血清胆固醇水平降低10%，40岁人群的冠心病发病风险降低50%，50岁人群的冠心病发病风险降低40%，60岁人群的冠心病发病风险降低30%，70岁人群的冠心病发病风险降低20%。相反，高密度脂蛋白胆固醇（HDL-C）被视为动脉粥样硬化的保护因素，提高HDL-C水平是公认的降低冠心病发病率的治疗策略。

（5）肥胖：在1967年，Kannel等在Framingham研究中首次发现肥胖与冠心病的关系。肥胖也是全因死亡的独立危险因素。肥胖在世界范围内非常普遍，与心血管健康风险密切相关。最新研究表明，儿童时期较高的体重指数（body mass index，BMI）与成年后冠心病的发病风险相关。超重/肥胖的预防和控制已成为心血管疾病防治的关键环节。在2021年，有195万人（95% CI 112万～291万）的心血管死亡和370万人（95% CI 197万～549万）的全因死亡归结于BMI升高。在2021年，BMI升高导致的伤残调整寿命年为1560人/10万人（95% CI 711～2380/10万）。

（6）缺乏锻炼：在1958年，Morris等发表了一篇关于体力活动与冠脉疾病的具有里程碑意义的文章：伦敦双层巴士上的售票员（每两周上下楼梯11天，每年50周，通常长达数十年）的急性心肌梗死和冠心病相关猝死的发病率只有久坐巴士司机的一半或更少。多项流行病学研究也证实了这种关系。与喜欢运动的人相比，久坐的人死于冠心病的相对风险为1.9，体育锻炼已成为普通人群预防策略的重要组成部分。

（7）酗酒：研究表明，大量饮酒会导致预期寿命缩短，尤其是当每周饮酒量超过100g时，虽然有关少量或适量饮酒对心血管健康影响的数据并不统一，但大量饮酒明确会导致血压升高和心律失常相关的心血管疾病风险增加。在2017年，一项针对1472万人的研究发现，27万人（1.8%）存在酒精滥用的情况，经多变量校正后，发现酗酒与心房颤动、心肌梗死和心力衰竭事件的发生风险明确相关。

（8）不良饮食习惯：在2021年，膳食风险导致658万人（95% CI 227万～952万）心血管死亡和800万人（95% CI 303万～1180万）死亡。不良的饮食习惯包括水果、蔬菜、豆类、全谷物、坚果和种子、牛奶、纤维、钙、海鲜中的Omega-3脂肪酸和多不饱和脂肪酸的摄入不足，红肉、加工肉类、加糖肉类、饮料、反式脂肪酸和钠的过度摄入等。AHA建议使用多不饱和脂肪酸和单不饱和脂肪酸替代饱和脂肪酸。如果用不饱和脂肪酸替代饱和脂肪酸摄入量的5%，可使冠心病的发病风险降低10%（RR 0.90，95% CI 0.83～0.97）。

2. 新增危险因素

（1）高甘油三酯血症：尽管高甘油三酯血症对冠心病发病风险的影响长期以来都是激烈争论的话题，但在过去十年中，已经积累了大量证据支持这种脂质成分对于预后的价值。纳入17项前瞻性研究的荟萃分析表明，高甘油三酯血症是心血管疾病的独立危险因素。PROCAM研究表明，高甘油三酯血症与冠心病发病风险密切相关，与LDL-C和（或）HDL-C水平无关。Caerphilly心脏病研究同样表明，高甘油三酯血症与冠心病发病风险相关，与总胆固醇和HDL-C水平无关。但迄今没有前瞻性对照研究能够证实单纯降低甘油三酯对临床心血管结局的影响，因为常用降甘油三酯药物在降低甘油三酯的同时也会影响其他脂质成分的代谢。

（2）富含甘油三酯的残余脂蛋白：大量证据表明，富含甘油三酯的脂蛋白（TRLs）及其残余物也是动脉粥样硬化性心血管疾病（atherosclerotic cardiovascular disease，ASCVD）的致病因素。在病理过程中，其作用独立于LDL，也可作为LDL的补充。TRLs包含多种最新合成和代谢修饰的脂蛋白颗粒，其穿透血管内皮进入内膜下的能力与脂质颗粒的大小成反比。其中，乳糜微粒和大的极低密度脂蛋白（VLDL）颗粒无法穿透血管内皮，但较小的VLDL、中密度脂蛋白（IDL）和LDL颗粒可以进入内膜下。研究表明，小的VLDL和（或）IDL与动脉粥样硬化直接相关，乳糜微粒和（或）VLDL中的残余脂蛋白（如脂蛋白亚类LP-B:C、LP-B:C:E和LP-A-II:B:C:D:E）也能促进动脉粥样硬化。此外，残粒样脂蛋白颗粒（RLPs）也与动脉粥样硬化密切相关，尤其是在糖尿病患者中。

（3）脂蛋白a［Lp（a）］：是由甘油三酯、磷脂、胆固醇、胆固醇酯和载脂蛋白B_{100}组成的特殊脂蛋白，结构类似LDL但增加了载脂蛋白（a）。回顾性研究表明，Lp（a）水平升高与冠心病发生密切相关。但前瞻性研究的结果尚存有争议，部分前瞻性研究表明Lp（a）是冠心病的独立危险因素，但也有多个研究得出了相反的结论，可能与缺乏标准化的检测方法和存在无法测定的载脂蛋白（a）亚型有关。最新的荟萃分析表明，血浆Lp（a）水平是冠心病的独立危险因素，这与心肌梗死前瞻性流行病学（PRIME）研究结果一致。此外，Lp（a）升高还会增加心肌梗死和心绞痛的风险，尤其是在LDL-C水平较高的男性中。

（4）高同型半胱氨酸血症：同型半胱氨酸（HCY）是甲硫氨酸在去甲基化过程中形成的代谢产物，其降解主要是通过再甲基化和（或）转硫作用。HCY代谢障碍是动脉粥样硬化、脑血管和外周血管疾病的危险因素。目前已有众多横断面、病例对照和队列研究将高HCY血症与冠心病发病风险联系起来。在Framingham心脏研究、ARIC研究以及一项纳入挪威特罗姆瑟21 826例受试者的巢式病例对照研究中，女性冠心病患者的HCY水平普遍升高。在英国区域性心脏病研究中，脑卒中患者的HCY水平显著升高（P=0.004）。在2002年，HCY研究合作组织指出，HCY水平每降低25%，缺血性心脏病风险降低11%，脑卒中风险降低19%。

（5）超敏C反应蛋白及其他炎症标志物：炎症标志物如超敏C反应蛋白（hs-CRP）、白介素-6、肿瘤坏死因子-α可用于预测未来心血管疾病的发病风险。前瞻性研究表明，普通人群基线hs-CRP水平升高，未来冠心病的发病风险增加。同时，hs-CRP还与心外膜冠脉钙化密切相关，并在因严重冠脉病变猝死的患者中显著升高（P≤0.005），同时还与免疫组织化学染色强度和薄纤维帽斑块的数量相关。hs-CRP是独立于传统危险因素（如LDL-C、年龄、吸烟、体重）之外的危险因素。hs-CRP水平升高可能与冠脉支架术后晚期不良事件的发生相关。

（6）凝血因子：目前认为，高血浆纤维蛋白原是冠心病的潜在危险因素。北爱尔兰贝尔法斯特的冠心病发病率长期高于法国，PRIME研究表明，贝尔法斯特的纤维蛋白原基线水平显著高于法国，提示血浆纤维蛋白原水平与冠心病发病风险密切相关。在上述两个国家和地区中，发生冠脉事件的参与者的纤维蛋白原水平较未发生冠脉事件的参与者更高。

二、冠心病的残余风险

心血管疾病残余风险是指经标准化治疗后血压、血脂均控制达标，但仍有心血管事件发生。研究认为，血脂、血栓、炎症是心血管残余风险的重要影响因素。研究发现，LDL-C降幅越大，ASCVD的发生风险越低。同时，未能控制的高甘油三酯血症、高Lp（a）、TRLs及其残余颗粒、低HDL-C等血脂成分异常也是残余风险的重要因素。同时，人体循环或局部环境中的各种免疫细胞及其细胞因子通过复杂途径形成的炎症反应与动脉粥样硬化的发生发展密切相关。因而有学者建议从以下方面入手进一步降低心血管疾病的残余风险：①优化临床治疗的靶目标；②优化危险因素的诊断界值；③减少心血管危险因素的累积暴露时间，更早地进行干预和治疗；④识别新的危险因素，应用新的治疗药物，提高心血管风险的管控能力。

三、冠心病的一级预防研究进展

心血管病的一级预防是指在心血管事件发生前，通过戒烟、降压、降脂和降糖等手段控制心血管病的主要危险因素，进而降低心血管事件发生风险的预防措施。既往实践经验表明，一级预防措施可有效延缓或避免心血管事件的发生，降低心血管病的发病率和死亡率。研究表明，西方国家心血管病死亡率的下降，40%～70%归因于危险因素控制。美国心脏病学学会（ACC）/AHA、欧洲心脏病学会（ESC）近年来均发布了心血管疾病预防管理相关指南，2020年我国也发布了适合我国国情的《中国心血管病一级预防指南》，为推动我国心血管病防治发挥了积极作用。

不同指南均推荐在启动干预措施前进行总体风险评估。不同的国家或地区可能采用不同的评估办法，我国指南推荐基于我国人群长期队列研究数据建立的"中国成人心血管病一级预防风险评估流程（图1-2）"进行10年心血管病发病风险的评估。

一级预防的基本措施是生活方式干预，包括合理膳食、适当运动、控制体重、戒烟、控制酒精摄入、保持睡眠健康、保持良好心态等。对于高LDL-C水平、40～75岁的糖尿病患者以及明确为ASCVD高风险的患者，应当使用他汀类药物作为一级预防的一线选择。同时，血糖、血压的长期控制也起到了非常重要的作用。

阿司匹林在冠心病一级预防中的地位饱受争议。阿司匹林广泛用于ASCVD的一级预防，用药前应充分权衡临床获益与风险，进行个体化治疗。既往荟萃分析表明，阿司匹林用于一级预防的主要获益是降低非致死性心肌梗死和缺血性卒中的风险，但严重出血和胃肠道出血的风险也显著增加。因此，只有在获益明显大于风险时，使用阿司匹林进行一级预防才有意义。

2016年美国预防服务工作组（USPSTF）对11项阿司匹林一级预防的相关研究进行荟萃分析，发现仅在10年ASCVD风险≥10%的50～69岁人群中，使用阿司匹林有中等程度获益，且获益程度超过出血风险。因此，USPSTF推荐，10年ASCVD风险≥10%、出血风险不增加、预期寿命≥10年，且本人愿意服用阿司匹林≥10年的50～69岁人群使用阿司匹林进行心血管疾病和结直肠癌的一级预防。2018年发表的三项大型临床研究均表明，在未经获益与风险评估的人群中使用阿司匹林进行一级预防的临床结局并不确切。

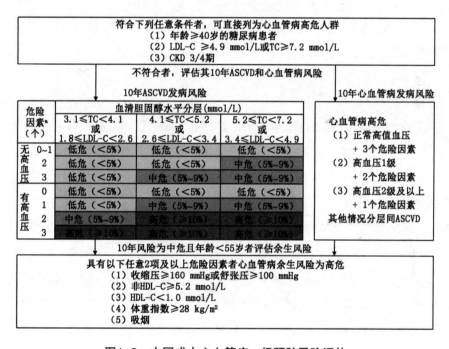

图1-2　中国成人心血管病一级预防风险评估

LDL-C：低密度脂蛋白胆固醇，TC：总胆固醇，CKD：慢性肾脏病，ASCVD：动脉粥样硬化性心血管病，HDL-C：高密度脂蛋白胆固醇；危险因素包括吸烟、低 HDL-C 及年龄 > 45/55 岁（男性 / 女性）；危险因素的水平均为干预前水平；1mmHg = 0.133kPa。

2019年ACC/AHA心血管病一级预防指南建议：不推荐阿司匹林常规用于ASCVD一级预防。推荐ASCVD风险较高但出血风险不高的40～70岁人群服用小剂量阿司匹林（75～100mg/d）进行ASCVD一级预防。

2019年我国《阿司匹林在心血管疾病一级预防中的应用中国专家共识》对阿司匹林的应用做出以下推荐：40～70岁成人，初始风险评估时ASCVD的10年预期风险

≥10%，且经积极干预后仍有≥3个主要危险因素控制不佳或难改变（如早发心血管病家族史），可以考虑服用阿司匹林以降低缺血性心血管病风险。

（邓　鸣）

第三节　冠心病的风险评估

在冠心病的临床诊治中，抗血小板药物治疗和PCI都有非常重要的作用。恰当地评估冠心病患者的缺血风险以及出血风险对于指导抗血小板治疗方案、血运重建方案及介入治疗的时机都有非常重要的意义。本节就缺血/出血风险评估及预后评估相关的进展进行简要阐述。

一、冠心病的缺血风险评估

1. 慢性冠脉综合征的缺血风险评估　2019年《ESC慢性冠脉综合征指南》中对抗栓治疗做出了相应的推荐，CCS抗栓方案的合理应用是基于在对缺血及出血风险权衡后做出的决定。在同等出血风险情况下，缺血风险越高，越倾向于加强抗栓治疗强度或延长抗栓治疗疗程。

指南将高缺血风险定义为具有以下情况之一的多支/弥漫性冠心病：需要药物治疗的糖尿病、复发性AMI、外周动脉疾病（PAD）或慢性肾脏病（chronic kidney disease，CKD）[eGFR 15~59ml/（min·1.73m^2）]。而中缺血风险定义为至少合并以下一种情况：多支/弥漫性冠心病、需要药物治疗的糖尿病、复发性AMI、PAD、心力衰竭（heart failure，HF）或CKD。

2. 急性冠脉综合征的缺血风险评估　全球急性冠脉事件注册（GRACE）风险评分模型广泛用于ACS的临床诊疗决策，并且使用观察数据进行了外部验证。鉴于GRACE风险评分能够预测临床结局，通常根据未来缺血事件风险对患者进行危险分层。需要注意的是，GRACE风险评分用于预测院内和出院后风险变量是不同的。现阶段GRACE风险评分计算较为复杂，使用计算机或软件辅助能够减少大量计算工作。另外，GRACE风险评分模型1.0和2.0版本（每个版本都是根据10多年前的人群进行推导）可能高估了风险，但是将风险划分为低风险和高风险仍然具有良好的区分能力。目前GRACE 3.0版本的评分系统已经开发出来，并建议用于降低性别不平等在风险分层中的影响。

心肌梗死溶栓（TIMI）评分系统也是ACS患者再灌注前危险分层的常用预测模型，

相较于GRACE评分，TIMI在临床上的使用更加简便，不需要过于复杂的计算，但其缺点是识别精度不如GRACE评分系统。对于NST-ACS患者，TIMI评分越高，患者发生缺血不良事件（心肌梗死、急性再血管化、死亡）的概率越大，对于STEMI患者，0~3分为低危，4~6分为中危，7~14分为高危（表1-1）；TIMI评分越高，出院1年内发生主要心血管不良事件（MACE）的概率越大。

表1-1　TIMI评分表

NSTE-ACS		STEMI	
评分参数	分值	评分参数	分值
年龄＞65岁	1	年龄≥75岁	3
≥3个冠心病危险因素（高血压、糖尿病、冠心病家族史、高脂血症、吸烟）	1	年龄65~74岁	2
已知冠心病	1	糖尿病或高血压或心绞痛	1
过去7天内服用阿司匹林	1	收缩压＜100mmHg	3
严重心绞痛（24小时内发作≥2次）	1	心率＞100次/分	2
ST段偏移≥0.5mm	1	Killip分级Ⅱ~Ⅳ级	2
心肌损伤标志物增高	1	体重＜67kg	1
	1	前壁ST段抬高或左束支传导阻滞	1
		距离就诊时间＞4小时	1
最大分值	7		14

二、冠心病的出血风险评估

1. 慢性冠脉综合征的出血风险评估　2019年《ESC慢性冠脉综合征指南》中建议，高出血风险包括脑出血或缺血性脑卒中病史、其他颅内病变史、近期胃肠道出血或由于可能的胃肠道失血导致贫血、与出血风险增加相关的其他胃肠道疾病、肝衰竭、出血体质或凝血病、高龄或虚弱，或需要透析的肾衰竭或eGFR＜15ml/（min·1.73m^2）。针对高出血风险人群和低出血风险人群抗栓治疗方案有所差异。

2. 急性冠脉综合征的出血风险评估　为了评估ACS患者的出血风险，目前已开发出一些评分工具，比如CRUSADE评分系统（住院期间）和ACUITY（30天）出血风险评分系统。这两个评分对于行冠脉造影的ACS患者短期重大出血具有合理的预测价值，其中CRUSADE评分具有最高的区分度（表1-2）。随着介入治疗经验的积累，如经桡动脉通路进行介入治疗，以及抗血栓治疗策略的变化，可能会改变风险评分系统的预测价值。此外，这些评分的预测价值在仅接受药物治疗或正口服抗凝药物的患者中尚不明确。鉴于这些限制，应该考虑仅在接受冠脉造影的患者中使用CRUSADE出血风险评分来量化住院期间的出血风险。

表1-2 CUSADE出血风险评估方法

评分要素	范围	分值	评分要素	范围	分值
基线血细胞比容（HCT，%）	< 31	9	性别	男性	0
	31 ~ 33.9	7		女性	8
	34 ~ 36.9	3	入院时慢性心力衰竭体征	无	0
	37 ~ 39.9	2		有	7
	240	0	既往血管疾病	无	0
血浆肌酐清除率（ml/min）	≤ 15	39		有	6
	> 15 ~ 30	35	糖尿病	无	0
	> 30 ~ 60	28		有	6
	> 60 ~ 90	17	收缩压（mmHg）	≤ 90	10
	> 90 ~ 120	7		91 ~ 100	8
	> 120	0		101 ~ 120	5
心率（bpm）	< 70	0		121 ~ 180	1
	71 ~ 80	1		181 ~ 200	3
	81 ~ 90	3		≥ 201	5
	91 ~ 100	6	最大分值		96
	101 ~ 110	8			
	110 ~ 120	10			
	≥ 121	11			

CRUSADE 评分评估 NSTE-ACS 患者出血风险			CRUSADE 评分评估 STEMI 患者出血风险		
风险分层	分数	出血发生率	风险分层	分数	出血发生率
极低危	≤ 20	1.5%	低危	≤ 30	0.70%
低危	21 ~ 30	4.3%	中危	31 ~ 40	9.40%
中危	31 ~ 40	7.8%	高危	> 40	12.50%
高危	41 ~ 50	11.8%			
极高危	> 50	28.9%			

根据ARC-HBR出血风险评估标准是上述评估系统的良好替代。这一高出血风险（HBR）患者的通用定义旨在为评估接受PCI患者的器械和药物治疗方案的安全性和有效性的临床试验提供一致性标准。ARC-HBR评估系统代表了一种实用的方法，其中包括了对HBR患者进行的最新试验，而这些患者在以往的双抗血小板治疗（DAPT）持续时间或强度的临床试验中被排除在外。当时由于其评估标准过于详细，基于ARC-HBR标准的出血风险评估在日常临床实践中较为繁琐（表1-3）。

表1-3 PCI治疗期间ARC-HBR评估系统的主要和次要标准

主要标准	次要标准
需要长期应用口服抗凝药	年龄≥75岁
严重或终末期肾病（eGFR＜30ml/min）	中度慢性肾脏病（eGFR 30～59ml/min）
血红蛋白＜11g/dl	血红蛋白：男性11～12.9g/dl，女性11～11.9g/dl
6个月内发生或反复发作的需要住院和（或）输血治疗的自发性出血	过去12个月内发生需要住院和（或）输血治疗的自发性出血，但未达到主要标准
中度或重度血小板缺乏（血小板计数＜100×10^9/L）	长期应用口服非甾体类抗炎药或激素
慢性出血	未达主要标准的任意时间的缺血性卒中
肝硬化合并门脉高压	
12个月内有活动性恶性肿瘤（非黑色素皮肤癌除外）	
既往自发性颅内出血（任意时间）、过去12个月内发生过创伤性颅内出血、有脑动静脉畸形、过去6个月内发生过中度或重度缺血性卒中	
PCI前30天内有大手术或创伤、DAPT治疗期间有无法推迟的大手术	
高出血风险定义为至少满足一个主要标准或两个次要标准	

　　以上多个评分系统对患者的缺血或出血评分进行了评估，但在指导DAPT疗程制订上的价值上尚未明确，用于指导DAPT疗程制订的风险评分应当优先于其他风险评分，如PRECISE-DAPT评分和DAPT评分，这两个评分系统对缺血与出血风险进行了综合考量，指导PCI术后DAPT疗程的制订（表1-4）。对于接受PCI的患者，若PRECISE-DAPT评分≥25分，可考虑短期DAPT（3～6个月）；评分＜25分，考虑标准DAPT（12个月）或长期DAPT（12～24个月）；对于PCI术后DAPT治疗12个月内未发生任何事件的患者，若DAPT评分≥2分，可考虑延长DAPT（至30个月）；评分＜2分，考虑标准疗程DAPT（12个月）。

表1-4 DAPT评分和PRECISE-DAPT评分系统

项目	PRECISE-DAPT 评分	DAPT 评分
使用时间	放置冠脉支架时	术后12个月且无不良事件发生时
DAPT持续时间策略评估	短期DAPT（3～6个月）比标准/长期DAPT（12～24个月）	标准DAPT（12个月）比长期DAPT（30个月）

项目	PRECISE-DAPT 评分	DAPT 评分	
分数计算 [a]		年龄（岁）	
		≥ 75	−2 分
		65 ～ < 75	−1 分
		< 65	0 分
	血红蛋白 (g/L) 120 115 110 105 100 白细胞 (×10⁹/L) ≤5 8 10 12 14 16 18 ≥20 年龄（岁）≤50 60 70 80 ≥90 肌酐清除率 (%) ≥100 80 60 40 20 0 出血史 否 是 分数（分）0 2 4 6 8 10 12 14 16 18 20 22 24 26 28 30	吸烟	+1 分
		糖尿病	+1 分
		就诊时心肌梗死	+1 分
		PCI 史或心肌梗死史	+1 分
		紫杉醇洗脱支架	+1 分
		冠脉支架直径< 3mm	+1 分
		CHF 或 LVEF < 30%	+2 分
		静脉置入支架	+2 分
分数范围（分）	0 ～ 100	−2 ～ 10	
建议决策限制	分数≥ 25 分→短期 DAPT	分数≥ 2 分→长期 DAPT	
	分数< 25 分→标准 / 长期 DAPT	分数< 2 分→标准 DAPT	
计算器地址	www.precisedaptscore.com	tools.acc.org/DAPTriskapp/	

注：DAPT 为双联抗血小板治疗，PRECISE-DAPT 为接受冠脉支架置入术及后续双联抗血小板治疗的患者的出血并发症预测，PCI 为经皮冠脉介入治疗，CHF 为充血性心力衰竭，LVEP 为左心室射血分数；[a] 对于 PRECISE-DAPT 评分，使用评分列线图：标记患者对于评分表中 5 个临床变量的相应评价，并画一条竖线至"分数"轴，以确定各临床变量的分数，然后计算各临床变量获得的分数之和，得出总分。对于 DAPT 评分，计算各评价的正分数之和，并减去年龄的相应分数，即为总分。

三、冠心病的预后评估相关研究

1. GRACE研究　GRACE危险评分能够很好地预测ACS院内、出院后主要心血管事件的发生风险，对ACS患者进行危险分层及预后评估，从而筛选出适合介入治疗的患者。CRACE评分来源于CRACE研究，这是世界上首个多国参与的针对所有类型、未筛选ACS患者的前瞻性研究。该研究启动于1999年4月，迄今全球共有30个国家、247家医院、102 341例ACS患者入选。GRACE危险评分系统对于预测ACS院内死亡率有良好的效果，在一项加拿大患者中进行的研究证实了GRACE评分对住院期间的各种ACS均具有良好的预测价值，能够很好地区分高危及低危的ACS患者。Tang等通过对GRACE治疗的进一步研究发现，通过构建包含年龄、心力衰竭病史、心肌梗死病史、心率、收缩压、ST段压低、起始血肌酐浓度、心肌酶超过正常值值的高限值、院内经皮冠脉介入治疗这9个参数的危险模型，可以预测出院后6个月的病死率，而且随着时间的延长它的适应性可能更广，在随后的研究中发现，GRACE评分系统对6个月后甚至到4年的病死率仍有良好的预测价值。然而，目前所发展到的GRACE 2.0评分方法基本是以欧洲男性患者为主的人群建立和验证的，其在不同人种、不同性别间的准确率尚未得到进一步认证。2022年Lancet上一篇报告显示，GRACE 2.0评分对女性NSTE-ACS患者的危险分层能力有限，且低估了其院内死亡率。为此，研究者应用机器学习算法进一步开发了性别差异更小的GRACE 3.0评分，能够显著减少这种性别偏倚，并且在瑞士的20 727例患者的数据集中进行了外部验证。

2. Duke运动平板评分系统 1987年，Mark等根据Duke资料库中2842例胸痛患者的Bruce平板运动试验及冠脉造影检查结果制定出Duke运动平板评分（DTS）系统，是一个综合分析而制订的一个评分方案。该评分方案根据运动平板实验中运动时间、ST段压低程度以及运动中出现心绞痛的程度对稳定性冠心病患者进行预后评估的评分系统。Duke评分＝运动时间（分）－5×ST段下降（mV）－（4×心绞痛指数）。心绞痛指数：0：运动中无心绞痛，1：运动中有心绞痛，2：因心绞痛需中止运动。Duke评分：≥+5分低危，1年病死率0.25%；-10～+4分中危，1年病死率1.25%；≤-10分高危，1年病死率5.25%；目前DTS已被多个国家所采纳，是目前无创性检查当中用来判断冠心病患者预后的重要指标之一。由《2006 ESC稳定型心绞痛指南》首次推荐，2018年中国《稳定性冠心病诊断与治疗指南》推荐为SCAD患者判断预后风险的评分系统，2019年ESC CCS指南认为DTS评分心血管死亡风险大于3%/年的人群是CCS高风险人群。但需要注意的是，75岁以上老人，Duke评分可能受到一定影响。

3. SYNTAX研究 SYNTAX评分是由SYNTAX研究依据ARTS研究改良的AHA冠脉树状分段（图1-3）、Leaman评分、ACC/AHA病变分级、完全闭塞分型系统、Duck分叉病变及专家建议等基础建立的创建的，旨在客观评估冠脉疾病的严重程度和范围。SYNTAX评分在指导血运重建治疗方案的选择并预测其治疗后的不良事件发生率的能力已在SYNTAX研究和其他数据中得到证实。该评分系统最终将患者分为3个类别：低危、中危、高危（低：0～22分，中：23～32分，高：>32分）。SYNTAX研究共纳入1800例左主干和（或）三支病变患者，5年结果显示对于中、高危组的多支病变患者，冠脉旁路移植术（CABG）组主要心血管不良事件（MACE）发生率显著低于PCI组。该评分系统的局限性是只包括了冠脉解剖特点，未包含临床特征，很可能评分相同的患者，因为年龄、基础疾病、生活习惯的不同而出现不同的终点事件；因此有研究者陆续提出了临床SYNTAX评分、功能SYNTAX评分等在SYNTAX评分基础上优化后的评分，使该评分系统的预测预后及指导血运重建方案的价值得到进一步的提升。

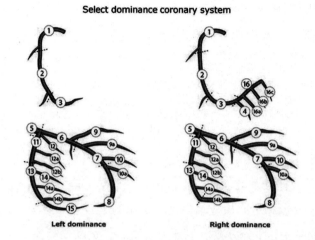

图1-3 依据ARTS研究改良的AHA冠脉树状分段

（邓 鸣）

第四节 冠心病的血运重建研究进展

一、冠脉生理学评估进展

1. 冠脉生理学的基本概念 冠状动脉是由不同大小和功能的四种血管组成的连续管道系统，包括心外膜动脉（>400μm）、前小动脉（100~400μm）、小动脉（40~100μm）和毛细血管（<10μm）。其中，心外膜动脉负责血液输送，占总阻力的5%；前小动脉和小动脉负责代谢调节和血液分配，分别占总阻力的20%和60%；毛细血管负责物质交换，占总阻力的15%（图1-4）。不同节段都有相应的生理学评估参数：

（1）总体参数：冠脉血流储备（coronary flow reserve，CFR）。

（2）心外膜动脉参数：诱导充血性压力指数（hyperemic pressure ratio，HPR）〔包括血流储备分数（fractional flow reserve，FFR）、瞬时无波比（instantaneous wave-free ratio，iFR）〕和非诱导充血性压力指数（nonhyperemic pressure ratio，NHPR）。

（3）非心外膜动脉参数：微循环阻力指数（index of microcirculation resistance，IMR）、充血性微循环阻力（hyperemic microvascular resistance，HMR）和瞬时最大充血反应舒张期流速-主动脉压力斜率（instantaneous hyperemic diastolic velocity pressure slope，IHDVPS）。

（4）毛细血管参数：零流量压（zero flow pressure，PZF）、瞬时波强分析（wave intensity analysis，WIA）。

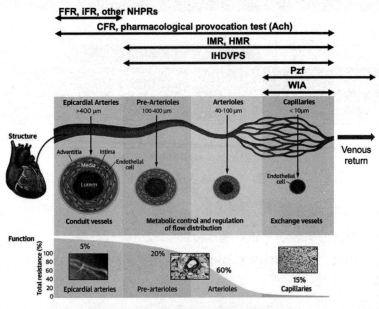

图1-4　冠脉循环结构和生理学参数

2．冠脉生理学的评估工具　目前成熟应用的冠脉生理学评估工具如下（图1-5）。

（1）冠脉CT衍生的FFR，不同厂家各有不同命名，包括Heart Flow的FFR_{CT}、Siemens的cFFR、Canon的CT-FFR和Pulse Medical的CT-QFR，诊断界值为0.80。

（2）充血性压力比值：指血管扩张剂（包括腺苷、三磷腺苷、罂粟碱、硝普钠等）依赖的要求达到最大充血状态的压力检测，检测依赖压力导丝，常用工具为血流储备分数（fractional flow reserve，FFR），诊断界值为0.80。

（3）非充血性压力比值：指非血管扩张剂依赖的无须达到最大充血状态的压力检测，检测同样依赖压力导丝。基于压力检测时相分为全时相检测和舒张相检测，前者包括远端冠脉和主动脉压力比（distal coronary pressure/aortic pressure，Pd/Pa）、静息全周期比（resting full-cycle ratio，RFR^{TM}），后者包括瞬时无波型比（instantaneous wave-free ratio，iFR^{TM}）、舒张期无充血比（diastolic hyperemia-free ratio，DFR^{TM}）、舒张压比（diastolic pressure ratio，dPR）。除Pd/Pa诊断界值为0.91~0.93外，其余诊断界值均为0.89。

（4）冠脉造影衍生的FFR，不同厂家各有不同命名，包括Medis and Pulse Medical的定量血流比（quantitative flow ratio，QFR）、CathWorks的FFRangio和Ple Medical的血管血流储备分数（vessel fractional flow reserve，vFFR），诊断界值均为0.80。

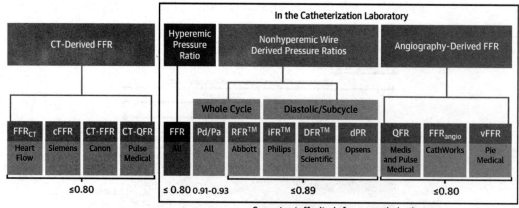

图1-5　冠脉生理学评估工具

3. 冠脉生理学的研究进展

（1）基于影像的生理学评估：基于冠脉CT或造影进行检测，包括冠脉CT衍生的FFR（FFR$_{CT}$、cFFR、CT-FFR和CT-QFR）和冠脉造影衍生的FFR（QFR、FFRangio和vFFR）（图1-6）。

1）冠脉CT衍生的FFR是利用冠脉三维重建和计算流体力学发展起来的新技术。DISCOVER-FLOW、DeFACTO、NXT三项前瞻性研究以FFR≤0.80作为参照，验证了FFR$_{CT}$的可行性和有效性。NXT（HeartFlowNXT）研究使用最新版HeartFlow FFR$_{CT}$软件，证明了FFR$_{CT}$的诊断性能优于冠脉CT，曲线下面积更大。PACIFIC研究显示，FFR$_{CT}$的诊断性能优于冠脉CT、单光子发射计算机断层显像（SPECT）和正电子发射断层显像（PET）。PLATFORM研究显示，FFR$_{CT}$是侵入性冠脉造影安全有效的替代手段。ADVANCE研究1年期结果显示，FFR$_{CT}$阴性值（＞0.80）的预测价值高于FFR$_{CT}$阳性值（≤0.80）。NXT研究中位4.7年随访结果显示，FFR$_{CT}$与主要心血管不良事件（MACE）独立相关。SYNTAX II研究表明，使用FFR$_{CT}$进行无创功能性SYNTAX评分是可行的，其在三支血管病变患者中的结果与有创压力导丝检测相近。最新SYNTAX III研究旨在验证FFR$_{CT}$用于指导左主干病变或三支血管病变血运重建的可行性。

2）冠脉造影衍生的FFR是利用冠脉造影和计算流体力学发展起来的新技术。与基于导丝的FFR相比，冠脉造影衍生的FFR无须压力导丝和血管扩张剂，因此缩短了手术时间并减轻了患者不适，同时也避免了压力导丝测量带来的误差。回顾性研究显示，现有三种检测技术在预测FFR≤0.80方面都有优异的曲线下面积。其中，FFRangio在前瞻性多中心FAST-FFR研究中得到验证，而QFR在更多的研究中得到验证，后续进行的大型随机对照研究有FAVOR III China（NCT03656848）和FAVOR III EJ（NCT03729739）。

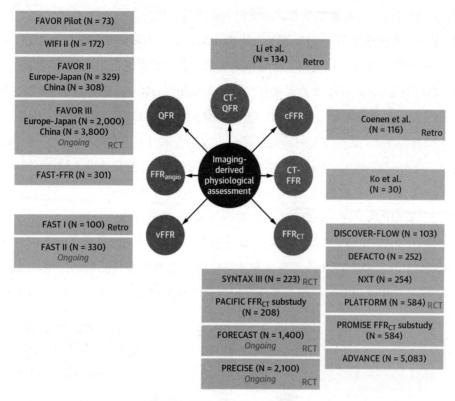

图1-6 基于影像的生理学评估

（2）基于导丝的生理学评估：基于压力导丝进行检测，包括FFR、iFR、Pd/Pa、DFR/Dpr/RFR（图1-7）。

1）FFR：导管室中最常用的生理学评估工具。FFR是最大充血状态下远端冠脉压与主动脉压的平均比值，间接反映了冠脉狭窄对心肌血流的影响。虽然FFR≤0.75最先通过功能学检测认证，但考虑到FFR检测存在的灰区（0.75~0.80），目前大多数研究采纳的诊断界值≤0.80。荟萃分析显示，FFR指导下PCI在心血管死亡或心肌梗死的复合终点上较药物治疗降低了28%。

前期的FFR研究侧重于明确PCI指征，避免不必要的非缺血动脉的血运重建。其中，DEFER研究验证了延期PCI对于FFR<0.75患者的长期安全性和有效性。后期的FFR研究侧重于明确FFR在多支血管病变PCI中的应用价值。其中，FAME研究表明，对于多支血管病变的患者，FFR指导下PCI在临床复合终点上优于血管造影指导下PCI。FAME Ⅱ研究表明，对于FFR≤0.80的患者，FFR指导下PCI联合药物治疗在临床终点上优于单纯药物治疗，可能与PCI术后自发性心肌梗死的减少相关。Compare-Acute和DANAMI-3-PRIMULTI研究表明，对于STEMI合并多支血管病变的患者，FFR指导下完全血运重建在1年期复合终点上优于单纯处理罪犯血管的血运重建。当然，COMPLETE研究已经证实，血管造影指导下完全血运重建在3年期复合终点上优于单纯处理罪犯血管的血运重

建，因此，FFR对于指导此类患者血运重建的成本效益仍需评估。

2）iFR：非充血性导丝衍生的压力比值（NHPR）应用于临床的首个参数。iFR是瞬时相远端冠脉平均压与无波期主动脉压的比值。在无波期进行生理学检测的优点是微循环阻力较为稳定，且在整个心动周期中处于最低值。iFR的诊断界值定为0.89，iFR与FFR在诊断性能上没有差异。后续iFR SWEDEHEART和DEFINE-FLAIR研究得出了相似的结论：iFR指导下PCI在病变的功能性评估以及12个月MACE发生率方面不劣于FFR指导下PCI。在两项试验中，MACE发生率在长达2年的时间内没有差异。与FFR相比，iFR的局限性在于缺乏远期数据的支持。

3）其他NHPRs：自iFR成功应用以来，其他NHPRs如Pd/Pa、DFR、dPR、RFR等也逐渐商品化。其中，Pd/Pa是最古老、最直接的NHPR，与iFR具有高度的相关性和良好的一致性，但受限于较低的信噪比和传输性能，压力漂移对测量的影响较大。其他NHPRs如DFR、dPR、RFR与iFR也有良好的相关性和一致性。

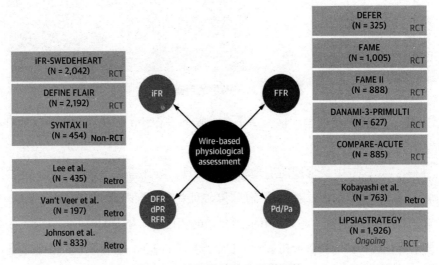

图1-7　基于导丝的生理学评估

4. 冠脉生理学的临床应用　冠脉生理学的评估方法有三种。在介入导管室外，冠脉CT衍生的FFR不仅是传统冠脉造影的替代手段，也是冠脉血运重建的指南标准。在介入导管室内，FFR是最常用的生理学评估方法，拥有广泛而确切的证据基础，技术替代上则有iFR、Pd/Pa等NHPRs。最后，冠脉造影衍生的FFR，在诊断效能上等同于FFR，且在减少手术时间、费用以及患者不适上优于FFR。上述冠脉生理学评估方法对于指导冠脉血运重建具有重要意义，具体体现在以下三个方面：

（1）术前计划和手术模拟：PCI指征的明确；病变模式的识别（局灶性、串联性、弥漫性）；不同PCI策略的结果模拟。

（2）提高手术操作的精度：明确血流受限病变的位置，避免PCI术后地理缺失；

结合血管内成像技术精准规划支架植入。

（3）指导次优结果的优化：纵向生理学评估筛查血流受限病变；局灶性模式适用于PCI术后优化。

二、腔内影像学在冠脉血运重建中的应用

冠脉造影是诊断冠心病和指导PCI的金标准。血管内成像（intravascular imaging，IVI）技术作为传统冠脉造影的重要补充，能够进一步表征病变形态并优化PCI结果。临床实践中，IVI可用于PCI术前复杂病变的评估、病变准备和支架植入的指导、PCI终点和并发症的评估等，对于减少复杂病变PCI的MACE发生率具有重要意义。

1. 腔内影像的临床分类　血管内超声检查（intravascular ultrasound，IVUS）是基于声波的辅助成像方式，使用安装有压电陶瓷换能器的血管内导管产生超声脉冲，以提供实时360°横断面图像。从该装置发射的超声脉冲在不同结构内进行反射（如纤维组织和钙化病变产生高回声信号，而脂质病变产生低回声信号），然后生成靶血管的灰度横断面图像，最终提供病理解剖、斑块形态和管壁结构的特征信息。

光学相干断层显像（optical coherence tomography，OCT）是基于红外光的辅助成像方式，使用光学低相干干涉技术获取高分辨率的层析图像。在现有的IVI技术中，OCT拥有最高的分辨率（轴向10~20mm、横向20~90mm），几乎是IVUS的10倍，但代价是较低的穿透力（OCT 1~2mm，IVUS 5~6mm）。OCT技术的使用要求"无血"成像，通常需要推注造影剂清除管腔中的血液才能获取清晰的图像，从而限制了在某些特殊病变中的应用，如开口病变、严重狭窄以及大/小血管病变等。

近红外光谱（near-infrared spectroscopy，NIRS）是一种光谱分析技术，能够在近红外光波长范围（700~2500nm）检测物质的吸收、反射或透射特性，根据捕获的光谱数据绘制彩色编码图形。因此，该技术能够表征血管内细微结构的化学成分，比如量化脂质分布等。

IVUS的主要优势是能显示开口病变和大血管病变，无须清除血液即可进行成像。OCT的主要优势是拥有更高的分辨率，并且红外光能够穿透内膜钙化，因而能够很好地显示支架内再狭窄、斑块侵蚀/破裂以及钙化/血栓病变等。绝大多数情况下，IVUS和OCT都可以安全有效地应用，两者具有相似的临床随访结果。

2. 常见病变的腔内影像　IVUS和OCT都能够识别外弹力层（EEL）。在正常血管或纤维斑块中，OCT能清晰显示EEL，但脂质斑块或坏死核心会使光线变弱，进而使EEL和脂质池分界不清；而IVUS的声波衰减却相对较少，即使有脂质斑块也能清晰显示EEL。在钙化斑块中，IVUS的声波则被完全反射，因而难以显示EEL和评估钙化厚度；而OCT信号却能穿透钙化斑块，因而能够准确评估钙化厚度；同时，两种方法都能评

估钙化长度和弧度，也能区分浅层和深层钙化。总体而言，IVUS适用于纤维脂质斑块的评估，OCT则适用于纤维钙化斑块的评估，尤其适用于薄纤维帽斑块的评估，同时也适用于白色/红色血栓的鉴别（红外光被红色血栓吸收后会产生特征性的阴影）（图1-8）。

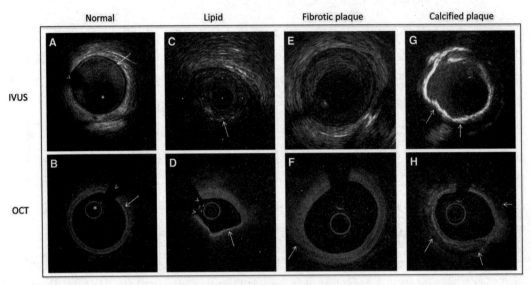

图1-8　常见病变的IVUS和OCT图像

3. 腔内影像指导支架植入　腔内影像能够精确测量血管和病变参数，明确病变性质、支架着陆区以及支架尺寸等。腔内影像评估主要用于明确是否需要病变准备，尤其是在支架植入前对钙化病变的预处理。支架的最佳着陆区应是毗邻支架两端的相对正常节段，要求IVUS下斑块负荷<50%，OCT下EEL可见范围>180°，理想的着陆区通常以纤维病变为主。如果缺乏正常参考节段，首先应当避开脂质斑块，尤其是薄纤维帽粥瘤，以减少边缘夹层和远端栓塞的可能，其次，浅表180°以上弧形钙化也不适合作为着陆区。最后，选择支架前应当测量远端—近端参考段的距离，尽量使用配套的测量工具选择支架尺寸（图1-9）。

4. 腔内影像指导PCI的研究进展　评估腔内影像在复杂病变中应用情况的前瞻性随机对照研究包括ULTIMATE、IVUS-XPL和CTO-IVUS研究。ULTIMATE研究表明，与血管造影指导的PCI比较，IVUS指导的PCI降低了12个月时临床驱动的靶血管失败率（TVF）（4.2% vs 2.9%；HR：0.530；95% CI 0.312~0.901；$P=0.019$）。IVUS-XPL研究表明，1年期MACE发生率在IVUS指导组为2.9%，在血管造影指导组为5.8%（HR：0.48；95% CI -5.14%~-0.79%；$P=0.007$），主要原因是IVUS指导组缺血驱动的靶病变重建率（TLR）较低。CTO-IVUS研究表明，IVUS指导组的MACE发生率低于血管造影指导组（2.6% vs 7.1%；HR：0.35；95% CI 0.13~0.97；$P<0.035$）。多项荟萃分析

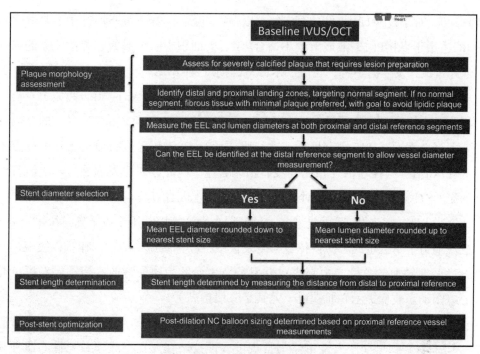

图1-9 腔内影像指导冠脉支架植入

显示，IVUS指导组的TLR、MACE、靶血管血运重建（TVR）、心血管死亡和支架内血栓形成率均较低。其他正在进行的研究包括IVUS-CHIP（NCT048540770）、OPTIMAL（NCT04111770）、DKCRUSH VIII（NCT03770650）、OCTOBER（NCT03171311）、OCTIVUS（NCT03394079）等。

5. 腔内影像指导PCI的指南建议　在ACC/AHA/SCAI冠脉血运重建指南中，推荐IVUS和OCT用于各类复杂病变的PCI决策，尤其是在以下情况下：①左主干中度狭窄的评估；②减少左主干或复杂病变的缺血性事件；③明确支架植入失败的原因（Ⅱa类推荐）。

三、冠心病的血运重建策略

1. 急性冠脉综合征的血运重建策略

（1）STEMI的血运重建策略：PPCI策略（即刻血管造影及必要时PCI术）是STEMI患者首选的再灌注治疗策略。除去溶栓治疗延误的因素，从STEMI诊断到再灌注治疗（导丝通过罪犯血管）的绝对时间为120分钟。对于接受溶栓治疗的患者，如果溶栓失败（溶栓后60~90分钟ST段回落<50%）或存在血流动力学/电活动不稳定、心肌缺血加重或持续性胸痛，则需进行补救性PCI；而溶栓成功的患者则应选择早期血管造影（溶栓后2~24小时）。在非PCI中心就诊的STEMI患者应立即转运至PCI中心，以便采取及时的PPCI策略。如果在120分钟内不能进行PPCI，应立即进行溶栓治疗，然后转运

至PCI中心。对于发病12小时内的患者，在任何情况下，PPCI策略均优于溶栓治疗。急诊CABG适用于直接PCI失败或解剖不适合PCI、大面积心肌缺血或心源性休克的患者。对于合并机械并发症的患者，建议手术修复同期进行CABG。

对于发病超过12小时的患者进行PCI的意义尚未明确。FAST-MI研究显示，与保守治疗相比，常规PCI在1个月（2.1% vs 7.2%）和58个月（30.4% vs 78.7%）的全因死亡率显著下降。然而，OAT研究显示，在心肌梗死3～28天仍未进行血运重建的稳定患者中，常规PCI治疗与保守治疗相比并没有临床获益。因此，对于发病超过48小时且无持续性胸痛的STEMI患者，不建议对罪犯血管进行常规PCI治疗。

（2）NSTE-ACS的血运重建策略：早期侵入性治疗推荐用于以下高危NSTE-ACS患者：血流动力学不稳定或心源性休克；复发性或持续性胸痛，药物治疗难以缓解；继发于持续性心肌缺血的急性心力衰竭；并发危及生命的心律失常或心搏骤停；机械并发症；心电图动态改变提示心肌缺血（尤其是ST段抬高）。

荟萃分析比较了多项随机对照研究的数据，评估了NSTE-ACS患者进行冠脉造影的时机，均未观察到早期侵入性策略与常规侵入性策略在死亡率或非致死性心肌梗死方面的任何优势。迄今为止最大的荟萃分析（17项RCTst＞1万例患者）显示，对于NSTE-ACS患者，早期侵入性策略仅降低了复发难治性缺血的风险和住院时间，但并没有降低全因死亡、心肌梗死、心力衰竭或再次血运重建的风险。

（3）多支血管病变的血运重建策略：在ACS合并心源性休克（cardiogenic shock，CS）的患者中，近80%合并有多支血管病变（multivessel disease，MVD）。据统计，ACS合并CS的占ACS的4%～11%，尤其是在合并闭塞病变的情况下。缺血相关性心力衰竭、急性重度二尖瓣反流和机械并发症是ACS并发CS的常见诱因。在SHOCK研究中，对302例AMI合并CS的患者进行了急诊血运重建与药物保守治疗的比较。在急诊血运重建的患者中，PCI占64%，CABG占36%，30天死亡率没有差异，但在6个月时，血管重建组的死亡率低于药物治疗组。因此，对于AMI合并CS的患者建议进行急诊PCI，对于解剖不适合PCI的患者建议进行急诊CABG。同时，对于以下患者建议进行杂交手术（Hybrid手术）：适合CABG的LAD病变＋适合PCI的非LAD病变、适合CABG的无保护左主干病变、适合CABG的复杂LAD病变、升主动脉严重钙化/瘤样扩张、高龄、虚弱、糖尿病、肾衰竭、心功能差（LVEF≤30%）、既往胸骨切开以及缺乏合适的桥血管。

CULPRIT-SHOCK研究比较了ACS患者急诊单纯处理罪犯血管和同期处理非罪犯血管的预后。在30天的随访中，单纯处理罪犯血管显著降低了全因死亡率和减少了肾脏替代治疗（RR 0.83，95% CI 0.71～0.96）。但在1年的随访中，两组的全因死亡率并无显著性差异。后续研究均支持罪犯血管开通后预防性干预非罪犯血管，包括PRAMI、CvLPRIT、DANAMI-3-PRIMULTI、COMPARE-ACUTE及COMPLETE研究等。一项纳入

7030例STEMI合并MVD患者的荟萃分析显示，预防性干预非罪犯血管与心血管死亡和新发心肌梗死的降低相关，同样支持STEMI合并MVD的患者进行完全血运重建。至于非罪犯血管的血运重建时机，目前尚无明确证据支持即刻还是分次干预（指住院期间或出院45天内）。

（4）2023年ESC急性冠脉综合征管理指南建议：明确诊断STEMI且发病时间≤12小时的患者均推荐再灌注治疗（Ⅰ，A）。明确诊断STEMI但发病时间＞12小时的患者，如果存在心肌缺血加重、血流动力学不稳定或危及生命的心律失常，建议采用PPCI策略（Ⅰ，C）。

对于高危NSTE-ACS患者，建议采用侵入性策略（Ⅰ，A）。对于高危NSTE-ACS且符合以下标准之一的患者，建议立即采用侵入性策略：血流动力学不稳定或心源性休克；复发性或持续性胸痛，药物治疗难以缓解；继发于持续性心肌缺血的急性心力衰竭；出现危及生命的心律失常或心搏骤停；机械并发症；心电图动态改变提示心肌缺血（Ⅰ，C）。

对于ACS合并CS的MVD患者，建议单纯处理罪犯血管（Ⅰ，B）。对于接受PPCI策略的血流动力学稳定的STEMI合并MVD患者，建议在PCI期间或45天内进行完全血运重建（Ⅰ，A）。对于接受侵入性策略的血流动力学稳定的NSTE-ACS合并MVD患者，建议在PCI期间进行完全血运重建（Ⅱa，C）。

2. 慢性冠脉综合征的血运重建策略　慢性冠脉综合征患者的临床治疗目标分为三个方面：缓解心绞痛症状、预防非致死性事件和提高远期生存率。药物治疗通常是这些患者的首选，但与单纯药物治疗相比，血运重建治疗对于心绞痛症状和生活质量的改善更大。对于多支血管病变的患者，血运重建治疗可降低心血管死亡、急性心肌梗死和紧急血运重建治疗的风险。然而，血管重建治疗对于改善慢性冠脉疾病患者的生存率较为有限，多项研究和荟萃分析显示，血运重建治疗对于慢性冠脉疾病患者的全因死亡率没有影响，值得注意的是，这些研究人群的动脉粥样硬化负担较低，其他原因还包括医疗的进步和当代死亡率的下降等。对于慢性冠脉疾病合并左心功能不全（尤其是LVEF≤35%）和左主干病变的患者，CABG已被证明优于单纯药物治疗。在STICH研究中，LVEF≤35%的缺血性心肌患者在接受最佳药物治疗同时进行CABG，10年生存率优于仅接受最佳药物治疗的患者。在REVIVED-BCIS2研究中，LVEF≤35%的患者接受PCI治疗并没有改善MACE发生率和中位随访3.4年生存率。在MASS Ⅱ研究中，CABG或PCI治疗后10年心血管死亡率低于单纯药物治疗。在ISCHEMIA研究中，血运重建治疗对于心血管死亡和心肌梗死没有影响，临床获益仅限于最严重的冠心病患者（三支血管严重狭窄或合并前降支近段病变的双支血管严重狭窄），同时，4a型或5型心肌梗死的发生率增加，而1型、2型、4b型或4c型心肌梗死的发生率降低。

因此，2023年AHA/ACC慢性冠脉疾病管理指南建议：对于接受最佳药物治疗后仍有活动限制性心绞痛的慢性冠脉疾病患者，如果合并严重的冠脉狭窄，建议进行血运重建治疗以改善患者的心绞痛症状（Ⅰ，A）。对于严重左主干病变或多支血管病变合并左心功能不全（LVEF≤35%）的慢性冠脉疾病患者，建议在药物治疗的基础上进行CABG（Ⅰ，B-R）。对于合并严重左主干病变的特定慢性冠脉疾病患者，如果PCI能够提供与CABG相似的血运重建效果，选择PCI或可进一步提高生存率（Ⅱa，B-R）。

3. 血运重建方式的比较：CABG vs PCI　CABG和PCI对于恢复缺血心肌血供的方式存在根本性差异。CABG术通过移植旁路血管绕过近端病变直接向远端供血，除了治疗现有病变带来的获益外，还可通过提供不受近端病变影响的替代路径为将来可能出现的缺血性事件提供防护。与PCI相比，CABG能够减少自发性心肌梗死和再次血运重建的发生率，此外，弥漫复杂病变以及糖尿病的患者也能从CABG中获益。

SYNTAX研究显示，对于接受PCI治疗的左主干和高危复杂病变（SYNTAX评分>33）患者，5年MACE发生率和心血管死亡率更高。SYNTAX研究10年随访结果显示，对于三支血管病变的患者，PCI治疗的死亡率较CABG增加40%。一项纳入11项随机对照研究11 518例患者的荟萃分析显示，对于多支血管病变的患者，CABG较PCI的死亡率更低，SYNTAX评分越高（≥33分）越倾向于选择CABG。而在OPTIMUM研究中，接受PCI治疗的患者（$n=726$）具有更加复杂的临床特征，包括靶血管远端条件不良（18.9%）、严重的左室功能障碍和无存活心肌（16.8%）、严重的肺部疾病（10.1%）和虚弱/活动受限（9.7%）等，客观上难以耐受创伤更大的CABG手术。

FREEDOM研究比较了CABG与PCI在糖尿病合并多支血管病变患者中的应用情况。该研究明确排除了左主干病变的患者，82%的PCI组和85%的CABG组患者合并三支血管病变，91%的患者合并前降支病变。在5年随访中，PCI组全因死亡率高于CABG组；在8年随访中，PCI组全因死亡率持续显著升高（RR 1.36，95% CI 1.07～1.74）。

因此，2023年AHA/ACC慢性冠脉疾病管理指南建议：对于严重左主干病变或高危复杂病变的患者，血运重建方式选择CABG或优于PCI（Ⅰ，B-R）。对于多支血管病变合并弥漫复杂病变的患者（SYNTAX评分>33分），血运重建方式选择CABG或优于PCI（Ⅱa，B-R）。对于CABG风险较高的慢性冠脉疾病患者，推荐PCI以改善症状和降低MACE风险（Ⅱa，B-R）。对于合并糖尿病的慢性冠脉疾病患者，累及前降支的多支血管病变选择CABG或优于PCI（Ⅰ，A）；左主干病变合并低—中度复杂病变（SYNTAX评分≤33），PCI可被视为CABG的替代方案以降低MACE风险（Ⅱa，B-R）。

（钟挺挺）

第五节 非阻塞性冠心病的诊断与治疗

一、非阻塞性冠心病的定义与诊断

1. 非阻塞性冠心病的基本定义 非阻塞性冠脉疾病（non-obstructive coronary artery disease，Non-obCAD），包括冠脉非阻塞性缺血（ischaemia with non-obstructive coronary arteries，INOCA）和冠脉非阻塞性心肌梗死（myocardial infarction with non-obstructive coronary arteries，MINOCA），是指具有缺血性心绞痛症状和心肌缺血/梗死客观证据，但冠脉造影或冠脉CTA没有发现阻塞性冠脉狭窄的疾病类型。阻塞性冠脉狭窄的定义在不同研究中并不统一，诊断界值介于50%~70%。2021年ACC/AHA冠脉血运重建指南将冠脉明显狭窄定义为：非左主干直径狭窄≥70%，左主干直径狭窄≥50%。

非阻塞性冠脉疾病的病理机制是冠脉微循环功能障碍或心外膜冠脉痉挛引起的氧供需失衡导致的心肌缺血，分为微血管性心绞痛和血管痉挛性心绞痛两个亚型。微血管性心绞痛是由冠脉微循环功能障碍引起的心肌缺血，常由微血管结构重塑或小动脉舒缩功能异常所致。血管痉挛性心绞痛是由心外膜血管舒缩功能异常引起的心肌缺血。但由于缺乏直接检测微血管［包括前小动脉（直径<500μm）及微小动脉（直径<200μm）］的手段，其功能异常引起的症状常被诊断为心脏神经症。即使患者存在典型的心绞痛症状，部分医生也会根据冠脉造影检查的结果，使患者确信其不存在有临床意义的冠脉病变，而不予特殊处理或仅给予抗躯体化药物治疗，而患者却可能因胸痛症状反复就诊。

2. 非阻塞性冠心病的诊断方法

（1）非侵入性检查：常用心肌缺血的检测方法有赖于左心室灌注或运动的节段性异常，但对于微循环功能障碍这类左心室全面缺血的患者的诊断价值有限。传统的无创检测方法有平板运动试验、运动负荷超声心动图和SPECT心肌灌注显像，其他无创检测方法还有经胸冠脉血流显像、心肌声学造影、正电子发射断层显像（PET）和心脏磁共振成像（CMR）等，但都缺乏直接观察冠脉微循环结构的方法。目前推荐冠脉血流储备（CRF）（静息和最大充血状态下冠脉血流量的比值）用于无创检测冠脉微循环功能。该技术有赖于高空间分辨率和时间分辨率的先进成像设备，能够实时捕捉心肌充盈的达峰时间和达峰效率，其中又以PET和CMR获得的CFR较为准确。当CFR<2.0且排除心外膜冠脉狭窄引起的心肌血流储备下降，提示可能存在冠脉微循环功能障碍。

（2）侵入性检查：侵入性冠脉功能检查包括使用诊断导丝测量冠脉舒缩功能以

及进一步药物激发试验。由于非阻塞性冠心病的病理机制涉及微循环结构和功能的改变以及心外膜血管的舒缩功能障碍，在侵入性诊断方面也纳入了基于CFR和微循环阻力参数对冠脉微循环结构重塑的检测，以及基于乙酰胆碱激发试验对血管舒缩功能异常的检测。2019年欧洲慢性冠脉综合征指南建议：对于有持续性心绞痛症状但冠脉造影正常或无血流受限的患者，建议进行基于导丝测量的CFR以及微循环阻力检测（Ⅱa类推荐）；对于疑诊心外膜痉挛性心绞痛的患者，可以考虑冠脉内乙酰胆碱激发试验（Ⅱb类推荐）。同时，基于侵入性检测手段，临床上将非缺血性冠心病分为5种亚型：心外膜血管痉挛、微血管痉挛、微血管功能障碍、内皮功能障碍、非心源性胸痛（图1-10）。

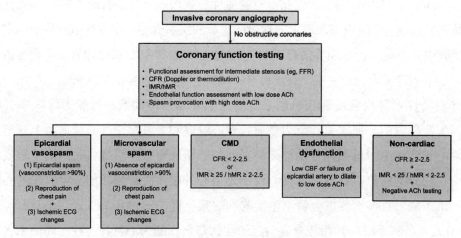

图1-10　非阻塞性冠心病的侵入性检查

3. 非阻塞性冠心病的诊断标准　冠脉舒缩功能障碍国际研究小组有关微血管性心绞痛和血管痉挛性心绞痛的诊断标准（表1-5）。

表1-5　微血管性心绞痛和血管痉挛性心绞痛的诊断标准

诊断标准	微血管性心绞痛	血管痉挛性心绞痛
1. 心肌缺血的症状	（a）劳力性和（或）静息性心绞痛 （b）心绞痛等危症（如气促或呼吸困难）	自发性心绞痛，合并以下至少一种情况 （a）静息性心绞痛-尤其是夜间和清晨 （b）运动耐量的昼夜变化，清晨减少 （c）过度通气可以诱发 （d）钙离子拮抗剂抑制发作
2. 无阻塞性冠脉疾病 （狭窄＜50%或FFR＜0.80）	（a）冠脉CTA （b）冠脉造影	（a）冠脉CTA （b）冠脉造影

诊断标准	微血管性心绞痛	血管痉挛性心绞痛
3. 心肌缺血的客观证据	（a）胸痛发作时的缺血性心电图改变 （b）应激性胸痛或缺血性心电图改变 有或无短暂/可逆的心肌灌注异常 有或无短暂/可逆的室壁运动障碍	自发性胸痛时的缺血性心电图改变，合并两个以上连续导联出现以下任一情况 （a）ST段升高≥0.1mV （b）ST段下移≥0.1mV （c）新出现的负性U波
4. 冠脉功能障碍的证据	（a）冠脉血流储备受损 临界值≤2.0～≤2.5，取决于检测方法 （b）冠脉微血管痉挛 乙酰胆碱激发试验症状再发和缺血性 心电图改变但无心外膜冠脉痉挛 （c）冠脉微血管阻力指数异常，IMR＞25 （d）冠脉慢血流现象，TIMI帧数＞25	冠脉痉挛定义为自发的或刺激物（典型为乙酰胆碱、麦角新碱或过度通气）诱发的短暂性冠脉完全闭塞或次全闭塞（收缩＞90%）合并心绞痛和缺血性心电图改变

如果所有四项标准都符合，则为"确定"；如果标准1和2符合，但标准3或4仅符合一个或不确定则为"怀疑"。CTA：计算机断层血管造影；FFR：血流储备分数；IMR：微循环阻力指数；TIMI：心肌梗死溶栓治疗。

二、非阻塞性冠心病的治疗

1. 抗缺血治疗

（1）药物性抗缺血治疗：在稳定型心绞痛和阻塞性冠心病患者中应用的抗缺血药物，在INOCA患者中也显现出一定的效果。这些药物包括长效硝酸酯、β受体阻滞剂、钙离子拮抗剂、伊伐布雷定、尼可地尔、雷诺嗪、哌克昔林和曲美他嗪等，通过降低心率、心肌收缩力或改变心肌代谢方式以减少心肌氧耗，或通过降低血管平滑肌收缩力减轻冠脉张力以增加冠脉血流，从而达到抗缺血治疗的目的。新型抗缺血药物如磷酸二酯酶-3和磷酸二酯酶-5抑制剂、rho激酶抑制剂和雌二醇等，也能够改善缺血性心绞痛症状。

抗缺血药物分类和机制：β受体阻滞剂（如阿替洛尔、美托洛尔）抑制心肌β₁受体降低心率和心肌收缩力。非二氢吡啶类钙离子拮抗剂［如维拉帕米、地尔硫䓬］抑制心肌和血管平滑肌L型钙通道，降低心率和心肌收缩力，引起血管扩张。二氢吡啶类钙离子拮抗剂（如硝苯地平、氨氯地平）抑制血管平滑肌L型钙通道引起血管扩张。长效硝酸酯（如硝酸异山梨酯、单硝酸异山梨酯）增加NO释放增加血管平滑肌cGMP水平，引起血管扩张。钾通道激动剂（如尼可地尔）开放血管平滑肌ATP敏感性钾通道，增加

NO释放增加血管平滑肌cGMP水平，引起血管扩张。晚钠电流阻滞剂（如雷诺嗪）抑制心肌晚期钠电流减少钠依赖性钙超载，改善心肌舒张以减少心肌氧耗，进而改善微血管灌注。脂肪酸氧化抑制剂（如曲美他嗪）将心肌代谢方式由脂肪酸氧化转化为葡萄糖氧化以减少心肌氧耗。窦房结抑制剂（如伊伐布雷定）抑制窦房结If电流以降低心率。血管紧张素转换酶抑制剂（如依那普利）抑制血管紧张素Ⅰ向Ⅱ的转化，引起血管扩张。磷酸二酯酶-3抑制剂（如西洛他唑）增加血管平滑肌cAMP水平，引起血管扩张。磷酸二酯酶-5抑制剂（如西地那非）增加血管平滑肌cGMP水平，引起血管扩张。Rho激酶抑制剂（如法舒地尔）抑制血管平滑肌Rho激酶以增加肌凝蛋白轻链去磷酸化，引起血管扩张。他汀类药物（如普伐他汀、氟伐他汀）增加NO释放以增加血管平滑肌cGMP水平，抑制血管平滑肌Rho激酶以增加肌凝蛋白轻链去磷酸化，引起血管扩张。

（2）非药物性抗缺血治疗：运动训练对INOCA患者的获益已被证实，其机制是血管内皮功能的改善。星状神经节阻滞或胸交感神经切除术已被证实可减轻血管痉挛性心绞痛症状和缺血性心电图改变，潜在的机制是阻断心脏交感神经传出通路对冠脉的影响。至于心脏交感神经切除术是否通过抑制冠脉痉挛或破坏交感神经痛觉传入来减轻症状尚未明确。其他能够改善冠脉微血管疾病患者症状的抗缺血装置包括增强型体外反搏（主动脉舒张期逆灌血流以增加冠脉灌注，降低左室舒张压以减少心肌氧耗，增加冠脉血流量以维持内皮稳态和内皮功能）和冠状窦减压器（增加冠状窦静脉压以扩张小动脉和增加冠脉灌注）。

2. 抗伤害性刺激治疗　冠脉微血管疾病患者无论是否存在缺血都表现出对疼痛的过敏反应。痛觉过敏的伤害性刺激通路包括痛觉感受器、痛觉传入纤维、丘脑痛觉中枢等，因此，针对痛觉通路的治疗策略已被用于治疗难治性心绞痛。三环类抗抑郁药（如丙咪嗪）通过阻断去甲肾上腺素再摄取，抑制痛觉神经元减轻疼痛；甲基黄嘌呤（如茶碱）通过抑制腺苷A2B受体减轻疼痛；阿片类药物通过激活脊髓背根神经节和周围神经阿片受体减轻疼痛；TENS装置通过经皮神经电刺激阻断痛觉信号传入减轻疼痛；脊髓刺激器通过电刺激C_7/T_1、T_1/T_2节段阻断痛觉信号传入减轻疼痛。

3. 新型治疗方法

（1）高强度他汀治疗：高强度他汀类药物联合血管紧张素转换酶抑制剂或血管紧张素受体拮抗剂可降低INOCA患者的MACE发生率。WARRIOR试验比较了INOCA患者在强化治疗和常规治疗下的MACE发生率。

（2）替格瑞洛：通过抑制红细胞膜上平衡型核苷转运体-1对腺苷的摄取，增加血浆腺苷浓度，抑制嘌呤能2（P2）血小板受体发挥抗血小板作用。内源性腺苷水平升高也能刺激嘌呤能1（P1）受体，其中包括A2A受体，引起冠脉微血管扩张。TIC试验（ACTRN12616000388415）评估了替格瑞洛（90mg，每日两次）对冠脉慢血流患者的抗心绞痛作用。

（3）内皮素受体拮抗剂：内皮素是强效的微血管收缩剂，因此内皮素受体拮抗剂可能对治疗冠脉微血管疾病有效。Zibotentan是特异性内皮素A受体拮抗剂，目前正在进行的随机对照试验共有两项。第一项试验（ACTRN12618000021279）评估了Zibotentan（每日10mg）对冠脉慢血流患者的抗心绞痛作用。第二项试验（NCT04097314）评估了Zibotentan（每日10mg）对微血管性心绞痛患者跑步机运动时间的影响。

（4）红景天：主要活性成分红景天苷具有多种药理特性，其中包括阻断血管平滑肌细胞钙离子通道等。NCT04218916试验评估了红景天胶囊对冠脉血流储备受损的INOCA患者冠脉血流储备和心绞痛症状的影响。

（5）自体CD34干细胞：已被证实可用于改善阻塞性冠脉疾病患者的跑步机运动时间和心绞痛频次。FREEDOM研究（NCT04614467）进一步验证了自体CD34干细胞对冠脉血流储备和心绞痛频次的改善作用。

（6）冠状窦减压器（Reducer，Neovasc）：一种球囊可膨胀、不锈钢、沙漏状腔内装置，经皮植入冠状窦内，以增加冠状静脉压力，进而降低冠脉微血管阻力。已有一项针对难治性心绞痛和阻塞性冠脉疾病患者的临床试验证实了其在缓解难治性心绞痛方面的作用。COSIMA试验（NCT04606459）进一步比较了器械植入和药物治疗对INOCA患者心绞痛的影响。

（钟挺挺）

参考文献

[1]国家心血管病中心.中国心血管健康与疾病报告2022[M].北京：中国协和医科大学出版社，2023.

[2]Byrne RA, Rossello X, Coughlan JJ, et al.2023 ESC Guidelines for the management of acute coronary syndromes: Developed by the task force on the management of acute coronary syndromes of the European Society of Cardiology(ESC)[J].European Heart Journal, 2023:ehad191.

[3]Vaduganathan M, Mensah GA, Turco JV, et al.The Global Burden of Cardiovascular Diseases and Risk:A Compass for Future Health[J].J Am Coll Cardiol, 2022, 80(25):2361-2371.

[4]Brown JC, Gerhardt TE, Kwon E.Risk Factors For Coronary Artery Disease[M].StatPearls Publishing:Treasure Island(FL), 2022.

[5]Knuuti J, Wijns W, Saraste A, et al.2019 ESC Guidelines for the diagnosis and management of chronic coronary syndromes:the Task Force for the diagnosis and management of chronic coronary syndromes of the European Society of Cardiology[J].European heart journal, 2020, 41(3):407-477.

[6]Norihiro Kogame, Masafumi Ono, Hideyuki Kawashima, et al.The Impact of Coronary Physiology

on Contemporary Clinical Decision Making[J].JACC Cardiovascular interventions, 2020, 13(14):1617-1638.

[7]Evan Shlofmitz, Ziad A Ali, Akiko Maehara, et al.Intravascular Imaging-Guided Percutaneous Coronary Intervention:A Universal Approach for Optimization of Stent Implantation[J].Circulation. Cardiovascular interventions, 2020, 13(12):e008686.

[8]Robert A Byrne, Xavier Rossello, Coughlan JJ, et al.ESC Scientific Document Group；2023 ESC Guidelines for the management of acute coronary syndromes[J].European heart journal, 2023, 08, 25.

[9]Salim S Virani, L Kristin Newby, Suzanne V Arnold, et al.2023 AHA/ACC/ACCP/ASPC/NLA/ PCNA Guideline for the Management of Patients With Chronic Coronary Disease: A Report of the American Heart Association/American College of Cardiology Joint Committee on Clinical Practice Guidelines[J].Circulation, 2023, 148(9):e9-e119.

[10]John F Beltrame, Rosanna Tavella, Dione Jones, et al.Management of ischaemia with non-obstructive coronary arteries(INOCA)[J].BMJ(Clinical research ed.), 2021, 375:e060602.

第二章
冠心病的抗栓治疗

血栓形成是动脉粥样硬化进展及并发症的重要因素，目前有大量临床研究证实抗栓治疗对于动脉粥样硬化性心血管疾病的一级和二级预防有显著益处。抗栓治疗已经成为冠心病治疗的基石，尤其对急性冠状动脉综合征和置入药物洗脱支架（DES）的患者。抗栓治疗包括抗血小板治疗和抗凝治疗，针对冠状动脉粥样硬化性心脏病不同临床类型，抗栓治疗的策略也不尽相同。

无论冠心病急性期和慢性期，抗血小板都是治疗的基石。如无禁忌证，无论采用何种治疗策略，所有冠心病患者均应启动口服抗血小板药物治疗。抗凝治疗多在冠心病合并心房颤动、经皮冠状动脉介入术（PCI）围术期、心肌梗死后合并心室血栓等患者中使用。临床上会根据冠心病的状态、血栓风险及出血风险和是否手术，采用不同的抗血小板药物和抗凝药物进行抗血栓治疗，制订相应的个体化策略。在动态随访中、长期动态的风险评估中，根据最新的临床证据及时的调整抗栓治疗策略，从而达到最优的抗栓治疗。

本章节根据当前国内外指南，简介冠心病的抗血小板聚集药物、抗凝药物、缺血和出血的风险评估、抗栓治疗策略的选择及相关的长期管理策略等现况，为我国冠心病的规范化抗栓治疗提供参考。

第一节　抗血小板药物

抗血小板药物通过抑制血小板的活化或聚集，减少血栓事件形成。按照作用机制不同分为（图2-1）：血栓素A2（TXA2）抑制剂（如阿司匹林）、P2Y12受体拮抗剂（如氯吡格雷、替格瑞洛）、GPⅡb/Ⅲa受体拮抗剂（如替罗非班）、磷酸二酯酶抑制剂（西洛他唑）等。目前临床中常用于冠心病抗血小板治疗的药物主要包括血栓素A2（TXA2）抑制剂、P2Y12受体拮抗剂、GPⅡb/Ⅲa受体抑制剂。我们重点针对常用药物展开介绍。

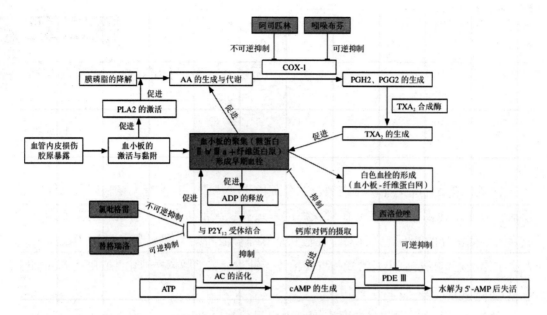

图2-1 常用抗血小板药物药理机制

注：COX-I：环氧化酶-1；AA：花生四烯酸；PGH2：前列腺素H2；PGG2：前列腺素G2；PLA2：磷脂A2；TXA：血栓素A；ADP：二磷酸腺苷；AC：腺苷酸环化酶；PDE Ⅲ：磷酸二酯酶Ⅲ；ATP：三磷腺苷；cAMP：环磷酸腺苷；5'-AMP：5'腺嘌呤核苷酸。

一、血栓素A2（TXA2）抑制剂

1. 阿司匹林　通过不可逆地抑制COX-1从而阻止血栓素A2的合成及释放，抑制血小板聚集。小剂量的阿司匹林会使COX-1的活性位点不可逆地乙酰化，从而发挥有临床意义的抗血小板作用。高剂量的阿司匹林还可抑制COX-2，这可阻断前列腺素的生成，产生解热镇痛作用。阿司匹林口服后吸收迅速、完全，服用后1小时达峰值血药浓度。在胃内开始吸收，在小肠上段吸收大部分。阿司匹林的肠溶制剂为临床常用制剂，理想的服用时间是进餐前。常见的不良反应是胃肠道不适和消化道出血，少数过敏反应。

对于冠心病患者，阿司匹林可降低发生心肌梗死、脑卒中和死亡的风险。阿司匹林会增加严重出血风险，尤其是消化道大出血，但此风险远小于减少闭塞性血管事件的益处，有研究显示阿司匹林超过325mg/d后，剂量越大，出血风险越高。低剂量（75～150mg）的阿司匹林与中剂量（160～325mg）、高剂量（大于325mg）的阿司匹林比较，其临床获益相当，且出血风险更小。故目前对于冠心病患者，排除出血等禁忌后，国内外临床指南大多建议给予75～100mg/d阿司匹林作为长期的治疗剂量，对于急性冠脉综合征患者，会予以负荷剂量的阿司匹林，以快速实现抗血栓的临床作用。

目前阿司匹林剂量选择，治疗的疗效和安全性呈现较大的个体差异，在许多患者中出现不耐受情况，包括导致或加重消化道损伤及出血等；因此更应该根据患者个体的缺血和出血风险进行综合的选择，以获得最大的临床获益。

2. **吲哚布芬** 通过可逆/高选择性抑制COX-1，阻断血栓素A2合成，对前列腺素抑制率较低，相较阿司匹林，吲哚布芬胃肠反应少且出血发生率低。有研究显示吲哚布芬对缺血性心脑血管疾病患者的心血管死亡、心肌梗死、脑卒中发生率等方面的作用与阿司匹林相当，但总体出血、胃肠道反应等的发生率更低；可考虑作为出血及胃溃疡风险高等阿司匹林不耐受患者的替代治疗药物。

二、P2Y12受体拮抗剂

P2Y12受体拮抗剂分为：噻吩吡啶类药物（氯吡格雷、普拉格雷等）和非噻吩吡啶类药物（替格瑞洛等）；抗血小板作用机制是：抑制血小板膜上P2Y12受体，抑制活化血小板释放ADP所诱导的血小板聚集，从而起到抗血小板聚集作用。噻吩吡啶类药物均是前体药物，需肝脏细胞色素CYP_{450}酶代谢形成活性代谢物，与P2Y12受体不可逆结合。非噻吩吡啶类药物为新研发的P2Y12受体拮抗剂，如替格瑞洛，是环戊基五氮杂茚，它对P2Y12受体的抑制作用是可逆的。

1. 噻吩吡啶类代表药物

（1）氯吡格雷：是一个前体药物，口服经肠道吸收后，大部分（约85%）经酯酶水解为无活性的羧酸衍生物，仅15%经CYP2C19转化为具有抗血小板活性的硫醇代谢物，进而与血小板P2Y12受体发生结合，不可逆性地抑制血小板的活化，从而抑制血小板的聚集。半衰期为8小时，常规剂量起效时间为2~8小时。主要的主要不良反应为出血、胃肠道不适、皮疹、头痛、眩晕、头昏和感觉异常，少数患者有过敏反应。也可导致中性粒细胞减少和血栓性血小板减少性紫癜，但发生率低。

与阿司匹林不同，P2Y12受体拮抗剂并不直接损伤消化道黏膜，但会阻碍新生血管生成和影响溃疡愈合。临床上单用氯吡格雷导致消化道出血的发生率低于阿司匹林；但与阿司匹林联合用药时，消化道出血发生率较单用一种抗血小板药物风险增加2~3倍。

在氯吡格雷使用过程需要注意：CYP2C19是氯吡格雷活性代谢产物生成过程中的主要酶，代谢生成的无活性的羧酸衍生物是CYP2C8强抑制剂。在药物的联用中我们应该注意药物之间的相互作用。如：①瑞格列奈主要经CYP2C8和CYP3A4代谢，85%的氯吡格雷经酯酶水解成无活性的羧酸衍生物，无活性的羧酸衍生物可显著抑制CYP2C8。若氯吡格雷与瑞格列奈合用，可抑制瑞格列奈的体内代谢，使瑞格列奈血药浓度升高3.9~5.1倍，增加低血糖风险，因此氯吡格雷应避免与瑞格列奈合用；②奥美拉唑、艾司奥美拉唑在肝脏CYP2C19介导的代谢中与氯吡格雷相竞争，应避免与氯吡格雷联合使用。

（2）普拉格雷：与氯吡格雷一样，都需要经过CYP2C19酶代谢为活性形式才能发挥作用。但普拉格雷作为新一代的噻吩吡啶类药物，其活性代谢物与氯吡格雷相比血浆浓度更高、更稳定，对CYP2C19酶的依赖性更小，起效更快，因此抗血小板聚集能力更强。但由于其出血风险相对较高，其临床使用相对慎重。

2. 非噻吩吡啶类药物　替格瑞洛是一种直接作用、可逆结合的新型口服P2Y12受体拮抗剂，其本身即为活性药物，不受肝酶细胞色素CYP2C19基因型的影响，常规剂量起效时间为0.5~4小时，平均半衰期为7.2小时。具有更快、更强及更一致的抑制血小板效果，对于急诊PCI具有重要意义。与氯吡格雷比较，替格瑞洛中重度出血事件的发生率与氯吡格雷类似，但总出血发生率高于氯吡格雷。

替格瑞洛除了可引起出血外，还可引起呼吸困难、心动过缓、高尿酸血症等不良反应。主要是因替格瑞洛升高血中腺苷水平，可能促使或加重支气管痉挛，有支气管狭窄或支气管痉挛的肺部疾病的患者禁用。

三、选择性磷酸二酯酶Ⅲ抑制剂——西洛他唑

西洛他唑为血小板内Ⅲ型磷酸二酯酶的抑制剂，可以通过调节磷酸二酯酶活性使血小板内cAMP浓度上升，抑制血小板聚集，并可使血管平滑肌细胞内的cAMP浓度上升，使血管扩张，增加末梢动脉血流量。目前西洛他唑主要用于动脉硬化闭塞的治疗，禁忌证为出血及充血性心力衰竭。西洛他唑是一种有效的抗血小板药，对血小板聚集的抑制作用是可逆性的，停药后可迅速恢复。

与阿司匹林相比，使用西洛他唑所致消化道出血发生率显著减少。但因其禁用于充血性心力衰竭患者，且可能增加心率诱导心绞痛发生，冠状动脉狭窄的患者慎用，因此西洛他唑多用于非冠心病的其他患者。临床上有时用于阿司匹林不耐受的患者。

四、血小板糖蛋白（GP）Ⅱb／Ⅲa受体拮抗剂——替罗非班

替罗非班属于GPⅡb/Ⅲa受体拮抗剂，作用于血小板聚集的最后环节，是最强的抗血小板药物。通过占据Ⅱb/Ⅲa受体的结合位点，阻碍纤维蛋白原与其结合，进而抑制血小板的聚集。在静脉注射后5分钟内即可达到抑制血小板聚集的作用，达峰时间<30分钟，1小时内即可达到稳态血浆浓度。因半衰期短（1.4~1.8小时），需要持续给药，大约50%的患者在停药4小时后血小板聚集功能恢复。抑制作用是可逆性的，持续静脉滴注可使血栓不易形成，目前替罗非班的适应证主要为用于急性心肌梗死的治疗。

（阮焕钧）

第二节 抗凝治疗药物

抗凝治疗在冠心病合并心房颤动、冠脉介入的治疗中有着举足轻重的地位。例如普通肝素、低分子肝素、或直接凝血酶抑制剂的抗凝药物、口服抗凝药物。适当的使用这些药物，使患者的临床预后改善，并减少了并发症的发生。

常用的抗凝药物都分为口服及注射制剂。口服药物包括维生素K拮抗剂抑制（凝血因子Ⅱ、Ⅶ、Ⅸ、Ⅹ）华法林，新型口服抗凝药：利伐沙班、阿哌沙班等（Ⅹa因子抑制剂）以及达比加群［Ⅱ因子抑制剂］。注射药物包括磺达肝癸钠（Ⅹa因子抑制剂），普通肝素（抗凝血酶激活剂，增加抗凝血酶对于Ⅱ、Ⅸ、Ⅹ、Ⅺ、Ⅻ因子的抑制作用）以及低分子肝素（Ⅱ、Ⅹa因子抑制剂）。此外，还有比伐卢定（凝血酶的直接抑制剂）。

一、注射制剂类抗凝药物

1. 普通肝素（UFH） 是从猪肠黏膜或牛肺中提取精制的一种硫酸氨基葡聚糖。分子量范围为3000～30 000KD。可同时与抗凝血酶Ⅲ、凝血因子Ⅱa结合，催化灭活凝血因子Ⅱ、Ⅸ、Ⅹ、Ⅺ和Ⅻ；普通肝素血浆半衰期为1～2小时，作为传统抗凝药物的UFH，一直被用来预防导管内、支架内、以及血管内血栓。因半衰期短，抗凝作用容易被逆转（鱼精蛋白可中和），在短时间内能达到最大的抗凝效果，它一直是冠脉介入术中抗凝的首选药物。术中通过监测ACT来决定肝素的剂量，尤其是手术时间延长和需要追加肝素时，ACT是最重要的参考指标。肝素使用可能导致患者出现血小板减少症，通常发生于应用肝素后5～14天。表现为血小板计数异常减低，可能同时出现血栓形成，即肝素诱导的血小板减少症（HTT）。

2. 低分子肝素（LMWH） 是普通肝素裂解后的硫酸氨基葡聚糖片断。平均分子量范围3000～5000KD。与抗凝血酶Ⅲ及其复合物结合，可使Ⅱ、Ⅹ因子失去活性；低分子肝素的血浆半衰期为5～7小时。LMWH的优点是应用方便，不需要监测凝血时间，出血并发症低。低分子肝素多用于急性冠脉综合征和冠脉介入术中、术后的患者，建议皮下注射给药，禁止肌内注射；用药剂量按照年龄、体重、肌酐清除率调整。且LMWH对ACT没有影响或者影响较小，不能用ACT来监测抗凝疗效。在临床中，多数非ST段抬高的急性冠脉综合征（NSTE-ACS）患者在冠脉介入术前可能已应用LMWH，对于冠脉介入术前已皮下注射LMWH的患者，建议额外抗凝治疗应根据最后一次使用LMWH的时间：如果PCI术前最后一次使用依诺肝素的时间≤8小时，建议不再追加抗凝治疗；如果PCI术前最后一次使用LMWH的时间在8～12小时，建议在PCI开始时静脉注射LMWH（依诺肝素0.3mg/kg）；如果PCI术前最后一次使用依诺肝素的时间＞12小时，建议在PCI过程中按常规抗凝治疗。

3. 磺达肝癸钠　是戊聚糖甲基衍生物，是非口服的凝血因子Ⅹa选择性抑制剂，分子量1700KD。肾小球滤过率（eGFR）＜20ml/（min·1.73m^2）时，禁用磺达肝癸钠。磺达肝癸钠有效性并不劣于依诺肝素，严重出血发生率低于依诺肝素。使用过磺达肝癸钠的患者接受PCI治疗时应给予标准剂量的普通肝素。磺达肝素的血浆半衰期为17～21小时。

4. 比伐芦定　一种人工合成水蛭素的20肽类似物，通过直接抑制凝血酶来实现其抗凝作用。主要适应证为发生肝素诱导血小板减少症（HIT）时的替代治疗，并非首选治疗。对发生或怀疑肝素诱导的血小板减少症患者，应当考虑直接凝血酶抑制剂替代肝素。

二、口服类抗凝药物

1. 华法林　为维生素K拮抗剂，华法林可以抑制凝血因子Ⅱ、Ⅶ、Ⅸ、Ⅹ的羧化过程。华法林经胃肠道吸收，半衰期为36～42小时，经肝脏代谢。口服后2～7天出现抗凝作用。建议1～3mg起始口服，可在2～4周达到目标范围，不建议负荷量使用。对于需要快速抗凝的患者，可以叠加使用普通肝素或者低分子肝素5天以上。待INR达到目标值2天以上，停用肝素。住院患者口服华法林2～3天开始每1～2天监测INR，至达到目标值后至少2天，此后根据稳定性调整频率，出院后每4周监测1次，最长可以3个月监测1次。对于口服华法林的患者，如果INR在4.5～10.0，无出血征象，应将药物减量，不建议常规应用维生素K。如果INR＞10，无出血征象，除将药物暂停使用外，可以口服维生素K；一旦发生出血事件，应立即停用华法林，并根据出血的严重程度，给予维生素K治疗，5～10mg/次，建议静脉应用。除维生素K外，联合凝血酶原复合物浓缩物或新鲜冰冻血浆均可起到快速逆转抗凝的作用。

2. 新型口服抗凝药（DOAC）　目前临床常用的包括Ⅹa因子抑制剂：利伐沙班、阿哌沙班等，以及Ⅱ因子（凝血酶）抑制剂：达比加群。该类药物均通过肾脏清除，除达比加群外，均不同程度依赖肝脏细胞色素P系统进行代谢。因此，肝肾功能中重度损害的患者，上述药物慎用或禁用。肌酐清除率小于15mL/min时，禁用相关药物。

（阮焕钧）

第三节 慢性冠脉综合征的抗栓治疗

2019年欧洲指南提出慢性冠脉综合征（CCS）的新概念，涵盖了冠状动脉疾病不同发病机制以及其自然演变的不同阶段。稳定的冠状动脉疾病患者，也易于经历"不稳定-再稳定-不稳定"的动态变化。对于诊断为慢性冠状综合征的患者，临床诊治的核心是要关注其动态风险分层，强调有针对性的个体化精准诊疗、监测和终身二级预防。

CCS是动脉粥样硬化斑块积聚和冠状动脉循环功能改变的动态过程，可通过调整生活方式、药物治疗和血运重建来延缓或逆转疾病进展。在时间轴上，根据冠心病的自然发展过程将其分为临床前期、近期诊疗（≤12个月），以及长程诊疗3个阶段。各个阶段如果危险因素得不到良好的控制，会进展为ACS，反之可延缓甚至逆转疾病进展。

目前临床常见的6种慢性冠脉综合征的情况：①怀疑冠心病，伴有稳定的心绞痛症状，和（或）呼吸困难；②怀疑冠心病，新发心力衰竭或左室功能不全；③急性冠脉综合征1年以内或近期血运重建后，无症状或症状稳定的患者；④初诊或血运重建1年以上，无论有无症状的患者；⑤发生心绞痛，疑似血管痉挛或微血管病变的患者；⑥筛查时发现的无症状性冠心病患者。这6种情况分别存在于疾病的不同时期，临床处理这些不同情况的患者体现了疾病全程化、个体化管理的理念。

抗栓治疗是慢性冠脉综合征（CCS）二级预防的基石之一。本节主要介绍慢性冠脉综合征在不同状态下的抗血小板治疗和抗凝治疗策略。

一、慢性冠脉综合征（CCS）非血运重建患者的抗栓治疗

对于无口服抗凝治疗指征的CCS患者，阿司匹林作为单一抗血小板治疗药物（SAPT）在减少主要心血管不良事件（MACE：包括心血管死亡、心梗或卒中）方面有明显的获益，MACE减少25%左右；阿司匹林或氯吡格雷比较，两者在全因死亡、不良心血管事件和≥3级BARC出血事件（表2-1）发生率上无差异。根据2023年美国AHA、ACC、ACCP等6个学术组织联合发布的《慢性冠状动脉疾病患者管理指南》建议：①对于无口服抗凝治疗指征的CCS患者，建议进行低剂量阿司匹林（75～100mg）治疗，以减少动脉粥样硬化事件风险；且在无近期ACS或PCI相关双联抗血小板治疗（DAPT）适应证的CCS患者中，阿司匹林治疗基础上加用氯吡格雷无助于降低MACE事件；②对于需要进行口服抗凝治疗的CCS患者，如果无伴随的抗血小板治疗急性适应证，则可考虑

直接口服抗凝剂（DOAC）单药治疗；③对于没有DOAC或DAPT适应证的CCS患者，如果缺血事件风险高危，出血风险低-中危，则可在低剂量的阿司匹林基础上加用利伐沙班（2.5mg/次，每日两次），以降低长期MACE风险。

并且，2019年ESC指南建议：非血运重建的CCS患者若不能耐受阿司匹林，建议每日服用P2Y12受体抑制剂替代。对有外周血管疾病（PAD）或缺血性卒中或短暂性脑缺血发作的患者，无论有无症状，75mg/d氯吡格雷的治疗优于阿司匹林；对于高缺血风险但无高出血风险（图2-2）的CCS患者，应考虑加用第二种抗血小板药物长期治疗；对于中等缺血风险但无高出血风险的CCS患者，可考虑加用第二种抗血小板药物长期治疗。

表2-1　BARC出血定义

类型	定义
0 型	无出血
1 型	非活动性出血，无须干预处理，不需要就医或住院，患者无需额外寻求医务人员帮助
2 型	任何明显活动性的出血，不符合 3 ~ 5 型出血的标准，但是满足以下至少 - 条：①需要非手术的干预；②需住院或治疗等级增加；③需要进行持续评估的出血
3 型	
3a 型	明显的出血伴有血红蛋白下降 3 ~ 5g/dl，需要输血治疗
3b 型	明显的出血伴有血红蛋白下降 ≥ 5g/dl；心脏压塞；需要外科干预或控制的出血（除外牙科、鼻腔、皮肤和痔疮）；血流动力学不稳定，需要静脉应用血管活性药物的出血
3c 型	颅内出血（不包括微量脑出血或脑梗死后出血转化、椎管内出血）；经由尸检、影像学检查或腰椎穿刺证实的出血；损害视力的出血
4 型	冠状动脉旁路移植术（CABG）相关的出血：①围术期 48 小时内出现的颅内出血；②胸骨切开术后持续出血需要再次开胸止血；③在 48 小时内需要输不少于 5 个单位的全血或浓缩红细胞；④ 24 小时内胸腔引流不少于 2L
5 型	致命性出血
5a 型	未经尸检或影像学检查证实的临床可疑的致命性出血
5b 型	经尸检或影像学检查证实的确定的致命性出血

注：小出血（如 BARC 出血分型 < 3 型）患者，可在充分止血及监测下继续服用抗栓药物；严重出血（如 BARC 出血分型 ≥ 3 型）患者，应考虑减少药物种类及剂量；致命性出血，应立即停药，并给予新鲜血小板输注等治疗。

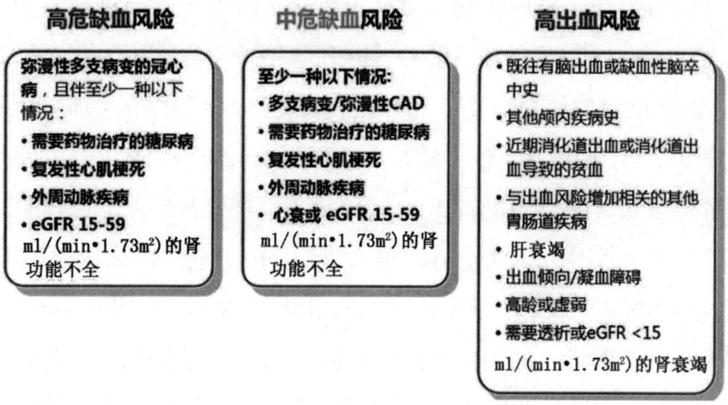

图2-2 2019年ESC CCS指南定义的中高危缺血风险及高出血风险

二、慢性冠脉综合征（CCS）血运重建患者的抗栓治疗

1. CCS患者PCI围术期抗栓治疗 对于需要行PCI治疗的窦律CCS患者，①建议使用阿司匹林联合氯吡格雷抗血小板治疗，术前未口服氯吡格雷患者，需负荷剂量300～600mg，维持剂量75mg 1次/日，术前未接受阿司匹林预治疗者应给予阿司匹林200～300mg顿服，维持剂量75～100mg 1次/日；②择期支架置入术前需服阿司匹林，规律服用氯吡格雷5天以上的CCS患者，择期PCI术前可不服用氯吡格雷负荷量；③替格瑞洛可考虑用于择期PCI的高缺血风险患者（如支架内血栓史、左主干支架置入、慢性完全闭塞病变或分叉病变）；④血小板糖蛋白（GP）Ⅱb/Ⅲa受体抑制剂仅用于PCI术中紧急情况，如严重血栓负荷、无复流或血栓并发症等，不建议常规使用；⑤不推荐在择期PCI术前常规应用抗凝剂，PCI术后如无血栓高危因素，不推荐行抗凝治疗；⑥PCI术中应使用胃肠外抗凝药物：首选UFH 70～100U/kg静脉注射；如存在出血高危因素或肝素诱导的血小板减少症（HIT）者，可使用比伐芦定，0.75mg/（kg·h）静脉注射继以1.75mg/kg静脉点滴至术后，≤4小时，需监测活化凝血时间（ACT）。

2. CCS患者PCI术后抗栓治疗 最新的指南指出，因CCS患者30天内死亡率和支架血栓形成率较ACS患低，①对于接受PCI治疗的CCS患者中，应在PCI后进行为期6个月的双联抗血小板治疗（DAPT），之后进行单药抗血小板治疗（SAPT），以降低主要不良心血管事件（MACE）和出血事件风险；②如无出血并发症或出血高危因素，CCS患者裸金属支架（BMS）术后，建议DAPT>1个月；药物洗脱支架（DES）术后，建议DAPT>6个月；经药物涂层球囊后建议1～3个月DAPT，后改为低剂量阿司匹林长期服用；③在接受PCI术置入药物洗脱支架（DES）的CCS患者中，如果已经完成了1～3个月的DAPT治疗，再进行到12个月的P2Y12抑制剂单药治疗是合理的；④对于PCI并需要进行口服抗凝治疗的CCS患者，除进行直接口服抗凝剂（DOAC）治疗外，还应给予1～4周的DAPT治疗，随后进行6个月的单药氯吡格雷治疗；⑤对于需要进行口服抗凝治疗且动脉粥样硬化血栓形成风险较低的CCS患者，PCI后1年可考虑停用阿司匹林并继续进行单用DOAC治疗，以降低出血风险。DAPT的持续时间应根据患者的个体化风险状况进行调整，对高缺血风险且出血风险低者可延长DAPT疗程；⑥对于既往心肌梗死且出血风险较低的CCS患者，延长DAPT治疗（12个月至3年）以降低MACE是合理的；⑦对于既往有心肌梗死病史，且无卒中、短暂性脑缺血发作（TIA）或颅内出血（ICH）病史的CCS患者，可在阿司匹林治疗基础上加用vorapaxar，以降低MACE风险；⑧对于PCI并需要进行口服抗凝治疗的CCS患者，如果血栓形成风险高、出血风险低，则在氯吡格雷的基础上继续服用阿司匹林1个月是合理的（即三联抗栓治疗1个月）；⑨在进行DAPT治疗的CCS患者中，可使用质子泵抑制剂（PPI），以降低胃肠道出血风险。对于有出血并发症或高出血风险的CCS行PCI术患者，应缩短DAPT时间。也有研究证实1~3个月DAPT后改为单用P2Y12受体拮抗剂12个月，与DAPT用12个月组相比可减少出血发生率，且抗缺血效果无差异。故最新的指南提出：⑩对于既往卒中、短暂性脑缺血发作（TIA）或颅内出血（ICH）的CCS患者，应慎重使用DAPT的时间，不应使用普拉格雷，以避免增加大出血和ICH风险；且CCS患者应避免使用慢性非甾体抗炎药，以增加心血管和出血并发症风险；⑪对于出血风险较高［如PRECISE-DAPT>25分（表1-4）或符合ARC-HBR定义（表1-3）］的患者应缩短DAPT时间，建议3个月的DAPT，如果行3个月DAPT仍可能会引起出血问题者，应考虑1个月DAPT（图2-3）。

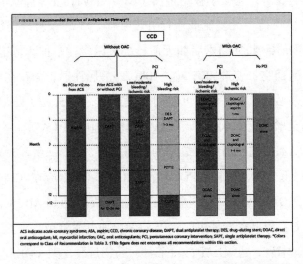

图2-3　2023 AHA/ACC指南抗血小板治疗持续时间

ACS：急性冠脉综合征；ASA：阿司匹林；CCD：慢性冠状动脉疾病；DAPT：双联抗血小板治疗；DES：药物洗脱支架；DOAC：直接口服抗凝药；MI：心肌梗死；OAC：口服抗凝药；PCI：经皮冠状动脉介入治疗；SAPT：单一抗血小板治疗。

（阮焕钧）

第四节　急性冠脉综合征的抗栓治疗

急性冠脉综合征（ACS）共同的病理生理学特点是心肌供氧和耗氧的不平衡，最主要的病理生理机制包括斑块破裂、斑块侵蚀和冠脉痉挛。类型包括不稳定心绞痛（UA）、非ST段抬高心肌梗死（NSTEMI）和ST段抬高心肌梗死（STEMI），不稳定心绞痛（UA）和非ST段抬高心肌梗死（NSTEMI）合称为非ST段抬高急性冠脉综合征（NSTE-ACS）。

抗血栓治疗是所有ACS患者治疗的重要组成部分。但ACS是一个复杂的临床问题，它的病因存在多样性，它可伴有多种并发症，而且相当一部分患者需要接受介入治疗。抗栓治疗的具体选择和组合、开始时间和治疗持续时间取决于各种患者本身的和手术的因素；治疗的决定必须权衡抗栓治疗的获益与出血风险，在决定抗栓策略时，需要综合多方面进行考虑，包括药物启动的时机、药物的强度和多联治疗的时长。因此，如何优化抗栓治疗，对于临床医生来说是个巨大的挑战。

一、急性冠脉综合征（ACS）非血运重建患者的抗栓治疗

未接受再灌注治疗的ACS患者除了使用阿司匹林外，还应接受P2Y12受体抑制剂治疗，维持12个月以上，除非存在高出血风险（HRB）或发生大出血等禁忌证。在未经血运重建的ACS患者中，阿司匹林和替格瑞洛联合治疗在随访12个月后，较阿司匹林和氯吡格雷联合治疗获益更大；因此，ACS未接受再灌注治疗的患者选择强效P2Y12抑制剂联合阿司匹林的DAPT是合理选择，除非存在高出血风险（HRB）。但对于HBR患者［≥1个主要或≥2个次要ARC-HBR标准（表1-3）］、老年患者（≥70岁）的ACS患者，氯吡格雷和阿司匹林的DAPT方案获益更多。

2023 ESC指南指出，非血运重建的ACS患者，如出血风险较低或治疗期间无出血并发症，可考虑DAPT超过12个月，最长至30个月。对于既往有心肌梗死病史且存在高缺血风险的患者，若12个月内耐受DAPT且无出血并发症，可考虑在阿司匹林基础上给予替格瑞洛60mg每日2次，延长DAPT方案，最长可达36个月，治疗期间严密监测有无出血情况。对于出血风险较高的ACS患者应缩短DAPT时间，建议至少1个月的DAPT后行单抗治疗，非血运重建冠心病患者的口服抗血小板治疗路径见图2-4。

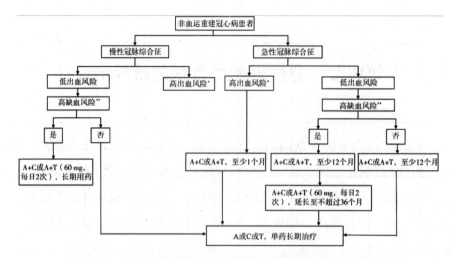

图2-4 非血运重建冠心病患者的口服抗血小板治疗路径

注:*表示高出血风险为 PRECISE DAPT 评分 ≥ 25 分或符合 ARC-HBR 标准,高出血风险因素包括高龄、女性、肾功能不全、慢性心力衰竭、血小板减少或抗血小板治疗后抑制过度、贫血、低体质指数、合用口服抗凝药等;**表示高缺血风险因素,包括既往心肌梗死或卒中史、心电图 ST 段压低、高龄、肾功能不全、糖尿病、左心室功能障碍、冠状动脉多支病变、复杂经皮冠状动脉介入术(如左主干、分叉、慢性完全闭塞、弥漫性长病变的冠状动脉)等;A 表示阿司匹林;C 表示氯吡格雷;T 表示替格瑞洛。

二、急性冠脉综合征(ACS)血运重建患者的抗栓治疗

1. ACS患者血运重建的原则 2023 ESC指南指出,对于确诊为极高风险的NSTE-ACS的患者,建议即刻行侵入性策略(血管造影术和PCI)。诊断极高风险NSTE-ACS的标准:①血流动力学不稳定或心源性休克(CS);②药物治疗无效的复发性或持续性胸痛;③推测急性心力衰竭(HF)继发于持续性心肌缺血;④出现危及生命的心律失常或心搏骤停;⑤机械并发症;⑥提示缺血的反复动态心电图(ECG)变化,特别是间歇性ST段抬高。

对于确诊为高风险的NSTE-ACS的患者,建议早期侵入性策略(指在发现后24小时内进行血管造影术和PCI)。诊断高风险NSTE-ACS的标准:①确诊NSTEMI;②动态ST段或T波改变;③一过性ST段抬高;④GRACE风险评分>140。

对于诊断为STEMI的患者,应立即再灌注治疗(PCI策略或纤维蛋白溶栓)。即刻PCI策略是优选的再灌注策略。在非PCI中心就诊的STEMI患者应立即转移至具有PCI能力的中心,以便及时实施PCI策略。如果PCI在120分钟内不可行,患者应立即进行纤维蛋白溶栓,然后转移到PCI中心,无须等待再灌注迹象。对于接受纤维蛋白溶栓的患者,如果纤维蛋白溶栓失败[即ST段回落<50%(纤溶给药后60~90分钟]或存在血流动力学或心电不稳定、缺血恶化或持续胸痛的患者应尽早接受补救PCI。如果有指征,建议在成功溶栓治疗后2~24小时进行梗死相关动脉的血管造影和PCI术。对于STEMI明

确诊断且症状发作时间＞12小时的患者，如果存在反复缺血、血流动力学不稳定或危及生命的心律失常的患者建议尽早采用PCI策略。对于解剖结构不适合PCI的患者，应考虑急诊冠状动脉旁路移植术（CABG）。

2. ACS患者PCI围术期的抗栓治疗

（1）抗血小板药物：抗血小板治疗在ACS急性期起着关键作用。口服负荷剂量的阿司匹林和P2Y12抑制剂能更快地实现血小板抑制，是ACS患者PCI前的基础。以往未接受抗血小板治疗者，推荐尽早给予负荷剂量的阿司匹林和P2Y12受体抑制剂；替格瑞洛（负荷量180mg）或氯吡格雷（负荷量300～600mg）。P2Y12受体抑制剂的选择应权衡缺血和出血风险。

阿司匹林：口服负荷剂量为150～300mg，如果不能口服，可75～250mg静脉注射，随后口服维持剂量为75～100mg 1次/日（QD）口服；CKD患者中无特定剂量调整。

P2Y12受体抑制剂（口服或静脉）：①氯吡格雷：口服负荷剂量为300～600mg，随后维持剂量为75mg 1次/日口服；CKD患者中无特定剂量调整；②普拉格雷（未在中国获批）：口服负荷剂量为60mg，随后维持剂量为10mg 1次/日口服；在体重＜60kg的患者中，维持剂量为5mg 1次/日服。在年龄≥75岁的患者中，应谨慎使用普拉格雷。CKD患者中无特定剂量调整。既往卒中是普拉格雷的禁忌证；③替格瑞洛：口服负荷剂量为180mg，随后维持剂量为90mg 2次/日口服；CKD患者中无特定剂量调整。

GP Ⅱb/Ⅲa受体抑制剂（静脉给药iv）：如果在PCI期间有无复流或血栓性并发症的证据，则应考虑使用它们进行补救。替罗非班：25μg/kg静脉推注，持续3分钟，随后以0.15μg/（kg·min）输注，持续18小时。对于肌酐清除率（CrCl）≤60ml/min：负荷剂量，25μg/kg静脉注射持续5分钟，随后维持输注0.075μg/（kg·min），持续18小时。既往脑出血的患者、30天内缺血性卒中患者、纤维蛋白溶栓患者或血小板计数＜100 000/mm³患者禁用。

（2）抗凝药物：抗凝是ACS初始治疗和采用侵入性策略的ACS患者围术期治疗的重要组成部分。对于接受PCI的ACS患者，建议使用肠外抗凝，目前普通肝素（UFH）是PCI术中抗凝的首选。依诺肝素和比伐卢定应被视为UFH的替代药物，但不推荐磺达肝癸钠。

1）普通肝素：为接受PCI的ACS患者的首选。应在行侵入性手术期间给予抗凝治疗。初始治疗：静脉推注70～100U/kg，根据静脉注射滴定，使APTT以达到60～80秒。PCI期间：在70～100U/kg静脉注射的情况下，根据ACT调整用量。

2）依诺肝素：一般用于ACS患者择期PCI术前。初始治疗：ACS患者治疗剂量1mg/kg 2次/日皮下注射，至少2天，并持续直至临床稳定。在CrCl低于30ml/min的患者中，依诺肝素剂量应降至1mg/kg 1次/日皮下注射；PCI期间：对于接受PCI治疗的患者，如果依诺肝素末次给药时间在球囊充盈前8小时内，则无须额外给药。如果最后一个皮下给药时间在球囊充盈前8小时外，应追加推注0.3mg/kg依诺肝素钠。

3）比伐卢定：对于有肝素诱导血小板减少症病史的、高出血风险的ACS患者，比伐卢定是UFH的替代药物。PCI期间：0.75mg/kg静脉推注，术后静脉1.75mg/（kg·h），持续4小时。对于CrCl低于30ml/min的患者，维持输注应降至1mg/（kg·h）。

4）磺达肝癸钠：不接受早期血管造影的NSTE-ACS患者，推荐磺达肝癸钠，但如果磺达肝癸钠不可用，应考虑依诺肝素。初始治疗：2.5mg/d皮下注射。PCI期间：不建议单独使用建议磺达肝癸钠，应正常推注UFH。如果CrCl<20ml/min，则避免使用磺达肝癸钠。

3. ACS患者PCI术后12月的抗栓治疗　绝大多数ACS患者PCI术后继续抗凝是不必要的（即无长期OAC指征的患者），但ACS患者必须接受介入后抗血小板治疗。PCI后，通常建议使用由强效P2Y12受体抑制剂（普拉格雷或替格瑞洛）和阿司匹林联合的DAPT方案治疗12个月，无论支架类型如何，除非存在禁忌证。2023 ESC指南指出：①所有无禁忌证患者推荐阿司匹林75～100mg 1次/日的维持剂量治疗；②在所有ACS患者中，除阿司匹林外，建议使用P2Y12受体抑制剂持续12个月，除非有HBR；③在胃肠道出血高风险患者中，建议使用质子泵抑制剂联合DAPT；④P2Y12受体抑制剂初治患者推荐普拉格雷；⑤无论治疗策略（侵入性或保守性）如何，P2Y12受体抑制剂都推荐替格瑞洛维持剂量（90mg 2次/日）；⑥当普拉格雷或替格瑞洛不可用、不能耐受或禁忌时，则建议在12个月DAPT中使用氯吡格雷；⑦如果ACS的患者停止DAPT接受CABG，建议他们在CABG术后恢复DAPT至少12个月；⑧对于进行PCI的ACS患者，应优先考虑普拉格雷而不是替格瑞洛；⑨在老年的ACS患者（年龄大于70～80岁）中，尤其是HBR患者，建议使用氯吡格雷作为P2Y12受体抑制剂；⑩在接受直接PCI策略的患者中，可以考虑使用P2Y12受体抑制剂进行预治疗；⑪STEMI患者可以用P2Y12抑制剂预处理，而对于冠状动脉解剖结构未知且计划24小时以内行早期侵入性策略的NSTE-ACS患者不常规推荐使用P2Y12抑制剂预处理，可以在造影后确定行PCI时给予负荷剂量的P2Y12抑制剂；⑫P2Y12受体抑制剂预治疗可用于预计不会接受早期侵入性治疗（<24小时）且无HBR的NSTE-ACS患者。无OAC适应证的ACS患者推荐抗血栓治疗（图2-5）。

目前指南指出，为了降低ACS患者的出血风险，ACS患者12个月DAPT的默认治疗策略可替代为下列方案包括：将DAPT持续时间缩短至1个月或3～6个月（取决于出血和缺血风险的平衡）和降级DAPT方案，将普拉格雷/替格瑞洛的DAPT策略替换为氯吡格雷的DAPT策略。

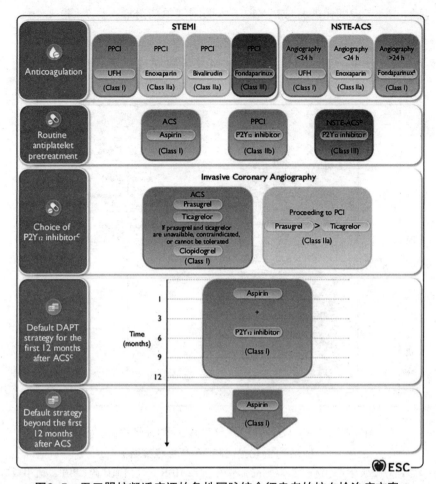

图2-5 无口服抗凝适应证的急性冠脉综合征患者的抗血栓治疗方案

ACS：急性冠脉综合征；DAPT：双重抗血小板治疗；HBR：高出血风险；NSTE-ACS：非ST段抬高急性冠状动脉综合征；PCI：经皮冠状动脉介入治疗；PPCI：直接经皮冠状动脉介入治疗；UFH：普通肝素。

但我们也应该注意的是，ACS患者中这些替换策略的大部分证据来自主要针对出血结局的试验，其中许多试验采用非劣效性设计，因此，没有检测出缺血结局潜在相关差异的能力。这些研究中入组的患者人群通常也是相对选择的，通常排除或不能充分代表最高风险的ACS患者，不能排除潜在选择偏倚。这些原因限制这些替代策略的推广性，不应被用作更广泛的ACS人群中的默认策略，可以用在特定人群或条件下，旨在降低HBR患者出血事件的风险。所以在决定抗栓策略时必须权衡抗栓治疗的获益与出血风险，制订相应的个体化策略，使获益最大化。

但不管怎样，指南仍不建议在前30天内降低抗血小板治疗的剂量，但在ACS后30天后，可考虑将P2Y12受体抑制剂降级，以降低出血事件的风险。在DAPT治疗3～6个月无心血管事件发生且缺血风险不高的患者中，应考虑DAPT缩短。对于HBR患者，DAPT

治疗1个月后，可考虑阿司匹林或P2Y12受体抑制剂单药治疗，详见图2-6。

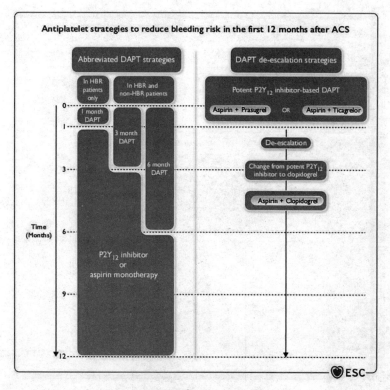

图2-6 ACS后12个月内降低出血风险的替代抗血小板策略
（DAPT简化策略和DAPT降级策略）

ACS：急性冠脉综合征；DAPT：双重抗血小板治疗；HBR：高出血风险；PFT：血小板功能试验。

　　总之，12个月的DAPT（最好使用普拉格雷或替格瑞洛）仍然是ACS患者的默认策略，根据出血事件风险的大小，选择合适的替代策略。

　　对于心房颤动合并ACS、ACS合并心室血栓、ACS合并机械瓣置换等患者，需联合抗血小板药物和（N）OAC抗凝治疗，2023 ESC指南指出：①男性CHA 2DS 2-VASc评分≥1和女性CHA 2DS 2-VASc评分≥2的心房颤动患者，在ACS事件后的默认抗栓策略为接受长达1周的三联抗血栓治疗后，建议使用推荐剂量的NOAC预防卒中和单药口服抗血小板药物（首选氯吡格雷）进行长达12个月的双联抗血栓治疗；②a.患者正在使用NOAC，PCI术中常规使用UFH；b.在VKA治疗的患者中INR＜2.5；PCI术中常规使用UFH；c.在华法林联合阿司匹林和（或）氯吡格雷治疗的患者中，应仔细调节华法林的剂量，目标INR为2.0～2.5，使治疗范围内的时间＞70%；d.在SAPT或DAPT期间，在使用利伐沙班过程中，缺血性卒中的风险比出血风险更低时，应优先使用利伐沙班15mg 1次/日口服，而不是利伐沙班20mg 1次/日口服；e.在SAPT或DAPT的持续时间内，HBR的患者，达比加群110mg 2次/日优于达比加群150mg 2次/日，以减轻出血风险；f.在需要抗凝治疗并接受药物保守治疗的患者中，除OAC外，还应考虑使用单种抗血小板药物长达1年；g.在接受OAC治疗的患者中，对于具有高缺血风险的患者，应考虑阿司匹林联合氯吡格雷治疗超过1周至1个月；h.在需要OAC的患者中，可以考虑在6个月时停止抗血小板治疗，同时继续单用OAC；i.不建议使用替格瑞洛或普拉格雷作为三联抗血栓治疗的一部分。ACS患者的抗血栓治疗和口服抗凝剂方案见（图2-7）。

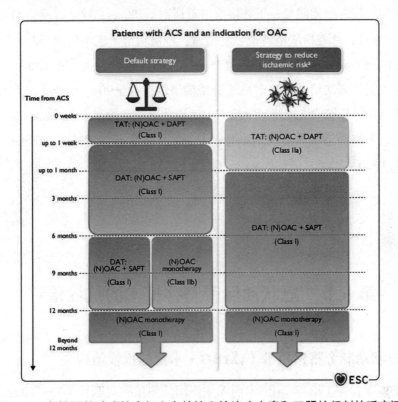

图2-7　急性冠状动脉综合征患者的抗血栓治疗方案和口服抗凝剂的适应证
ACS：急性冠脉综合征；ARC–HBR：高出血风险学术研究联盟；DAPT：双重抗血小板治疗；DAT：双重抗血栓治疗；NOAC：非维生素K拮抗剂口服抗凝剂；OAC：口服抗凝/抗凝剂；SAPT：单一抗血小板治疗；TAT：三联抗血栓治疗；VKA：维生素K拮抗剂。

4．ACS患者的长期抗栓治疗　默认情况下，建议在ACS事件后至少12个月内使用由强效P2Y12受体抑制剂和阿司匹林组成的DAPT；超过12月的患者可选择阿司匹林或一种P2Y12受体抑制剂单药治疗。关于是否延长DAPT时间取决于缺血风险和出血风险。

2023 ESC指南指出，缩短/降低抗血栓治疗策略包括：①在DAPT 3～6个月无事件且无高缺血风险的患者中，应考虑单一抗血小板治疗（最好使用P2Y12受体抑制剂）；②在HBR患者中，可以考虑在DAPT 1个月后使用阿司匹林或P2Y12受体抑制剂单药治疗。延长抗栓治疗：①建议接受OAC治疗的患者在12个月后停止抗血小板治疗；②在高缺血风险且无HBR的患者中，应考虑在阿司匹林基础上添加第二种抗血栓药物以延长DAPT的治疗时间进行长期二级预防；③在中度缺血风险且无HBR的患者中，可考虑在阿司匹林基础上添加第二种抗血栓药物，以延长DAPT的治疗时间进行长期二级预防；④P2Y12抑制剂单药治疗可以被认为是阿司匹林单药治疗的长期替代方案。

5. 氯吡格雷与替格瑞洛的转换　在急性期：①氯吡格雷转换为替格瑞洛：不论之前氯吡格雷的给药时间及剂量，予替格瑞洛负荷剂量180mg，继之以维持剂量90mg 2次/日或60mg 2次/日；②替格瑞洛转换氯吡格雷：替格瑞洛末次给药24小时后予氯吡格雷负荷剂量300~600mg，继之以维持剂量75mg 1次/日。在慢性期：①氯吡格雷转换为替格瑞洛：氯吡格雷末次给药24小时后予替格瑞洛维持剂量90mg 2次/日，无须给予替格瑞洛负荷剂量；②替格瑞洛转换氯吡格雷：虑到替格瑞洛的半衰期及新的血小板释放入血所需时间，替格瑞洛末次给药24小时后予氯吡格雷负荷剂量300~600mg，继之以维持剂量75mg 1次/日。

（阮焕钧）

第五节　冠状动脉旁路移植术的抗栓治疗

一、冠状动脉旁路移植术（CABG）术前的抗栓治疗

目前指南推荐：①推荐CABG术前无须停用低剂量阿司匹林（75~100mg）；②若使用短效静脉GPⅡb/Ⅲa受体拮抗剂（如替罗非班等），推荐至少应在急诊CABG手术2~4小时前停止使用；③若患者存在血流动力学不稳定、病情进展的心肌梗死或极高危冠脉病变，有急诊CABG指征，无论抗血小板治疗如何，推荐立即行CABG治疗，不予延期；④推荐由心血管内外科会诊来评估出血和缺血风险，以指导CABG的手术时机和管理双抗治疗；⑤对计划行CABG且正在接受双抗治疗的稳定患者，建议在术前5天停用替格瑞洛和氯吡格雷；⑥停用P2Y12受体抑制剂后，有条件的单位建议行血小板功能检测以缩短至CABG的时间窗。

二、冠状动脉旁路移植术（CABG）术后的抗栓治疗

目前指南推荐：①ACS患者，无论采用何种血运重建策略术后，如果没有出血风险，推荐阿司匹林基础上加用P2Y2受体抑制剂维持治疗12个月；②非体外循环CABG术后，推荐DAPT治疗12个月，有助于降低大隐静脉移植物闭塞的发生率；③如果患者无

进行性出血事件，推荐CABG术后6～24小时给予阿司匹林治疗，无限期使用；④不推荐在CABG后常规使用华法林，除非患者有其他长期抗凝的需要（如机械瓣膜置换术后、心房颤动、VTE等）；⑤氯吡格雷75mg/d，建议作为阿司匹林不耐受或者过敏患者的替代治疗并在CABG术后无限期使用；⑥DOACs目前应用于CABG患者的证据不足，不建议常规应用；⑦ACS患者CABG术后应尽快（24小时内）恢复DAPT治疗，持续12个月。优先选择阿司匹林100mg每日1次联合替格瑞洛90mg每日2次。若患者伴有较高缺血性风险（有心肌梗死病史）且耐受DAPT，无出血并发症，DAPT可持续治疗12～36个月；⑧行CABG的患者，若出血风险较高，6个月后应考虑停用P2Y12抑制剂治疗。冠状动脉搭桥术后冠心病患者的口服抗血小板治疗路径见图2-8。

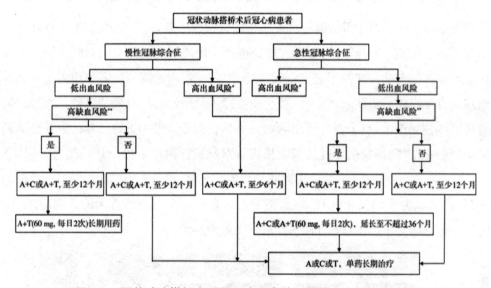

图2-8　冠状动脉搭桥术后冠心病患者的口服抗血小板治疗路径

（阮焕钧）

第六节　冠心病合并心房颤动患者的抗栓治疗

冠心病与心房颤动具有多种相同的危险因素，两种疾病常合并存在。两者并存时，应同时进行抗凝治疗和抗血小板治疗。但在联合应用抗血小板与抗凝治疗有效减少缺血及血栓栓塞事件的同时，出血风险也大大提高。因此，权衡抗栓获益与风险，进行个体化抗栓药物的调整尤为关键。针对冠心病合并心房颤动患者，如何选择最佳的抗栓方案一直是临床医生关心的话题。

一、冠心病合并心房颤动血栓栓塞风险及出血风险评估

目前推荐对所有非瓣膜性心房颤动患者采用CHA_2DS_2-VASc评分进行血栓栓塞风险评估。对于评分为1分的男性和2分的女性应结合患者的意愿，推荐其抗凝治疗。评分≥2分的男性和≥3分的女性推荐口服抗凝剂治疗以预防血栓事件。

冠心病合并心房颤动患者出血风险评估推荐采用HAS-BLED评分。当患者评分≥3分时，提示出血风险升高。在接受阿司匹林单药、DAPT治疗或口服抗凝药物单药抗栓治疗且消化道出血风险高的患者中，推荐联合使用质子泵抑制剂。

二、冠心病合并心房颤动患者抗凝和抗血小板治疗方案

现有证据表明，对于需抗凝和抗血小板联合治疗的患者，口服抗凝药（OAC）［优选新型口服抗凝药（NOAC）］加P2Y12拮抗剂（优选氯吡格雷）的双联抗栓方案安全性优于单联抗栓方案，疗效不逊于三联抗栓方案。PCI围术期一般需加用阿司匹林（三联治疗）直至出院（短期<1周），对于高血栓风险和低出血风险的患者，出院后阿司匹林可继续使用至术后1个月。停用阿司匹林后，对于合并ACS的患者，推荐继续使用（N）OAC加P2Y12抑制剂（优选氯吡格雷）双联抗栓治疗至12个月后改为单用（N）OAC；对于择期PCI患者，继续使用双联抗栓治疗至6个月后改为单用新型口服抗凝药。对于1年内无缺血事件及无PCI的稳定型冠心病合并心房颤动患者建议长期应用（N）OAC。心房颤动合并冠心病的抗栓治疗流程图见图2-9。

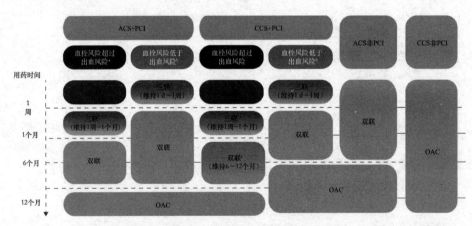

图2-9 2023心房颤动诊断和治疗中国指南心房颤动合并冠心病的抗栓治疗建议

ACS为急性冠脉综合征，PCI为经皮冠状动脉介入治疗，CCS为慢性冠脉综合征，OAC为口服抗凝药；[a] 存在血栓危险因素而出血风险低，或虽出血风险高（HAS-BLED ≥ 3分）但发生支架内血栓可能产生严重后果；[b] 无并发症的PCI且支架内血栓风险低，或存在血栓危险因素但出血风险高（HAS-BLED ≥ 3分）；[c] 发生支架内血栓可能产生严重后果的双联抗栓至12个月；三联抗栓方案指OAC联合阿司匹林和一种P2Y12受体拮抗剂（优选氯吡格雷）；双联抗栓方案为OAC联合一种P2Y12受体拮抗剂（优选氯吡格雷）。

三、华法林与新型口服抗凝药之间的转换

由华法林转为NOAC：如患者从华法林转换为NOAC，应先停用华法林，密切监测INR。INR≤2.0时可立即给予NOAC。2.0＜INR≤2.5时可立即或最好第2天给予NOAC。INR＞2.5时，应每1～3天监测1次INR，降到上述范围再开始给药。

由NOAC转为华法林：如患者从NOAC转换为华法林，应继续服用NOAC（艾多沙班剂量减半，其他NOAC剂量不变），并重叠使用华法林，直到INR达到合适的范围。联合应用3～5天测定INR，如INR＜2.0，应在1～3天重复检测INR（NOAC给药之前检测）；直至INR≥2.0时停用NOAC，并在1天后重复检测INR。停用NOAC后第1个月内应严密监测INR，直至INR稳定（至少连续3次监测INR在目标范围内）。

（阮焕钧）

参考文献

[1]霍勇，王拥军，谷涌泉，等.常用口服抗血小板药物不耐受及低反应性人群诊疗专家共识[J].中国介入心脏病学杂志，2021，29（05）：240-249.

[2]Jones WS, Mulder H, Wruck LM, et al.Comparative Effectiveness of Aspirin Dosing in Cardiovascular Disease[J].N Engl J Med, 2021, 384(21):1981.

[3]Steinhubl SR, Bhatt DL, Brennan DM, et al.Aspirin to prevent cardiovascular disease:the association of aspirin dose and clopidogrel with thrombosis and bleeding[J].Ann Intern Med, 2009, 150(6):379.

[4]Diener HC, Bogousslavsky J, Brass LM, et al.Aspirin and clopidogrel compared with lopidogrel alone after recent ischaemic stroke or transient ischaemic attack in high-risk patients (MATCH):randomised, double-blind, placebo controlled trial[J].Lancet, 2004, 364(9431):331-337. DOI:10.1016/S0140-6736(04)16721-4.

[5]Uchiyama S, Shinohara Y, Katayama Y, et al.Benefit of cilostazol in patients with high risk of bleeding:subanalysis of cilostazol stroke prevention study 2[J].Cerebrovasc Dis, 2014, 37(4):296-303.DOI:10.1159/000360811.

[6]Knuuti J, Wijns W, Saraste A, et al.2019 ESC Guidelines for the diagnosis and management of chronic coronary syndromes[J].Eur Heart J, 2020, 41(3):407-477.

[7]Virani SS, Newby LK, Arnold SV, et al.2023 AHA/ACC/ACCP/ASPC/NLA/PCNA Guideline for the Management of Patients With Chronic Coronary Disease:A Report of the American Heart Association/American College of Cardiology Joint Committee on Clinical Practice Guidelines[J]. Circulation, 2023, 148(9):e9-e119.

[8]Byrne RA, Rossello X, Coughlan JJ, et al.ESC Scientific Document Group.2023 ESC Guidelines for the management of acute coronary syndromes[J].Eur Heart J Acute Cardiovasc Care, 2023 Sep

22:zuad107.

[9]《冠状动脉粥样硬化性心脏病患者药物治疗管理路径专家共识》编写组.冠状动脉粥样硬化性心脏病患者药物治疗管理路径专家共识[J].临床药物治疗杂志，2023，21（6）：1-18.

[10]中华医学会心血管病学分会，中国生物医学工程学会心律学分会.心房颤动诊断和治疗中国指南[J].中华心血管病杂志，2023，51（6）：572-618.

第三章
冠心病与炎症

第一节 概述

　　动脉粥样硬化（atherosclerosis，AS）是全球心血管疾病流行的主要原因，心血管疾病已超过传染病，成为全球死亡和残疾的主要原因。动脉粥样硬化是多种心血管疾病的共同病理基础，其发病与脂质浸润相关。脂质进入并滞留在动脉分支处和血流紊乱、非层流区域，随后大量积聚，促发斑块形成。尽管脂质是导致AS的关键因素之一，但伴随出现的炎症反应也起到重要作用，可促进疾病进程和不良结局的发生。1999年，Russell Ross观察到循环单核细胞浸润到血管脂质条纹中，首次提出"动脉粥样硬化是一种炎症性疾病"的假说。此后，全基因组关联结合克隆谱系追踪和一些临床试验逐步发现了非特异性免疫和适应性免疫可促进或抑制AS的机制。许多证据表明，氧化低密度脂蛋白（oxidized LDL，ox-LDL）导致血管细胞凋亡的过程中生成的氧化特异性表位，可能是促发动脉粥样硬化炎症的主要抗原。此外，斑块中凋亡细胞释放的其他潜在抗原也可进一步促进动脉粥样硬化斑块的进展，而凋亡细胞清除系统受损可进一步维持动脉粥样硬化发展。最近，研究者利用单细胞转录组学和蛋白质组学分析技术，发现冠心病患者斑块中免疫细胞的失调与症状发作相关。以上研究结果强调了炎症在动脉粥样硬化发病发展中的重要地位。

　　AS是一种慢性炎症性疾病，通过抑制炎性基因表达和减少血管壁炎症因子浸润，能保护内皮细胞功能及维持其完整性，减少AS发展，是目前治疗ASCVD疾病的候选策略。最近的CANTOS研究将动脉粥样硬化的炎症靶向治疗从理论假说转变为临床现实。CANTOS研究显示，对心肌梗死后稳定期的患者给予抗白介素1β（IL-1β）抗体治疗可减少主要的复发性心血管不良事件。随后的另一种抗炎药秋水仙碱的临床试验同样证明了其对冠心病患者的临床获益。在本章内容中，我们将系统归纳AS发病机制中炎症起到的作用及其分子机制，并重点阐述当前抗感染治疗的临床前研究及临床试验开展情况。

（彭长农　柯　晓）

第二节 炎症对冠心病发展的影响

炎症已被证明在动脉粥样硬化斑块的发生和发展中起重要作用。内皮损伤被认为是AS的始发因素。在早期AS过程中,内皮细胞损伤即伴随着炎症激活。损伤的内皮细胞表达单核细胞趋化蛋白-1(monocyte chemoattractant protein-1,MCP-1)、IL-8、细胞间黏附分子-1(intercellular cell adhesion molecule-1,ICAM-1)、血管黏附分子-1(vascular cell adhesion molecule 1,VCAM-1)、e选择素、p选择素等炎症因子,吸引淋巴细胞和与内皮黏附的单核细胞并渗入动脉壁,促发血管炎症。许多细胞和细胞因子参与了这一过程,如巨噬细胞、淋巴细胞(T细胞和B细胞)、树突状细胞、内皮细胞、血管平滑肌细胞、白介素家族、黏附分子、肿瘤坏死因子-α。单核细胞在炎症刺激下分化为巨噬细胞,吞噬ox-LDL后转化为泡沫细胞。其他类型的免疫细胞,如树突状细胞、T细胞、B细胞和中性粒细胞参与斑块内炎症。在动脉粥样硬化晚期,大量巨噬细胞和炎性细胞因子浸润血管壁,产生大量基质金属蛋白酶(matrix metalloproteinases,MMPs),降解斑块细胞外基质中的胶原纤维,导致斑块破裂、出血和血栓形成。因此,炎症驱动动脉粥样硬化并最终引发血栓斑块并发症,这些并发症通常导致心肌梗死(myocardial infarction,MI)、脑卒中和心源性猝死等。

(彭长农 柯 晓)

第三节 炎症对冠心病发展的影响机制

一、促炎内皮细胞的激活

内皮细胞在动脉粥样硬化发展过程中处于核心位置,在各种有害刺激作用下,出现了内皮细胞在损伤后出现了促炎表型激活。细胞因子一般分为趋化因子、干扰素、白介素、淋巴因子和肿瘤坏死因子五类,其特点是一种细胞因子可以由大量先天或获得性免疫系统细胞产生,并反过来影响该细胞对其他细胞因子的分泌。趋化因子已被报道可直接参与免疫细胞在血管内皮的募集,如MCP-1和巨噬细胞集落刺激因子,可间接参与内皮的激活。趋化因子刺激免疫细胞的趋化和黏附特性,也几乎同时刺激细胞释放

IL-1β、IL-18和TNF-α诱导内皮细胞炎性活化。以上因素可激活内皮细胞中的糖酵解过程，从而促进内皮细胞的增殖和迁移，而内皮细胞在健康受试者中大部分时间处于静止状态。内皮细胞的活化及其代谢的改变，破坏了内皮细胞特性的精细平衡。在动脉粥样硬化发生的早期阶段，高迁移率组盒1（HMGB1）和层粘连蛋白γ-1（LAMC1）在内皮细胞中失调。HMGB1被感知为损伤相关分子模式（DAMP），并增强炎症反应，如活化B细胞的核因子NF-KB与DNA的结合。NF-KB是一个密切参与炎症和动脉粥样硬化发生的转录因子家族。内皮细胞通过其关键激酶IKB激酶2（IKK2）特异性激活NF-κB，通过增加白细胞渗入和促进平滑肌细胞向巨噬细胞样表型的转化，显著加速动脉粥样硬化的发展。

另一种重要的炎症介质是炎性小体，它是一种由传感器蛋白和炎性半胱天冬酶组成的多蛋白复合物。NLRP3炎性小体是炎性小体中最重要和最具特征的成分，它是非特异性免疫系统的重要组成部分，通过激活caspase-1和释放IL-1β和IL-18，推动免疫细胞释放炎性细胞因子；反过来，这些细胞因子激活内皮细胞，以及固有和获得性免疫系统。NLRP3可被多种因素激活，如氧化应激、线粒体DNA损伤、感染、组织损伤和溶酶体损伤。一些分子被证明可有效抑制NLRP3，如MCC950在ApoE缺陷小鼠模型中可以显著减轻动脉粥样硬化病变，这是动脉粥样硬化治疗的未来前景。钠-葡萄糖协同转运蛋白-2抑制剂（SGLT2i）除了在糖尿病控制和心力衰竭中发挥作用外，还可能通过ROS/NLRP3/caspase-1信号通路抑制IL-1β，从而在小鼠动脉粥样硬化模型中发挥作用。

二、血管平滑肌细胞表型转化

血管平滑肌细胞与巨噬细胞共同构成斑块的坏死核心，在动脉粥样硬化病变演变过程中发挥重要作用。AS的并发症与斑块内平滑肌细胞含量密切相关。趋化因子不仅来源于活化的中性粒细胞、单核细胞和血小板，平滑肌细胞也可以分泌部分趋化因子（如CCL2和CCL5），它们促进单核细胞进一步的黏附和聚集。在动脉粥样硬化的进化过程中，平滑肌细胞发生表型转化：在健康血管中，平滑肌细胞表达α-平滑肌肌动蛋白（α-SMA），而在动脉粥样硬化时，这些细胞会在血小板衍生生长因子-bb和KLF4介导下转变为合成表型。在晚期动脉粥样硬化斑块中，相当一部分的巨噬细胞来源于平滑肌细胞的表型转化。如果脂质不能通过胆固醇输出体ATP-结合转运体A清除，平滑肌细胞中的胆固醇升高会导致细胞死亡，同时细胞外基质生成减少，促炎细胞因子、IL-1β、IL-6、ICAM-1和MCP-1增加。当平滑肌细胞发生衰老和死亡将驱动斑块趋向不稳定和动脉粥样硬化的进展。衰老被定义为无法进一步分裂，通过产生MMPs创造促炎环境。然而，在IL-1β的诱导下，衰老的平滑肌细胞发生成骨细胞表型的转化，从而参与动脉粥样硬化性钙化。

三、血小板活化

血小板在动脉粥样硬化的调控中也发挥着重要作用，可通过上调Socs3的表达促进单核细胞黏附和巨噬细胞极化为M1亚型。这表明即使在没有血栓形成的情况下，血小板也可以促进动脉粥样硬化。在血脂异常的受试者中，血小板通过CD36和LOX-1结合ox-LDL。由于内皮功能障碍和黏附分子如VCAM-1、ICAM-1和p-选择素的刺激，血小板能够与这些受体相互作用，诱导活化。刺激后，血小板合成细胞因子（CD40l、IL-1β、IL-17）、趋化因子（CXCL4、CCL5、CXCL12）以及生长因子。血小板可直接与白细胞相互作用，或通过可溶性受体（如CCL5/CXCL4）驱动白细胞黏附并在内皮表面活化。在二磷酸腺苷或蛋白酶激活受体刺激血小板后，血小板也通过释放各种分子参与血管生成，如VEGF、血小板生长因子A、B、C等。这个过程与板块内血管新生高度相关，影响斑块的稳定性。

四、单核/巨噬细胞的募集及浸润

在损伤刺激存在时，内皮细胞释放一系列增强白细胞黏附在内皮上的物质（e-选择素、VCAM-1和ICAM-1、内皮素和血管紧张素Ⅱ以及促凝因子）。滚动的白细胞黏附在内皮细胞上，并穿过内皮层到达内膜下空间。修饰后的脂蛋白首先被动脉内膜的树突状细胞和巨噬细胞吸收。此外，单核/巨噬细胞可以在动脉粥样硬化的早期阶段通过清道夫受体CD36吞噬ox-LDL。免疫细胞进一步诱导内皮黏附分子的表达，募集骨髓来源的单核细胞进入内膜。当它们进入内皮下间隙时，单核细胞分化为巨噬细胞并吞噬ox-LDL，其中多余的胆固醇被酯化储存在脂滴中，使巨噬细胞具有泡沫样形态。泡沫细胞诱导细胞因子和趋化因子的产生以及循环免疫细胞的进一步募集，引发炎症反应的级联反应。最值得注意的是，胆固醇晶体诱导动脉内膜巨噬细胞细胞质中炎性小体的激活。炎性小体是一种蛋白质复合物，可感知外源性危险信号并切割IL-1β原和IL-18原，并使其作为活化的细胞因子被分泌。IL-1α也会在ox-LDL激活胆固醇清除受体时分泌，并且其被认为在动脉粥样硬化中发挥比IL-1β更有效的作用。在细胞外间隙，IL-1β、IL-1a和IL-18与其同源受体相互作用，导致活性氧、基质降解酶的释放、T细胞的活化和增殖以及细胞因子的进一步产生。值得注意的是，虽然一些T细胞具有促动脉粥样硬化作用，如T辅助细胞-1（Th1）细胞，但其他细胞已被证明可以限制动脉粥样硬化的进展。例如，调节性T淋巴细胞（Treg）分泌TGF-β和IL-10，而辅助性T-17分泌IL-17，它们都有助于阻止动脉粥样硬化的进展。

五、细胞死亡过度与胞葬作用受损

在AS病变发展的初始阶段，细胞凋亡具有保护作用，可减少病变细胞的数量，清除富含胆固醇的细胞。然而，这种益处取决于通过胞葬作用（即吞噬细胞清除程序性死亡细胞的过程）从病变中有效清除凋亡的巨噬细胞。病变中的胞葬作用被认为主要通过巨噬细胞上的细胞表面受体MerTK发生，尽管其他受体也可能起作用。当MerTK活性受损时，凋亡泡沫细胞的清除减少，凋亡碎片开始积累。这也可导致继发性坏死，其中凋亡细胞未被有效清除而发生坏死破裂，但发生这种情况的确切机制尚不清楚。晚期病变的胞葬作用也可能受到损害，因为平滑肌细胞来源的泡沫细胞吞噬的能力相对有限，导致斑块内细胞碎片的过度积累。

除了细胞凋亡，坏死性凋亡是另一种程序性细胞死亡形式，在长时间暴露于ox-LDL后，巨噬细胞的坏死性凋亡被激活。与细胞凋亡不同，坏死性凋亡不受调节地释放细胞内容物来激发炎症反应，这些内容物可作为非特异性免疫系统的激活信号。研究发现，坏死性凋亡可能活跃于病变发展的晚期阶段。坏死细胞的胞浆功能受损，这也有助于坏死核心的扩张。总之，这些细胞死亡途径和死亡细胞碎片的清除缺陷促进病变坏死，加剧炎症发展，并最终导致晚期动脉粥样硬化斑块的不稳定。

六、NLRP3炎症小体

炎性小体是多聚胞质蛋白的复合物，在损伤相关的分子模式（DAMPs）和PAMPs下聚集，是炎症反应的表现。NLRP3炎性小体（LRR、NACHT和PYD结构域蛋白3）感知由胆固醇晶体激活的内源性危险信号，激活caspase-1将IL-1β前体和il-18前体切割成成熟的、具有生物活性的IL-1β和IL-18。NLRP3炎性小体在多种细胞类型中高表达，包括参与动脉粥样硬化性心血管疾病发病的非特异性免疫细胞和非免疫细胞。先前的临床和实验研究表明，IL-1β作为一种促AS的细胞因子，参与AS的进展，提示NLRP3炎症小体可能是AS发病的关键因素。AS患者斑块和外周血单个核细胞中NLRP3炎性小体的表达上调，这可能反映了AS的严重程度。研究也表明，使用选择性NLRP3抑制剂MCC950或慢病毒介导的NLRP3沉默治疗可减少ApoE-/-小鼠的动脉粥样硬化进展，进一步提示NLRP3炎性小体的致病作用。

七、炎症与斑块破裂、斑块侵蚀

斑块破裂和斑块侵蚀是促发ACS的两种主要病理类型。ACS常常由腔内血栓或动脉粥样硬化斑块上的突然出血引起，伴有或不伴有血管痉挛。研究发现，与斑块侵蚀相比，斑块破裂与更高水平的冠状动脉炎症相关。局部免疫反应等炎症刺激可能激活巨噬细胞、肥大细胞和T细胞，释放抑制帽状结构形成的细胞因子和消化帽状结构纤维成分的蛋白酶局部免疫反应等炎症刺激可能激活巨噬细胞、肥大细胞和T细胞，释放抑制帽状结构形成的细胞因子和消化帽状结构纤维成分的蛋白酶。以上炎症反应导致脂质在血管壁积聚，坏死核心形成，纤维帽厚度减少。最终，在斑块内血压的机械力作用下形成表面裂隙，导致闭塞性血栓形成。这些数据表明炎症在斑块破裂引起的ACS发病机制中起着至关重要的作用。相对而言，斑块侵蚀发生在富含蛋白聚糖和平滑肌细胞的病变上，而局部缺乏内皮细胞。尽管一些炎症免疫反应与这种内皮剥落过程有关，但斑块侵蚀病例的炎症水平可能较低，并且斑块侵蚀和斑块破裂之间的炎症细胞类型和机制不同（在侵蚀斑块中观察到更高浓度的多核粒细胞；而巨噬细胞和单核细胞在破裂斑块中占主导地位）。

（彭长农　柯　晓）

第四节　冠心病炎症反应中的标志物

一、循环生物标志物

在迄今为止报道的各种炎症生物标志物中，C反应蛋白（CRP）是研究最广泛的。由于血管炎症反应产生的CRP水平较低，高敏CRP（hs-CRP）测定方法已被用于评估CRP浓度。在一项超过15万受试者的大型荟萃分析中，对数-归一化的hs-CRP的每增加1个标准差与未来CAD发生率和未来心血管死亡率的多因素调整相对风险增加相关，分别为1.37，95%置信区间：1.27～1.48、1.55，95%置信区间：1.37～1.76。在本荟萃分析中，hs-CRP水平<1、1～3和＞3mg/L在其他传统危险因素中分别与低、中和高的相对风险相关。Hs-CRP已被证明与斑块破裂和血管血栓形成的风险相关，但在二级预防研究中，其对使用最佳预防药物（包括抗血小板药物和他汀类药物）的患者未来心血管事件的预后价值较弱。尽管它作为一种风险标志物，但孟德尔随机化研究否定了CRP与AS之间的因果关系，仍然需要更多的研究去阐明CRP在AS发病发展中的作用。

与CRP形成鲜明对比的是IL-6，其被认为是AS的确定性相关因素。IL-6与斑块不稳定、微血管功能障碍和急性缺血事件的不良预后有关。由于IL-1β是IL-1的主要循环形式，不能在血浆中可靠地测量，因此缺乏IL-1β与心血管风险相关的流行病学研究。其他炎症因子如IL-8、干扰素诱导蛋白和MCP-1也被报道在动脉粥样硬化的发展中发挥重要作用，但仍有待进一步的临床观察及确认。

单核细胞在动脉粥样硬化和斑块向易损性发展中起主要作用。循环单核细胞的评估和表征有助于检测斑块易感性。$CD_{14}^+CD_{16}^+$亚群细胞在促炎细胞因子和动脉壁浸润方面比经典的$CD_{14}^+CD_{16}^-$亚群更活跃。与健康受试者相比，有CV危险因素但无临床心血管事件的患者CD_{16}^+单核细胞增加。

其他研究较少但具有潜在价值的新型炎症生物标志物包括新蝶呤和妊娠相关血浆蛋白-a，它们与CAD患者的易损斑块特征（如粥样硬化斑块纤维薄帽）相关；生长分化因子-15、半凝集素-3结合蛋白和纤维蛋白原具有一定的预后预测意义；戊曲霉素-3和可溶性ST2分别与动脉粥样硬化危险因素相关。

二、成像生物标志物

正电子发射断层扫描（PET）越来越多地被用于评估动脉炎症，并可用于评估动脉粥样硬化的炎症治疗疗效。^{18}F-氟脱氧葡萄糖（FDG）检测大动脉粥样硬化斑块内的巨噬细胞和其他细胞，是最广泛认可和应用的PET示踪剂，可用于评估动脉炎症。有近期症状的患者颈动脉斑块中FDG摄取增加。在一项对513例无已知心血管疾病的癌症患者的研究中，在4.2年的随访期间，患者的主动脉FDG摄取增加可能预测心血管事件。在为数不多的评估PET示踪剂的前瞻性研究中，在60例近期发生脑血管事件的患者中，FDG摄取增加预示着复发事件的风险增加。重要的是，PET评估的AS炎症改善与否与他汀类药物和吡格列酮等药物的临床结果反应相似。

与其他PET示踪剂一样，FDG PET评估炎症亦存在一定的局限性，包括：①证据来源于小型和单中心研究；②证据来源有限的前瞻性数据；③没有使用FDG指导处理的数据；④FDG扫描的解剖分辨率低；⑤对分析方法［标准摄取值（SUV）与组织血比（TBR）］没有共识，也没有预测结果的切入点；⑥辐射暴露。以下这些也是冠状动脉成像特有的挑战，包括：背景心肌干扰、心肺运动和由于冠状动脉血管相对较小而引起的部分容积效应。所有这些因素都降低了冠状动脉PET成像的可靠性，特别是在中远段动脉的成像。

新型PET示踪剂已被研究以克服FDG对冠状动脉成像的限制。这些包括：连接巨噬细胞和受损内皮细胞中上调的生长抑素受体2的^{68}Ga-DOTATATE；靶向活化的巨噬细胞转运蛋白受体的^{11}C-PK11195；靶向巨噬细胞细胞膜的^{18}F-FMCH；靶向活化内皮细胞上整合素$\alpha v \beta_3$表达的^{68}Ga-NOTA-RGD和^{18}FGalacto-RGD。以上新型示踪剂已在临床前和临床研究领域展开了研究。

（彭长农 柯 晓）

第五节　临床研究

一、靶向非特异性免疫

1. CANTOS研究　是首个验证靶向炎症对人AS治疗疗效的临床试验，旨在研究重组人抗人IL-1β单克隆抗体Canakinumab在AS治疗中的效果。Canakinumab由Novartis公司生物医药研究院（novartis institutes of biomedical research，NIBR）在美国波士顿的总部研制成功，是重组人抗人IL-1β单克隆抗体，与人类IL-1β特异性结合，阻止其与IL-1R1结合从而阻止IL-1β发挥生物学效应。CANTOS研究设计为随机、双盲、设安慰剂对照的国际大规模多中心临床试验，共入选来自39个国家的10 061例合并超敏C反应蛋白（hs-CRP）升高（>2mg/L）的心肌梗死患者。患者平均年龄61岁，女性占25.7%，合并糖尿病的比例为40.0%。大部分患者曾接受血管重建（66.7%的患者接收PCI治疗，14.0%的患者接收冠脉搭桥治疗）。所有患者在标准药物治疗基础上，随机分为4组：安慰剂组、Canakinumab 50mg、150mg或300mg组，Canakinumab经皮下注射，3个月/次，中位随访时间3.7年。主要终点事件包括非致命性心肌梗死、非致命性中风或由心血管疾病引起的死亡，安慰剂组、Canakinumab 50mg、150mg和300mg组每100人-年主要终点心血管事件（非致命性心肌梗死、非致命性脑卒中或由心血管疾病引起的死亡）发生例数分别为4.5、4.11、3.86和3.90。相对于安慰剂组，Canakinumab治疗组主要终点心血管事件的发生风险分别减少了7%、15%和14%。次要终点事件包括主要终点的任意一个或是需要住院治疗的心绞痛、全因死亡，安慰剂组、Canakinumab 50mg、150mg和300mg组每100人-年次要终点心血管事件（主要终点的任意一个或是需要住院治疗的心绞痛）发生例数分别为5.13、4.56、4.29和4.25。相对于安慰剂组，Canakinumab治疗组次要终点心血管事件的发生风险分别减少了10%、17%和17%。Canakinumab对hs-CRP、低密度脂蛋白和高密度脂蛋白的作用：相对于治疗开始前，hs-CRP水平在Canakinumab三个治疗组分别降低了26%、37%和41%，而LDL、HDL的水平无明显变化。CANTOS研究证实Canakinumab可以在降脂药物治疗基础上进一步降低心肌梗死患者不良心血管事件的发生，为动脉粥样硬化的炎症假说提供了直接证据，也为后续更多炎症靶向药物的开发提供了依据。然而，Canakinumab治疗在这一人群中的这些益处是有代价的。在接受Canakinumab治疗的患者中，感染发生率（包括致命感染）虽小但有统计学意义的增加。这些感染是由常见的病毒和细菌引起的；机会致病菌和肺结核感染没有增加。这些发现可以为未来临床试验的设计提供参考，并指导未来更安全的抗炎疗法的规划，并表明需要进一步的抗炎疗法来优化收益-风险比。

2. CIRT研究 甲氨蝶呤（MTX）是一种改善病情类的抗风湿病药物，具有非特异性抗炎、免疫调节、抗增殖的作用，被认为对动脉粥样斑块的发生、发展存在潜在的抑制作用。CIRT研究旨在评估低剂量MTX对既往心肌梗死或冠脉多支病变患者动脉粥样硬化事件的预防作用，这是一项随机、双盲、安慰剂对照研究。该研究纳入了4786例患者，以1∶1的比例随机分配到低剂量甲氨蝶呤组（LDM）和安慰剂组。LDM起始剂量为15mg/w，在4周内滴定至20mg/w，同时两组患者每天补充1mg叶酸，然后，随访3～5年，主要复合终点为非致死性再发心肌梗死、卒中和心血管病死率，次级终点为全因死亡率、新发糖尿病和其他血管事件。结果显示：与安慰剂相比，低剂量甲氨蝶呤不能降低IL-1β、IL-6或CRP的水平，也不能减少心血管事件的发生。

CIRT入组人群的炎症程度远低于CANTOS入组人群，而CIRT入组人群并非根据hs-CRP显示的炎症水平升高而预先分组。CANTOS组的平均基线CRP为4.2mg/L，而CIRT组为1.5mg/L。此外，Canakinumab显著降低CANTOS参与者的CRP水平，但炎症的生物标志物，包括hs-CRP、IL-1β和IL-6，在接受甲氨蝶呤的患者中并未下降。值得注意的是，与CANTOS显示癌症发生率减少相比，CIRT显示皮肤癌发生率显著增加，这提出了抗感染治疗的另一个潜在问题：可能会干扰对恶性肿瘤的免疫监测。CIRT的阴性结果强调了在这一领域进行严格的随机对照临床试验的重要性，因为CIRT的结果与观察性分析有很大的不同，观察性分析不是为了评估心血管事件而设计的，也没有适当地判定心血管事件。

3. LoDoCo、COLCOT及LoDoCo2研究 秋水仙碱是一种天然产物，几千年来一直用于治疗炎症性疾病。在心血管领域，秋水仙碱已成为治疗心包炎，特别是复发性心包炎的主要药物。低剂量秋水仙碱（low-dose colchicine，LoDoCo）研究招募了532人，这是一项开放标签、非安慰剂对照的研究，随访3年。结果显示，秋水仙剑的治疗显著降低了三分之二以上的主要不良心血管事件。

尽管这项研究的规模很小，只有55个主要终点事件，但LoDoCo研究的结果催生了两个大型临床试验，秋水仙碱心血管结局试验（colchicine cardiovascular outcomes trial，COLCOT）和LoDoCo2。COLCOT研究招募了ACS事件发生后30天内的患者。近5000例参与者每天服用0.5mg秋水仙碱或安慰剂。接受秋水仙碱治疗的患者，在近2年的随访后，在主要终点（包括心肌梗死和脑卒中等"硬"事件与其他终点），特别是因心绞痛导致冠状动脉血运重建术住院治疗的情况下，显示出统计学上显著的减少。临床获益是主要终点减少23%，主要是由于心绞痛需要血运重建术的紧急住院减少。LoDoCo2的研究规模与COLCOT相似，研究对象为最后一次冠状动脉事件或血管重建后6个月以上的患者。经过30天每天0.5mg秋水仙碱的开放标签试验，耐受治疗的患者被随机分配到继续服用秋水仙碱或接受安慰剂。第二项大型研究达到了其主要的事件驱动终点，包括心血管死亡、非致命性ACS或非致命性中风。COLCOT和LoDoCo2巧妙地涵盖了两个重要人群：近期ACS患者和处于冠状动脉疾病稳定期的患者。来自这两项试验的信息可能会很好地改变临床实践，使抗感染治疗成为ACS患者的主要治疗选择之一。

在COLCOT和LoDoCo2试验之后，大量使用秋水仙碱在各种情况下（从急性心肌梗死到经皮后介入）的试验已经进行、正在进行或计划进行。CLEAR-SYNERGY研究（临床试验注册号：NCT03048825）是一项正在进行的旨在探究秋水仙碱对已行PCI术的ST段抬高型心肌梗死患者临床预后的大型临床试验。计划入组4000例患者，每日口服0.5mg秋水仙碱或25mg螺内酯，观察2年内的MACE发生情况。因此，即将到来的一些研究结果将告诉我们秋水仙碱在各种心血管疾病中的临床应用。

4. 其他研究　除了IL-1β和秋水仙碱，在非特异性免疫领域还有许多其他靶点值得研究。与甲氨蝶呤一样，抗肿瘤坏死因子的药物已被证明对类风湿关节炎和炎症性肠病等疾病非常有效。然而，肿瘤坏死因子拮抗剂在一项对心力衰竭患者使用该策略的试验中产生了安全性问题。这项研究提供了一个重要的信息：尽管肿瘤坏死因子拮抗剂提供了动物实验层面的有力证据，且在人类小规模试点研究中显示出了一定的益处，但大规模的随机对照试验不仅没有显示出其获益，而且发现更高剂量的肿瘤坏死因子拮抗剂可能会造成更大的危害。这是一种深刻的提示：抗感染治疗的安全性问题始终是不能轻视的。

一致的孟德尔随机化研究表明，IL-6可能与人类心血管事件的发生存在因果关系。因此，中和这种细胞因子的药物也因其减少心血管事件的能力而值得评估。在急性心肌梗死期间短期给予IL-6受体拮抗剂tocilizumab治疗，可以减轻患者的炎症反应，并减少PCI相关的肌钙蛋白升高。另一项更大规模的临床试验——RESCUE研究使用单克隆抗体ziltivekimab来中和IL-6。这是一项随机、双盲、安慰剂对照2期临床试验，正在评估每月皮下注射一次ziltivekimab对晚期CKD和hs-CRP升高患者炎症生物标志物的影响。这项研究共入组了264例患者，旨在评估ziltivekimab是否能安全有效地降低与动脉粥样硬化相关的炎症生物标志物水平。预先指定的主要终点是治疗12周后hs-CRP的变化，以及在治疗24周期间收集的关于安全性和其他炎症生物标志物（纤维蛋白原、血清淀粉样蛋白A、结合珠蛋白、分泌型磷脂酶A2）的额外数据。RESCUE研究达到了主要终点：治疗12周后，与安慰剂组相比，ziltivekimab治疗组患者hs-CRP的中位水平显著降低（接受7.5mg、15mg、30mg ziltivekimab的患者分别降低77%、88%、92%，安慰剂组为4%）。次要终点方面，hs-CRP水平下降50%以上和hs-CRP水平低于2mg/L的患者比例，ziltivekimab治疗组也显著高于安慰剂组（接受7.5mg、15mg、30mg ziltivekimab的患者中分别为66%、80%、93%，安慰剂组为4%）。此外，另外4种炎症生物标志物（纤维蛋白原、血清淀粉样蛋白A、结合珠蛋白、分泌型磷脂酶A2）也呈剂量依赖性降低。该研究中，安慰剂组和ziltivekimab治疗组不良事件相似。ziltivekimab总体耐受性良好，无意外不良反应。

二、靶向性适应性免疫

促AS和抗AS的免疫反应的并存引发了一种假设，即抑制促AS反应或激活AS保护反应可能对AS治疗有益。这表明，用疫苗或特定抗体进行免疫调节可以有利的改变疾病的自然病程。用与动脉粥样硬化相关的抗原修饰免疫反应的疫苗可以调节针对上述抗原的特异性免疫反应，而不影响整体免疫，具有更持久和长期的效果。大约60年前的一项研究发现，在兔子皮下注射LDL后出现较小的动脉粥样硬化病变。随后，一系列的研究证实，在不同的动物体内，LDL疫苗可以起到动脉粥样硬化的保护作用。尽管临床前数据很有希望，但这些疫苗接种策略都没有产生临床数据来证实患者心血管事件的减少。

强有力的临床前证据支持调节性T细胞（Treg）在实验性动脉粥样硬化中的作用。通过TGF-β和Treg细胞释放的其他介质缓解炎症可以抑制实验性动脉粥样硬化。在此基础上，一项使用低剂量IL-2使T细胞平衡向Treg细胞倾斜的临床试验已在开展。这是一项双盲、随机、安慰剂对照的Ⅱ期临床试验。患者将在英国剑桥的两个中心、一家地区综合医院和一家三级心脏中心招募。60例ACS（不稳定型心绞痛、非ST段抬高型心肌梗死或ST段抬高心肌梗死）。给药将在入院后14天内开始。给药将包括诱导和维持阶段。在给药前后进行2-脱氧-2-[氟-18]氟-D-葡萄糖［（18）F-FDG］正电子发射断层扫描/CT（PET/CT）扫描。主要终点是基线扫描和随访扫描之间指标血管中平均最大目标与背景比值［TBR（max）］的变化。循环T细胞亚群的变化将作为研究的次要终点进行测量。在整个研究过程中，将评估ACS患者长期服用低剂量IL-2的安全性和耐受性。我们期待这一项大规模临床试验的结果，以证实动脉粥样硬化患者调节适应性免疫的治疗的可行性。

（彭长农　柯　晓）

第六节　临床前研究

一、靶向趋化因子

趋化因子通过与G蛋白藕联受体结合，在炎症过程中调节免疫细胞的运动。鉴于动脉粥样硬化过程中内膜白细胞积累的重要性，拮抗趋化因子受体相互作用可能是一种很有前途的治疗途径。活化的内皮细胞可以释放C-X-C基序趋化因子1（CXCL1），该趋化因子与髓细胞上的C-X-C趋化因子受体2型（CXCR2）相互作用，从而促进骨髓的动员和向炎症部位的募集，包括动脉粥样硬化病变。因此，骨髓细胞中CXCR2的基因缺失或抗体介导的CXCL1中和可减少小鼠的动脉粥样硬化斑块中巨噬细胞的积聚。

骨髓中经典单核细胞的动员受到CCR2-CCL2轴的调控，CCR2的基因缺陷极大地减少了动脉粥样硬化斑块的大小，这可能是由于该模型中单核细胞减少所致。在小鼠心肌梗死中，小干扰RNA（siRNA）介导的CCR2沉默或竞争性抑制CCL2可降低单核细胞募集、心室重构和缺血再灌注损伤。在人类中，较高的血浆CCL2水平与心血管事件的高风险相关，而较高的CCL2水平与斑块不稳定的特征相关。在趋化因子受体的连接后，信号级联随之而来，在许多情况下，导致整合素激活，从而导致细胞黏附。在动脉粥样硬化中，血小板是CCL5的重要来源，当CCL5黏附在动脉内皮上时，可促进单核细胞黏附和募集。因此，缺乏CCL5受体CCR5，或用HIV抑制剂马拉韦罗抑制CCR5，会降低高胆固醇血症小鼠的动脉粥样硬化程度和病变巨噬细胞含量。在临床实践中，治疗患有马拉韦罗的HIV患者可减轻其动脉粥样硬化程度。

二、针对中性粒细胞胞外陷阱

在过去的十年中，人们对中性粒细胞胞外陷阱（neutrophil extracellular traps，NETs）在动脉血栓形成、血管炎症和血管损伤中认识逐步加深。NET释放途径、NET结构和NETs成分可作为治疗靶点的潜力。大量实验研究利用蛋白精氨酸脱亚胺酶4型（PAD4）抑制剂氯脒抑制组蛋白瓜氨酸化和净释放。PAD4是一种富集于造血细胞细胞质中的酶。在易位到细胞核后，PAD4瓜氨酸化转录因子，从而参与基因表达和干细胞分化的表观遗传调控。虽然它是一种有用的临床前药物，但氯胺抑制几种PAD亚型，因此缺乏临床治疗所需的特异性。治疗性抗瓜氨酸化蛋白抗体（tAPCA）可以抑制NET的释放并改善关节炎小鼠模型的炎症状态。虽然这种抗体抑制NET形成的机制尚不清楚，但这些在小鼠中的观察结果令人鼓舞。除了限制NET释放之外，溶解NET的思路提供了另一种治疗方法。DNA酶I可以分解双链DNA，从而溶解NETs。DNase是一种FDA批准用于囊性纤维化以清除支气管黏液的药物。DNase给药已被证明对小鼠动脉粥样硬化治疗有效，也有部分早期临床证据也表明它可以减少缺血再灌注损伤后的心肌梗死。

三、免疫检查点的调节

免疫检查点是指在免疫细胞上表达、能调节免疫激活程度的一系列分子，它们对防止自身免疫作用的发生，起着重要作用。免疫检查点调节因子包括炎症的中心控制元件，可以在与抗原呈递细胞相互作用时加速或停止白细胞的激活。在与T细胞受体连接后，共刺激分子诱导T细胞活化。相对的，共抑制受体–配体相互作用可抑制T细胞反应，从而有助于对自身抗原的耐受性。在肿瘤学领域，靶向PD1或CTLA4的药物目前已被常规使用，干扰免疫检查点调节的治疗潜力已得到证实。相比之下，这种理念现在才被应用于血管炎症。缺乏功能性PD1和PD2的小鼠表现出动脉粥样硬化的恶化，支持检查点抑制在这种疾病中起作用的观点。

　　免疫检查点蛋白CD40和CD40配体（CD40L）之间的相互作用促进T细胞活化，但也刺激巨噬细胞和树突状细胞。在动脉粥样硬化小鼠模型中，CD40或CD40L的缺失或抗体辅助抑制可降低斑块负荷并诱导斑块稳定性。临床观察表明，CD40–CD40L轴在人类心血管疾病的调控中也具有重要意义。研究发现，可溶性CD40L水平与高胆固醇血症和糖尿病等主要危险因素相关，并可预测未来的心血管疾病。人类斑块标本中CD40和CD40L的表达与斑块不稳定性性有关。免疫检查点蛋白CD80/86与CD28或CTLA4之间的相互作用在心血管炎症中受到了相当大的关注。在人类病变中，CD80/86的表达与病变易损性相关。使用CTLA4融合蛋白对CD28和CD80/86之间的相互作用进行药理学抑制，可降低高胆固醇血症小鼠动脉粥样硬化的发展，支持靶向CD80/86共刺激信号治疗心血管炎症的总体可行性。

四、抑制炎性小体及其产物

　　在CANTOS研究之后，出现了几种治疗干扰炎性小体启动和激活以及靶向炎性小体激活的主要产物IL-1β的方法。抑制NF-κB信号传导一直是靶向炎性小体启动的主要目标，因为NF-κB转录调节NLRP3，并且一些靶向NF-κB途径的小分子药物已成功用于心血管炎症的临床前模型。然而，抑制NF-κB信号传导将具有广泛的影响，而不仅仅是炎性小体复合物组分的表达–可能导致非特异性免疫抑制和宿主防御受损。

　　MCC950（也称为CP-456，773）是强有力的NLRP3炎性小体抑制剂，可有效抑制NLRP3的激活，阻止ATP触发的、NLRP3驱动的IL-1β释放。在小鼠中，MCC950降低了高胆固醇血症和高血糖诱导的动脉粥样硬化的斑块负荷和巨噬细胞浸润。MCC950还在类风湿关节炎的Ⅱ期临床试验中进行了测试。然而，由于肝毒性，该化合物没有进一步测试。关于NLRP3在动脉粥样硬化和其他慢性炎症表现中的重要性的重要报道，引起了人们对开发含有NLRP3的炎性体的特异性拮抗剂的强烈兴趣。另外，最近的研究表明，AIM2炎症小体在高胆固醇血症和动脉粥样硬化中的作用不容忽视，已成为衰老相关动脉粥样硬化的另一个靶点。

（彭长农　柯　晓）

第七节　结论与展望

尽管在预防、诊断和治疗ASCVD及其并发症方面取得了重大进展，ASCVD仍然是全球范围内的主要死亡原因。针对ASCVD患者进行一级预防和二级预防已使心血管发病率和死亡率大幅降低。然而，ASCVD患者即使接受最佳药物治疗，心血管疾病残余风险（residual risk of cardiovascular disease）依然存在。因此，我们仍需要采取其他方法来降低心血管疾病残余风险。AS是一种主要由血管细胞和免疫细胞引发的慢性炎症性血管疾病。近几十年来，炎症介质作为潜在的共同危险因素受到了广泛的关注，它影响LDL和富含甘油三酯的脂蛋白水平，改变动脉壁细胞的行为，诱导白细胞趋化。炎症作为动脉粥样硬化危险因素的概念并不会取代LDL等传统危险因素，而是提供了一套丰富的途径，通过这些途径，传统驱动因素可以引起疾病及其临床表现。抗炎干预可以预防动脉粥样硬化并发症，但这仅仅触及了开发新疗法潜力的表面。靶向IL-1β的成功突出了炎症小体途径作为进一步治疗干预的有希望的途径。例如，NLRP3炎性小体以及下游细胞因子IL-1β、IL-18和IL-6是有吸引力的干预候选靶点。某些趋化因子的选择性中和也值得考虑。挑战仍然是如何优化临床净获益，毕竟干扰炎症途径可能会损害宿主的防御机制。

单细胞分析技术的发展提供了对参与动脉粥样硬化病变的各种细胞的作用的更深入的了解。各种血管细胞和免疫细胞在复杂斑块内积聚，促进动脉粥样硬化及其并发症的发展。最近的报道强调了斑块内巨噬细胞起源的复杂性以及这些细胞的可塑性，并揭示了导致临床心血管事件的动脉粥样硬化斑块中免疫细胞的特异性失调，这表明鉴定斑块中与心血管事件相关的免疫细胞的特异性失调可能是开发更精确的AS免疫疗法所必需的。尽管目前在冠心病与炎症的领域已经取得了一定的进展，但在利用AS炎症的概念来改善疾病并预防其临床并发症方面，还有很多工作要做。

（彭长农　柯　晓）

参考文献

[1]Vaduganathan M, Mensah GA, Turco JV, et al.The Global Burden of Cardiovascular Diseases and Risk:A Compass for Future Health[J].J Am Coll Cardiol, 2022, 80(25):2361-2371.

[2]Wolf D, Ley K.Immunity and Inflammation in Atherosclerosis[J].Circ Res, 2019, 124(2):315-327.

[3]Tardif JC, Kouz S, Waters DD, et al.Efficacy and Safety of Low-Dose Colchicine after Myocardial Infarction[J].N Engl J Med, 2019, 381(26):2497-2505.

[4]Kong P, Cui ZY, Huang XF, Zhang DD, et al.Inflammation and atherosclerosis:signaling pathways and therapeutic intervention[J].Signal Transduct Target Ther, 2022, 7(1):131.

[5]Zheng D, Liwinski T, Elinav E.Inflammasome activation and regulation:toward a better understanding of complex mechanisms.Cell Discov, 2020, 6:36.

[6]Grootaert M, Bennett MR.Vascular smooth muscle cells in atherosclerosis:time for a re-assessment[J].Cardiovasc Res, 2021, 117(11):2326-2339.

[7]Sharma BR, Kanneganti TD.NLRP3 inflammasome in cancer and metabolic diseases[J].Nat Immunol, 2021, 22(5):550-559.

[8]Kelly PJ, Camps-Renom P, Giannotti N, et al.Carotid Plaque Inflammation Imaged by(18) F-Fluorodeoxyglucose Positron Emission Tomography and Risk of Early Recurrent Stroke[J].Stroke, 2019, 50(7):1766-1773.

[9]Ridker PM, Devalaraja M, Baeres F, et al.IL-6 inhibition with ziltivekimab in patients at high atherosclerotic risk(RESCUE):a double-blind, randomised, placebo-controlled, phase 2 trial[J]. Lancet, 2021, 397(10289):2060-2069.

[10]Nilsson J, Hansson GK.Vaccination Strategies and Immune Modulation of Atherosclerosis[J].Circ Res, 2020, 126(9):1281-1296.

第四章
冠心病的饮食与健康管理

一、概述

尽管在过去的二十年中，心血管疾病的药物治疗取得了重大进展，但心血管疾病仍然成为世界上最大的杀手，随着非西方世界采用西方生活方式，发病率可能会进一步增加。心血管疾病的一级预防尤为迫切，通过治疗性生活方式的改变、减少危险因素，可以获得叠加收益。

过去十余年来西方世界主要强调增加水果和蔬菜的消费。由于在过去的一个世纪中积累了大量的证据，即富含水果和蔬菜的饮食可以减少许多现代疾病的发病率，尤其是广泛的心血管疾病。术语"健康饮食（TLC）"被定义为帮助个人实现和保持健康体重、支持健康和预防疾病的食物和饮料的平衡和种类。根据美国卫生与人类服务部门和美国农业部的建议，健康饮食包括增加水果、蔬菜、全谷物、无脂或低脂乳制品、瘦肉蛋白和油脂的消费，以及限制高钠含量的食品和饮料的消费、饱和或反式脂肪及添加的糖。此外，健康的饮食应该限制酒精饮料的消耗。

通过TLC可以改变首次心血管疾病的大部分危险因素。在过去几十年，美国的心血管疾病死亡率一直在下降；然而，自2011年以来，死亡率下降速度变缓，而且不再显著。一定程度上因为超重和肥胖增多以及规律身体活动下降。据估计，近期近一半的死亡率降低归因于较早诊断和更积极处理可改变的危险因素，尤其是使用辅助药物控制血脂和血压，这些药物包括他汀类、阿司匹林、ACEI、ARB和β肾上腺素能受体阻滞剂。其余一半的心血管疾病死亡率降低归因于一级预防，尤其是TLC。护士健康研究的观察性数据表明维持健康生活方式有益于心血管疾病一级预防，这是一项大型前瞻性研究，纳入美国超过121 701例女护士并随访超过20年。维持理想体重、选择健康饮食、规律锻炼且不吸烟的女性中，临床心血管疾病事件风险降低了84%。健康饮食和增加身体活动是两种TLC，大量的证据支持可降低心血管疾病风险。体育活动广义上是指任何能改善或维持整体健康和身体健康的身体活动。美国卫生与公共服务部建议18岁或以上的成年人每周至少进行150分钟的中等强度或75分钟的剧烈有氧运动，此外每周至少进行两次强化活动。

二、冠心病饮食管理

1. 冠心病与饮食的联系　数十年的研究揭示了许多饮食成分和饮食模式与重要健康结局之间的密切关联。此外，大多数患者和医生都认为饮食习惯对健康很重要，并且是健康生活方式咨询的重要内容。仅考虑心血管代谢疾病时，2019年一项分析使用美国国家健康与营养调查（national health and nutrition examination survey，NHANES）数据，估计不良饮食相关的年度总费用约为500亿美元。营养过剩导致超重和肥胖是与不良健康结局相关的最重要饮食因素。营养过剩与过早死亡相关，还与心血管疾病、糖尿病、高血压、癌症及其他重要疾病的发生率升高相关。

自希波克拉底以来，健康的营养和运动已被视为健康生活方式的组成部分。它们协同作用以提高身体性能，减少恢复时间并提高精神卫生。营养专注于能量可用性，以提供底物存储，以满足运动和恢复期间的代谢需求。相比之下，运动训练旨在提高代谢效率和运动技能。尽管对营养和运动进行了独立研究，但它们之间的相互作用尚未完全了解。

在20个全球人口大国中，经年龄校正后，中国饮食相关的心血管疾病死亡率排在全球第一，最不健康饮食习惯排在前三位的是吃的过咸、吃的过细和水果过少。全国营养调查发现，与1982年相比，2012年我国人均摄入谷类、根茎类、蔬菜和水果分别下降了34%、80%和15%，而人均摄入肉类、鸡蛋、食用油分别增加了162%、233%和132%。相应地，我国的心血管疾病负担也迅速增加。目前，由心血管病导致的死亡已占我国总死亡的45%。

不均衡饮食是冠心病的主要危险因素之一，心血管疾病营养处方以均衡饮食为中心，建议个体控制能量保持理想的体重，碳水化合物、优质蛋白质和优质脂肪均衡搭配，限制钠盐和补充微量营养素。中国膳食指南推荐选择食物均衡化、多样化，膳食应以谷类为主，多吃蔬菜、水果和薯类，注意荤素、粗细搭配，提倡每天食用奶类、豆类及其制品。在一项对45万中国健康居民跟踪随访中，仅有18%的人每天吃水果、9.4%每周4~6天吃水果、6%的人基本不吃水果、16%的心血管病死亡是由每天不吃水果造成的；估算每年有56万人因不吃水果而死于心血管病，其中20万人在70岁前死亡。红肉、加工肉等的摄入量与心血管病的死亡风险呈正相关；推荐食用优质鱼油来源的鱼类，推荐每天1~2份奶制品；每天食用1份坚果可降低全因死亡风险27%。2009年AHA公布：每日减少1g盐，未来10年新发心脏病减少25万人，死亡病例减少20万以上；每日减少3g盐使新发心脏病、心脏病发作、死亡病例分别减少6%、8%和3%。每天适量饮水，建议主要饮用白开水、矿泉水或淡茶水，讲究饮水卫生，不喝或少喝各种饮料。同时，提倡戒烟和限酒，应避免或尽量减少高度加工食物和饮酒。适量饮用咖啡与心血管疾病风险呈显著负相关，每天饮用3～5杯咖啡时心血管疾病风险最低，大量饮用咖啡与心血管疾病风险升高无关。国内营养专家提倡心血管疾病营养处方，建议顺时、顺势、当令膳食营养，提倡食物营养均衡化，倡导健康生活方式管理，膳食应该兼顾心理愉悦和生理健康，追求感性吃饭与理性吃饭的统一。

健康的食物选择可降低发生心血管疾病、糖尿病、高血压及其他重要慢性病的风险，健康的饮食习惯还有助于体重管理和改善健康相关生存质量。医生应与个体结合具体情况选择健康的饮食与生活管理模式。不同的地域有各异的健康饮食模式，一般而言，高质量的健康饮食强调限制摄入红肉和加工肉类、不健康脂肪（饱和脂肪和工业反式脂肪）、糖、钠和酒精，以及多摄入水果、蔬菜、豆类、坚果和全谷物。健康饮食模式包括地中海饮食、DASH饮食、植物性饮食或素食、低脂饮食和低胆固醇饮食等。虽然我们重点关注总体饮食模式，但某些饮食成分可在营养和健康结局中发挥重要作用，可作为冠心病个体改善饮食的具体重点领域。具体的健康饮食成分包括水果和蔬菜、全谷物、纤维、减脂乳品和某些富含蛋白质的食物，如坚果、鱼类和大豆制品。GI或血糖负荷较高的饮食、红肉摄入过多、摄入反式脂肪、纤维摄入量低、水果和蔬菜摄入量低都可增加冠心病风险，且多数与出现心血管危险因素有关，包括高血压、糖尿病和脂质水平升高。无论遵循何种饮食模式，维持能量平衡都是重要的总体目标。避免体重增加也具有重要的长期健康益处。

膳食指南：推荐的饮食模式——具体的膳食指南可能各异，但一般而言，高质量的健康饮食强调限制摄入红肉和加工肉类、不健康脂肪（饱和脂肪和工业反式脂肪）、糖、钠和酒精，以及多摄入水果、蔬菜、豆类、坚果和全谷物。该模式与WHO、世界癌症研究基金会/美国癌症研究所、美国癌症协会、美国农业部等组织通常推荐的饮食模式一致。除多种疾病特异性获益外，Meta分析和观察性研究还一致发现，这种饮食模式与死亡率降低相关。

2. 推荐的饮食模式

（1）DASH饮食：1997年美国的一项大型高血压防治计划（DASH）发展出来的饮食，DASH饮食不仅对高血压控制有好处，对合并有糖尿病、肥胖和老年高血压患者都有益处，配合减盐，可显著降低前期和1期高血压患者收缩压。推荐吃有循证医学证据的食物：蔬菜和水果、富含亚油酸和钾的食物、全谷类食物、鱼（EPA和DHA）、无盐坚果及富含膳食纤维、叶酸、维生素B_6、维生素B_{12}、植物甾醇；少吃：富含饱和脂肪酸、反式脂肪酸、精制糖、高钠膳食、大量饮酒。DASH饮食［终止高血压饮食疗法；The DASH（Dietary Approaches to Stop Hypertension）diet］包含每日4～5份水果、4～5份蔬菜和2～3份低脂乳制品，并且脂肪供能比<25%。DASH饮食还与结直肠癌、心血管疾病、过早死亡和男性痛风的风险降低相关。遵循DASH膳食可改善血脂谱，不过结果

可能取决于个体的合并症。

DASH膳食模式的一个关键部分是限制饱和脂肪摄入量，这可通过降低以下食物的摄入频率实现：红肉和加工肉类，猪肉，羊羔肉，以及富含饱和脂肪的椰子油、棕榈油和棕榈仁油。一篇Meta分析纳入了36项随机对照试验，发现仅减少红肉的膳食摄入量并不能降低LDL-C，但减少红肉摄入量并替换为高质量植物蛋白（如大豆、坚果、豆类）可改善总胆固醇和LDL-C。

（2）地中海饮食：没有单一的定义，地中海饮食有多种健康益处，但仍不确定究竟是该饮食中的某种成分有益，还是诸多作用共同促进了获益。

地中海饮食原则：较多摄入橄榄油（单不饱和脂肪的重要来源）、水果、蔬菜、全谷物、豆类、坚果和种子；适量摄入鱼肉和家禽肉；适量饮用葡萄酒或啤酒；少量摄入乳制品；几乎不含红肉、加工过的肉和糖果。地中海饮食在心血管疾病预防、发展中发挥了有益的作用，对肥胖和糖尿病也有好处，甚至可以提高认知功能，防止老年痴呆。

1）一篇网状Meta分析纳入了40项试验，这些试验比较了35 548例心血管疾病风险增加受试者中的7种饮食模式；该分析发现，相比最小干预，地中海饮食（12项试验）降低了一些结局的风险，包括全因死亡（OR 0.72，95% CI 0.56~0.92）、心血管死亡（OR 0.55，95% CI 0.39~0.78）、脑卒中（OR 0.65，95% CI 0.46~0.93）和非致命性心肌梗死（OR 0.48，95% CI 0.36~0.65）。

2）观察性研究发现，地中海饮食者的总死亡率和心血管死亡率降低。

（3）"中国心脏健康膳食"：是由研究团队自主研发的符合中国饮食文化特点的一种健康膳食模式。研究团队通过对日常食材的科学搭配和对传统中餐烹饪方法的改进，为中国人及喜好中餐的国际友人提供了一种好吃、不贵、又健康的膳食选择。包含鲁菜、淮扬菜、粤菜、川菜4个不同版本，每个版本均包含早餐、午餐和晚餐的食谱。食谱是由营养学家、营养师和厨师等共同制定。

与中国城市常见饮食的营养成分相比，CHH饮食中的脂肪能量占比减少5%~8%，蛋白质能量占比增加3.5%~5.5%，碳水化合物能量占比增加0~5%。膳食纤维摄入量增加2倍（从11~30g/d）；钾摄入量从<1700mg/d增加到3700mg/d；钠摄入量从近6000mg/d减少到3000mg/d。四个研究中心纳入了265例基线收缩压在130~159mmHg的参与者。参与者先经过7天的导入期（run-in period），在此期间提供当地常规饮食。导入期之后，参与者们被随机分成两组：对照组和试验组。对照组继续进行常规饮食，试验组开始CHH饮食，试验期共有28天。主要结局为收缩压，次要结局为舒张压和食物喜爱度评分。整个试验期间，不告知研究对象吃的是哪一种膳食，血压也由不了解分组情况的独立工作人员测量。研究者精准记录研究对象每一餐的饭菜的进食量和剩余量，以及进食

研究之外的食物情况。

研究结果：①经4周干预，对照组受试者的收缩压（高压）和舒张压（低压）分别平均下降了5.0mmHg和2.8mmHg；干预组受试者的收缩压和舒张压分别平均下降了15.0mmHg和6.7mmHg。收缩压和舒张压的变化在两组之间的平均净差分别为10.0mmHg和3.8mmHg；②干预组碳水化合物供能比平均增加8%，蛋白质供能比平均增加4%，脂肪供能比平均减少11%；纤维素平均增加14g，钾平均增加1753mg，镁平均增加194mg，钙平均增加413 mg，钠减少2836mg；③"中国心脏健康膳食"的降压效果在不同菜系间没有显著差别；④受试者对"中国心脏健康膳食"的喜好度为9.7分（满分10分），与对照组相比没有差异；⑤在成本方面，与对照组相比"中国心脏健康膳食"每天每人平均仅增加3.6元，在大众可支付范围。

（4）江南饮食：被誉为"中国最佳膳食"。江南饮食包括高消费量的蔬菜和当季的水果，淡水鱼虾和豆类；适量食用全麦大米/植物油（主要是菜籽油）和红肉；盐或小米酒的消耗量相对较低。在清汤中蒸或煮沸以及温火油炸是首选的烹饪方式。我们将这种健康的饮食习惯称为南部河流（江南）式的饮食习惯或"江南饮食"。江南饮食是基于江南人群的饮食结构与健康关联，提出的适合中国人的饮食模式。其实"江南饮食"与地中海饮食非常相近，但更贴近国人。

（5）植物性饮食：包括素食及类似饮食，主要摄入谷物、水果、蔬菜、豆类和坚果，限制摄入动物性食物，包括肉类、乳制品和蛋类。不同的植物性饮食对动物性食物的限制程度差异很大。严格素食排除了所有动物性食物，而限制较小的植物性饮食可包含蛋类、乳制品和一些肉类。

植物性饮食对健康结局的远期影响可能很难与采取这种饮食相关的生活方式因素（如规律锻炼、不吸烟、不饮酒）的影响区分开。不过，观察性研究表明，植物性饮食可降低肥胖、冠状动脉性心脏病、高血压、2型糖尿病和某些癌症的风险，亦可改善血脂谱，还可能降低全因死亡率。随机试验发现素食对多项心血管危险因素均有改善。

（6）低脂饮食：重点是限制脂肪供能比。一些低脂饮食的脂肪含量极低，脂肪供能比≤10%，另一些低脂饮食的脂肪含量则更适度，脂肪供能比≤30%。大多数证据还表明，低脂饮食模式对健康和死亡率几乎没有益处，但其他分析提示，其在死亡率、冠状动脉性心脏病、糖尿病和乳腺癌生存方面可能有一定益处。

选择低脂饮食的个体除了注意脂肪含量外，还应关注食物质量。2020年一项前瞻性队列研究利用美国NHANES数据，发现不健康的低脂饮食与总死亡率轻度增加有关，而健康的低脂饮食与总死亡率轻度降低有关。采用低脂饮食时，应注重摄入全谷物、豆类、水果和蔬菜，限制摄入精制谷物和糖，脂肪的来源应健康，如多脂鱼、橄榄油和菜籽油。

（7）健康脂肪：美国居民膳食指南推荐，饱和脂肪的供能比不应超过10%。摄入脂肪的种类比总量更为重要。应选择多不饱和脂肪和单不饱和脂肪代替饱和脂肪和反式脂肪。摄入多不饱和脂肪可改善血脂，降低心血管疾病风险和总死亡率。一篇Meta分析纳入4项随机对照试验（包括无冠状动脉性心脏病的个体），发现相比无干预，使用多不饱和脂肪替代膳食饱和脂肪使冠状动脉性心脏病风险降低了29%（RR 0.71，95% CI 0.62～0.81）。多不饱和脂肪和单不饱和脂肪的良好来源是某些油类（如玉米油、花生油、橄榄油和菜籽油），以及牛油果、某些坚果和多脂鱼。

（8）低胆固醇饮食：着重于限制膳食胆固醇摄入量，胆固醇含量较高的食物包括某些甲壳类及软体动物类、全脂乳制品、蛋类等。2020—2025年美国居民膳食指南推荐保持总体健康的饮食模式，并尽可能减少膳食胆固醇的摄入。

虽然血清LDL-C水平升高是发生心血管疾病的明确危险因素，但膳食胆固醇摄入量与心血管疾病的关联还不够明确。由于蛋类的胆固醇含量较高，低胆固醇饮食经常限制蛋类摄入量。2020年一篇针对蛋类摄入的系统评价/Meta分析发现，每日吃1个鸡蛋与心血管疾病风险无关。摄入适量蛋与2型糖尿病风险总体也无关，但在美国研究人群中观察到摄入适量蛋时2型糖尿病风险小幅增加。然而，2021年一项观察性研究纳入了超过96 000例基线时无心血管疾病的绝经后女性，发现蛋摄入量较高（≥1个鸡蛋/日 vs <1个鸡蛋/周）与新发心血管疾病风险和总死亡率更高有关（HR 1.14，95% CI 1.04～1.25；HR 1.14，95% CI 1.07～1.22）。

（9）血脂管理膳食：诸如膳食调整等生活方式调整可以改善血脂。可采用膳食血脂管理方案（联合或不联合辅助药物治疗）达到目标血脂水平；膳食血脂管理方案包括整体改变膳食模式、使用特定的膳食成分和使用补充剂。对于需要血脂管理者，建议初始治疗纳入膳食调整。初始综合血脂管理方案中也应包含其他生活方式调整，例如减肥和运动。

以下是用于血脂管理的膳食调整方案：

1）对于血脂异常的患者，无论是否同时接受了降脂药治疗，我们均鼓励其遵循下列某种已知可改善血脂的一般膳食模式：①地中海膳食；②终止高血压膳食疗法（dietary approaches to stop hypertension，DASH）膳食；③素食（或其他限制肉类的膳食）；④低碳水化合物膳食；⑤避免摄入反式脂肪。

这些膳食调整可改善LDL-C水平（多达17%～29%），尤其是基线膳食情况不佳的患者。许多可改善血脂的膳食模式还有其他健康益处，包括降低心血管疾病风险以及降低血压和体重。

2）对于不愿意或无法彻底改变整体膳食模式的患者，我们鼓励其添加已知可改善血脂的特定膳食成分。最好用其替代其他已知对血脂或其他代谢指标有不良影响的膳食成分。例如：①用大豆制品（如豆腐或天贝）替代肉类；②用（非油炸的）禽肉或鱼类（虾除外）等瘦肉替代红肉；③尽可能用高纤维全谷物替代精制谷物；④饮用茶、苏打水或白水，而不是含糖软饮料和果汁；⑤用坚果黄油酱替代传统乳制品黄油。

除了用这些成分替代其他食物外，还可将坚果、高纤维食物和膳食纤维补充剂添加到任何膳食中以改善血脂。

在推荐某种膳食或特定膳食模式之前，我们会评估患者的合并症、膳食偏好和降脂需求。我们会特别考虑循环中升高或降低的特定脂质成分，前者包括LDL-C和（或）甘油三酯等，后者包括HDL-C等。例如：①对于LDL-C升高的患者，我们建议减少饱和脂肪和总热量摄入；②对于单纯高甘油三酯血症患者，我们建议采用低碳水化合物膳食并减少总热量摄入；③对于超重、甘油三酯升高和（或）HDL-C低的患者，以及合并脂肪性肝病的糖尿病前期患者，我们通常建议遵循地中海膳食。

此外，有特定合并症（如糖尿病和高血压）的患者可能需要限制某些宏量营养素和（或）矿物质（如高血糖负荷碳水化合物和钠）的摄入；过敏者可能需避免摄入某些食物；一些人可能因个人偏好或宗教原因需要限制肉类。此外，开始膳食调整前应考虑患者的用药情况，例如，糖尿病患者开始低碳水化合物膳食后可能需要调整降糖方案。没有哪一种膳食适合所有人。

（10）抗炎饮食：着重于选择可减轻全身炎症的食物。慢性炎症与多种慢性病的风险增加有关，包括心血管疾病、2型糖尿病和癌症。

尚无具体的抗炎饮食，其他健康饮食的多个方面符合抗炎要求（比如：地中海饮食）。但总体而言，抗炎饮食强调选择橄榄油、坚果、水果、绿叶蔬菜和多脂鱼肉等，并限制加工肉类、精制谷物、糖和油炸食物的摄入。观察性研究显示，与抗炎饮食相比，"促炎"饮食与多种健康风险相关，包括总体、癌症和心血管疾病相关死亡风险增加。抗炎饮食科学在不断发展。

3. 推荐的膳食成分——有健康益处的饮食成分　虽然我们重点关注总体饮食模式，但某些饮食成分可在营养和健康结局中发挥重要作用，并可作为个体改善饮食的具体重点领域。

（1）水果和蔬菜：建议个体在2000kcal的饮食中每日摄入2.5杯蔬菜和2杯水果。蔬菜和水果富含纤维、必需维生素和矿物质、其他可能有益的化合物以及低血糖指数的碳水化合物。大型前瞻性队列研究发现，增加水果和蔬菜的摄入与全因死亡率和冠状动脉性心脏病死亡率降低相关。一些研究表明，摄入水果和蔬菜与冠状动脉性心脏病和脑卒中的风险降低相关。

富含水果和蔬菜的饮食可降低血压，并降低缺血性中风和缺血性心脏病的风险。尽管富含水果和蔬菜的饮食对心脏的保护作用是明确的，但这种作用的确切机制仍不确定。最近的证据表明，饮食中的硝酸盐［一种在蔬菜（尤其是绿叶蔬菜）中大量存在的无机阴离子］可能会发挥作用。这种有益的活性在于将硝酸盐在体内加工成亚硝酸盐，然后加工成多效性分子一氧化氮，这是血管稳态的关键调节剂。最近的临床前和临床证据确定了硝酸盐生物活性的机制，以及支持利用该途径预防和（或）治疗心血管疾病的潜在效用的证据。目前的数据表明，我们饮食中的硝酸盐通过硝酸盐—亚硝酸盐—NO途径增加血管NO生物利用度来影响心血管系统。越来越多的研究表明，硝酸盐—亚硝酸盐—NO途径产生的NO可能有助于缺氧血管舒张。硝酸盐还原为亚硝酸盐在很大程度上被认为是由存在于舌背表面以及可能在胃肠道中的共生细菌进行的。细菌利用硝酸盐作为替代电子受体来产生能量，从而有效地将其还原为亚硝酸盐。研究发现，无机硝酸盐可能在蔬菜对心血管疾病的明显保护作用中起主要作用。内源性亚硝酸盐和硝酸盐主要来自生物流体中内源性NO的氧化。此外，人体硝酸盐的很大一部分也来自饮食，特别是植物性食物的消费。实际上，这可以解释最近的大型队列研究的发现，这些研究表明，富含无机硝酸盐的绿叶蔬菜和富含维生素C的水果和蔬菜对水果和蔬菜总摄入量的心血管保护作用最大。然而，在这个时间点上，与其他潜在机制相比，这种富含蔬菜的饮食对总心血管有益的途径仍然未知。无机硝酸盐及其活性代谢物亚硝酸盐的益处/危害比仍然不清楚，必须在前瞻性对照研究中进行研究。

蔬菜是膳食硝酸盐暴露的主要来源，每天消耗80% ~ 85%硝酸盐来自于蔬菜。蔬菜硝酸盐含量存在可变性，这种可变性可能是由于多种因素引起的，包括分量、种类、肥料施用、成熟度和储存条件。摄入蔬菜后，硝酸盐在小肠中迅速吸收，进入循环，与无源硝酸盐混合，并容易分布在全身。与硝酸盐不同，蔬菜的亚硝酸盐含量非常低（＜10mg/kg），并且很少超过100mg/kg。然而，在被损坏、储存不良或长期储存以及腌制或发酵的蔬菜中发现亚硝酸盐含量高达400mg/kg。

在20世纪初期，营养学家指出素食与降低血压（BP）有关，通过进一步的观察性研究证实了不同人群。包括具有里程碑意义的饮食方法来阻止高血压（DASH）的研究，提供了进一步的证据支持该论点，即富含水果和蔬菜的饮食可以降低血压。更大规模的队列研究扩展了这些观察结果，以证明富含水果和蔬菜的饮食可以降低心血管疾病的发病率和死亡率。在一个由120 000多例卫生专业人员组成的队列中，至少有8年的随访，Willett和他的同事证明，平均摄入约5份水果和蔬菜与显著降低缺血性中风的风险有关。之后，同一组表明，增加每天摄入的水果和蔬菜的数量逐渐降低了缺血性心脏病和心血管疾病的风险。许多兴趣和研究都集中在抗氧化剂维生素作为这些有益作用的中介的候选上。然而，最近的荟萃分析对这一观点提出了挑战，对几种不同抗氧化剂维生素的大规模临床试验未能显示出有益的心血管作用。这种失败促使许多其他人寻找其他可能的候选项。在这方面，Willett及其同事在他们的大型队列研究中提供了可能的线索，他们建议特别富含绿叶蔬菜的饮食可以最大限度地预防冠心病和缺血性脑卒中。这一观察结果导致一些科学家考虑无机（饮食）硝酸盐的可能性，因为这样的蔬菜（如生菜、白菜、菠菜、芝麻菜、甜菜根）的含量特别丰富。营养流行病学家在讨论蔬菜对心血管健康的益处时，通常会加入蔬菜和水果，因为这些食物通常具有相似的营养成分和植物化学物质及功能。与蔬菜相比，水果的无机硝酸盐含量及其对内源硝酸盐水平的贡献要小几倍（或可忽略）。流行病学证据表明，较高的蔬菜消费量对心血管疾病风险具有保护作用。

无机NOL和心血管疾病无机NO_3^-已用于治疗中国传统医学中的心血管疾病超过两千年，并在20世纪初被医生使用，并在高血压方面取得了显著成功。虽然当时的医生不了解这些作用的机制，但我们现在知道硝酸盐的效用与其提供多效性分子一氧化氮（NO）来源的能力有关。循环中内源性NO的产生通过保持血管张力、抑制血管平滑肌的收缩和生长、血小板聚集和白细胞与内皮的黏附，在维持血管平衡中起着关键作用。重要的是，传统的心血管疾病危险因素，包括吸烟、高血压、男性和糖尿病，都与内源性一氧化氮生成受损有关。

血管系统中一氧化氮（NO）（血管稳态的关键调节剂）的生物利用度受损是心血管疾病的主要问题。长期以来，高血压一直是减少心血管疾病事件的主要公共卫生目标，但越来越明显的是，需要针对多种心血管疾病危险因素来充分解决这种多因素疾病。因此，重要的是要注意，除了没有降低血压的作用外，还发现无机硝酸盐摄入量可改善内皮功能、减少血小板聚集并降低动脉僵硬度，所有这些都是发展动脉粥样硬化、冠状动脉疾病和心肌梗死的重要因素。尽管文献表明无机硝酸盐摄入量对改善心血管疾病危险因素具有明显的有益作用，但仍需要加强流行病学调查以了解其在减少心血管疾病事件（包括心肌梗死和心肌梗死）中的长期作用。鉴于蔬菜来源的无机硝酸盐消费代表了一种相对简单且具有成本效益的策略，可以在人群水平上针对心血管疾病，将无机硝酸盐确立为蔬菜心血管健康益处的有希望的因素。

饮食硝酸盐的主要健康问题是患癌症的风险，因为它与体内N–亚硝胺（一类致癌物质）的形成有关。然而，实验研究和流行病学研究未能一致地表明，随着饮食中硝酸盐的摄入增加，N–亚硝胺的形成会使癌症风险增加。例如，Pannala等人证明，在高硝酸盐饮食（<3.65mg/kg体重或<250mg硝酸盐）摄入后，健康志愿者的血浆3-硝基酪氨酸浓度没有显著变化。事实上，2003年，粮农组织/世卫组织食品添加剂联合专家委员会审查了调查硝酸盐摄入量与癌症风险之间可能关联的研究，并得出结论，没有证据表明硝酸盐对人类致癌。最重要的是，流行病学证据大多表明，大量食用蔬菜可以降低患癌症的风险。总的来说，这些研究表明，饮食中的硝酸盐不会对人类产生致癌活性，并且不会通过这种机制对人类健康有害。

因此，一氧化氮对于健康的心血管系统至关重要，并且通过L-精氨酸-NO合酶途径持续产生。当NOS活性不足时，膳食中添加无机硝酸盐可以满足人体的NO需求。由硝酸盐或食品补充剂提供的无机硝酸盐已发现通过降低血压，在受损时保护内皮，减缓与动脉粥样硬化和其他心血管疾病相关的代谢反应以及增强心肌来支持心血管健康。当常规饮食通常硝酸盐含量低，而NOS来源NO随着年龄的增长而受到严重损害。因此，临床医生应考虑向患者推荐硝酸盐补充剂或高硝酸盐饮食，尤其是在心血管疾病时很明显。可以使用市售的硝酸盐补充剂或多种富含硝酸盐的蔬菜和水果的饮食来安全地满足有效剂量的硝酸盐。

（2）全谷物：美国居民膳食指南推荐，摄入的谷物至少有一半应为全谷物，即在2000kcal的饮食中全谷物的摄入量应为3盎司，且尽可能用全谷物替代精制谷物。增加全谷物的摄入有很多健康益处，包括改善体重管理、降低心血管和全因死亡率，以及降低冠状动脉性心脏病和癌症的发病率。代表性研究包括：

1）一项前瞻性研究纳入了120 000多例健康个体，发现增加精制谷物的摄入与远期体重增加相关，而增加全谷物的摄入与体重减轻相关。

2）2014年一篇Meta分析纳入了18项研究、共400 000余例参与者，发现增加全谷物的摄入与冠状动脉性心脏病的风险降低相关（RR 0.79，95% CI 0.74~0.83）。

3）一项汇总前瞻性队列研究纳入了117 000余例参与者，发现全谷物摄入量较高与心血管死亡率（RR 0.85，95% CI 0.78~0.92）和总体死亡率（RR 0.91，95% CI 0.88~0.95）降低相关。

（3）膳食纤维：推荐摄入量约为14g/1000kcal，即大多数成人每日摄入膳食纤维25~34g。纤维是植物中不能被机体胃肠道酶类所消化的部分。许多天然食物和膳食补充剂中都含有纤维。应建议个体用纤维含量较高的全谷物（如糙米、全麦面包）代替精制谷物（如精白米、白面包）。

增加纤维摄入有很多健康益处，包括降低冠状动脉性心脏病、心血管和全因死亡、结直肠癌、脑卒中和2型糖尿病的风险。高纤维饮食可控制心血管危险因素，包括降低胰岛素水平和血压，以及改善血脂，从而在一定程度上预防冠状动脉性心脏病［摄入某些可溶性膳食纤维可降低总胆固醇和LDL-C，包括洋车前子、果胶、小麦糊精、某些豆类（如海军豆、斑豆和黑豆）、扁豆、坚果和燕麦制品］。无论是作为补充剂添加到膳食中，还是作为膳食调整计划的一部分（如用全谷物替代经过加工的碳水化合物），膳食纤维均有效。不同类型膳食纤维的主要作用机制存在差异，但可能包括减缓胃排空、增强饱腹感、抑制肝脏合成胆固醇和（或）增加胆固醇和胆盐经粪便排泄。此外，燕麦等食品中β-葡聚糖的分子量和总量可能促成降LDL-C作用。可溶性膳食纤维形成凝胶的特性可能是其改善血脂和葡萄糖稳态的基础。

证明膳食纤维有益的代表性研究包括：

1）一篇Meta分析显示，随着可溶性膳食纤维摄入量的增加，总胆固醇和LDL-C均降低。可溶性膳食纤维的摄入量每增加1g，LDL-C平均下降2.2mg/dl。摄入不同类型的膳食纤维后，总胆固醇降幅如下：燕麦纤维（0～18%）；洋车前子（-3%～-17%）；果胶（-5%～-16%）；瓜尔胶（-4%～-17%）。甘油三酯和HDL-C无变化。

2）一篇Meta分析纳入了数项针对胆固醇水平正常和升高者的随机试验，发现添加洋车前子10.2g/d可使LDL-C平均降低12.8mg/dl。

3）在使用辛伐他汀10mg/d的患者中，添加洋车前子15g/d（一次5g、3次/日，随餐服用）可降低LDL-C水平，效果相当于使用辛伐他汀20mg/d。

4）一篇Meta分析纳入了数项随机试验，发现全谷物膳食可降低LDL-C和总胆固醇，其中全谷物燕麦对总胆固醇水平的影响最大（平均降低6.6mg/dl）。甘油三酯和HDL-C无变化。

在确诊心血管疾病的患者中也观察到增加纤维摄入有益。例如，一项前瞻性队列研究随访了4000例初次心肌梗死后的患者，发现心肌梗死后高纤维饮食与心血管死亡率（RR 0.72，95% CI 0.52～0.99）和全因死亡率（RR 0.73，95% CI 0.58～0.91）降低相关。心肌梗死后较心肌梗死前纤维摄入量增幅最大的患者获益最大。

高纤维膳食可能并不适合所有人，如炎症性肠病所致慢性肠狭窄患者，或因急性肠道炎症（如急性憩室炎或炎症性肠病发作）而需要肠道"休息"的患者。

（4）坚果：食用富含单不饱和或多不饱和脂肪酸的坚果可能改善血清胆固醇，尤其是核桃、扁桃仁、开心果、澳洲坚果、山核桃和榛子。例如：

1）随机试验显示，富含多不饱和脂肪酸（尤其是ω-3脂肪酸）的核桃可以改善血脂。一项试验比较了地中海膳食与一种类似的膳食（用核桃替代单不饱和脂肪供量的35%），发现核桃替代膳食组的总胆固醇（-10.8mg/dl，95% CI -16.8～-4.8mg/dL）和LDL-C（-11.2mg/dl，95% CI -16.3～-6.1mg/dl）均有所下降。另一项试验比较了NCEP膳食与一种类似的膳食（核桃提供20%的热量）。结果显示，富含核桃膳食组的总胆固醇（-22.4mg/dl，95% CI -28～-17mg/dl）、LDL-C（-18.2mg/dl，95% CI -23.2～-13.2mg/dl）和HDL-C（-2.3mg/dl，95% CI -3.9～-0.7mg/dl）均有所下降，但甘油三酯无变化。

2）扁桃仁富含单不饱和脂肪和膳食纤维，食用后也可改善血清胆固醇。一项试验纳入了30例超重或肥胖成人，发现每日食用扁桃仁（42g/d）可降低总胆固醇和LDL-C（分别降低4%和7%）。HDL-C或甘油三酯无变化。

3）除了核桃和扁桃仁，食用其他坚果也有类似的降脂作用，包括开心果、榛子、山核桃和澳洲坚果。例如，PREDIMED试验显示，与对照膳食相比，补充坚果（30g坚果，包括15g核桃、7.5g榛子和7.5g扁桃仁）的地中海膳食可降低总胆固醇、LDL-C和甘油三酯。此外，一篇Meta分析纳入了61项评估树坚果降脂效果的试验，发现增加坚果摄入量可更大幅度降低血脂（总胆固醇、LDL-C、apo B和甘油三酯）；坚果摄入的剂量反应关系呈非线性相关，摄入量越高效果越强。

摄入坚果与心血管疾病风险降低相关。一项研究综合分析3个大型队列的数据，发现与极少吃坚果的人相比，每周吃坚果≥5次的人发生心肌梗死或脑卒中的风险降低（HR 0.86，95% CI 0.79~0.93）。花生、木本坚果和核桃降低心血管疾病风险的作用相似。

坚果也含有大量膳食纤维，富含坚果的膳食可能并不适合需要低纤维膳食者，如慢性肠狭窄或急性肠道炎症患者。此外，坚果过敏人群不能食用坚果。

（5）乳类食物：包括奶和以奶为原料制成的食物，较健康的乳制品包括低脂或脱脂奶、低脂或脱脂原味（无糖、无风味）酸奶等。乳制品是蛋白质、钙、维生素D和钾的优质来源。若饮食中乳制品的含量有限，则应确保能从其他来源摄入足量的上述营养素。

摄入乳制品可能会降低心血管疾病的风险。低脂乳制品也是DASH饮食的组成部分，研究显示DASH饮食有助于控制血压，以及降低结直肠癌、心血管疾病、过早死亡和男性痛风的风险。

（6）鱼类：建议大多数成人每周摄入1~2份（共8盎司）多脂鱼（如鲑鱼和金枪鱼），孕妇、计划妊娠者及哺乳女性需特别考虑特定海产品中的汞含量。

2014年一篇Meta分析纳入了11项前瞻性队列研究，发现每周摄入鱼类≥4次与急性冠脉综合征风险降低相关（RR 0.79，95% CI 0.70~0.89），且呈剂量—反应关系（每周每多摄入1份100g鱼类：RR 0.95，95% CI 0.92~0.97）。随后一项针对多项国际队列研究的汇总分析发现，在既存心血管疾病的患者中，每周吃2份鱼与主要心血管疾病发病风险（HR 0.84，95% CI 0.73~0.96）和死亡风险（HR 0.82，95% CI 0.74~0.91）降低相关，但在无心血管疾病的个体中无此获益。

（7）植物甾醇和甾烷醇：植物含有一些能降低血清胆固醇的甾醇、甾烷醇及其酯类；这些化合物的化学结构与胆固醇相似，但侧链构型不同。植物甾醇与植物甾烷醇的不同之处在于前者的B环含有一个不饱和键。

甾醇和甾烷醇降低胆固醇的机制为抑制胆固醇吸收，主要通过破坏腔内增溶实现。然而，血清胆固醇的降低程度并未达到与胆固醇吸收减少程度相匹配的预期水平，这可能是由于肝脏胆固醇合成代偿性增加。

坚果、豆类、全谷物、水果、蔬菜和植物油中都含有天然甾醇和甾烷醇。此外，市面上还有一些富含植物甾醇和甾烷醇的加工制品。含有这些化合物的人造黄油（如Benecol和Take Control涂抹酱）使用时间最长，研究也最充分。Benecol涂抹酱中主要的甾醇是谷甾烷醇和菜油甾烷醇，而Take Control涂抹酱含有谷甾醇和菜油甾醇。

富含植物甾醇和（或）甾烷醇的食物可作为LDL-C升高患者膳食调整和药物治疗的辅助，不过还缺乏长期安全性信息和减少心血管不良结局的证据。美国心脏协会营养委员会的一份健康忠告认为，虽然富含植物甾醇酯和（或）甾烷醇酯的食物可以作为辅助性膳食干预来改善心脏风险，但目前很少有2年以上安全性的证据。此外，谷甾醇血症（一种罕见的常染色体隐性遗传病，以膳食甾醇、甾烷醇和胆固醇吸收增加为特征）患者增加植物甾醇和甾烷醇摄入量可能导致不良健康后果，包括动脉粥样硬化性血管疾病的风险增加。

摄入甾醇和（或）甾烷醇的频率和时间以及通过何种食物摄入也会影响降低LDL-C的效果。每日摄入1次的效果低于更高频率摄入，而随餐（而不是在两餐之间）摄入也可优化效果。此外，两篇Meta分析显示，富含甾醇的涂抹酱和人造黄油降胆固醇的幅度大于奶类和果汁。人体摄入含植物甾醇酯的涂抹酱后，可能会因载脂蛋白E（apolipoprotein E，apo E）的基因型不同而有不同的反应。植物甾醇和甾烷醇还可能降低甘油三酯。

（8）多酚类：是具有抗氧化作用的物质，主要存在于植物（以及植物性食物）中，如茶（参见下文"我们不推荐的补充剂"）、咖啡、可可、橄榄油和红酒。多酚类包括黄酮类和黄酮类衍生物、木脂素、酚酸和二苯乙烯类。一些证据表明，摄入食物中的多酚类对血脂有益。

白藜芦醇是一些植物（包括红葡萄皮、蓝莓、花生和可可）中天然存在的二苯乙烯，由于有抗炎和抗动脉粥样硬化特性而具有多种健康益处。富含白藜芦醇的食物可能对血脂有益。例如，一项针对代谢综合征成人患者的试验显示，以每日1杯的量摄入蓝莓6个月可升高HDL-C（3.1mg/dl）、HDL颗粒密度和apo A-1。

ω-3脂肪酸-摄入ω-3脂肪酸可降低甘油三酯，但也可能影响胆固醇水平（升高或降低）。特别要注意的是，ω-3脂肪酸可能升高总胆固醇和LDL-C，尤其是在甘油三酯升高的人群中。ω-3脂肪酸的量、来源（食物vs补充剂）及成分［仅二十碳五烯酸（eicosapentaenoic acid，EPA），还是EPA＋二十二碳六烯酸（docosahexaenoic acid，DHA）］可显著影响其对血脂的作用。富含ω-3脂肪酸的食物包括多脂鱼类（尤其是鲑鱼、鲱鱼、鲭鱼和鳟鱼）、鱼油和植物制品（如亚麻籽、奇亚籽、芥花油、大豆油和一些坚果）。

（9）红曲米：是一种可改善血清胆固醇的发酵米制品，最常用作补充剂。红曲米含有数量不等的、一类名为莫哪呵啉的天然物质，这种物质具有羟甲基戊二酸单酰辅酶A（hydroxy-methyl-glutaryl coenzyme A，HMG CoA）还原酶抑制剂（他汀类药物）活性。此外，红曲米中其他可能影响降胆固醇作用的活性成分包括甾醇类（β-谷甾醇、菜油甾醇、豆甾醇和皂苷元）、异黄酮以及单不饱和脂肪酸。

虽然红曲米可有效降脂，但由于市售产品效价不一且可能掺假，建议患者使用他汀类处方药而不是这些补充剂。虽然短期研究（最长4个月）发现红曲米是安全的，但尚未开展长期研究。

（10）益生菌：是发酵食物中天然存在的活微生物，可降低血清胆固醇。益生菌也可以添加到食品中，还可作为膳食补充剂。益生菌产品中常用的微生物有7个菌属，包括乳杆菌属（Lactobacillus）、双歧杆菌属（Bifidobacterium）、酵母菌属（Saccharomyces）、链球菌属（Streptococcus）、肠球菌属（Enterococcus）、埃希氏菌属（Escherichia）和芽孢杆菌属（Bacillus）。

研究表明，与单用益生菌（胶囊形式）相比，将益生菌加入到乳制品配方中可能有助于降低总胆固醇和LDL-C水平。还需开展更多研究来探讨益生菌用于血脂管理的效果。

4. 不推荐的膳食模式与成分　不良的饮食习惯很常见，会导致严重的发病率和死亡率。不良的饮食习惯仍然是全世界非传染性疾病的主要原因之一。转向更健康的饮食将有助于减少心血管危险因素和心血管事件。尽管如此，饮食建议在临床实践中是不规则的。这种缺乏实施的原因是医学院期间提供的营养培训有限，缺乏时间或营养供应报销不足，足够的资源和基于社区的支持，以及患者的障碍。

在各种心血管环境中解决和改善营养仍然是次优的。次优营养会导致急性和慢性疾病的不良反应。不健康的饮食与七个全球十大死亡原因，包括心脏病、癌症和糖尿病。相反，为初级保健中的患者提供更好的营养支持和生活方式方法可以为患者和他们所照顾的医疗保健系统带来大量的短期和长期利益。2019年，世界卫生组织发布了一份关于营养重要性的报告，指出2025年对营养的适当投资可以拯救全世界370万人的生命。

（1）"西方"饮食：研究一致表明，典型的西方饮食会增加多种慢性病的风险。西方饮食的特点是摄入红肉和加工肉类、全脂乳制品、精制谷物、高钠食物和糖，而纤维、全谷物、豆类、水果和蔬菜的摄入量低。

与健康饮食模式相比，西方饮食与心血管疾病、2型糖尿病、癌症、超重/肥胖以及其他疾病的风险增加有关。2016年，不良饮食是美国人死亡的主要原因，也是伤残调整生命年的第3大原因。应鼓励个体避免采取典型的西方饮食，并支持更健康的偏植物性饮食模式，着重于摄入健康脂肪和少吃加工食品。

（2）不健康脂肪：摄入饱和脂肪和反式脂肪可对血脂产生不良影响，并增加心血管疾病风险。饱和脂肪常见于动物性食品，如红肉和全脂乳制品，也常见于某些植物性食品，如椰子油和棕榈油。反式脂肪过去在美国的许多食品中都很常见，但自2018年美国FDA将其禁用后，反式脂肪已从食物供应中基本去除。然而，部分食物中仍可含有一些反式脂肪，如某些快餐以及原料表中含有氢化油的起酥油和油类。应限制饱和脂肪和反式脂肪的摄入，使用多不饱和脂肪和单不饱和脂肪等健康脂肪替代。

推荐低反式脂肪酸膳食；反式脂肪酸（反式脂肪）是对天然多不饱和脂肪工业加氢产生的一类不饱和脂肪。虽然一些反式脂肪天然存在于动物性食品中，但大多数膳食反式脂肪来自于预制食品，如蛋糕、饼干、市售预制油炸食品和一些人造黄油。用顺式多不饱和脂肪酸替代膳食中的反式脂肪酸可降低总胆固醇、LDL-C、甘油三酯和载脂蛋白B（apolipoprotein B，apo B），并升高HDL-C。

（3）添加糖和含糖饮料：应限制添加糖的摄入，其供能比应小于10%。这些糖主要来源于含糖饮料和加工食品。如果添加糖的供能比高，个体可能就难以在能量限制范围内满足自身营养需求。天然糖（如水果和奶中的糖）不属于添加糖。不过，每日还是只能少量饮用果汁，因为其热量往往较高，且没有纤维带来的额外益处，纤维存在于完整水果中。

也不鼓励摄入软饮料和其他含糖饮料，如果汁饮料、运动饮料和能量饮料。含糖饮料是导致体重增加和肥胖的关键因素。这些饮料的摄入还与关键营养素的摄入较少相关，因为个体会摄入这些饮料来替代营养密度高的食物。含糖饮料不仅会引发超重，还会增加冠状动脉性心脏病、2型糖尿病、高血压和代谢综合征的风险。应鼓励饮用清水，而不是含糖饮料。

（4）红肉和加工肉类：研究一致表明，摄入较多的红肉（如牛肉、羊肉、小牛肉、鹿肉、山羊肉）和加工肉类（如香肠、热狗、牛肉干、博洛尼亚香肠）与多种疾病和过早死亡的风险轻至中度增加有关。这些风险虽然较低且未经随机试验证实，但鉴于全球红肉摄入量也在增加，故可能具有重要意义。

例如，针对前瞻性队列研究的Meta分析和汇总分析表明，红肉和加工肉类摄入增多与心血管疾病死亡率增加有关。

类似研究发现，加工肉类摄入增多与冠状动脉性心脏病风险和全因死亡率增加有关。

2021年前瞻性城乡流行病学（prospective urban rural epidemiology，PURE）研究是一项国际队列研究，纳入了超过134 000例参与者，随访9.5年，在饮食中含有大量加工肉类的人群中观察到主要心血管病和死亡的风险升高（HR 1.46，95% CI 1.08～1.98；HR 1.51，95% CI 1.08～2.10），而摄入未加工红肉并未增加上述风险。

2019年营养推荐联盟（nutritional recommendations consortium，NutriRECS）饮食推荐意见指出，NutriRECS分析结果并不支持推荐成人减少当前的红肉及加工肉类摄入量。虽然多项Meta分析结果与其他分析相似，但其对GRADE系统的使用仍在引起争议，该系统将观察性数据归为低质量证据。

（5）高度加工食品：越来越多的证据表明，摄入高度加工食品与许多健康风险有关。尽管高度加工或超加工食品的具体定义不一，但其通常包括甜味/可口的零食、合成肉、包装冷冻餐、速溶汤、含糖饮料等。高度加工食品往往热量高，精制谷物、糖、饱和脂肪和盐含量较高，纤维和其他重要营养素含量较低。

NutriNet-Santé观察性研究纳入了超过100 000例参与者，发现超加工食品摄入量较高与心血管疾病和总体死亡风险增加相关。Adventist健康研究2也观察到了类似结果，该研究纳入了超过77 000例饮食健康且常为素食的参与者，发现加工食品摄入量最高者的死亡风险高于摄入量最低者（HR 1.14，95% CI 1.07～1.21）。大多数膳食指南提倡将摄入未加工或加工程度极低的食物作为健康饮食模式的重要组成部分。

饮食预防心血管疾病的目标应该是从摇篮到坟墓，在存在或不存在疾病的情况下，以及从个人到人口水平。饮食建议和政策需要得到很好的沟通，旨在使健康的选择成为容易的选择。没有"神奇"的食物，但人们应该渴望多样化的新鲜饮食，富含时令水果和蔬菜，饱和脂肪肉制品含量低，咸、糖、脂肪或超加工食品减少。尽管如此，只要患者、卫生专业人员、食品行业和政策制订者共同努力，就可以实现健康、环境可持续且具有成本效益的饮食，从而减少心血管不良事件。从生命的早期开始提供健康食品和教育，有可能创造良好的饮食习惯，这种习惯可以保持下去，并传给下一代。

三、冠心病与运动管理

1. 冠心病与运动的联系　大量观察性研究、流行病学证据一致表明，以及来自临床试验的中等强度支持证据，运动很可能降低心血管疾病风险，自行选择增加身体活动者的冠心病并发症发病率和死亡率较低。推荐在学生时代早期开始规律身体活动并终生坚持。一般推荐包括每周中等强度运动150分钟、每周剧烈运动75分钟或者这些运动的等效组合。如果不能达到这一最低运动推荐水平，至少进行一定量的中等或高强度运动也能降低动脉粥样硬化性心血管疾病（ASCVD）的风险。每周至少3次高强度间歇性训练（HIIT）能够改善心血管代谢功能。如果出于各种原因不能达到这种推荐的运动水平，我们鼓励进行强度更低或持续时间更短的运动，因为这也比久坐好。因共存疾病而运动能力受限的成人应该在他们身体状况允许的范围内进行身体活动。即使是少量规律身体活动，如每日20分钟的快步走，也显著有益于改善冠心病风险。推荐具有心血管疾病危险因素的成人接受行为咨询干预，以促进健康饮食和身体活动。

即使中等程度的运动也对冠心病和全因死亡具有保护作用。运动具有多种有益效果，包括血清HDL胆固醇升高、血压降低、胰岛素抵抗减少和体重减轻。除了运动量外，通过平板运动试验运动持续时间和最大摄氧量确定的心血管适应性程度（一种身体活动指标）也与冠心病风险和总体心血管死亡率降低相关。据报道，参与中等强度体育活动的男性与活动较少的男性相比，死亡风险降低23%。与久坐工作者相比，工作中需要轻至中度身体活动的人似乎具有更低的心肌梗死风险。一项前瞻性研究中，6213例男性参加了运动试验，平均随访6.2年发现，无论有无心血管疾病，以代谢当量（metabolic equivalent，MET）衡量的峰值运动能力与其他确定的心血管危险因素相比，是一个更强的死亡率预测因素。另一项研究中，11 190例由FRS归为"低风险"且无糖尿病的个体接受了平板运动试验，平均随访27年，基线运动能力处于最低五分位数的人群全因死亡率显著更高（15%，而最高五分位数人群的死亡率为6%）。一项关于心肺功能适应性的研究纳入5107例没有明确心血管疾病的男性（平均年龄为48.8岁），随访46年发现，40多岁时心肺功能适应性高的人在40多年期间都有生存益处（死亡率降低）。抗阻训练似乎对心血管疾病的几个危险因素有益，包括降低血压、降低空腹血糖浓度、改善胰岛素敏感性和血脂异常、减小腰围以及改善身体构成。越来越多的证据表明，一些表现为血清C反应蛋白升高的炎症在动脉粥样硬化中有重要作用。规律运动可降低血液中单个核细胞的致动脉粥样硬化活性，即减少致动脉粥样硬化细胞因子的生成、增加抗动脉粥样硬化细胞因子的生成。运动对生存的改善效果等同其他生活方式干预，例如戒烟、控制高血压及避免肥胖，并且益处可以相加。这种风险降低也见于有多种冠状动脉危险因素的男性。

久坐是早期发生冠心病的独立危险因素。公众已深刻意识到上述关联，而且基于运动可能有效预防动脉粥样硬化性心血管疾病（ASCVD），许多人已开始自愿运动计划。通常推荐将定期运动作为ASCVD的一级和二级预防。表明运动有益的证据大多来自长期观察性研究，这些研究显示规律运动者冠心病明显较少，且原发性心搏骤停风险降低。相对于运动最少者，运动最多者发生冠心病或心血管疾病的风险下降了30%～40%。运动量与冠心病或心血管疾病风险呈负相关，似乎不因年龄、性别、种族或族群的差异而改变，但对比性数据有限。然而，由于运动只是健康生活方式的众多选择之一，所以观察性数据会受到偏倚的限制。例如，对于已进行规律运动的人群，心脏健康膳食、戒烟和定期医疗保健可能促进健康水平改善。因此，其他有助于降低风险的混杂因素会影响运动预防冠心病的作用。

个体对运动强度的感知似乎也会影响风险。一项回顾性研究纳入7337例男性（平均66岁），平均随访5.3年发现，相比自认为运动强度较小或不太剧烈者，自认为运动强度为中等或较高者发生冠心病的校正风险显著降低（RR 0.66～0.72）。即使没有达到目前推荐的运动强度和持续时间，也存在这种关联。

2. 二级预防与运动　一些观察结果表明，运动和体能对存在冠心病的患者也有益。例如，一项研究纳入772例确诊冠心病并随访长达5年的男性（平均63岁），结果发现轻度和中度水平活动者的全因死亡率及心血管死亡率最低；此类活动包括休闲（非运动性）活动（每周≥4小时）、规律步行（每日>40分钟），以及中度或重度园艺劳动（与不活动者或偶尔轻微活动者相比，校正RR分别为0.42和0.47）。2005年一篇Meta分析评估了心脏康复相关试验（包括运动，结合或不结合危险因素教育），受试者均有冠状动脉疾病（多为心肌梗死后），结果显示：①仅进行运动康复的全因死亡率显著降低（6.2% vs 9.0%，总RR 0.72，95% CI 0.54～0.95），且心肌梗死的复发率也几乎显著降低（总RR 0.76，95% CI 0.57～1.01）；②运动康复联合危险因素教育几乎显著降低了全因死亡率（9.3% vs 10.8%，总RR 0.88，95% CI 0.74～1.04），且显著减少了心肌梗死复发（总RR 0.62，95% CI 0.44～0.87）；③心脏康复对总体死亡率的益处在第2年出现（总RR 0.53，95% CI 0.35～0.81），在第1年时未出现。

3. 运动处方　由于个人能力、兴趣及生活方式各不相同，并不存在满足所有患者要求的"运动处方"。但与不运动相比，几乎所有运动都有益，即使每周运动仅1小时也可显著降低冠心病风险和死亡率。尽管如此，研究表明运动越多心血管获益越大：跑步者的跑步距离越长，HDL-C增加越多，肥胖、血清甘油三酯和冠心病风险下降越多。大量证据表明，成人进行高强度间歇性训练（high-intensity interval training，HIIT）可以有效提高心血管代谢功能；HIIT定义为两次高强度运动（使心率提升到≥最大心率的80%）之间穿插低强度运动或休息。HIIT对心血管代谢的益处大于或至少相当于传统中等强度持续运动。研究显示，至少12周的HIIT显著改善了超重/肥胖人群的有氧运动能力（最大摄氧量）、静息血压、心率、腰围和体脂率。

终生规律性运动几乎对所有稳定性冠状动脉疾病患者都有益，包括参与了心脏康复计划的患者。ACC/AHA制定的慢性稳定型心绞痛患者管理指南得出以下结论：

（1）应通过运动史评估患者风险，某些情况下可使用运动试验。对于病情稳定但近期因急性冠脉综合征住院的患者，2002年ACC/AHA运动试验指南更新推荐，在以下阶段进行运动试验以开具运动处方：出院前（亚极量运动耐量试验）、出院后早期（症状得到控制，14～21日时），或早期运动试验为亚极量型时在出院后晚期（症状得到控制，3～6周时）。对于已行冠状动脉血运重建的患者，推荐行运动耐量试验的力度较弱。

（2）如果没有禁忌证，推荐进行中等强度的有氧运动，每日30～60分钟、每周5～7天。

（3）对于运动（包括一周2日的阻力训练）的推荐力度较弱。

2020 ESC心血管疾病患者运动心脏病与锻炼指南推荐：对于所有患有心血管疾病的个体，鼓励医生督促其进行适当运动。在提供更高强度活动的运动处方前，正确的风险分层和选定最佳的治疗方法至关重要。患者个人应参与决策过程，鼓励医患共同决策运动处方，并将所有处方记录在病例中。定期运动以及系统的锻炼，不仅可以降低心血管及全因死亡，还是大多数心血管疾病患者治疗的重要组成部分。不正确的运动却可能触发心血管疾病患者突发心搏骤停，因此，在重视锻炼的同时，也需要平衡猝死风险、运动获益以及心肺健康目标之间的关系，以确保心血管疾病患者能进行更安全的体育锻炼。运动心脏病学作为一个新兴专业，其相关的临床循证证据较少，因此，该指南的制定依赖于专家组成员们的丰富经验，而不是大量的前瞻性研究，但仍包括了现有的最新研究，并且借鉴了现有的ESC相关指南。

4. 优化心血管益处的初始和目标运动强度　MET是衡量运动强度的常用指标，基于对静息和活动时耗氧量的比较（1MET＝3.5ml oxygen/kg body weight per minute）。大多数中老年人以1～3MET开始运动计划，相当于每小时步行2～3英里（每小时3～5km），但无法随着体能逐渐提高而增加运动强度，因此无法实现心血管疾病风险的最大程度降低。

对于久坐者而言，适当的初始训练目标是达到一定运动强度，使其脱离健康预后最差的不健康人群（最差的20%）。尽管定义心肺功能适应性低下的阈值因年龄而异，但上述最差人群的运动能力通常≤5MET。我们的经验表明，以3MET以上的强度锻炼可将运动能力提升至超过5MET。这相当于中等强度至剧烈的身体活动。此外，运动能力从≤5MET提高至＞5MET时，死亡率的相对降幅似乎最大。随着运动能力进一步提升，心血管疾病风险会继续降低，但降幅减小。

以≥3MET的强度训练时，可以在坡度为3.5%的跑步机上以每小时2英里（3km）的速度行走，或在坡度为0的跑步机以每小时3英里（5km）的速度行走。两种情况下的负荷约为3.3MET。

使用固定式健身自行车运动时，达到约3.4MET能量消耗的最低功率如下：体重为60kg，250kg/（m·min）（或40W）；体重为80kg，350kg/（m·min）（或57W）；体重为100kg，450kg/（m·min）（或74W）；体重为120kg，550kg/（m·min）（或90W）。

进行户外自行车运动时，对应3～4MET的速度约为每小时6英里（10km）。

心肺功能适应性水平受年龄和性别影响，当水平从"良好"提高到"优秀"时，几乎没有额外的生存益处，表明通过运动实现的心血管疾病相对危险度降低存在平台期。但必须实现"良好"体能水平才能达到该平台期。"良好"体能水平和达到这些水平所需的有氧训练要求（图4-1），各种休闲运动消耗的MET不同。

根据我们的经验，如果患者能将训练强度提高到摄氧量储备的60%～80%，且没有不良体征或症状，RPE评分也不太高［定义为使用6～20分的量表评估≥15分（累）］，则有可能达到相应年龄和性别校正后的心脏保护性体能水平，从而提高生存率。例如，65岁男性的"良好"体能是≥8.7MET；因此，经过3～12个月逐步增加运动强度，达到5.6～7.2MET的训练水平，可能是有意义的目标（也假设患者保持无症状）。这一训练强度相当于网球单打、快走［每小时4.5～5英里（7～8km）］或倾斜跑步机行走［每小时3英里（5km），坡度为7.5%］。

以每小时2英里和3英里（3km和5km）的速度行走，分别约为2MET和3MET。以每小时2英里（3km）行走时，跑步机坡度每增加3.5%，能量消耗增加1MET。以每小时3英里（5km）行走时，坡度每增加2.5%，能量消耗增加1MET。因此，在7.5%的坡度上以每小时3英里的速度行走，能量消耗约6MET。

重视自感劳累和建议的训练心率—通常可使用RPE（6～20分量表）来监测运动，心率和RPE均可用于确定和调节运动强度。训练最初6～8周推荐的运动强度上限通常介于11（"轻松"）～13分（"有点累"）。随着体能逐渐增强，如果运动者保持无症状，13～15分（"累"）的目标可能合适。通气无氧阈通常发生在这个范围。因此，大多数持续无症状的体能活跃者可依靠RPE而非心率来调节运动强度。运动者如果出现劳累相关症状（如胸痛或胸闷、异常的呼吸急促、心悸），应立即停止训练就医，体检合格后方可恢复锻炼。

Target fitness levels for adults

	Age					
	30s	40s	50s	60s	70s	80s
Males*						
Fitness goal (METs)¶	>13	>11.5	>10	>8.7	>7.7	>6.5
Suggested training intensity to achieve goal (METs)	9 to 11	8.5 to 9.5	7 to 8.5	6.5 to 7.5	5.5 to 6.5	4 to 5.5
Sample activities in training range△	Running, basketball game, cross country skiing, jump rope, raquetball	Running, basketball game, cross country skiing, dancing	Jogging, cycling (11 to 12 miles [17.5 to 19 km] per hour), hill climbing	Backpacking; cycling (9 to 10 miles [14.5 to 16 km] per hour), dancing, swimming, tennis	Brisk walking, digging in garden, canoeing	Walking, cycling on level ground (5 to 6 miles [8 to 9.5 km] per hour), pushing light power mower, light woodworking, bowling
Females*						
Fitness goal (METs)¶	>9	>8	>7	>6	>5.5	>4.5
Suggested training intensity to achieve goal (METs)	6 to 8	5 to 7	4.7 to 6	4 to 5	3.7 to 4.6	3 to 3.5
Sample activities in training range△	Running, cycling (11 to 12 miles [17.5 to 19 km] per hour), singles tennis, vigorous downhill skiing	Jogging, ice or roller skating, competitive badminton, hand lawnmowing	Canoeing, raking leaves, brisk walking, total body calisthenics (eg, jumping jacks)	Walking, cycling (8 miles [13 km] per hour), golf (carrying clubs), doubles tennis	Walking, golf (pulling cart), pushing light power mower	Same as above for males

MET: metabolic equivalent.
 * Differences in average cardiorespiratory fitness and suggested training intensities for age-matched men and women are attributed to the lower stroke volume and smaller increase in absolute stroke volume from rest to exercise in women. Greater average muscle mass in men and lower hemoglobin levels in women may be contributing factors. Clearly, cardiorespiratory fitness varies widely among individuals. It is to be expected that some women are capable of achieving higher fitness levels than the goals listed above for men, while some men are not capable of achieving those goals.
 ¶ These are reasonable fitness goals, not limits. Many individuals are capable of achieving higher fitness levels.
 △ These are examples only. Energy expenditure varies widely depending on such factors as baseline fitness, technical ability, and intensity of participation.

References:
1. Kaminsky LA, Arena R, Myers J. Reference Standards for Cardiorespiratory Fitness Measured With Cardiopulmonary Exercise Testing: Data From the Fitness Registry and the Importance of Exercise National Database. Mayo Clin Proc 2015; 90:1515.
2. American College of Sports Medicine. Guidelines for exercise testing and prescription, 3rd ed, Lea & Febiger, Philadelphia 1986, p.20.

Graphic 129005 Version 1.0

图4-1　良好体能水平和达到这些水平所需的有氧训练要求

5．运动建议与种类 研究人员分析了不同种类运动和全因死亡率的关系，发现性价比最高的3种运动分别是：第一名挥拍运动（乒乓球、羽毛球等），能降低47%全因死亡率的风险；第二名游泳，能降低28%全因死亡率的风险；第三名有氧运动，能降低27%全因死亡率的风险。这三类运动对健康长寿的影响最明显。研究指出，对比那些没有进行身体活动的参与者，进行了乒乓球、网球和羽毛球等挥拍类运动的人，可降低心血管疾病的发病风险约56%；如果能达到推荐的运动量，能够降低约47%的全因死亡率。研究显示，游泳可减少28%的综合死亡风险，以及41%因心血管疾病死亡的风险。而其能带来的好处主要有：改善心肺功能，改善血管内皮功能，保护关节。研究显示，有氧操、尊巴舞、瑜伽等室内健身项目可减少27%的综合死亡风险，以及36%因心血管疾病死亡的风险。像瑜伽很多动作以慢慢的拉伸身体为主，可以提升韧带柔韧度，进而提高身体灵活性和协调性，特别在意外伤害事故发生时还能有效地避免和减轻对身体的伤害；室内有氧运动强度较小，想达到最佳效果，需持续保持"中等强度"，也就是运动时心跳呼吸稍有加快，但还可以勉强说话交流的程度。

瑜伽疗法是将瑜伽的原理、方法和技术专门应用于人类疾病或损伤的特定疾病。瑜伽治疗师经常与个别患者进行一对一的工作。建立了一套更先进的教育标准和能力，用于培训瑜伽治疗师。瑜伽理疗师认证的最低要求是800小时。国际瑜伽治疗师协会已经制定了一个认证治疗师、项目和设施的流程，以满足这些标准。

对7项随机对照试验进行荟萃分析，比较瑜伽和康复与单纯常规康复，得出结论：瑜伽和康复对全因死亡率没有影响，但生活质量、甘油三酯、高密度脂蛋白胆固醇、血压和体重指数显著改善。这些研究中没有发现瑜伽对急性冠状动脉事件后的病人有任何影响，尽管随访在3个月后停止。在印度进行的两项随机对照试验结果表明，冠状动脉搭桥术后5年结束时，生活质量得到改善，压力水平得到降低。然而，瑜伽并没有减少ST段抬高型心肌梗死后主要的不良心血管事件。瑜伽的科学研究在坚持随机对照试验、系统评价和荟萃分析的标准方面正在不断进步。然而，评估瑜伽的有效性有许多方法上的挑战。其中最常见的问题是缺乏明确定义的瑜伽干预，缺乏适当的主动控制（例如，缺乏一个预定义的主要结果，尤其是临床上重要的结果，以及无法区分瑜伽的特异性和非特异性效果（例如，从期望中获益，课堂上的社交互动，瑜伽老师的治疗和人际交往技能）。评估瑜伽效果的荟萃分析通常将健康人群和患病人群结合起来。这些挑战需要制订瑜伽循证研究指南。

与不运动的对照组相比，大量的系统评价和荟萃分析发现，瑜伽可以适度降低心血管疾病的一些危险因素（如血压升高、血糖、血脂）的证据有限。在一项随机对照试验中，68例1期高血压前期和1期高血压参与者的平均动脉压在瑜伽组下降了大约4mmHg，而代谢匹配的运动对照组则没有下降。

美国心脏病学会/美国心脏协会的建议认为，如果每周进行150分钟中等强度的瑜伽，就足以形成健康的生活方式。然而，瑜伽练习往往达不到这种强度，因此它可能特别适用于运动能力有限的成年人。在2016年的17项研究的荟萃分析中，完整的瑜伽课程的强度从轻度［少于3个代谢当量（MET）］中等（3~6MET）有氧强度，其中大部分被归类为轻度强度。

即使在相同的心率下，瑜伽的能量消耗低于跑步机行走，但仍足以被归类为中度运动。在大多数比较有氧运动和瑜伽的研究中，有氧运动组在多种指标（如峰值VO_2、无氧阈）上的改善明显更大。

瑜伽拉伸不仅可以改善身体柔韧度，加速血液循环，让身体更加灵活，同时对于久坐一族来说，还可以改善腰背、肩颈酸痛问题。除此以外，对于喜欢力量练习的人群来讲，拉伸还可以帮助排乳酸、拉长肌肉线条。促进血液循环，加快新陈代谢的体式推荐：平板式、肩倒立式、拜日式、英雄式、椅式、乌鸦式等。

抗阻训练对稳定性冠状动脉疾病患者有益。虽然抗阻训练通常与有氧训练联合起来研究，但前者可独立提高肌力和耐力，而对于肌力、运动能力、氧消耗（oxygen consumption，VO_2）峰值、脂肪量和去脂体重的复合结局，抗阻训练联合有氧训练优于单纯有氧训练。数据显示，即使在急性心肌梗死后行心脏康复的患者中，抗阻训练也未增加不良反应，包括心律失常、射血分数恶化、高血压或心绞痛。动物模型的初步证据表明，急性心肌缺血或梗死的情况下，既往常规抗阻训练可减轻缺血-再灌注损伤的程度。抗阻训练似乎可改善心血管疾病的某些危险因素，包括降低血压、降低空腹血糖浓度、改善胰岛素敏感性和血脂异常、减小腰围，以及改善身体成分。抗阻训练可改善2型糖尿病患者的血脂异常。一项为期3个月的对照试验中，56例肥胖的2型糖尿病患者随机分至高强度抗阻训练组（60%~80% 1RM）与不训练组，结果表明，训练组的循环ApoB浓度显著下降［从（135.92±30.97）mg/dl降至（85.9±26.46）mg/dl］，而对照组无变化，训练组的ApoB/ApoA1比值也显著改善。对无糖尿病的肥胖人群也有类似结果。

近日，广州医科大学附属脑科医院的学者在《自然·通讯上发表的研究确定了一天中运动的"黄金时段"：11点~17点。研究人员将参与者分成4组：早晨组（5：00~11：00）；中午至下午组（11：00~17：00）；混合组；晚上组（17：00~24：00）。数据显示，与早晨组、晚上组相比，每天11：00~17：00运动或混合运动，全因死亡率下降11%，心血管疾病死亡率下降高达28%，尤其是老年人、体力活动较少（低于世卫组织推荐运动量）的人、已有心血管疾病的人效果更为突出。《英国运动医学杂志》上的一项研究称，运动时间并非多多益善。每次运动的最佳时长为45~60分钟，少于45分钟，保健效果会降低，超过60分钟也并不会获得更大受益。在运动频度方面，每周锻炼3～5天，每天1次效果最佳。如果你选择散步，频次可以多点，以每周6次为好。研究发现，当人体的耗氧量达到我们最大耗氧量的50%～70%的时候，对于心脏的刺激是最合适的。而我们的心率与耗氧量是成正比的，随着耗氧量的增加，我们的心率会不断增加。建议运动的心率公式是（220－年龄）×（60%～85%）。

冠心病患者在从事运动前最好可以先与医师讨论，如果能在专业人员指导下的运动课程中，循序渐进地调整运动量，并且持之以恒，则能降低突发性心脏病的概率，并且获得运动的好处。高血压患者进行运动锻炼之前，宜将血压控制稳定，运动量以缓和渐进为原则，运动前后应量测血压并做成记录，以供诊治医师作为参考。研究显示，规律运动后可有效地使血管放松而降低血压。

6. 运动前预防性使用心脏保护药物　虽然没有确切资料表明心脏保护药物可预防高强度身体活动导致的急性心血管事件，但一些研究者认为，有风险的患者在剧烈运动前不久服用特定药物可能有益，从而减少运动可能触发的病理生理后果。我们认为，运动前预防性使用心脏保护药物的相关证据太少，尚不能做出一般推荐，决定采用此类策略前需仔细评估个体情况并讨论潜在利弊。

预防剧烈运动中发生心脏事件时，最常考虑的两类药物是短效β受体阻滞剂和阿司匹林。据推测，β受体阻滞剂可减少剧烈运动中的速度-压力剪切力和相关心脏需求，而阿司匹林可能抑制肾上腺素引起的血小板聚集。β受体阻滞剂似乎对身体应激期间的心脏保护最有用。关于阿司匹林的研究较少。

四、冠心病生活方式管理

患者应戒烟；应考虑采取药物（尼古丁替代治疗）联合行为方式的治疗；每天饮酒成人限制1个酒精单位；对有心血管疾病的患者，建议地中海饮食，强调：蔬菜、水果、全谷类、低脂乳制品、禽类、鱼类、豆类、橄榄油和坚果，并限制糖类和红肉的摄入；心血管疾病患者，如能参加体力活动，可以考虑至少每周3～4次、每次40分钟的中-强度有氧运动（例如快走、脚踏车）；对有心血管疾病患者，建议减少钠盐摄入，每天低于5g盐摄入量；体重BMI应保持在18.5～23.9kg/m²，女性腰围＜85cm，男性腰围＜90cm。膳食应该兼顾心理愉悦和生理健康，追求感性吃饭与理性吃饭的统一。在一级预防中，多种主要危险因素的改变会降低冠心病的风险，至少有叠加效应。

1. 避免吸烟和戒烟　吸烟仍然是全球过早死亡的主要可避免原因，是冠心病的重要且可逆的危险因素。与从不吸烟者相比，每日吸烟至少20支的女性心肌梗死发病率增至6倍，而男性则增至3倍。男性与女性的心肌梗死风险均与烟草消费成正比，并且吸入者的心肌梗死风险高于非吸入者。在INTERHEART研究中，吸烟占首次心肌梗死人群归因风险的36%。相反，一项针对出现过心肌梗死的吸烟者的研究显示，在戒烟后1年内复发性心肌梗死的风险下降了50%，并在2年内降至非吸烟者的风险水平。无论患者此前吸烟的时长或数量如何，都可观察到戒烟的益处。所有这些证据表明，当前吸烟量会增加心血管疾病并发症发病率和死亡率，戒烟的益处仅数月后就开始显现，在几年后可达到非吸烟者水平，即使在年龄较大成人中也如此。因此，对于心血管疾病，戒烟永远不嫌晚；而对于癌症，越早戒烟越好。应该经常劝诫所有吸烟者戒烟。现在有很多戒烟方法，包括行为疗法、尼古丁替代疗法、伐尼克兰和其他药物治疗。

2. 减轻体重 肥胖（定义为BMI＞30）是一种非常普遍的疾病，特别是在发达国家，美国2011—2012年估计有35%的人口肥胖。肥胖与动脉粥样硬化、心血管疾病和心血管死亡的许多危险因素有关，包括高血压、胰岛素抵抗和葡萄糖耐受不良、高甘油三酯血症、HDL胆固醇降低和脂联素水平低。然而，对Framingham后代研究中4780例成人的数据进行分析显示，在校正了传统危险因素后，由BMI确定的肥胖是发生冠心病和脑血管疾病的显著、独立预测因素。此外，较高的BMI与较高的心血管疾病风险之间存在连续线性关系。

除了肥胖相关的风险之外，体重波动较显著的患者（即体重增加和体重减轻周期变化）在将来发生心血管事件的风险似乎会增加。新目标治疗（Treating to New Targets）随机试验纳入9509例确定有心血管疾病且LDL胆固醇＜130mg/dl（3.4mmol/L）的患者（随机分配至10mg/d或80mg/d阿托伐他汀组），并对其进行了事后分析以评估体重波动对任何冠心病事件复合终点的影响，这些事件组合包括冠心病所致死亡、非致死性心肌梗死、已复苏的心搏骤停、血运重建和心绞痛。体重波动每增加1个标准差（与基线偏差1.5～1.9kg），任何冠心病事件的风险均会显著增加（HR 1.04，95% CI 1.01～1.07）。体重波动处于最高五分位数（平均变化为3.9kg）的患者具有显著更高的下列风险：任何冠心病事件（高出64%），任何心血管疾病事件（高出85%）和总死亡率（高出124%）。这些数据表明，频繁的体重增加和体重减轻周期变化会增加冠心病和心血管疾病事件风险，并且基线时超重或肥胖的患者中风险最大。

超重和肥胖会增加数种心血管疾病主要危险因素的风险，包括高血压、血脂异常和胰岛素抵抗，而研究证实体重减轻可改善这些指标。大型前瞻性队列研究数据已一致表明，在恰当校正吸烟和其他混杂因素后，体重较重者的冠心病并发症发病率和死亡率呈线性增加。超重个体的治疗选择取决于初始风险评估。对所有个体都应评估其接纳TLC及其他证实有益的干预措施的意愿和能力。有意愿、有准备和有能力减轻体重的所有个体都应获得有关行为改变、饮食和增加身体活动的信息。

应告知患者减肥的益处，达到的目标以及建议的干预措施。患者遵守规定的饮食计划和（或）食物教育是获得有意义结果的基础。干预措施应结合饮食、锻炼和行为计划，以减少总能量摄入，旨在达到所需体重的能量不足（500～1000千卡/天），尤其是在男性中BMI>25和（或）腹围>102cm的患者和女性的88cm中。一些人的减肥目标可能是>10%的，目标是0.5~1千克/周，超过6个月。

3. 限酒　适量饮酒可能对老年人的心血管健康有益，在很多病例对照研究和前瞻性队列研究中，少量饮酒者的冠心病并发症和死亡风险低于不饮酒者。这种获益似乎与饮酒量少（而不是酒精饮料的类型）相关。一些（但非大多数）分析性研究显示，摄入红酒的个体往往比摄入其他类型酒精的个体风险更低。这种不一致可能是由于红酒的其他成分，或者社会阶层带来的混杂影响。一篇纳入83项前瞻性研究、近600 000例饮酒者的Meta分析发现，每周饮酒量约为100g（约6杯）的饮酒者全因死亡风险最低。在该分析中，自我选择每日少量饮酒降低了MI致死风险，但未降低其他原因所致死亡风险。因此，每日饮酒对冠状动脉疾病的任何益处必须与其风险相权衡，这些风险包括高血压、脑出血和乳腺癌。

五、心脏康复项目与行为咨询干预

我们推荐，所有近期发生过急性冠脉综合征（ACS）或接受过血运重建手术的符合条件患者均应转至综合门诊心血管康复项目。其他患者也可以考虑转诊，例如在过去一年中诊断ACS和进行血运重建的患者、慢性心绞痛患者或PAD患者。这些项目通常旨在帮助患者改变生活方式。行为咨询干预建议根据临床医生的专业判断和患者偏好，选择性地向患者提供或提供行为咨询干预。行为咨询干预可以促进身体活动、健康饮食、减少久坐时间或其一些组合。常见的咨询建议可促进水果，蔬菜和纤维的消费增加；减少饱和脂肪、sodium和含糖饮料的消费；或两者兼而有之。患者量身定制的方法，以提高阅读食品标签、准备健康膳食和识别适当热量摄入和分量的技能经常使用。体力活动咨询通常会促使患者逐渐增加有氧活动（步行通常是逐步进行的），以达到每周至少150分钟（2小时30分钟）的等效中等强度活动。减少时间旨在限制在清醒时从事低能量行为所花费的时间，例如在观看电视或使用计算机时坐着或斜躺。

短信干预：并非所有患者都能参加心脏康复项目，并且许多项目限制了参与次数。帮助患者采纳健康生活方式的另一种方法可能是定期向患者发送手机短信。TEXT ME研究将710例冠心病患者随机分至常规处理组，或者常规处理联合基于短信的预防项目组：每周发送4次半个体化短信，内容包含改善饮食、增加身体活动和鼓励戒烟的建议、激励和相关信息。6个月时，短信干预组在以下方面获得了有统计学意义的改善：LDL-C（79mg/dl vs 84mg/dl）、收缩压（128.2mmHg vs 135.8mmHg）、BMI（29.0 vs 30.3）、身体活动（936代谢当量分钟/周 vs 642.7代谢当量分钟/周）以及吸烟者比例（26.0% vs 42.9%）。

六、心理社会因素

心理社会因素可能会促进早期发生动脉粥样硬化以及急性诱发心肌梗死和心脏性猝死。心理应激与动脉粥样硬化之间既有直接关联（通过损伤内皮），也有间接关联（通过加重吸烟、高血压和脂质代谢问题等传统危险因素）。抑郁、愤怒、应激和其他因素也与心血管结局相关。

以营养为重点的教育和公众的意识对于维持健康的饮食习惯至关重要，这对一个人的身体健康和疾病预防是有益的。促进健康的饮食习惯需要对患者采取整体方法。因此，尽管营养师和营养师通常会提供营养建议，但其他团队成员（例如护士和相关的医疗保健专业人员）也起着至关重要的作用。

此外，个人、宗教、文化、经济和心理方面的考虑也应得到解决和管理，因为这些是可能影响依从性和治疗持续的基本因素。面对面的约会可能并不总是一种选择，通过虚拟咨询的电子国家销售已经越来越多地使用。电子咨询新技术的发展为咨询机会有限的患者提供了重要的机会。虚拟咨询具有易于访问且通常更方便的优点，并且可以减少与患者退出，地理距离、时间限制和社会经济地位有关的障碍。此外，智能手机应用程序最近被用来提高营养知识，并有助于减肥以外的行为改变。使用人工智能的此类应用可以提供准确且接近实时的饮食评估，并对慢性病健康结果产生积极影响。尽管如此，这些应用程序并不总是提供针对个人的个性化建议，也不会像临床医生那样与患者建立融洽的关系。因此，它们应该是医生评估的补充工具，而不是替代它。仅依靠应用程序可能会排除特定的技术贫乏人群，例如老年人或贫困的社会经济群体，他们可能不了解或不了解该技术。

（吴泽衡）

参考文献

[1]US Department of Agriculture.Dietary guidelines for Americans:2020-2025.US Department of Health and Human Services 2020.Available at:https://www.dietaryguidelines.gov/sites/default/files/2020-12/Dietary_Guidelines_for_Americans_2020-2025.pdf(Accessed on June 28, 2022).

[2]Lee Y, Berryman CE, West SG, et al.Effects of Dark Chocolate and Almonds on Cardiovascular Risk Factors in Overweight and Obese Individuals:A Randomized Controlled-Feeding Trial[J].J Am Heart Assoc, 2017, 6(12):e005162.

[3]Ajay Machha, Alan N Schechter.Inorganic nitrate:a major player in cardiovascular health benefits of vegetables？[J].Nutr Rev, 2012, 70(6):367-372.doi:10.1111/j.1753-4887.2012.00477.x

[4]Vassilios S.Vassiliou, Vasiliki Tsampasian, Ana Abreu, Donata Kurpas, Elena Cavarretta, Martin O'Flaherty, Zoé Colombet 6, Monika Siegrist, Delphine De Smedt, and Pedro Marques-Vidal. Promotion of healthy nutrition in primary and secondary cardiovascular disease prevention:a clinical consensus statement from the European Association of Preventive Cardiology[J].European Journal of Preventive Cardiology, 2023, 00:1-11.

[5]Antonio P, Sanjay S, Sabiha G, et al.2020 ESC Guidelines on sports cardiology and exercise in patients with cardiovascular disease[J].ESC European Heart Jourmal, 2021, 42(1):17-96.

[6]Yanfang Wang, Lin Feng, Guo Zeng, et al.Effects of Cuisine-Based Chinese Heart-Healthy Diet in Lowering Blood Pressure Among Adults in China:Multicenter, Single-Blind, Randomized, Parallel Controlled Feeding Trial[J].Circulation, 2022, 146(4):303-315.

[7]Finlayson D, Robertson LH.Yoga Therapy Foundations, Tools, and Practice:A comprehensive Textbook[M], Singing Dragon, 2021.

[8]Buranruk O, Grow SL, Ladawan S, et al.Thai yoga as an appropriate alternative physical activity for older adults[J].J Complement Integr Med, 2010, 7(1):preceding 1.

第五章
冠心病的康复治疗

第一节　心脏康复的历史演变和现状

心脏康复的历史可追溯到200多年前，1772年，内科医生Heberden报告了一个心绞痛患者，通过每天在树林里工作半小时而得到症状改善。尽管有一些证据表明了体力活动的益处，但是对急性冠状动脉事件患者仍然常规施加行动限制，这常常导致严重的行动功能失调问题，住院时间延长以及并发症发生率和死亡率增加。这种错误的观点认识在1912年由Herrick对心肌梗死的描述后得到了强化。在20世纪30年代，急性心肌梗死患者甚至被建议卧床休息6周。最初这种支持心绞痛患者活动的理论几乎被遗忘，大量临床资料证实，长期卧床会引起一系列不良后果，如深静脉血栓形成、坠积性肺炎及肌肉萎缩等，导致患者长期不能正常生活和工作，甚至部分患者因此病情加重。"椅子疗法"于40年代被正式引进，在冠状动脉事件发生4周后，患者被允许每天步行3~5分钟，人们认识到，早期的步行活动，阻止了许多卧床休息的并发症，并且它不会增加死亡风险，由此开启了心脏康复新纪元。

像Levine和Lown这样的心脏康复先驱提倡早期运动康复，起初遭到了当时医学界的强烈的反对。然而，累积的证据表明了早期步行和体力活动的益处，最终打消了人们的疑虑。在1953年，Morris的研究表明伦敦的公共汽车司机与售票员相比，其冠状动脉事件的发生率更高，这是因为售票员需要更加活跃地在双层巴士上上下下，而司机们通常固定地坐在驾驶座位上。对太空飞行候选人进行培训，观察到该人群冠心病患病率明显高于普通人群，进一步证实了运动与冠心病的关系。从那时起，这种运动康复的方法被证明是有效的，并被现代心脏病学的大多数心血管专业人士推荐为一种重要的治疗工具。不幸的是，早期的成功实践并没有转化为大规模的认可，年轻的心脏病学者更容易被超声心动图、冠状动脉介入术等新科技所吸引。而新的心血管病药物如β受体阻滞剂、钙受体阻滞剂和溶栓治疗使心脏康复难以成为心脏病专家关注的标准治疗方法。

1957年，美国开始启动心脏康复计划并制订心肌梗死后较完整的运动治疗方案。1973年Wenger概括了冠心病患者在住院治疗时的心脏康复疗法，初次提出了急性心肌梗死患者康复运动疗法，即 I 期心脏康复（住院期康复），并得到美国心脏学会的认可，成为了世界心血管医学发展的里程碑。20世纪70年代初至20世纪80年代，HELLERSTEIN等开创了 II 期心脏康复（出院后康复），提出心肌梗死患者出院后在严格的医疗监测下进行运动训练，通过采取连续的心电监护保证其运动训练的安全性及有效性；20世纪80—90年代心脏康复逐渐延续至社区，患者可在社区医院监测下进行运动训练，同时，进行包括医学随访、危险因素控制、心理干预、戒烟及饮食等内容的综合心脏康复程序，定义为 III 期康复（医院外长期康复）。

20世纪80年代的随机对照试验证明，心脏康复降低心肌梗死后患者全因死亡率8%～37%、心血管病死率7%～38%。大量研究还显示，心脏康复能够延缓动脉粥样硬化发展进程，降低急性缺血性冠状动脉事件的发生率和住院率，接受心脏康复治疗的急性心肌梗死患者1年内猝死风险降低45%。最近美国一项对60万例老年住院冠心病患者（急性冠状动脉综合征、PCI或CABG）5年（1997—2002年）随访研究发现，心脏康复组患者5年死亡率较非心脏康复组患者减少21%～34%，其中高康复次数组（25次以上）优于低康复次数组（1～24次）（34%比21%，$P<0.05$）。长期运动疗法可以改善血管的舒张性，增强血管内皮细胞产生一氧化氮（NO）的能力，NO作为血管内皮产生的主要内源性舒血管物质，能显著改善冠心病发病的始动环节，即改善血管内皮功能。急性心肌梗死患者进行有氧运动后，其内皮祖细胞数量、峰值摄氧量明显增加。缺血性心肌病属于冠心病的一种，缺血造成心肌损害易发生心力衰竭及心律失常。倪明科等证明心脏康复治疗可以改善缺血性心肌病患者的心功能，降低其QT间期离散度、T波峰-末间期及室性心律失常发生率。心肺康复训练不仅能改善冠心病患者的心肺功能，还能有效改善患者的焦虑抑郁状态。同时，还可降低冠心病发病的相关危险因素，如减轻体重、调节脂代谢、改善胰岛素抵抗及缓解血管内皮炎症等，进而达到延缓疾病进展、降低不良心血管事件发生率及患者再住院率的目的。

尽管心脏康复安全性较高、获益确切，包括欧洲预防心脏病学协会（EAPC）的2020年立场声明、英国心血管预防和康复协会的2017年指南以及EAPC二级预防和康复科的2020年立场声明，均明确了心脏康复的重要性，但目前心脏康复的现状不容乐观，世界范围内心脏康复的参与率及依从性仍不高。

2019年英国国家心脏康复审计（NACR）的最新数据显示，在135 861例主要诊断为冠心病的患者中，有68 074例（50%）接受了心脏康复（MI 29%，PCI 51%和CABG手术75%）。对于心力衰竭，全英心脏康复就诊率为<10%。美国的心脏康复参与率非常低，在美国国家数据分析中，冠心病参与率从19%～34%不等，各州的地理差异很大。2019年英国NACR数据显示，某些群体参加心脏康复的可能性远低于其他群体，即老年人、女性、非白人和少数民族群体以及患有多种疾病的患者（定义为存在两种或两种

以上的长期疾病）。而在日本，急性心肌梗死院外门诊心脏康复的参与率只有3.8%~7.6%。与发达国家相比，我国PCI术后心脏康复起步晚、发展缓慢，且患者参与率低，目前我国大约22%的医院开展了心脏康复，13%的医院开展了Ⅰ期心脏康复，17%的医院开展了Ⅱ期心脏康复，8%的医院同时开展了Ⅰ期和Ⅱ期心脏康复。因此，我国心脏康复的发展急需进一步的推广和完善。

（陈史钰）

第二节　心脏康复的定义及禁忌证

在最初，心脏康复主要以单独的运动训练为主干预进行。虽然运动训练仍然是心脏康复的核心组成部分，但现代心脏康复的综合模式对于使患者能够降低心血管风险、培养和维持其促进健康的行为模式、增加他们的心理健康、减少他们的残疾和促进积极的生活方式至关重要——总体目标是改善预后和与健康相关的生活质量。心脏康复与二级预防是一门融合生物医学、运动医学、营养医学、心身医学、行为医学的专业防治体系，是指以医学整体评估为基础，主要分为院内康复、院外早期康复及家庭康复三个阶段。具体组成部分包括医学评估、社会心理评估、运动处方、心脏危险因素干预、患者教育、行为指导和临床结局评估。为心血管疾病患者在急性期、恢复期、维持期，以及整个生命过程中提供生理、心理和社会的全面全程的综合管理与服务。是集预防、治疗、康复、随访一体化的心血管疾病诊疗的新模式，目的是缓解症状、预防复发、提高生活质量和改善预后。

部分患者不适合立即开始心脏康复，应该在病情控制后评估并尽早开始心脏康复治疗，其中包括：不稳定性心绞痛未控制、心力衰竭心功能Ⅳ级、未控制的严重心律失常、未控制的高血压［静息收缩压＞180mmHg（1mmHg＝0.133kPa）或静息舒张压＞100mmHg］、高热或严重感染、恶病质状态、多器官功能衰竭或无法配合、患者拒绝。

（陈史钰）

第三节 持续的心脏评估

对于心脏康复患者进行全面评估非常重要，这一过程应该从首次接触患者开始，贯穿心脏康复的全过程，是心脏康复的首要且重要的内容。心脏康复评估包括生物学病史、生活习惯、危险因素、心血管功能和运动风险、精神、心理状态、营养状态，生活质量，以及全身状态和疾病认知。通过评估，了解患者的整体状态、危险分层以及影响其治疗效果和预后的各种因素，从而为患者制订急性期和慢性期最优化治疗策略，实现全面、全程的医学管理。心血管综合评估按照康复接触时间分为初始评估、康复治疗30天、60天和90天评估，此后每3个月进行再评估，1年后每12个月进行心血管综合评估。完整的心脏评估应当涵盖临床资料评估、危险因素评估、营养状态、精神心理、睡眠评估、运动能力评估。

一、临床资料评估

通过问诊、体格检查、生化检验、超声心动图、心电图、X线胸片、生命质量量表测评等评估工具，收集患者临床资料，了解患者日常运动习惯及是否有限制运动的因素，掌握患者全身功能状态，包括心血管疾病治疗和精神心理（包括睡眠）情况。

二、危险因素评估

危险因素评估包括高血压、高血脂、高血糖、吸烟、肥胖等。

1. 肥胖评估　测量患者的身高、体重、腹围，计算BMI，了解患者是否存在超重（BMI 24.0～27.9）或肥胖（BMI≥28），是否有腹型肥胖（腰围：男≥90cm，女≥85cm）。

2. 血糖评估　问诊患者是否患有糖尿病，对确诊糖尿病者了解血糖控制以及并发症情况，检测空腹血糖水平和糖化血红蛋白、尿微量白蛋白及24小时尿蛋白、眼底情况等；对于无糖尿病患者，应进行糖耐量试验和检测糖化血红蛋白，评估患者是否存在糖耐量异常。

3. 高血压评估　问诊高血压病史，应用标准血压计测量坐位、站立位1分钟和3分钟双上肢血压；明确诊断高血压的患者，检测患者诊所血压和家庭自测血压，必要时采用24小时动态血压评估高血压治疗是否达标，评估合并危险因素和有无靶器官损害。

4. 血脂评估　患者应每年检测空腹血脂四项1次，根据危险分层确定血脂达标值

（极高危：LDL–C＜1.4mmol/L，高危：LDL–C＜1.8mmol/L，中危：LDL–C＜2.6mmol/L，低危：LDL–C＜3.0mmol/L），用于评价患者的血脂状态和调脂治疗效果。

5. 吸烟评估 通过问诊了解患者是否吸烟，吸烟支数和年数，了解戒烟意愿，通过《FTND烟草依赖度量表》评价患者的烟草依赖程度，对不吸烟者需了解是否有二手烟接触史。对已戒烟患者了解戒烟时间，是否有复吸经历，对戒烟半年内的患者评估是否有戒断症状以及复吸的风险。

6. 日常体力活动评估 日常体力活动和运动耐力评估通常采用体力活动问卷。美国退伍军人特定活动问卷（veterans specific activity questionnaire，VSAQ）可以估算患者的耐受运动量水平（表5-1），VSAQ问卷结合患者年龄可预测受试者最大运动耐量［最大代谢当量＝4.7＋0.97×VSAQ分数－0.06×年龄］（相关系数r＝0.64）。

表5-1 美国退伍军人特定活动问卷（VSAO）

序号	活动	对应的代谢当量（METs）
1	进餐，穿衣，伏案工作	1
2	洗澡，购物，烹饪，步行8步	2
3	平地步行12个街区，携带杂货，扫地吸尘	3
4	庭院除草，打扫，刷油漆，种植种子，轻木工	4
5	快速步行，交谊舞，洗车	5
6	打高尔夫自己携带用具，重型木工，割草机修理草坪	6
7	步行爬山，重体力工作如挖掘，铲土，搬运25kg物体	7
8	搬重家具，快速爬楼梯，慢跑，搬杂物上楼	8
9	中速骑车，锯木头，慢速跳绳	9
10	快速游泳，跑步9.5km/h，快速步行爬山，骑车上山	10
11	负重爬楼梯2层，快速骑车	11
12	持续快跑，1km/5min（12km/h）	12
13	任何竞争赛动，包括间歇短跑，划船比赛，自行车比赛	13

注：让受试者选择问卷中能够完成的最大运动项目，其对应的代谢当量（METs）则为VSAQ分数，再通过模型计算受试者最大运动耐量，即最大代谢当量＝4.7＋0.97×VSAQ分数－0.06×年龄。

Duke活动状态指数问卷（duke activity status index，DASI）是常用的运动能力评估方法，适合于老年患者预测最大运动量和最大摄氧量。可按照患者体力活动问卷评估结果，结合自感劳累程度分级（rating perceived exertion，RPE）评分制订运动处方。

三、营养状态评估

可使用食物频率问卷或脂肪餐问卷，也可通过记录膳食日记，了解患者每日蔬菜、水果用量、肉类、蛋白、油盐的用量、饮酒量以及家庭饮食习惯、外出就餐次数、改变饮食习惯的意愿，结合患者的运动习惯、压力状态、营养状态提供膳食指导。

四、精神心理评估

通过问诊了解患者心血管疾病症状、情绪变化和睡眠情况，初步识别患者是否存在精神心理障碍，进一步使用心理筛查自评量表进行筛查，推荐采用《患者健康问卷-9项（PHQ-9）》《广泛焦虑问卷7项（GAD-7）》联合《躯体化症状自评量表》或《患者健康问卷15项（PHQ-15）》。脑功能自律神经测定仪和心理量表分析软件提供客观的数据和报告，可作为补充工具。评估结果提示为重度焦虑抑郁的患者，需请精神专科会诊；评估结果为轻度或中度的患者，可给予个体化的健康教育和药物治疗。

五、睡眠状态评估

通过问诊了解患者对自身睡眠质量的评价；采用匹兹堡睡眠质量评定量表客观评价患者的睡眠质量；对高度怀疑有睡眠呼吸暂停的患者采用多导睡眠监测仪或便携式睡眠呼吸暂停测定仪了解患者夜间缺氧程度、睡眠呼吸暂停时间及次数。中度和重度睡眠呼吸暂停低通气综合征的患者需积极治疗。

六、运动能力评估

运动能力评估是心脏康复的重要内容，为制订个性化运动处方提供数据支持，也为运动风险提供安全底线，由于运动与心血管事件危险增加相关。然而，运动试验的安全性已得到了很好的证明，不良事件的整体风险也很低。在几项重大研究中，无论有无心血管疾病，主要并发症的发生率（包括心肌梗死和需要住院治疗的事件）小于（1～5）/10 000，病死率小于0.5/10 000。不良事件的发生率会因调查人数的不同而不同。在HF-ACTION研究（心力衰竭：运动锻炼效果的对照研究）中，完成运动试验的2331例患者当中未发现致死事件。

预防运动诱发的并发症的核心是在开始运动前进行合适的筛选和危险分级，常用的有氧运动耐力评估方法有心电图运动负荷试验、心肺运动试验、6分钟步行试验等。抗阻运动常用能够完成一次最大抗阻运动（能够1次举起的最大重量）来评价其运动能力。

1. 心电图运动负荷试验　指在患者逐渐增加运动量的同时观察患者心电图变化和

症状，对已知或怀疑患有冠心病患者进行临床辅助诊断、运动能力和疗效评估的方法，其方法简便、费用低廉、无创伤和相对安全，适宜在基层医院应用。按照其应用目的不同可分为低强度运动试验、亚极量运动试验和症状限制性运动试验，临床医生应根据患者的危险分层、心功能情况、运动能力和应用目的不同而选择不同的运动类型（表5-2）。

表5-2　不同类型的心电图运动负荷试验比较

类型	适宜人群	应用目的	终止指征	血压反应
低强度运动试验	适用于急性心肌梗死后1周或心功能C期的患者	高危患者评估运动耐量，指导运动处方指定	运动心率<120次/分	正常血压反应：收缩压升高，即每增加1个METs，收缩压增加10mmHg，舒张压不升或略下降，若出现运动中收缩压下降>10mmHg是危险信号
亚极量运动试验	适用于无症状心肌缺血患者或健康人	辅助诊断心肌缺血，低危患者评估运动耐量和疗效，指导运动处方制订	运动心率达到最大心率的85%	
症状限制运动试验	适用于急性心肌梗死后2周以上、纽约心脏病协会（NYHA）心功能Ⅰ、Ⅱ级的其他心血管病患者	评估患者运动耐量和疗效，确定运动风险上限，指导运动处方制订	出现胸痛或其他终止指征	

注：METs 代谢当量；1mmHg = 0.133kPa。

现代常用的心电图运动负荷试验有运动平板仪和功率自行车两种设备类型，运动平板仪常采用Bruce和改良Bruce等分级递增方案，功率自行车采用以10~25W/min的功率连续递增方案，在运动过程中需监测患者心电图、血压、血氧饱和度和症状等，通过RPE观察患者的劳累程度。心电图运动负荷试验应由主治医师和护士共同完成。在试验前，医生应严格按照适应证和禁忌证筛选患者，按照不同的运动类型选择终止指征，在试验中医生和护士需严密观察患者反应，及时预防和阻止意外事件发生，一旦发生不良反应，应立即终止试验。

心电图运动试验的绝对禁忌证包括：8小时内的急性心肌梗死和不稳定性心绞痛，未控制的严重心律失常，急性感染性心内膜炎，有症状的重度主动脉瓣狭窄，失代偿心力衰竭，急性肺栓塞或深静脉血栓，急性心肌炎或心包炎，急性主动脉夹层，身体残疾。心电图运动试验的相对禁忌证包括：已知冠状动脉左主干闭塞，中到重度主动脉瓣狭窄，严重的心律失常，高度或完全房室传导阻滞，肥厚性梗阻型心肌病，近期卒中或短暂脑缺血发作，精神异常不能配合，血压>200/110mmHg，未校正的临床情况。对于有预激综合征或左束支传导阻滞的患者，运动心电图无法提供有临床意义的信息，这些患者应选择运动核素检查。

绝对指征：在没有Q波（除了V_1或aVR）的导联，ST段抬高（＞1.0mm）；尽管负荷量增加，但收缩压（SBP）下降＞10mmHg（持续低于基线），同时伴有其他的缺血证据；中到重度心绞痛（3～4级，常用《心绞痛及呼吸困难评定量表》对心绞痛进行描述和分级）；中枢神经系统症状（如共济失调、头晕或接近晕厥）；出现灌注不足症状（发绀、苍白）；持续性室性心动过速；心电图或收缩压监测有技术难度；患者要求停止；出现不能区别于室性心动过速的束支传导阻滞。相对指征包括：ST段或QRS波改变，如明显的ST段位移（水平或下斜＞2mm），或明显的电轴偏移；尽管负荷量增加，但收缩压下降＞10mmHg（持续低于基线），不伴有其他缺血证据；逐渐加重的胸痛；疲劳、气短、气喘、腿抽筋或严重跛行；心律失常（除外持续性室性心动过速），包括频发多源性异位搏动、室性配对、室上性心动过速、心脏传导阻滞、缓慢性心律失常。

心电图运动负荷试验过程可动态提供心率、血压、心律失常和运动强度等参数（表5-3），最终测试报告提供运动耐力、运动时血压的变化、有无心肌缺血、运动是否诱发或加重心律失常，为心脏康复有氧运动训练提供运动处方制订依据，评估心脏康复疗效和判断预后。

表5-3 心电图运动负荷试验常用参数

项目	实测值	预测值	判断标准	备注
血压反应	运动前血压	运动强度每升高1METs，收缩压升高约10mmHg；舒张压无变化或轻微降低	血压反应过度：收缩压男＞210mmHg，女＞190mmHg；舒张压运动中升高	高血压患者常在运动中血压反应过度
	运动各阶段血压恢复阶段血压		血压反应不足：收缩压升高＜30mmHg	
心肌缺血	运动前ST段	无心肌缺血改变	与运动前比较，胸前导联ST段压低＞2mm，持续1分钟；或胸前导联ST段水平或下斜型压低＞1mm，持续2分钟和（或）运动中出现胸痛症状；运动后恢复期ST段压低≥1mm，持续2分钟以上	判断运动试验结论：阴性、阳性或可疑阳性
	运动各阶段ST段			
	恢复阶段ST段			

注：METs：代谢当量；1mmHg = 0.133kPa。

2．心肺运动试验 是在心电图运动负荷基础上测定运动时摄氧量（VO_2）和二氧化碳排出量（VCO_2）等多个气体代谢参数，综合分析气体代谢和血流动力学等指标，评估心肺功能储备以及全身器官系统之间相互协调的功能状态，可更准确评估个体的心肺储备功能和进行危险分层。心肺运动试验的适应证、禁忌证和终止运动的指征与心电图运动负荷试验基本相同，可参考心电图运动负荷试验相关部分。

3．6分钟步行试验 主要记录6分钟步行距离、心率、血压、血氧和症状等，用于评价中、重度心肺疾病患者的运动耐力和心肺功能状态。多项临床研究表明6分钟步行距离可作为重度心肺功能不全患者生存率的预测指标。

4．RPE自感劳累程度分级 RPE是利用运动中的自我劳累感觉判断运动强度，又叫做Borg评分，在6～20级中每个数量级各有不同的运动感受特征（表5-4）。有研究报道RPE与心率和耗氧量具有高度相关性。各数量级乘以10与达到该强度的靶心率基本一致（除外应用影响心率药物）。年轻患者运动训练时RPE分级应在12～15，中老年人应达到11～13。确定合理运动强度的方法应将靶心率和RPE评估两种方法相结合。首先在适宜靶心率范围运动训练，同时结合在运动中RPE评分，重视患者运动中的感受，可有效控制运动风险，增加运动治疗的安全性。

表5-4 自觉用力程度分级表（RPE）

RPE 分级	主观运动感觉	相应心率（次/分）
6	安静，不费力	静息心率
7	非常轻松	70
8		
9	很轻松	90
10	轻松	
11		110
12	稍费力	
13		130
14		
15	费力	150
16	很费力	
17		170
18		
19	非常费力	195
20	精疲力竭	

5. 肌力和肌肉耐力评估　肌力和肌肉耐力是运动训练的基础条件，掌握患者肌力和肌肉耐力水平，对提高患者的运动能力和心肺功能储备十分重要。肌力和肌肉耐力评估有器械评估和徒手评估，常采用徒手肌力和肌肉耐力评估，不受设备和场地限制，简便易行。肌力、肌肉耐力、平衡和柔韧性的常见徒手评估方法见表5-5。

表5-5　肌力、肌肉耐力、平衡性、柔韧性徒手评估方法

评估内容	方法
上肢力量	30秒内，单手屈臂举哑铃次数（男2.5kg，女1.5kg）
下肢力量	30秒内，从椅子坐位到完全站立起来的次数
踏步试验	1分钟内高抬腿踏步次数
坐-立位试验	5次，每个动作1分，满分10分。如用手或下肢做额外支撑减1分。<8分死亡率增加2倍
肩关节柔韧性	一只手越过肩，与另一只手上探，两中指指尖之间最近距离
髋关节柔韧性	坐在折叠椅上弯腰伸臂中指到脚趾距离
移动和平衡能力	坐位——从椅子站起向前走3m转身走回到椅子——坐下，记录时间

6. 超声心动图　结合运动心电图有望增加负荷试验的敏感性和特异性，以及确定心肌缺血风险的程度。需将静息超声心动图成像与运动期间或运动后即刻获得的影像进行比较。影像必须在运动后1~2分钟获得，因为若超过这个时间点，室壁运动异常开始转为正常。

心肌收缩通常随运动而增强，而缺血却可引起受累部分运动功能减退、运动不能、运动障碍。因此，当运动时原先室壁运动正常的区域出现异常或原有异常加重，可考虑为运动试验阳性。运动超声心动图用来诊断心血管疾病的平均敏感性为86%，特异性为81%，整体精确度为85%。运动超声心动图试验正常的患者将来发生心血管事件包括心肌梗死、血管重建或心源性死亡的风险较低。在诊断CAD方面，对运动试验假阳性发生率增加的患者，运动超声心动图却显示出较高的准确性（如女性）。

7. 运动核素成像　核素成像运动试验也需要心电图监测。目前数种不同的成像方案，如单纯使用锝（Tc）-99m或氯亚铊-201。运动结束前约1分钟注射即可获得影像。将静息成像与运动成像进行比较，以确定心肌缺血的区域。运动时可见灌注缺损而静息时却没有提示缺血。运动时可见灌注缺陷，静息时仍存在提示曾有心肌梗死或瘢痕。使用这种方式，可以确定心肌缺血的程度和分布。运动核素单光子发射计算机断层扫描（SPECT）成像术，检测CAD（冠状动脉狭窄>50%）的敏感性为87%，特异性为73%。

七、危险分层

危险分层是心血管综合评估的重要目标之一，根据患者心血管综合评估和运动能力，通过对患者进行危险分层，评估运动中发生心血管疾病事件的风险，把患者分为低危、中危和高危三个不同层级（表5-6），进而帮助患者制订个体化的运动方案和运动监护级别，确定患者在运动训练中是否需医学监护，低危患者在社区和家庭康复运动可以取得安全有效的治疗，中危和高危患者需要由心脏康复中心行心电监护下完成一定次数的运动治疗后转至社区或家庭继续心脏康复治疗，最大限度保证患者运动的安全性和有效性。

表5-6 运动过程中发生心血管事件的危险分层

项目	危险分层		
	低危	中危	高危
运动试验指标			
心绞痛无症状	无	可有	有
无症状，但有心肌缺血心电图改变	无	可有，但心电图 ST 段下移 < 2mm	有，心电图 ST 段下移 ≥ 2mm
其他明显不适症状比如气促、头晕等	无	可有	有
复杂室性心律失常	无	无	有
血流动力学反应（随着运动负荷量的增加，心率增快、收缩压增高）	正常	正常	异常，包括随着运动负荷量的增加心率变时不良或收缩压下降
功能储备	≥ 7METs	5.0 ~ 7.0METs	≤ 5METs
非运动试验指标			
左心室射血分数	≥ 50%	40% ~ 50%	< 40%
猝死史或猝死	无	无	有
静息时复杂室性心律失常	无	无	有
心肌梗死或再血管化并发症	无	无	有
心肌梗死或再血管化后心肌缺血	无	无	有
充血性心力衰竭	无	无	有
临床抑郁	无	无	有

注：METs：代谢当量。

（陈史钰）

第四节　心脏康复的三个阶段

心脏康复主要分为Ⅰ、Ⅱ、Ⅲ期康复三个阶段，分别对应急性住院康复期、院外早期康复、家庭康复。其中Ⅰ期康复主要是评估；Ⅱ期康复主要是帮助患者实施安全有效的运动计划，以使患者尽快恢复正常生活；Ⅲ期康复则为协助患者维持健康的生活方式，创造安全的运动环境，以防疾病复发（表5-7）。

表5-7　心脏康复的三个阶段

阶段	时间	目标	内容	注意事项
Ⅰ期康复（急性住院康复期）	病情稳定者：择期PCI前或PCI后24小时内。病情不稳定者：PCI后3～7天或酌情决定	提高机体心肺功能储备，增强手术耐受力，缩短住院时间，促进日常生活能力与运动能力恢复，预防并发症，为Ⅱ期康复做准备	（1）评估：一般临床评价、危险因素（2）教育：生存教育、戒烟（3）运动康复及日常生活指导：四步计划（4）出院计划：出院运动及日常生活指导、运动功能状态评估、复诊计划	必须在心电、血压监护下进行，运动量以心率控制在较静息心率增加20次/分左右为宜，同时患者感觉不大费力（Borg呼吸困难评分＜12分）
Ⅱ期康复（院外早期康复）	出院后1～6个月或PCI后2～5周	最大限度地恢复或提高患者日常生活及运动能力，实施综合措施以控制危险因素，促进患者回归社会	（1）一般临床评估（2）CPET及危险分层（3）纠正不良生活方式（4）用药管理（5）常规运动康复：有氧训练、抗阻训练、柔韧性训练、协调训练、平衡训练等（6）日常生活指导（7）工作能力指导（8）其他康复方法	根据危险分层在选择性心电、血压监护下进行中等强度运动，推荐3个月内运动康复次数为36次（不能＜25次）；3个月后需调整运动处方，复查心肺运动储备功能，判断患者预后，并在此基础上调整运动强度
Ⅲ期康复（家庭康复）	门诊康复后或发生心血管事件1年后	预防心血管事件再发，形成健康的生活和运动习惯，促进社会、心理状态恢复	（1）运动康复（2）危险因素控制（3）循证用药（4）定期复诊	可以在家中进行、根据危险分层选择是否进行医学监护（一般不需要进行医学监护）

注：PCI：经皮冠状动脉介入治疗；CPET：心肺运动试验。

一、I 期康复

I 期康复又称急性住院康复期，指患者住院期间的心脏康复，时间多为 1 周左右，适用于8小时内无新发胸痛或再发胸痛的患者，肌钙蛋白水平无进一步升高，没有出现新的心功能失代偿表现（静息时呼吸困难伴湿啰音），没有新的明显的心律失常或心电图动态改变，静息心率50～100次/分，静息血压90～50/60～100mmHg，血氧饱和度＞95%。病情稳定患者常于择期经皮冠状动脉介入治疗（PCI）前或PCI后24小时内开始，病情不稳定者则可延迟至PCI后3～7天。I 期心脏康复的目的是缩短住院时间，促进日常生活能力及运动能力的恢复，增加患者自信心，减少心理痛苦，减少再住院；避免卧床带来的不利影响（如运动耐量减退、低血容量、血栓栓塞性并发症），提醒戒烟并为 II 期心脏康复提供全面完整的病情信息和准备。

I 期康复期间可通过监测C反应蛋白、红细胞沉降率等炎性指标及心肌肌钙蛋白I（cTnI）、心肌肌钙蛋白T（cTnT）、N末端脑钠肽前体（NT-proBNP）、早期右房室瓣反流峰速与右房室瓣流速比值（E/FPV）等指标来预测患者心肺功能康复情况，该阶段主要强调冠心病症状的治疗及相关危险因素的宣教。根据患者危险分层（冠心病患者危险分层详见表5-6）及PCI时间不同，I 期康复程序有所不同：①中、高危患者即多支冠状动脉病变或未完全血运重建、急诊PCI者，该类患者1周康复程序详见表5-8；②低危患者即择期PCI者，该类患者PCI后1～3天康复程序详见表5-9。此外，低危患者因危险分层较低，术前就可以进行康复训练以增强心肺储备及运动能力，提高患者手术耐受力，促进患者术后恢复。

表5-8　中、高危患者1周康复程序

时间	能量消耗（METs）	日常生活	康复运动	宣传教育	注意事项
第1天	1～2	绝对卧床，在护理人员帮助下进食	穿刺部位加压包扎12小时，在床上进行被动关节运动，踝关节背屈、趾屈，1次/小时	介绍CCU，解除患者顾虑	紧急情况的处置
第2天	1～2	卧床，床上自己进食，在护理人员协助下洗脸、擦浴、穿脱衣物	坐床边，用床边便桶、坐椅子；主动/被动在床上进行所有关节活动	介绍康复小组、康复程序，戒烟，给宣教材料	每次活动后休息15～30分钟
第3天	2～3	大部分生活可自理，可坐椅子、坐轮椅至病房和治疗室	可下床站立，热身运动，病房内慢走15～25m/次，2次/日	介绍心脏解剖及冠心病发病机制	每次活动后休息15～30分钟

续表

时间	能量消耗（METs）	日常生活	康复运动	宣传教育	注意事项
第4天	3 ~ 4	生活完全自理，在监护下自行下床，步行至浴室、病房和治疗室	在房内活动和做体操，中速步行25 ~ 50m/次，2次/日	冠心病危险因素及其控制的宣教	各项活动均在可耐受情况下进行
第5天	3 ~ 4	生活完全自理，步行至接待室/电话间，随时在病房走廊散步	中速步行100 ~ 150m或踏车20 ~ 40W，可上下1层楼，2次/日	讲解药物、饮食、运动与心率检测及性生活	各项活动均在可耐受情况下进行
第6 ~ 7天	4 ~ 5	继续上述活动，可稍增强活强度	中速步行200 ~ 400m，2次/日，可上下2层楼	讲解随访事项、心理咨询及注意事项	准备安排出院

注：CCU：冠心病重症监护室。

表5-9 低危患者择期PCI后1 ~ 3天康复程序

时间	能量消耗（METs）	日常生活	康复运动	宣传教育	注意事项
第1天	2 ~ 3	经桡动脉穿刺患者可下床上厕所、擦脸、进食等简单生活活动（应避免使用穿刺测上肢）；经股动脉穿刺患者需卧床约12小时	穿刺部位加压包扎12小时；经桡动脉穿刺患者术后即可床边坐位及床旁轻微活动	介绍CCU，解答患者顾虑	紧急情况的处置
第2天	3 ~ 5	生活完全自理，自己进食、洗漱及擦身等	经股动脉穿刺患者可下床站立及慢步行走；经桡动脉穿刺患者可于床旁站立，走动5 ~ 10分钟，2 ~ 3次/日	介绍冠心病危险因素（包括高血压、吸烟等）及不良生活方式的矫正	运动时间以10 ~ 30分钟为宜，运动强度为RPE 11 ~ 13级，靶心率以较静息心率增加20 ~ 30次/分为宜
第3天	6 ~ 7	生活完全自理，可从事病房中的各项活动	床旁站立，大厅走动5 ~ 10分钟，3 ~ 4次/日，上1 ~ 2层楼梯或固定踏车训练，坐位淋浴	出院前教育，包括随访事项、简易运动指标的自测、用药注意事项等	准备出院

注：RPE：主观体力感觉等级量表。

二、Ⅱ期康复

Ⅱ期康复又称院外早期康复，是心脏康复的核心阶段，其中运动康复是该阶段最重要的环节，一般为患者出院后1~3周开始运动康复，行PCI和冠状动脉旁路移植术（CABG）者则常规于术后2~5周进行运动康复；但需要注意的是，不稳定型心绞痛发作时、严重心律失常、高血压未控制［静息收缩压＞160mmHg和（或）静息舒张压＞100mmHg］、纽约心脏病协会（NYHA）分级Ⅳ级患者不适合进行运动康复。Ⅱ期心脏康复采用个体化病例管理模式（individualized case management），通过对每位患者的综合评估，制订个性化危险因素干预目标，以患者为中心，在设定目标时充分考虑患者的意愿和接受能力，与患者达成共同一致的短期和长期目标。该模式在坚持危险因素的总体干预原则同时兼顾个体化原则，同时充分考虑患者的意愿和接受能力，因而实施起来更为有效。Ⅱ期心脏康复是第一阶段的延续和第三阶段的基础，起着承上启下的枢纽作用。与Ⅰ期康复不同，除患者评估、患者教育、日常活动指导和心理支持外，Ⅱ期康复计划增加了每周3~5次的中等强度运动，包括有氧代谢运动，抗阻运动以及柔韧性训练。至少每次持续30~90分钟，共3个月左右，推荐运动康复次数为36次，不低于25次。Ⅱ期康复内容主要包括危险评估、设计运动康复程序、纠正不良生活方式、指导生活及工作等，其中危险评估是重点，医务工作者主要根据患者危险评估结果制订个体化康复计划，以促进患者恢复健康。心肌损伤标志物监测、超声心动图、运动负荷试验、运动无创心排量的监测、6分钟步行试验（6MWT）及心理评估等是Ⅱ期康复的主要监测指标，其中症状限制性心肺运动试验（CPET）的广泛应用使个体化康复计划更加精准。

Ⅱ期康复禁忌证包括：不稳定性心绞痛、安静时收缩压＞200mmHg或舒张压＞110mmHg的患者、直立后血压下降＞20mmHg并伴有症状者、重度主动脉瓣狭窄、急性全身疾病或发热、未控制的严重房性或室性心律失常、未控制的明显窦性心动过速（＞120次/分）、未控制的心力衰竭、三度房室传导阻滞且未置入起搏器、活动性心包炎或心肌炎、血栓性静脉炎、近期血栓栓塞、安静时ST段压低或抬高（＞2mm）、严重的可限制运动能力的运动系统异常以及其他代谢异常，如急性甲状腺炎、低血钾、高血钾或血容量不足。所有符合Ⅱ期心脏康复适应证患者应尽早接受心脏康复治疗。

研究显示，心脏康复开始的时间越早，获益越大。患者首次接触心脏康复的时间与患者是否接受心脏康复治疗以及治疗依从性关系密切。有研究显示，患者在出院前接触到心脏康复，出院后接受心脏康复治疗的比例最高，随着距离发病时间的延长，每延迟一天，患者接受心脏康复治疗的可能性降低1%。对于符合心脏康复适应证的住院患者，建议在患者出院前完成心脏康复转诊，同时心脏康复医务人员完成与患者的首次接触，完成首次心脏康复评估和指导。

三、Ⅲ期康复

Ⅲ期康复又称家庭康复，指出院后1年至更长时间进行的心脏康复。Ⅲ期康复是Ⅱ期康复的延续，基本上可推荐所有冠心病患者进行，主要内容为定期社区复诊、调整药物、控制危险因素、健康咨询等，主要目的是使患者出院后能根据自身情况和医生开具的运动处方进行有效、适度的心脏康复训练，以防止疾病复发、恢复正常工作与生活。

1. 日常活动指导　门诊医生应掌握常见日常活动、职业活动和体育活动的运动强度，指导患者在社区和家庭进行相应强度的运动训练。

2. 特殊生活指导

（1）驾驶汽车：病情稳定1周后可开始尝试驾驶活动，但应告知患者避免在承受压力或精神紧张，如时间紧迫、天气恶劣、夜间驾驶、严重交通堵塞或超速驾驶等的情况下驾驶。开车所需能量消耗水平<3METs。

（2）乘坐飞机：心脏事件后2周内，如患者静息状态下无心绞痛发作、无呼吸困难及低氧血症，并且对乘坐飞机无恐惧心理，可在家属陪同下乘飞机出行，并备用硝酸甘油。有陪同的乘飞机所需能量消耗水平应<3METs。

（3）性生活：心脏事件4周后可开始性生活，通常性生活可使心率加快到130次/分，随之血压也会有所升高，一般性生活所需能量消耗水平<4.5METs。患者在能够胜任5METs运动时，可安全地进行性生活，但应备用硝酸甘油，如患者在性生活时出现心绞痛或其他相关不适，应及时停止，含服硝酸甘油后胸痛无缓解应及时就医。

（陈史钰）

第五节　心脏康复内容

心脏康复指以医学整体评估为基础，通过五大核心处方：药物处方、运动处方、营养处方、心理处方（含睡眠管理）、危险因素管理和戒烟处方的联合干预，为冠心病患者在急性期、恢复期、维持期及整个生命过程中提供生理、心理和社会的全面和全程管理服务和关爱。

一、科学运动与训练

运动康复是心脏康复最经典的治疗方式，总体目标是将日常体力活动提高到可以促进健康、改善心肺功能、降低慢性病风险的水平。运动处方中，首要考虑的要素是安全因素。运动有助于心血管疾病康复，但心脏康复运动不是简单的运动锻炼，心脏康复有其适应证、禁忌证、不良反应和"毒副"反应。心脏运动康复需要规范实施，对心血管病患者的运动应有严格的限制和指导。因此开展心脏康复需要组建专业的心血管疾病康复团队，团队包括心内科医生、康复医师、康复治疗师、护士、营养师、心理学专家或咨询师、临床药师等。为保证心脏康复的安全性，心脏康复一定要在心内科医生主导下共同对患者进行运动风险评估，制订合理的二级预防和运动处方并加强监管和指导。开展心脏康复应具备的主要评估、监护、运动训练和常规急救设备包括：运动心肺仪，遥测运动心电监护系统，固定踏车和跑步机等有氧运动设备，上肢力量训练器、下肢力量训练器以及核心肌群力量训练器等阻抗运动设备，抢救设备包括氧气、除颤仪、配备常规急救药物的抢救车和输液设施等。主要包括以下三个步骤：①准备活动：多为低强度有氧运动，以提高机体活动度、增强心血管适应性、预防不良事件，时间为5~10分钟；②运动训练：以有氧运动为主，可增加抗阻训练、柔韧性训练；③放松运动：时间为5~10分钟，以帮助机体逐渐恢复正常心率。运动康复以30~60分钟/次、3~5次/周为宜。

1. 心肺耐力训练　是大多数冠心病患者或有冠心病风险的成年人日常锻炼的基础，也是提高心肺功能最有效的方法。表5-10中列出了心肺耐力训练运动处方。相对训练强度可在最大心率储备（heart rate reserve，HRR）或储备摄氧量（VO_2R）的40%~80%调整。自主感觉劳累分级表（rating of perceived exertion，RPE）是监测心率的辅助方式。部分患者可能遵循间歇性（即间隔）运动方案，在系统化的训练中通常建议每次至少进行20分钟的持续运动。部分患者因为并发症、跛行、肌肉骨骼不适等症状或生活方式等因素，可能需要在1天中逐渐增加小段的锻炼（例如多次，10分钟/次）。一旦制定了初步的运动处方，患者应逐渐达到预定的或重新设定的目标。由于许多因素，包括体能、积极性和骨骼肌肉因素限制等会影响患者的进展速度，所以在运动计划中没有固定的训练模式。一般建议改变其中的一些组成部分，并在下一阶段的训练之前评估目前运动的适应情况（至少1次运动训练课程）。在时间允许的情况下，在增加训练强度前应该先增加运动时间和频率。在工作人员的观察和患者的主观反应基础上，可以在最近一次评估规定的范围内适时、适度增加强度。指导原则是，增加运动总量或剂量，使患者在3~6个月达到所需的能量消耗阈值。因此，考虑到大多数患者参与心脏康复的时间不超过3个月，鼓励患者在心脏康复干预结束后继续锻炼非常重要。最合适的运动量取决于个人心血管疾病风险评估、训练目标和并发症（如糖尿病、高血压、肥胖、关节炎等）。越来越多的医学证据证实了体育运动与健康状况之间的量效关系。运动能否逆转心血管疾病仍然是一个有争议的问题；然而，能量消耗≥1500kcal/w和2200kcal/w的界限，分别与冠状动脉病变的稳定性和斑块消退有关。值得注意的是，多项研究表明，系统性心脏康复训练中的能量消耗通常不满足这两个阈值。因此，患者可能需要进行系统性方案以外的体力活动，以达到能量消耗的最佳水平。常规心脏康复训练中的运动量只能使体质量减轻1~2kg。也许正因为对患者减重缺少关注，部分解释了为什么在心脏康复期间体重下降很少。如前所述，大量研究表明，每周的运动量不足以减轻体重或减少脂肪。

表5-10　心肺耐力训练运动处方的组成部分

组成部分	建议
运动强度	40%~80%的最大心率储备或储备摄氧量
	RPE量表评分12~16分，作为心率客观测量的辅助指标
	下列几条相关标准应将心率控制在100次/分以下： 　　心绞痛或其他心血管功能不全的症状 　　收缩压升高或下降：收缩压>240mmHg，舒张压>110mmHg 　　ST段压低、水平或下斜型压低>1mm 　　放射性核素现象显示可逆性心肌缺血或超声心动图显示中重度室壁运动异常 　　室性心律失常频率增加 　　其他心电图异常（如Ⅱ度或Ⅲ度房室传导阻滞、心房颤动、室上性心动过速、复杂室性异位） 　　运动不耐受的其他症状或体征
持续时间	20~60分钟/次
	建议在1天中进行更长时间或多次运动，以增加总能量消耗，从而达到减肥的目的。每天可通过一次或多次短时间运动积累完成目标
频率	理想情况下，每周大部分时间（例：2~4天/周进行心脏康复，辅以2~4天的居家康复）
运动种类	有节奏的、较大的肌肉群活动（即步行、骑自行车、爬楼梯、椭圆机及其他可控制活动动作及保持持续运动强度的上肢或下肢功率自行车）

注：RPE：自主感觉劳累分级表；1mmHg：0.133kPa。

2. 未进行心肺运动试验患者的运动建议　虽然极量运动试验是合适的运动处方的基础，但并非必不可少。对于未进行心肺运动试验而直接进行心脏康复的患者，工作人员应保守地安排运动程序，同时密切监测。主管和转诊医生应建议训练强度的上限。初始运动强度可以根据心脏事件、出院时间和患者评估结果（包括日常生活活动能力）来确定。监测至少应包括症状和体征、RPE评分、心率和过度运动的指征。虽然大多数患者不需要心电监护，但对于未进行心肺运动试验的患者，建议至少在最初的几个阶段使用心电监护，尤其对于缺血性病因患者，如果其未进行血管重建并且正在接受临床观察

（即使这些患者非常适合通过心肺运动试验来评价缺血情况）。亚极量运动试验，例如带有保守运动终止标准的6分钟步行试验，可以帮助确定运动参数。表5-11列出了近期未进行心肺运动试验患者首次心肺耐力训练运动处方。患者正常进行3~6次运动，可能会逐渐发展为与表5-10中所示的更一致的运动处方。在运动期间和运动后，应根据其对运动的正常反应，以及有无出现异常体征或症状，进行个体化运动治疗。

表5-11　首次心肺耐力训练运动处方的组成部分（适用于近期未进行心肺运动试验的患者）

组成部分	建议
热身	拉伸和低强度的健美操，然后进行5 ~ 10分钟低强度的心肺运动
心肺耐力训练	运动强度
	静息心率＋20 ~ 30次/分
	2METs
	RPE评分11 ~ 14分
	持续时间：20 ~ 30分钟，2 ~ 3次
	频率：3次/周
	运动种类：最简单的模式，如跑步机、上肢或下肢功率车或卧式设备
整理，恢复	5 ~ 10分钟

注：METs：代谢当量。

一种建立初始运动强度的方法是从2~3代谢当量（metabolic equivalent，METs）开始，观察心率、血压和包括疲劳在内的其他生理反应。RPE评分有助于确定患者对运动负荷的耐受性，建议范围为11~13分。另一个常用的起始点是静息心率＋20~30次/分，应该注意MET、心率或RPE评分，每一种方法均存在个体差异。表5-11各组成部分的进展应基于患者的体征和症状、监测反应和RPE评分。如果患者仍无症状，在主管或转诊医生指导下，可逐渐增加患者运动训练强度。随着时间的推移，病情稳定的患者通常会进行表5-10所示的运动处方。对参加或未参加心肺运动试验的患者的训练结果进行比较，其生理改善程度相似。

3. 心脏康复以外的身体活动　如前所述，许多参与心脏康复的患者并未达到预期的能量消耗水平，尤其是当其每周只参加2~3次心脏康复时，每次能量消耗通常＜300kcal。另外，大多数心血管疾病患者在不参与心脏康复期间更少参与体力活动。此外，大多数参与心脏康复的患者以前也缺乏运动。因此，除了规律地参加心脏康复运动训练，其面临着改变生活方式的另一个挑战是：增加体力活动（这与戒烟、改变饮食习惯来减肥，或改变药物治疗方案以控制风险因素，如血脂、血糖或血压同样需要改变生活方式）。在不参与心脏康复期间，患者应每日常规进行30分钟以上的中等强度体力活动，但许多患者可能需要更多的支持或替代方法来增加体力活动。患者在心脏康复之外，跟踪记录体力活动有助于增加体力活动总量。

4. 抗阻训练　经过适当筛选评估后，心血管疾病患者在时间允许的情况下，完成心肺耐力训练后应进行抗阻训练。许多心血管疾病患者可能不熟悉抗阻训练，需要专业的技术指导。对比抗阻训练与有氧运动的研究观察到，心血管疾病患者进行抗阻训练时，心肌耗氧量需求更低、缺血反应减弱、心内膜下心肌灌注增高。虽然抗阻训练消耗热量比耐力运动少，但肌肉力量增加通常伴随着基础代谢率的增加，因此抗阻训练是一种合适的训练形式，有助于患者达到和保持健康体质量。提高和保持肌肉力量和肌肉耐力可能加速恢复正常工作和娱乐活动，并可能延长老年患者独立生活的时间。

虽然有充分的证据支持抗阻训练的安全性和有效性，但对患者的选择要慎重。在确定患者是否适合抗阻训练时，心脏康复工作人员应考虑以下适应证：①心肌梗死或心脏手术后至少6~10周，并持续参加4周有监测的心肺耐力训练；②接受经皮冠状动脉介入治疗（PCI）术后至少3周，并持续参与2周有监测的心肺耐力训练；参与有监测的心肺耐力训练禁忌证包括：急性充血性心力衰竭、未控制的心律失常、严重瓣膜病、不稳定的高血压（收缩压>160mmHg或舒张压>100mmHg）、不稳定的生理症状。患者进行抗阻训练的应由医务科主任、外科医生或其他全科医生（视情况而定）批准。一旦患者被允许参与，肌肉力量的基线测量将有助于建立一个安全的初始训练计划，并可以随着时间的推移观察患者的训练适应性。在整个肌力评估过程中，应监测患者的心率、RPE评分、心电图变化和反应，并应强调适当的呼吸技术（避免憋气或紧张）。可以在重复开始前测量血压，然后在最后一次重复完成后立即再次测量血压。肌力评估的方法包括：①最大单次重复（1RM）：确定患者可以举起一次，但不能举起两次的最大重量，同时保持正确的姿势而不变形；②多次重复（6~15RM）：确定患者能举起6~15次的最大重量，同时保持正确的姿势而不变形；③有心脏康复经验的工作人员在进行基础评估时，也可以使用反复试验法。

虽然最大单次重复评估通常用于健康人群，但多次重复评估压力较小，可以为大多数心血管疾病患者提供合理的肌肉骨骼健康基线水平，心血管疾病患者肌肉力量和耐力训练运动处方见表5-12。与心肺耐力训练一样，表5-12中指定的要素必须个体化，以满足患者的需要和目标。

表5-12　心血管疾病患者肌肉力量和耐力训练运动处方的组成部分

组成部分	建议
运动强度	·抗阻训练，重复10~15次没有明显的疲劳（RPE评分11~13分） ·在关节活动范围内尽可能完整地完成动作，避免憋气和紧张（Valsalva手法），在运动的用力阶段呼气，在恢复阶段吸气 ·保持安全的但不要过于抓紧训练手柄，以免血压过度变化 ·RPE评分不应超过心肺耐力训练设定强度

续表

组成部分	建议
运动量	·每次运动至少1组，最多3组，避免过度疲劳 ·一旦习惯训练内容则可增加2～3组，如果想要更多的进步，则需进行8～10种不同的动作训练包括上、下肢与躯干主要大肌群：例如，胸前推举、肩部推举、肱三头肌伸展、肱二头肌屈曲、背部下拉、背部伸展、卷腹运动、股四头肌伸展、腿（腘绳肌）屈曲和提踵
频率	非连续的2天/周或3天/周
运动种类	不同种类：如自由重量、负重辅助器训练、弹力带、滑轮拉力器、哑铃、腕或踝的负重，选择安全、舒适、有效和可使用的设备
进展	患者能够舒适地达到规定的重复训练范围的上限时，训练负荷可增加约5%

5. 柔韧性训练　柔韧性运动训练可保持颈部、躯干和臀部的柔韧性，增加平衡控制能力。平衡柔韧性训练原则应以缓慢、可控制方式进行，逐渐加大活动范围。训练前应对上下肢肌肉拉伸训练，最佳的肌肉骨骼功能要求患者在所有关节中保持足够的关节活动范围（ROM）。尤其重要的是要保持下背部和大腿后部的灵活性。这些区域缺乏柔韧性可能会增加慢性腰痛的风险。预防和康复运动计划应该包括促进保持柔韧性的运动。老年人的运动计划应强调适当的伸展，特别是上、下躯干及颈部、臀部。表5-13列出了肌肉骨骼柔韧性训练的运动处方。与心肺耐力训练、肌肉力量和耐力训练一样，表格中的规定元素应根据患者的需要和目标进行个体化处置。

表5-13　肌肉骨骼柔韧性训练运动处方的组成部分

组成部分	建议
运动强度	保持使肌肉紧张或轻微不适的姿势；练习应该以一种缓慢的、有控制的方式进行，循序渐进地进行到更大的关节活动度
持续时间	逐渐增加到15～30秒，然后在可忍受的范围内每次伸展到90秒，同时正常呼吸，每个练习重复3～5次
频率	每周至少2～3天，理想状态是每天
运动种类	静态拉伸，主要强调下背部和大腿

6. 运动风险控制　心脏康复的主要心血管并发症的风险较低。美国在20世纪80年代初对167个心脏康复计划进行的一项研究发现，每111 996运动小时出现1例心搏骤停，每293 990运动小时出现1例心肌梗死，每783 972运动小时出现1例死亡。在2006年对法国超过65个心脏康复中心进行的一项研究发现，每8484次运动测试中发生1起心脏事件，每100万小时运动时发生1.3起心搏骤停。尽管心脏运动康复的安全性高，所有心脏康复仍应遵循安全性原则，在运动康复程序中应严格规范操作、密切监测患者症状和

心电血压、随时准备急救处置等有多种安全保障措施。主诊医生应全程掌握患者运动风险，严格遵守心脏康复训练操作规范。运动前需精准评估运动能力和危险分层，运动中监护症状、心电、血压等，患者应配合医务人员操作指导，运动后需持续观察症状和心率5~8分钟。研究表明，急性心肌梗死后早期进行低强度运动康复相当安全，在医学监护下运动试验，死亡率仅为0.05‰~0.1‰。但对冠心病患者进行运动试验时仍要保持高度警惕，操作者必须熟记运动试验的禁忌证、终止运动试验的指征，掌握突发心脏意外事件的处理方法，确保心脏康复安全。

二、规范的药物治疗

药物处方是心脏康复的保障，也是冠心病患者的治疗核心，冠心病相关指南一致强调应充分使用有循证证据的二级预防药物，主要包括以下几大类：β-受体阻滞剂、血管紧张素转换酶抑制剂和血管紧张素Ⅱ受体拮抗剂、抗血小板药物及他汀类药物。药物治疗的目的是减轻心肌缺血、心力衰竭症状、缓解患者不适，改善患者预后。

三、饮食营养管理

科学的膳食营养能有效降低冠心病发病风险。营养医师根据专业知识，帮助患者增强健康的饮食观念、选择健康食物，制订合理的饮食方案。平衡膳食能够满足人体正常生理活动的营养需要而且可以促进健康、预防疾病。如果膳食结构不合理，会通过对心血管病危险因素（如血压升高、血脂异常、体重增加、血糖升高等）的作用，影响心血管病的发生和发展。营养治疗包括客观的营养评估、准确的营养诊断、科学制订营养处方、全面实施营养监测。医学营养治疗计划需要3~16个月。

1. 食物多样和能量平衡　食物多样是平衡膳食模式的基本原则。每天的膳食应包括谷薯类、蔬菜水果类、畜禽鱼蛋奶类、大豆坚果类等食物。建议控制每日能量摄入，饮食中饱和脂肪、盐及其他营养成分的比例科学健康。具体建议如下：每餐8分饱，食物多样化，每餐中食物成分比例为蔬菜水果占50%、蛋白25%、主食25%，同时要增加纤维素的摄入。

2. 限制钠盐摄入　流行病学干预研究提供了大量钠盐摄入与血压水平正相关的证据。减少膳食钠盐的摄入不仅可预防高血压，也是降低心血管病发病和死亡风险的重要手段。我国居民食盐摄入量的70%~80%来源于家庭烹制食物，约20%来自市场上销售的含盐加工食品。日常生活中应注意烹饪时少放盐，控制烹调时和餐桌上的用盐量，逐渐降到世界卫生组织（钠盐5g/d）或中国营养学会（钠盐6g/d）的推荐量。另外，我国成年人膳食钾摄入不足、钠钾比偏高。可多食用富含钾的食物以增加钾的摄入量，尤其是新鲜的蔬菜和水果、菌类、山药、马铃薯等。建议还可以选择"低钠盐"，以达到限盐补钾的双重作用。

3. **蔬菜水果** 许多前瞻性队列研究提示蔬菜水果摄入对心血管有保护作用，但是仍缺乏随机对照临床试验证据。按照《中国居民膳食指南（2016）》，保证每天摄入300~500g蔬菜，深色蔬菜应占1/2，每天摄入200~350g新鲜水果，果汁不能代替鲜果。

4. **鱼类** 对心血管病的保护作用主要归因于n-3脂肪酸的含量。鱼肉还富含优质蛋白质，且饱和脂肪含量较低。建议心血管病高危人群适量食用鱼肉。建议每周吃鱼280~525g。

5. **豆类和豆制品** 豆类中含有丰富的蛋白质、纤维素、钾、钙等，观察性研究荟萃分析表明，食用大豆或豆制品有助于降低冠心病、脑卒中的发病风险。成人每天摄入大豆25g（相当于豆腐150g，或豆腐干45~50g）。

6. **脂肪和脂肪酸** ①饱和脂肪酸：血液中的脂肪酸主要来源于膳食脂肪的消化吸收，主要分为饱和脂肪酸、单不饱和脂肪酸和多不饱和脂肪酸。饱和脂肪酸（多来源于动物性食物）被认为与动脉粥样硬化形成呈正相关。猪牛羊肉（红肉）相对于禽类和鱼肉（白肉）的脂肪含量较高，且多为饱和脂肪酸。红肉每天摄入应少于75g；②不饱和脂肪酸：包括单不饱和脂肪酸和多不饱和脂肪酸。单不饱和脂肪酸有油酸等，多存在于茶油、橄榄油、菜籽油中。多不饱和脂肪酸有亚油酸、亚麻酸、花生四烯酸等，分为n-6系列和n-3系列。n-6多不饱和脂肪酸多存在于葵花籽油、玉米油和豆油中。n-3多不饱和脂肪酸在人体不能合成，可由鱼肉和鱼油直接供给。鱼油重要组分之一的二十碳五烯酸（eicosapentaenoic acid，EPA）制剂能够降低心血管事件风险。目前，推荐食用富含不饱和脂肪酸的食物，如橄榄油、菜籽油、鱼等，尤其是具有心血管病高风险的个体需注意合理增加摄入量。

7. **膳食胆固醇** 主要来源于肥肉、鸡蛋、内脏等动物性食物。血液TC水平和低密度胆固醇升高，是心血管病发病和死亡的重要危险因素。尽管血液中胆固醇来自外源性食物中胆固醇吸收和体内胆固醇合成两条途径，但是美国Keys教授等团队在代谢病房开展的干预研究结果，以及在北京、广州开展的中美心血管病及心肺疾病合作研究结果，都表明膳食胆固醇摄入的增加与血液TC水平的升高存在关联。为预防心血管病，对高胆固醇血症和心血管病高危人群，建议每日膳食胆固醇摄入小于300mg。

8. **膳食营养建议** 合理的膳食习惯有助于预防心血管病，应注意日常饮食中食物品种的多样性，多吃蔬菜水果、奶类、大豆等，适量吃动物性食物，控制盐、油、糖的摄入量。同时建议患者坚持适量运动，调节精神心理状态，避免暴饮暴食，改变饮食时间，避免睡前3小时内进食（表5-14）。

表5-14　膳食营养建议

食物种类	建议
谷类	超重肥胖者应限制主食摄入量，控制总热量，应多吃粗粮，如玉米、小米等，每周至少 1 ~ 2 次
新鲜蔬菜水果	≥ 500g/d，保证每天摄入 300 ~ 500g 蔬菜，多吃深色蔬菜（如深绿色、橘红色、紫红色蔬菜），每天摄入 200 ~ 350g 新鲜水果，不能以果汁代替
肉类	红肉，如猪、牛、羊肉类的摄入应 < 75g/d
奶类	牛奶 150 ~ 300g/d，尤其低糖、脱脂奶制品
大豆及坚果类	每天吃大豆 25g 左右，或者豆制品（如南豆腐 125g，北豆腐 75g，豆腐丝 55g）。坚果类适量，每周吃 50 ~ 70g
鱼类	≥ 200g/ 周，尤其深海鱼类
盐	< 6g/d，注意烹饪时少放盐，也要少吃腌制食品以及黄酱、腐乳等，还可以选择"低钠盐"
食用油	每天不超过 20g，多选用茶油、橄榄油、菜籽油、葵花籽油、玉米油和豆油、亚麻籽油等
茶	每个月喝茶 50g 以上，绿茶最佳

　　肥胖是心血管疾病的主要危险因素，能影响所有其他危险因素。减肥的大多数饮食计划都着重于不同食物的分量。理想的宏量营养素成分可以是糖类占热量的30% ~ 50%，蛋白质占15% ~ 30%，健康脂肪占30% ~ 40%。实际上，只要热量不足，任何宏量营养素组合都会导致体重减轻。逐步减肥是大多数超重心脏康复患者的目标。热量摄入目标应每天减少250 ~ 750kcal。每周平均减少0.25 ~ 1kg体重。低热量计划需要密切监督，一般不推荐。最重要的考虑因素是消耗的热量相对于摄入的热量；因此，通过增加消耗和（或）减少摄入都可以造成能量短缺。由于体液平衡的变化，最初的体重减轻可能很快。如果热量摄入过少、饮食模式难以忍受或难以维持，那么调整热量摄入可能有助于取得长期成功。蛋白质摄入的时间点可能会影响饱腹感。例如，早餐时蛋白质的摄入与全天饱腹感相关。低能量食品（如蔬菜、水果、全谷类、低脂乳制品）的摄入与体重减轻的程度和维持有关。

　　大量研究表明，最初6个月的体重减轻通常无法持续，即使进行强化生活方式疗法也仅能使体重减轻30% ~ 50%。因此，减肥反弹问题需要在康复过程的早期解决。研究表明，保持高水平的运动是防止体重增加的最关键因素。解决患者的非营养性饮食（如情绪化饮食和压力性饮食、应对策略、自我意识和自我监控）至关重要，否则可能会导致减肥失败和体重反弹。

四、精神心理管理

冠心病的发生、发展与心理因素相互影响，心血管病患者精神心理问题是公认的心血管疾病危险因素，也是导致患者症状频发、生命质量下降和预后不良的重要原因。由于我国的慢性病管理体系不完善，患者接受手术治疗后对自身疾病不能客观认识，普遍存在焦虑状态或抑郁状态，帮助患者改善心理状态，对提高心血管疾病治疗效果具有重要作用。通过精神心理状态评估，针对其精神心理问题进行非药物治疗和药物治疗。非药物治疗包括健康教育、认知行为治疗、运动训练、减压正念冥想、生物反馈治疗等手段。心理干预可降低患者应激程度，改善心理障碍，增强信心，改善患者生命质量，提高患者回归生活和工作的自信心。对患者进行焦虑（GAD-7）和抑郁（PHQ-9）自评量表评估后发现有中度（PHQ-9或GAD-7≥10分）以上焦虑和或抑郁情绪的患者，积极给予抗抑郁药物治疗，必要时请精神心理科医生协助治疗。

通过问诊了解患者对自身睡眠质量的评价；采用匹兹堡睡眠质量评定量表客观评价患者的睡眠质量，处理失眠症时应注意确定失眠原因，同一患者可能有多种原因，包括心血管疾病各种症状所致失眠、冠状动脉缺血导致失眠、心血管药物所致失眠、心血管手术后不适症状所致失眠、因疾病发生焦虑抑郁导致失眠、睡眠呼吸暂停以及原发性失眠。了解患者睡眠行为，纠正患者不正确的失眠认知和不正确的睡眠习惯。患者在发生失眠的急性期要尽早使用镇静安眠药物，原则为短程、足量、足疗程，用药顺序如下：苯二氮䓬类（地西泮、三唑安定、舒乐安定、劳拉西泮等）、非苯二氮䓬类（吡唑坦、佐匹克隆、扎来普隆等）以及具有镇静作用的抗抑郁药。苯二氮䓬类药物连续使用不超过4周。一种镇静安眠药疗效不佳时可并用两种镇静安眠药物，每种药物都尽量用最低有效剂量。对于睡眠质量差的患者，考虑短期使用非苯二氮䓬类药物或有镇静安神作用的中药。

五、危险因素管理

冠心病危险因素主要包括吸烟、高血压、糖尿病、血脂异常、超重和肥胖等。其中吸烟能刺激交感神经分泌儿茶酚胺，进而升高血压；致使内皮细胞功能损伤，诱发血栓形成，加重动脉粥样硬化；诱发心肌细胞凋亡，导致心力衰竭。戒烟属于一、二级预防，能有效降低冠心病发生风险。

六、健康教育

住院期间是触发患者改变不良生活方法的重要阶段，建议向患者提供相关科普信息：心肌梗死和心绞痛是如何发生的，危险因素有哪些，出院后需什么治疗，坚持治疗的好处是什么，参加心脏康复对预后有什么获益，如何科学运动和健康饮食，如何恢复正常工作和生活，再次发生胸痛的自救方法。对于吸烟的患者，在此阶段强烈建议戒烟，提供吸烟的危害和戒烟的获益相关信息，并提供戒烟方法，有助于提高患者的戒烟成功率。出院后应持续开展冠心病健康教育，结合冠心病二级预防指南进行戒烟、药物、运动、饮食、睡眠、心理全面指导，既要强调控制冠心病危险因素，又要强调冠心病运动康复，并对患者及家属普及急救知识。

1. 教育冠心病患者坚持服用有临床研究证据、能改善预后药物。

2. 让患者获得冠心病防治的相关知识，包括冠心病危险因素控制、生命质量评估、运动指导、饮食及体重控制、出院用药和随访计划、心电监测知识等。

3. 改变患者生活方式，如戒烟、平衡膳食、改变不运动的习惯。

4. 对冠心病患者及家属进行生存教育，包括患者出现胸痛或心悸等症状的应对措施和心力衰竭的家庭护理等。

5. 急救措施培训，包括紧急情况下呼叫120，急救设备自动复律除颤器（AED）的使用，家庭成员进行心肺复苏训练。

（陈史钰）

第六节　冠心病心脏康复的展望

现有的数据和指南强烈支持心脏康复在心脏病患者中的作用，患者从降低死亡率、发病率、残疾发生率和提高生活质量中获益，并有利于减少住院治疗的次数及时间。尽管如此，只有14%的心肌梗死患者和31%的冠脉搭桥患者参与到心脏康复治疗中来。未来的研究应该关注如何将更多的心脏病患者纳入心脏康复。事实上，这需要努力克服社会、经济和患者医疗习惯等困难，努力做到转诊、注册和坚持心脏康复，从而使患者临床获益。

目前，各种心脏康复模式正日臻完善，如院内心脏管理、以移动电话为基础的服务模式、以家庭为中心的自主康复模式等，在与时俱进地同时逐渐演化为康复与二级预防相结合的综合性服务模式。在患者疗效和安全性方面取得了与传统的以医疗中心为基础的医疗模式相似的收益，并且具有相似的成本效益，并且实际上可能会导致更高水平的患者依从性。与之前的许多心脏康复试验一样，家庭心脏康复研究主要针对低中度风险人群。随着互联网技术的不断发展，医疗卫生信息化逐渐受到广泛运用，医院通过云计算、物联网、移动应用平台和媒体平板等高新技术将资源进行共享和整合，最终达到医疗资源合理利用的目标。近年来，国外许多国家在手机、平板等终端中置入加速传感器，在心肌梗死患者家庭心脏康复过程中实时监测其相关生理指标，同时通过相关程序软件收集患者的心血管危险因素及恢复情况，通过网络实时反馈，使得医护人员能够准确地掌握患者的康复动态，及时予以针对性的干预。此外，部分医院还开发了可视化功能，通过远程视频电话指导患者康复进程和调整康复目标，使得医护人员对意外事件能够做到及时发现及时处理，最大限度上促进患者的康复。此外，运用软件统计管理患者信息，能够使医护人员能够快捷地掌握患者的相关信息，同时通过网络信息交流平台，使医护患之间的交流更为便捷。

尽管康复意识逐步提高，但仍存在开展不佳的现象，没有形成系统的康复体系。因此医院的管理者应多了解心脏康复治疗的国际研究动向，提高国内研究水平，探索出符合中国国情的心脏康复治疗方案，积极在院内及社区中开展心脏康复治疗方案，以最少的投入获得最大的收益。

（陈史钰）

参考文献

[1]刘遂心.冠心病康复/二级预防中国专家共识[C].中国康复医学会心血管病专业委员会换届暨学科发展高峰论坛会议资料，2012.

[2]丁荣晶，胡大一.中国心脏康复与二级预防指南2018精要[J].中华内科杂志，2018，57（11）：802-810.

[3]任斌，刘达瑾，孔永梅.我国心脏康复发展历程及心脏运动康复研究进展[J].实用心脑肺血管病杂志，2019，27（1）：1-4.

[4]Members WC, Virani SS, Newby LK, et al.2023 AHA/ACC/ACCP/ASPC/NLA/PCNA guideline for the management of patients with chronic coronary disease:a report of the American Heart Association/American College of Cardiology Joint Committee on Clinical Practice Guidelines[J]. Journal of the American College of Cardiology, 2023, 82(9):833-955.

[5]中华医学会，中华医学会杂志社，中华医学会全科医学分会，等.冠心病心脏康复基层指南（2020）[J].中华全科医师杂志，2021，20（2）：150-165.

[6]AACVPR.Guidelines for cardiac rehabilitation programs[M].6th ed.Champaign:Human Kinetics, 2021.

[7]AACVPR.Guidelines for cardiac rehabilitation and secondary prevention programs[M].5th ed.Champaign:Human Kinetics, 2013.

第六章
冠心病的心理治疗

冠心病与人的性格心理活动有很大关系，因此心理治疗对冠心病患者有不错的疗效。

历史上史学家们一直在心身关系两种观点之间摇摆不定，一种观点是心和身，都是同一系统的一部分，而另一种观点认为，心与身是相互独立的不同系统。从古今历史可以清楚地看到，人们对心身关系的理解，整整绕了一个圈子。

心理医学的发展往往与人类对身体和疾病的科学认识的变迁，有着密切关系。在人类历史最早时期，心与身，被认为是一个统一体。在远古时代，医学是建立在人们对疾病神魔化认识的基础上的，注重祭祀、祈祷、巫术等原始的宗教的方法，故而治疗疾病的人，有"巫师"之称。在古希腊，"医学之父"希波克拉底，把疾病看作是发展着的现象，医师所医治的不仅是病而是患者，改变了当时医学中以巫术和宗教为根据的观念。为了抵制疾病是神赐予的谬说，希波克拉底努力探索人的肌体特征和疾病的成因。经过长期的研究，他终于提出了体液学说。他认为人的肌体是由血液、黏液、黄胆汁和黑胆汁这4种液体组成的。这4种体液在人体内的混合比例是不同的，从而使人具有不同的气质类型：多血质、黏液质、胆汁质和抑郁质。疾病正是有4种液体的不平衡引起的，而体液的失调又是外界因素影响的结果。希波克拉迪认为身心是密不可分的，他主张在治疗上注意患者的个性特征、环境因素和生活方式对患病的影响。

双心医学是一门由心脏病学与心理医学交叉并综合形成的学科，是心身医学的重要分支，主要研究心理疾患与心脏病之间的相关性，既研究人的情绪与心血管系统之间的深层联系，以及控制这些心理问题对心血管疾病转归的影响，也称为心理心脏病学或精神心脏病学。1818年，德国精神病学家Heinroth教授首先提出心身疾病的概念。

针对冠心病发病和疾病发展中心理因素，特别是情绪因素的作用，提出以下冠心病患者的自我心理调节方法。

一、改变A型性格

国内外的研究都证明，A型性格的人冠心病的发病率高。A型性格的特征主要有两个：一是竞争性强，二是时间紧迫感过强。因此，改变A型性格，改变竞争性过强、时间紧迫感过强是冠心病患者自我心理调节的重要手段。中国有句俗话："江山易改，本性难移"。说的是已形成了的性格改变起来困难，但不是说不能改变。有一些具有A型性格特点的人，通过心理训练，使A型性格得以成功改变。一些患冠心病的患者，其A型性格通过心理方法训练也得到了改变。冠心病患者具有A型性格的人，首先要树立信念：A型性格是可以改变的。有了这样一个信念，就为A型性格的改变奠定了心理基础。具有A型性格的冠心病患者，首先要意识到改变A型性格对治疗冠心病的重要意义。A型性格，不仅得冠心病的机会多，而且得了之后复发的机会多，而且死亡率高。

怎么改变A型性格呢？现提出如下措施：

1. 工作目标要适当　A型性格的人，雄心勃勃，具有强烈的竞争性，在确定工作目标时，往往有超越自己力量的可能。故容易受到挫折，而产生强烈的情绪反应。

目标适当，经过一定的努力，能够达到，会获得工作成功的喜悦感，体现出人生的价值。提高情绪的愉快度，有利于心理健康和身体健康。

2. 不要盲目与别人攀比　每一个人都有每一个人的特点，每一个人的成功都有他的机遇条件和成功的心理素质。因此，不要盲目与别的成功者攀比。关键在于发挥自己的长处，扬长避短，追求成功。要针对自己的特长，创造条件，充分发挥它，就会获得自己真正的成功。人不可能事事都成功，如果自己事事都追求成功，就一定会受到挫折。

3. 时间安排要有余地　要想改变A型性格，一定要有生活与工作的时间安排。不仅要有一个星期、一个月的大体安排，更要有每天的具体安排。每天的安排最好写在记事本上，上午、下午、晚上都要安排好。安排还要留有余地，不要把时间排得满满的。A型性格的人，按时间安排去工作与生活，就会建立新的、有利于心身健康的生活节律。这种生活节律，会使A型性格的人有节奏地、富有成效地工作与生活。不但提高了工作效率，而且使身心得到适当的调整。

4. 要改变与人交谈的习惯　A型性格的人，与人交谈常常是自己连续不断地讲，讲得很快，声音很大，使别人很难讲上话。当别人进话时，经常打断对方的话。这样容易引起对方的不满。尽管有时表面上对方反应不是太明显，但对方的心理距离已经增大了，双方不易建立交往的感情。这对A型性格的人，想得到人间的温暖和关怀就很不利。

5. 学会气功　研究证明，中国传统气功对于改变A型性格颇有效果。有研究表明：练气功一组的人群中A型性格者所占的百分数大大小于不练功一组A型性格者所占的百分数。调查研究发现：一位A型性格的人，脾气急躁，点火就着，经常在家里与老伴争吵。练气功后三个月，脾气大变，变得很温和，与老伴也不吵嘴了。老伴风趣地说："气功使我们家庭和睦了。"

二、知足常乐

不少冠心病患者的好胜心很强，事事要走在前面，而在现实生活中往往不太可能。因此不可避免要遭到挫折，引起很大的情绪反应，在一定条件下，使体内产生有害的化学物质，诱发冠心病发作。因此冠心病患者要知足常乐，要正确评价自己的身体条件和自己的能力，不要脱离自身条件去追求通过自己的努力达不到的目标。冠心病患者在冠心病发作期，一定要避免体力劳动和紧张的脑力劳动。一位企业家心肌梗死，还不忘一笔生意，在床上用手机联系工作，造成病情进一步发展。

三、避免情绪过于激动

一些冠心病患者由于情绪过于激动而诱发冠心病发作。经常保持情绪稳定，避免情绪过于激动，是有效防止冠心病发作的一项重要措施。在生活中，人的情绪总是有所变化的。但力求情绪变化不要过于激烈，情绪变化后要尽早恢复平静。为了避免冠心病患者情绪过于激动，就要加强自身修养，逐步培养乐观、开朗的性格，遭到挫折时要想得开，放得下，坦然对待，减轻心理压力与心理冲突，使情绪变化不过度，避免诱发冠心病发作。一位老年科技人员下海，被他最好的同学骗了，他情绪激动。他对我说："我怎么也想不通，怎么老同学还能骗我。我突然变得衰老，不久就得了心肌梗死。"他还说："得病后，我想开了，市场经济，总会有骗子，不足为奇，情绪也比较平静"。

冠心病是临床高发疾病，患者病理表现为冠状动脉狭窄及闭塞，疾病症状为胸闷、胸痛，冠心病患者在活动后均发生症状加重，导致患者生活质量进一步降低。临床报道显示，冠心病与患者工作压力、生活方式存在联系，冠心病主要是中老年群体常见病，但随着人们生活节奏改变，青年群体也存在发病率增高趋势，社区卫生院接收的冠心病患者一般情况下病情稳定，但多数患者存在焦虑、抑郁等不良心理，因此，在常规对症治疗基础上还需思考综合性心理治疗，从而以心理角度出发，改变患者不良心理状态，让患者能够与社会接触，并提升患者用药依从性，侧面提升疾病治疗有效率。医务人员为患者准备视频教学，让患者反复观看视频人物动作及呼吸方法，比如，保持身体放松，深呼吸、呼气、吸气，进入平静状态，每次训练时间为10分钟，每天训练1次。其次，为患者展开音乐疗法，音乐疗法是临床常见的心理疗法，为患者播放舒缓及悠扬的音乐，使患者焦虑不安的状态改善，并消除患者对疾病及入院的恐惧感，患者可在音乐疗法治疗前准备耳机，医务人员为患者播放对应的音乐，每次音乐疗法干预时间为30分钟。最后，为患者展开心理健康教育：心理疗法的目的是改变患者不良心理状态，语言指导作为心理疗法的重要组成，在治疗过程中，医务人员应当把握患者心理变化，积极与患者沟通，与患者聊一些疾病上的问题或者生活上的问题，建立舒适的医患关系，为患者制订健康教育方案。比如，在疾病健康教育过程中，根据患者对疾病认知情况，医务人员利用视频及PPT等生动的画面为患者展开教育，这种教育方式主要是让不同文化群体均能接受健康教育，能够理解其中的内容，每周让患者进入社区医院接受一次冠心病健康教育讲座，科室医务人员告知患者疾病治疗方案及生活中需关注的问题，潜移默化对患者进行熏陶，让患者树立战胜疾病的信心。教育内容主要是冠心病发生原因及治疗方案、饮食方案、运动方案及用药方案等。在整体综合心理疗法实施过程中，医务人员需规避关注敏感话题，针对负面情绪严重的患者为患者施以转移法及规避法、释放法等联合干预。

综上所述，在冠心病治疗过程中，需秉承人性化管理理念，认识到冠心病与患者情绪的关联，在改善患者情绪后，患者及医务人员已经建立了舒适关系，患者能够听从医务人员指导，积极改变生活方式及饮食方式、心理状态，有足够的信心面对疾病、战胜疾病，提升患者疾病治疗有效率的同时，改善患者生活质量。

附：心身疾病临床常用量表

量表在精神心理问题的诊治过程中发挥着重要的筛查和辅助诊断功能。一个好的量表要求有良好的信度和效度，才能提高问题识别的可靠性和准确性。需要强调的是，量表只是筛查工具，不是诊断工具，对于筛查超过界值分的患者需要进一步临床论断性晤谈才能做出诊断。而且，现有的量表大都从精神科的角度编写，不能很好地反映心内科患者自身的疾病特点，如对患者的躯体症状过分关注面对情结症状关注不足。此外，部分量表并没有严格按照量表的应用原则本土化，进行信度和效度的检验。因此，对于心理疾病的诊断，量表只能作为一个辅助手段，帮助临床医生更好地判断。量表评估的内容主要包括患者的意识水平、注意力、记忆力、心境和情感、语言、知觉等。

一、量表分类

依据其用途可以分为诊断性评定量表、精神症状评定量表和其他量表。

1. 诊断性评定量表　是一类配合诊断标准编制的量表，如CID即复合性国际诊断交谈检查表是目前常用的诊断性精神检查工具，可以根据国际疾病分类第十版（CD-10）做出各类精神障碍的诊断。M.L.N.由Sheehan等开发的一种特定式诊断工具，根据DSM-IV诊断标准做出诊断。

2. 精神症状评定量表 是对一类症状或一组症状进行评估的量表，如汉密尔顿抑郁量表就是围绕抑郁症状的各种表现评估抑郁症状的严重程度及特点。

3. 其他量表 用于特定目的的量表，如生活事件量表，反映被评定者一定时期内所经历的各种生活事件，并评估其对心理状态的影响程度。侧重其他特征的分类还有按照评定方式分为自评量表、他评量表、观察量表、检查量表；智力测验工具可以按照评估对象年龄分为儿童用量表、成人用量表和老年用量表等。

二、常用量表简介

1. 简明国际神经精神访谈（the MIN-intemational Neuropsychiatric interview，MN）由Sheehan等开发的一种特定式诊断工具，具有操作简单、使用方便、费时少的特点。其中文版的信度和效度良好，可以诊断广泛性焦虑、抑郁症等心内科常见的障碍。对抑郁障碍的敏感度为92.2%，特异度为86.0%，阳性测值为84.3%；对焦虑障碍的敏感度为91.2%，特异度为96.3%，阳性预测值为70.3%。目前其抑郁发作、焦虑障碍包括创伤后应激障碍部分已经做了中文的信度和效度检验。

2. 定状自评量表（symptom checklist 90，SCL-90） 是Derogatis于1973年编制，是国外运用最多、最广泛的精神症状评定量表之一。主要适用于成年的神经症、适应障碍及其他轻型精神障碍患者。SCL-90共90个项目，没有反向评分项目，从结构上来说，该量表把90个项目分成9个因子分，包括躯体化、强迫症状、人际关系敏感、抑郁、焦虑、敌对、恐怖、偏执、精神病性，根据犯病症状组成的因子分用轮廓图分析，可以了解各因子的分布趋势和评定结果特征。但是SCL-90需要20分钟左右的填写和评分时间，结果分析也较复杂，在综合性医院受到局限。目前国外在该量表的基础上进一步简化，以满足快速筛查的需求，如SCL-8主要用于筛查患者的抑郁和焦虑问题，在综合医院应用具有良好的诊断价值（表6-1）。

表6-1 症状自评量表（SCL-90）

姓名　　性别　　年龄　　病室　　研究编号　　院号　　评定日期　　第　次评定

问题	选项				
	1	2	3	4	5
	没有	很轻	中等	偏重	严重
1. 头痛					
2. 神经过敏，心中不踏实					
3. 头脑中有不必要的想法或字句盘旋					
4. 头昏或昏倒					
5. 对异性的兴趣减退					

续表

问题	选项				
	1	2	3	4	5
	没有	很轻	中等	偏重	严重
6. 对旁人责备求全					
7. 感到别人能控制您的思想					
8. 责怪别人制造麻烦					
9. 忘记性大					
10. 担心自己的衣饰整齐及仪态的端正					
11. 容易烦恼和激动					
12. 胸痛					
13. 害怕空旷的场所或街道					
14. 感到自己的精力下降，活动减慢					
15. 想结束自己的生命					
16. 听到旁人听不到的声音					
17. 发抖					
18. 感到大多数人都不可信任					
19. 胃口不好					
20. 容易哭泣					
21. 同异性相处时感到害羞不自在					
22. 感到受骗、中了圈套或有人想抓住您					
23. 无缘无故地突然感到害怕					
24. 自己不能控制地大发脾气					
25. 怕单独出门					
26. 经常责怪自己					
27. 腰痛					
28. 感到难以完成任务					
29. 感到孤独					
30. 感到苦闷					
31. 过分担忧					
32. 对事物不感兴趣					
33. 感到害怕					
34. 我的感情容易受到伤害					
35. 旁人能知道您的想法					
36. 感到别人不理解					

续表

问题	选项				
	1	2	3	4	5
	没有	很轻	中等	偏重	严重
37. 感到人们对您不友好，不喜欢您					
38. 做事必须做得很慢以保证做得正确					
39. 心跳得很厉害					
40. 恶心或胃部不舒服					
41. 感到比不上他人					
42. 肌肉酸痛					
43. 感到有人在监视您、谈论您					
44. 难以入睡					
45. 做事必须反复检查					
46. 难以做出决定					
47. 怕乘电车、公共汽车、地铁或火车					
48. 呼吸有困难					
49. 一阵阵发冷或发热					
50. 因为感到害怕而避开某些东西、场合或活动					
51. 脑子变空了					
52. 身体发麻或刺痛					
53. 喉咙有梗死感					
54. 感到前途没有希望					
55. 不能集中注意					
56. 感到身体的某一部分软弱无力					
57. 感到紧张或容易紧张					
58. 感到手或脚发重					
59. 想到死亡的事					
60. 吃得太多					
61. 当别人看着您或谈论您时感到不自在					
62. 有一些不属于您自己的想法					
63. 有想打人或伤害他人的冲动					
64. 醒得太早					
65. 必须反复洗手，点数目或触摸某些东西					
66. 睡得不稳不深					
67. 有想摔坏或破坏东西的冲动					

续表

问题	选项				
	1	2	3	4	5
	没有	很轻	中等	偏重	严重
68. 有一些别人没有的想法或念头					
69. 感到对别人神经过敏					
70. 在商店或电影院等人多的地方感到不自在					
71. 感到任何事情都很困难					
72. 一阵阵恐惧或惊恐					
73. 感到在公共场合吃东西很不舒服					
74. 经常与人争论					
75. 单独一人时神经很紧张					
76. 别人对您的成绩没有做出恰当的评价					
77. 即使和别人在一起也感到孤单					
78. 感到坐立不安心神不定					
79. 感到自己没有什么价值					
80. 感到熟悉的东西变成陌生或不像是真的					
81. 大叫或摔东西					
82. 害怕会在公共场合昏倒					
83. 感到别人想占您的便宜					
84. 为一些有关"性"的想法而害羞					
85. 您认为应该因为自己的过错而受到惩罚					
86. 感到要赶快把事情做完					
87. 感到自己的身体有严重问题					
88. 从未感到和其他人很亲近					
89. 感到自己有罪					
90. 感到自己的脑子有毛病					

注意：表格中列出了有些人可能会有的问题，请仔细阅读每一条，然后根据最近 1 周以内下述情况影响您的实际感觉，在 5 个方格中选择一格，划一个"√"。

3. 焦虑/抑都自评量表（self-rating anxiety scale，SAS/self-rating depression scale，SDS） 是由william WK.Zung分别在1971年和1965年编制的，用于测量焦虑、抑郁状态轻重程度及其治疗过程中变化情况的心理量表，经过几十年的反复使用和验证，是应用相当广泛的自评量表，主要用于疗效评估，不能用于诊断（表6-2，表6-3）。

（1）焦虑：是一种比较普遍的精神体验，长期存在焦虑反应的人易发展为焦虑症。本量表包含20个项目，分为4级评分，请您仔细阅读以下内容，根据最近1周的情况如实回答。

填表说明：所有题目均共用答案，请在A、B、C、D下划"√"，每题限选一个答案。答案：A没有或很少时间；B小部分时间；C相当多时间；D绝大部分或全部时间。

表6-2　焦虑自评量表（SAS）

姓名：　　　　性别：口男　口女

问题	选项			
	A	B	C	D
1. 我觉得比平时容易紧张或着急				
2. 我无缘无故在感到害怕				
3. 我容易心里烦乱或感到惊恐				
4. 我觉得我可能将要发疯				
*5. 我觉得一切都很好				
6. 我手脚发抖打颤				
7. 我因为头痛、颈痛和背痛而苦恼				
8. 我觉得容易衰弱和疲乏				
*9. 我觉得心平气和，并且容易安静坐着				
10. 我觉得心跳得很快				
11. 我因为一阵阵头晕而苦恼				
12. 我有晕倒发作，或觉得要晕倒似的				
*13. 我吸气、呼气都感到很容易				
14. 我的手脚麻木和刺痛				
15. 我因为胃痛和消化不良而苦恼				
16. 我常常要小便				
*17. 我的手脚常常是干燥温暖的				
18. 我脸红发热				
*19. 我容易入睡并且一夜睡得很好				
20. 我做恶梦				

评分标准：正向计分题A、B、C、D按1、2、3、4分计；反向计分题（标注*的题目题号：5、9、13、17、19）按4、3、2、1计分。总分乘以1.25取整数，即得标准分。低于50分者为正常；50～60分者为轻度焦虑；61～70分者为中度焦虑，70分以上者为重度焦虑。

（2）抑郁自评量表（SDS）：包含20个项目，分为4级评分，为保证调查结果的准确性，务请您仔细阅读以下内容，根据最近1周的情况如实回答。

填表说明：所有题目均共用答案，请在A、B、C、D下划"√"，每题限选一个答案。答案：A没有或很少时间；B小部分时间；C相当多时间；D绝大部分或全部时间。

表6-3 抑郁自评量表（SDS）

姓名：　　　　性别：□男　□女

问题	选项			
	A	B	C	D
1. 我觉得闷闷不乐，情绪低沉				
*2. 我觉得一天之中早晨最好				
3. 我一阵阵哭出来或想哭				
4. 我晚上睡眠不好				
*5. 我吃得跟平常一样多				
*6. 我与异性密切接触时和以往一样感到愉快				
7. 我发觉我的体重在下降				
8. 我有便秘的苦恼				
9. 我心跳比平时快				
10. 我无缘无故地感到疲乏				
*11. 我的头脑跟平常一样清楚				
*12. 我觉得经常做的事情并没有困难				
13. 我觉得不安而平静不下来				
*14. 我对将来抱有希望				
15. 我比平常容易生气激动				
*16. 我觉得做出决定是容易的				
*17. 我觉得自己是个有用的人，有人需要我				
*18. 我的生活过得很有意思				
19. 我认为如果我死了别人会生活得更好些				
*20. 平常感兴趣的事我仍然感兴趣				

评分标准：正向计分题A、B、C、D按1、2、3、4分计；反向计分题（标注*的题目，题号：2、5、6、11、12、14、16、17、18、20）按4、3、2、1计分。总分乘以1.25取整数，即得标准分。低于50分者为正常；50～60分者为轻度抑郁；61～70分者为中度抑郁，70分以上者为重度抑郁。

4. 综合性医院焦虑抑郁量表（hospital anxiety and depression scale，HAD） 由diamond AS与Snaith RP于1983年编制，挪威在1995—1997年做的大型流行病学调查得出该表适用于普通人群中焦虑抑郁的筛查。叶维菲于1993年翻译并引进该量表，在综合性医院测试得出9分作为焦虑抑郁的临界值具有较好的敏感度和特异度。该表优点是共14个项目，包含焦虑（A）、抑郁（D）两个因子分，平均测试时间仅为5分钟，在综合性医院应用较为便捷快速（表6-4）。

表6-4　综合性医院焦虑抑郁量表（HAD）

问题	选项	评分
1. 我感到紧张（或痛苦）（A）	根本没有	0
	有时	1
	大多数时间	2
	几乎所有时候	3
2. 我对以往感兴趣的事情还是有兴趣（D）	肯定一样	0
	不像以前那样多	1
	只有一点	2
	基本上没有了	3
3. 我感到有点害怕好像预感到有什么可怕事情要发生（A）	根本没有	0
	有一点，但并不使我苦恼	1
	是有，但并不太严重	2
	非常肯定和十分严重	3
4. 我能够哈哈大笑，并看到事物好的一面（D）	我经常这样	0
	现在已经不大这样了	1
	现在肯定是不太多了	2
	根本没有	3
5. 我的心中充满烦恼（A）	偶然如此	0
	时时，但不经常	1
	常常如此	2
	大多数时间	3
6. 我感到愉快（D）	大多数	0
	有时	1
	并不经常	2
	根本没有	3
7. 我能够安逸而轻松地坐着（A）	肯定	0
	经常	1
	并不经常	2
	根本设有	3
8. 我对自己的仪容（打扮自己）失去兴趣（D）	我可能不是非常关心	1
	我仍像以往一样关心	0
	并不像我应该做到的那样关心	2
	肯定	3

续表

问题	选项	评分
9. 我有点坐立不安, 好像感到要活动不可（A）	根本没有	0
	并不很多	1
	是不少	2
	确实非常多	3
10. 我对一切都是乐观地向前看（D）	差不多是这样做的	0
	并不完全是这样做的	1
	很少这样做	2
	几乎从来不这样做	3
11. 我突然发现恐慌感（A）	根本没有	0
	并非经常	1
	时常	2
	确实很经常	3
12. 我好像感到情绪在渐渐低落（D）	根本没有	0
	有时	1
	很经常	2
	几乎所有时间	3
13. 我感到有点害怕, 难以静下心来（A）	根本没有	0
	有时	1
	很经常	2
	非常经常	3
14. 我能欣赏一本好书或一项好的广播或电视节目（D）	常常	0
	有时	1
	并非经常	2
	很少	3

5. 患者健康问卷抑郁量表（the patient health questionnaire-9，PHQ-9）　是一个简明、自我评定的工具，常被广泛应用于基层医疗单位有关精神障碍的诊断。与其他诊断工具不同，PHQ-9是基于DSM-Ⅳ的诊断标准而修订的，主要包括抑郁、焦虑、物质滥用、饮食障碍及躯体化障碍五大部分。PHQ-9是其中关于抑郁的一个量表。共分2个部分，第一部分有9个条目即9个抑郁症状组成，第二部分仅1个条目，是关于其社会功能受损情况的调查。第一部分每个条目的分值如下：0＝一点没有，1＝有几天，2＝超过一周，3＝几乎每天都是；第二部分的分值如下：0＝没有困难，1＝有些困难，2＝非常

困难，3＝极其困难。徐勇等通过对社区老年人群的应用，发现其对抑郁障碍诊断的敏感度为88%，特异度为99%（表6-5）。

表6-5　PHQ-9量表

姓名　　　性别　　　年龄　　　日期
在过去的 2 周内，以下情况烦扰您有多频繁?

问题	选项			
	0	1	2	3
	完全没有	好几天	超过一半	几乎每天
1. 没有兴趣或没有乐趣做事情				
2. 感到情绪低落、沮丧，或生活没有希望				
3. 难入睡。或容易醒，或睡得过多				
4. 感到疲乏或没有精力				
5. 胃口差或吃得过多				
6. 觉得自己很差，或是个失败者，或让自己家人失望				
7. 很难集中精神做事情，如看报纸或看电视				
8. 别人注意到你的动作或说话很缓或相反，你变得比平时更心情烦躁				
9. 坐立不安、过动				
10. 有过或者还不如死了好或以某种方式伤害自己的想法				

6. 广泛性焦虑评定量表（generalized anxiety disorder-7，GAD-7）　由Robert L.spitzer博士Janet B.W.Williams博士、Kurt Kroenke博士和同事用Pfizer Lnc提供的教育基金设计。用于测量焦虑的自评量表，本量表共7个条目。每个条目的分值如下：0＝没有，1＝有几天，2＝一半以上时间，3＝几乎天天。结果分析：0～4分为没有广泛性焦虑，5～9分为轻度广泛性焦虑，10～14分为中度广泛性焦虑，15～21分为重度广泛性焦虑。何筱衍等在综合医院普通门诊患者中应用，具有较好的信度和效度（表6-6）。

7. 西雅图心绞痛问卷（seattle angina questionnaire，SAQ）　由美国学者Spertus等设计的，针对冠心病的特异功能状态及生活质量的测量工具，由医生进行测评。本量表分为5大项16个条目；躯体活动受限程度（问题1），心绞痛稳定状态（问题2），心绞痛发作情况（问题3、4），治疗满意程度（问题5～8），疾病认识程度（问题9-11），逐项评分，总分为100分，评分越高，患者生活质量及机体功能状态越好。尽管国内有研究加以应用，但尚没有信效度的评估（表6-7）。

表6-6　GAD-7焦虑症调查量表

姓名　　　日期

在过去的2周里，你生活中以下症状出现的频率有多少？

问题	选项			
	0	1	2	3
	没有	有几天	一半以上时间	几乎天天
1. 感到不安、担心及烦躁				
2. 不能停止或无法控制担心				
3. 对各种各样的事情担忧过多				
4. 很紧张，很难放松下来				
5. 非常焦躁，以致无法静坐				
6. 变得容易烦恼或易被激怒				
7. 感到好像有什么可怕的事会发生				

表6-7　西雅图心绞痛量表

1. 在过去的1周内，由于胸痛、胸部紧榨感和心痛所致下列各项受限程度：

项目	重度受限	中度受限	轻度受限	稍受限	不受限	因其他原因受限
自行穿衣						
室内散步						
淋浴						
爬小山或上一段楼梯（不停）						
户外活动或提携杂物						
轻快步行一条街段						
慢跑						
提起成移动重物						
剧烈运动（如游泳和打网球）						

2. 与4周前比较，做最大强度的活动时，胸痛、胸部紧榨感和心绞痛的发作情况：

明显增加□　　轻微增加□　　相同□　　轻减少□　　明显减少□

3. 过去4周内，胸痛、胸紧榨感和心绞痛的平均发作次数：

≥4次/日□　　1～3次/日□　　1～3次/周□　　1～2次/周□　　＜1次/周□ 无发作□

4. 过去4周内，因胸痛、胸紧榨感和心绞痛服用硝基药物（如硝酸甘油）平均次数：

≥4次/日□　1～3次/日□　　1～3次/周□　　1～2次/周□　　＜1次/周□　　未使用□

5. 因胸痛、胸部紧榨感和心绞痛遵医嘱服药带来的烦恼：

严重□	中度□	轻□	极少□	无□	医生来给药□

6. 对治疗胸痛、胸部紧榨感和心绞痛的各种措施的满意程度：

不满意□　　大部分不满意□　　部分满意□　　大部分满意□　　高度满意□

7. 对医生就胸痛、胸部紧榨感和心绞痛的解释满意程度：

不满意□　　大部分不满意□　　部分满意□　　大部分满意□　　高度满意□

8. 总的来说，对目前胸痛、胸部紧榨感和心绞痛的治疗满意程度：

不满意□　　大部分不满意□　　部分满意□　　大部分满意□　　高度满意□

9. 过去1周内，因胸痛、胸部紧榨感和心绞痛影响生活乐趣的程度：

严重□　　中度□　　轻微□　　极少□　　无影响□

10. 在您的未来生活中如果还有胸痛、胸部紧榨感和心绞痛，您会感觉怎样？

不满意□　　大部分不满意□　　部分满意□　　大部分满意□　　高度满意□

11. 对心脏病发作和突然死亡的担心程度：

一直担心□　　经常担心□　　有时担心□　　很少担心□　　绝不担心□

8. 汉密尔顿抑郁量表（hamilton depression scale，HAMD）　由Hamilton于1960年编制，是临床上评定抑郁状态时应用得最为普遍的量表，具有较高信度和效度，是其他抑郁量表平行效度检验的金标准。HAMD分为17项、21项和24项3个版本，以总分和因子分反映抑郁的严重程度。共分为7类因子：焦虑躯体化、体重、认知障碍、日夜变化、阻滞、睡眠障碍、绝望感。整个量表的评估需15~20分钟。

9. 汉密尔顿焦虑量表（hamilton anxiety scale，HAMA）　由Hamilton于1959年编制，是最经典的焦虑评估量表，共14项，以总分和躯体性焦虑和精神性焦虑两因子分反映抑郁严重程度和特征。该表为他评量表，评估时间需15~20分钟。特别需要提醒注意的是，需要受过专门培训，进行过一致性检验的评分者才可靠。如果是没有进行过专业训练，望文生义式的评分，还不如直接记录一段患者感受更可靠。

10. 简明智力状态检查表（mini mental state examination，MMSE）　由Folstein编制于1975年，是最具影响的认知筛查工具，是痴呆严重程度诊断参照。MMSE共30项，每项1分，包括定向力（10分）、记忆力（3分）、注意力和计算力（5分）、回忆能力（3分）、语言能力（9分），为检查评定，评估时间约10分钟。

11. 惊恐障碍严重程度进行评价的量表（panic disorder severity scale，PDSS）　按惊恐障碍的特点，分发作频度、患者不适感受、预期性焦虑、场所恐惧与回避、对内部感受的恐惧与回避、工作损害/痛苦、社交损害/痛苦等7个方面，每方面一个问题，有经过（半天）短暂培训的专业人员进行0~4打分。最后以总分标定惊恐障碍的严重程度，同时也可反映不同方面的严重程度。到2001年已经有6种语言的版本，都进行过心理测量学评价和临床效度检验，只是还没有中文版，国内有意研究惊恐障碍者可以引进。

12. 生活质量评估量表　世界卫生组织与健康有关生活质量测定表100项（the world health organization quality of life-100，WHOQOI-100）是用于测量个体与健康有关的生活质量的国际性量表。包含100项，覆盖了生活质量有关的6个领域和24个方面，具有较好的信度、效度。健康状况调查问卷SF-36（short form-36，SF-36），共有36个条目，涉及躯体健康和精神健康两个方面，是目前国际上最为常用的生命质量标准化测量工具之一。

13. 人格特质测评量表　评估人格特征影响精神行为表现。常用的是：①卡特尔16种人格因素测验（catteii the sixteen personality pactor text or questionnaire，16PF）是以因素分析统计法确定和编制而成的一种人格特质测验，具有较高的信度和效度。测验约需45分钟，具有相当于初三以上文化程度的人都可以使用；②明尼苏达多项人格测查（minnesota multiphasic personality inventory，MMPI）是迄今应用极广、颇具权威的问卷式人格测验。用于正常人群和精神患者的测评。MMPI测试题目较多，共556个问题，分为14个分量表。测查时间约1小时；③艾森克人格问卷（eysenck personality questionnaire，EPQ）由Eysenck于1952年编制，1975年正式成形。为自评量表，用于评定个体的人格维度。测验包括内外向、情绪稳定性（神经质）、精神质（倔强性）三个人格维度量表和一个掩饰效度量表。龚耀先1984年修订的成人版年龄为16~60岁。原版共101个条目，修订版88个条目。按"是""否"作答记分。EPQ的神经质维度与某些功能性主诉及其预后有关。上述测验均有计算机操作版本。

14. 我国专家自行设计的躯体化症状自评量表，虽然此量表仍有争议，但在综合医院非精神科专业应用广泛，可大大缩短患者门诊就诊时间（表6-8）。

表6-8　躯体化症状自评量表

（Somatic Self-rating Scale）

姓名＿＿＿＿＿　性别＿＿＿＿＿　年龄＿＿＿＿＿　评定日期＿＿＿＿＿＿　电话＿＿＿＿＿
受教育程度＿＿＿＿＿　职业＿＿＿＿　病程＿＿＿＿　所用药物＿＿＿＿＿＿＿＿
您发病过程中可能存在下列各种症状，如果医生能确切了解您的这些疾病症状，就能给您更多的帮助，对您的治疗有积极影响。请您阅读以下各栏后，根据您发病过程中的实际情况选择对应的分值。

◆没有：发病或不舒服时，没有出现该症状
◆轻度：发病或不舒服时，有该症状但不影响日常生活
◆中度：发病或不舒服时，有该症状且希望减轻或治愈
◆重度：发病或不舒服时，有该症状且严重影响日常生活

发病时存在的症状	没有	轻度	中度	重度
头晕、头痛	1	2	3	4

续表

睡眠障碍（入睡困难、多梦、易惊醒、早醒、失眠）	1	2	3	4
易疲劳乏力	1	2	3	4
情绪不佳、兴趣减退	1	2	3	4
心血管症状（心慌、胸闷、胸痛、气短）	1	2	3	4
易紧张不安或担忧害怕	1	2	3	4
易产生消极想法、多思多虑	1	2	3	4
记忆力减退、注意力下降	1	2	3	4
胃肠道症状（腹胀、腹痛、食欲下降、便秘、腹泻、口干、恶心）	1	2	3	4
肌肉酸痛（颈部、肩部、腰部、背部）	1	2	3	4
易伤心哭泣	1	2	3	4
手脚或身体某部发麻、刺痛、抽搐	1	2	3	4
视物模糊	1	2	3	4
易激动烦躁、对声音过敏	1	2	3	4
强迫感（强迫思维、强迫行为）	1	2	3	4
肢体易出汗颤抖或忽冷忽热	1	2	3	4
经常会担心自己生病	1	2	3	4
呼吸困难、喜大叹气	1	2	3	4
咽部不适、喉咙有阻塞感	1	2	3	4
易尿频、尿急	1	2	3	4

得分：＿＿＿＿＿＿＿

如果能让医生充分了解您的情绪和相应的躯体化症状，他们就能做出正确的判断，从而更好地缓解您的病痛。本量表是专门设计用来检查患者发病过程中可能存在的情绪问题及相应的躯体化症状，所选项目分值相加，如大于 30 分，则需要考虑就诊治疗。

三、量表应用中注意的问题

量表在临床应用中，要严格按照手册规定的步骤实施，对量表的评定时间、评定内容的范围以及测查场地和测查人员等均有一定要求。选择量表时要注意防止滥用评定量表，评定量表应用合理，不仅可以节省受评者的精力，而且具有维持较高专业声誉的意义。甚至有时临床上有实施测评的需要，但受评者健康状况不允许，或者评定者和受评者之间未建立友好信任关系，暂时也不宜进行评定。还应注意到量表的社会、文化经济背景对量表使用的效果影响，尤其近年来引进的一些国外编制的评定量表，一些内容与我国文化背景不相符合，应修订后方能使用，尽量选择适合我国国情的量表。由于量表作为一种间接性的心理评估工具，且受其信度和效度的影响，其结果可能有一定偏差，提供的结论仅供参考，仍需根据精神症状学标准进行诊断。

（张杰波）

参考文献

[1]李国诗，潘枚霞，朱东杰.柴胡疏肝散合酸枣仁汤治疗冠心病的疗效及其对心理状态和心功能的影响[J].临床合理用药杂志，2023，16（12）：44-46.

[2]张涵博，韩红亚，马涵英，等.冠心病合并抑郁的生物学与社会心理行为机制研究进展[J].心肺血管病杂志，2023，42（2）：175-178.

[3]刘志新，刘琼，王静.循证情志护理模式对老年高血压合并冠心病病人心理状态及治疗依从性的影响[J].护理研究，2023，37（9）：1682-1685.

[4]杨菊贤.冠心病的心理康复治疗[J].实用医学杂志，2000，16（2）：2.DOI:10.3969/j.issn.1006-5725.2000.02.002.

[5]陈娓，李予文，娄百玉，等.冠心病介入治疗患者情绪障碍及心理干预研究[J].中国行为医学科学，2004，13（2）：2.DOI:10.3760/cma.j.issn.1674-6554.2004.02.020.

[6]朱小茼，杨绍清，黄宇玲，等.心理干预对老年冠心病患者身心康复的影响[J].中国老年学杂志，2010，030（007）：976-977.DOI:10.3969/j.issn.1005-9202.2010.07.048.

[7]王志军，王伟，周建芝，等.冠心病患者心理抑郁状态及其对预后的影响[J].中国全科医学，2015，18（26）：5.DOI:10.3969/j.issn.1007-9572.2015.26.006.

第七章
冠心病与肝肾功能不全

第一节　冠心病与慢性肾病

慢性肾脏疾病（CKD）是冠状动脉疾病（CAD）的主要危险因素。除了暴露于糖尿病、高血压等传统CAD危险因素的高患病率外，CKD患者还暴露于其他非传统的尿毒症相关心血管疾病危险因素，包括炎症、氧化应激和钙磷代谢异常等，可能会加速冠状动脉病变的进展。CKD和终末期肾脏疾病（ESKD）不仅增加了冠心病的风险，而且改变了其临床表现和主要症状。由于CKD患者在干预期间可能出现合并症和潜在的不良反应，CAD的管理很复杂。

一、慢性肾病的定义

慢性肾病（CKD）是全球性公共卫生问题。2017年，《上海慢性肾脏病筛查诊断及防治指南》，将慢性肾脏病定义为：肾脏结构或功能异常＞3个月，并明确出现以下任一指标超过3个月时可诊断为CKD：①白蛋白尿［尿白蛋白排泄率≥30mg/24h；尿白蛋白/肌酐比值≥30mg/g（或≥3mg/mmol）］；②尿沉渣异常；③肾小管相关疾病；④组织学异常；⑤影像学所见结构异常；⑥肾移植病史；⑦估计肾小球滤过率（eGFR）<60ml/（min·$1.73m^2$）。

注：CKD分期：1期：eGFR≥90ml/（min·$1.73m^2$）（有肾损伤的证据，如白蛋白尿）；2期：60ml/（min·$1.73m^2$）≤eGFR<90ml/（min·$1.73m^2$）（有肾损伤的证据，如白蛋白尿）；3a期：45ml/（min·$1.73m^2$）≤eGFR<60ml/（min·$1.73m^2$）；3b期：30ml/（min·$1.73m^2$）≤eGFR<45ml/（min·$1.73m^2$）；4期：15ml/（min·$1.73m^2$）≤eGFR<30ml/（min·$1.73m^2$）；5期：eGFR<15ml/（min·$1.73m^2$）。

二、流行病学、临床表现和风险预测

1. 流行病学　相关数据表明，CKD的全球患病率估计为14.9%，并且有逐年增加趋势。流行病学研究发现，人群中约有8%的人（尤其是老年人）存在慢性肾脏功能减

退。具有相关危险因素（如高血压、糖尿病、心血管疾病等）的高危人群患病率高达36.1%。美国2017年肾脏数据系统（USRDS）年报显示全美超过12.5%人口患有CKD。我国2012年发表的数据显示，18周岁以上人群CKD患病率为10.8%，患病人数已经超过1亿。心血管疾病是CKD患者发病和死亡的主要原因。即使校正了已知的冠心病危险因素，包括糖尿病和高血压，死亡风险也会随着CKD的恶化而逐渐增加。当eGFR低于60ml/（min·1.73m^2）时，发生CAD的概率线性增加，CKD分期为G3a至G4［15～60ml/（min·1.73m^2）］的患者与非CKD患者相比，心血管疾病死亡风险分别约为两倍和三倍。CKD患者以出现白蛋白尿、eGFR降低和肾衰竭等症状为特征，是心血管疾病的高危人群。CKD伴心血管疾病患者的死亡率是普通人群的10～30倍。

我国的研究也发现，中国CAD患者中约有三分之一伴有CKD；在伴有CKD的冠心病患者中，随着年龄的增加其肾功能明显下降。REGARDS队列研究发现，伴有CKD的3276例患者发生急性心肌梗死的比例高达21.4%，明显高于此队列人群的平均值（8.3%）。近期对REGARDS试验中3938例年龄大于45岁冠心病患者的队列研究也发现，与伴有糖尿病、代谢综合征及吸烟的患者相比，CKD患者的CAD发生率和全因病死率均明显增高。另外一项研究也发现，CKD患者发生心肌梗死的危险比为3.74。日本的一项多中心研究（J-ACCESS）结果表明，CKD与糖尿病患者的主要心血管事件发生率基本一致。根据我国肾脏病数据网络的统计，高达27.8% CKD住院患者同时合并心血管疾病，其中CAD比例最高，为18.2%。

即使轻微的eGFR下降也与冠心病发病和不良预后相关。Hoorn试验通过8.74年随访了631例50～75岁人群中轻微肾损害与心血管疾病发病及病死率的关系，结果显示，在16.8～116.9ml/（min·1.73m^2），eGFR每降低5ml/（min·1.73m^2），心血管疾病死亡危险增加26%，即eGFR从90ml/（min·1.73m^2）降至60ml/（min·1.73m^2），心血管疾病死亡危险增加4倍。同时，CKD是CAD血运重建后不良预后的危险因素。不管是急性心肌梗死急诊经皮冠状动脉介入治疗（PCI）还是稳定性CAD血运重建患者，CKD都是围术期、术后短期和长期预后不良的危险因素。一项大型的随访研究中，平均2.84年的随访显示，与eGFR≥60的患者相比，eGFR每降低15个单位，心血管事件（冠状动脉疾病、心力衰竭、脑卒中或外周动脉疾病）和全因死亡的发生率呈显著增加。

基于这些证据，2016年欧洲心血管病预防指南已经把eGFR 30～59ml/（min·1.73m^2）的中度CKD患者列为心血管病高危人群，把eGFR<30ml/（min·1.73m^2）的重度CKD患者列为很高危人群。

发表于Circulation杂志的美国NCDR-ACTION研究数据显示，30.5%的STEMI患者有合并CKD，NSTEMI患者出现合并CKD的比例为42.9%。同时，随患者肾功能不全程度的加重，各类心肌梗死的院内死亡风险均显著增加。STEMI合并CKD的发生率有明显的性别和年龄差异，以女性和高龄人群更为高危。

2. 临床表现　CKD和ESKD改变了CAD的临床表现和主要症状，常表现为"少症状"。患有急性心肌梗死的CKD G3a及其以上患者中，只有44%存在胸部、手臂、肩部或颈部疼痛，更多地表现为呼吸困难，而肾功能正常的患者中，典型心绞痛的比例为72%。同样，透析患者中仅44%的急性心肌梗死表现为胸痛，而非透析患者的这一比例为68%。因此，对CKD患者合并冠状动脉综合征的识别需要认识到心肌缺血表现的非典型性，对表现为呼吸困难或疲劳等症状者需高度怀疑是心绞痛。ESKD患者功能状态差，可能进一步限制心绞痛表达。最后，透析患者所特有的血液透析特异性综合征（透析中低血压和心肌梗死）与死亡率相关。

如果作为CAD的初始临床表现，CKD患者更可能出现急性心肌梗死，而不是稳定劳累型心绞痛，并且更可能是急性非ST段抬高型心肌梗死（NSTEMI），而不是急性ST段抬高型心肌梗死（STEMI），而且NSTEMI表现体现在冠脉血流供需不匹配、缺血预处理、血管侧支以及左心室肥厚心电图改变的高发病率。此外，合并斑块破裂导致血栓栓塞的可能较少。在ESKD中猝死特别常见，可能是因为血容量、电解质和药物浓度的变化引发心肌病（左心室肥厚和心力衰竭）患者的心律失常。随着eGFR的下降，非动脉粥样硬化事件在心血管疾病事件中所占比例更高。而肾移植后，随着代谢状态改善，尿毒症逆转，体液平衡恢复正常，患者猝死和心力衰竭的风险降低。

冠状动脉钙化在CKD患者中普遍存在，尽管其预后价值与普通人群相似，但随着CKD的恶化，冠状动脉钙化的进展速度更快。同样，各种循环生物标志物的预后意义，如C反应蛋白、心肌肌钙蛋白和利钠肽，也与普通人群相似。

三、慢性肾病伴发冠心病的原因及病理学、病理生理学

1. 慢性肾病伴发冠心病的原因　冠心病传统危险因素、非传统危险因素和最优化药物治疗不足是慢性肾病促进冠心病发病和进展的三大原因。

（1）传统危险因素：CKD患者中，传统的冠心病危险因素（例如高血压、高脂血症、糖尿病、吸烟等）等合并症的比例显著高于普通人群，这些危险因素不仅反过来促进肾功能的恶化，同时也是CAD的重要危险因素。多种危险因素的叠加作用显著强于单个危险因素的促动脉粥样硬化作用。

CKD高血压发病率可达60% ~ 100%，影响较普通人群更严重，加上这些患者还存在同型半胱氨酸增高、氧化应激、脂代谢紊乱和炎症标志物升高，以及钙磷代谢异常，使血管重构和顺应性降低，促进动脉粥样硬化的形成。

脂代谢紊乱在CKD患者多见，表现为低密度脂蛋白、极低密度脂蛋白和三酰甘油升高及高密度脂蛋白降低。不伴有肾病综合征的CKD患者中30%总胆固醇升高，伴有肾病

综合征的CKD患者总胆固醇升高达90%，而普通人群仅约为20%。小而密脂蛋白和氧化低密度脂蛋白胆固醇可显著增加冠心病发病风险。

许多研究显示微白蛋白尿是糖尿病心血管疾病不良预后的危险因子，HOPE研究中，糖尿病伴微白蛋白尿者的心肌梗死、脑卒中、心血管疾病病死率和全因病死率分别为糖尿病不伴微白蛋白尿患者的1.97倍和2.15倍。临床研究发现，糖尿病患者出现微量白蛋白尿时，往往伴有脂代谢紊乱、血糖控制不良、高血压、颈动脉内膜增厚、左心室肥厚和各种类型的冠心病。微量白蛋白尿导致糖尿病患者不良预后可能的原因有：传统冠心病危险因子发生率高，内皮功能障碍、血管通透性增加，凝血纤溶系统异常以及炎症反应。

（2）非传统危险因素：CKD患者传统致冠心病的危险因素的增加并不能完全解释CKD冠心病的高发病率，致冠心病的非传统危险因素同样值得关注。这些非传统危险因素包括钙磷代谢紊乱、肾毒素蓄积、内皮功能失调、水电解质紊乱等。非传统危险因子的存在，使CKD病理生理状态变得复杂，也使CKD患者血管病变具有独特地特征。钙磷代谢紊乱和炎症效应等促使CKD患者血管僵硬度较肾功能正常者显著增加，也使CKD患者血管病变更容易出现中膜钙化和局灶性钙化，增加病变治疗难度，影响远期预后。尿毒素蓄积通过多种机制损伤内皮细胞，抑制内皮损伤修复机制，促进炎症细胞活性，促进动脉粥样硬化进展。炎症反应致动脉粥样硬化作用也已阐明，ESRD患者往往伴有全身炎症激活和氧化应激，在非透析患者发生的炎症激活和氧化应激程度随肾功能恶化而加重。Shlipak等分析5808例＞65岁心血管健康研究人群发现，轻度肾功能不全患者多伴有CRP、白介素-6、纤溶酶原、因子Ⅶ、Ⅷ等炎症和凝血因子活性增加，而这些炎症和凝血因子与CAD密切相关。

（3）最优化药物治疗不足：由于担心出血、肾功能恶化及预后不良风险增加，临床上CKD患者抗血小板药物、β受体阻滞剂、ACEI、溶栓药物和介入治疗应用相对不足。CKD患者得到最优药物治疗的比例显著小于一般人群。

2. 慢性肾病伴发冠心病的机制　心血管疾病是CKD的常见并发症，也是CKD患者主要死亡原因之一。因此，预防CKD患者的心血管疾病进展至关重要。心血管疾病的病程进展机制非常复杂。CAD和心肌损伤是导致心血管疾病发生的重要因素，阐明其发病机制对于改善CKD患者的预后是至关重要的。根据目前的临床和实验证据，CKD患者心血管疾病的特点和可能的病理生理机制，如图7-1所示。

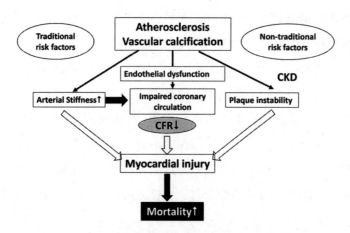

图7-1 CKD患者心血管疾病的可能的病理生理机制

3. 病理学和病理生理学　随着eGFR的下降，CAD发生率增加，同时冠状动脉疾病、动脉硬化、微血管疾病、左心室肥厚、心肌纤维化的发生率也增加。CKD的心血管异常与传统（如糖尿病和高血压）和非传统CKD相关心血管疾病危险因素（如矿物质和骨病异常、贫血、炎症和氧化应激）以及透析相关因素（透析类型和频率以及透析液组成）相关。血管钙化也随着eGFR的下降而增加，并与ESKD患者的死亡率相关；大血管内膜下和中膜钙化都与全因死亡率和心血管死亡率相关。

尸检病理研究表明，CKD患者与非CKD患者相比，有更严重的动脉粥样硬化斑块和更高的动脉粥样硬化钙化病变患病率。然而，CKD患者似乎只有局限的冠状动脉内膜钙化。其他研究表明，与非肾脏对照病例相比，CKD患者冠状动脉炎性斑块更多。

四、CKD患者CAD的特征

CAD是CKD患者心血管疾病的重要病理生理表现之一。美国有研究表明，14527例AMI患者的平均eGFR为（70 ± 21）ml/（min·1.73m²），其中33.6%的患者有CKD。加拿大的一项队列分析研究表明，CKD患者的AMI发生率明显高于糖尿病患者。因此，CKD的存在是冠状动脉疾病的一个关键问题。

1. 冠状动脉内皮功能障碍　CAD和心肌损伤是导致心血管疾病发生的重要因素。内皮功能障碍是动脉粥样硬化的第一步，白蛋白尿被认为与内皮功能紊乱有关。此外，除了肾功能下降，白蛋白尿与心血管疾病风险增加也有关。冠状动脉血流量通常会随着心肌供氧量的增加而从静息水平自动增加到峰值水平。冠状动脉血流量的这种变化被认为是冠状动脉血流储备（CFR）。有研究表明，在没有明显冠状动脉狭窄的高血压患者中，CFR与eGFR显著相关，并且CFR和eGFR与不对称的二聚体Largine（ADMA）显著相关，后者是内源性的一氧化氮合酶竞争性抑制剂，因此，ADMA增加后局部NO产生减少，可能导致肾脏和心脏微循环受损，特别是在CKD中。

2. CKD患者的冠状动脉钙化　冠状动脉疾病的另一个重要表现是冠状动脉钙化（CAC）。血管钙化是一种重要的病理生理状态，特别是对CKD患者，它影响冠状动脉粥样硬化斑块的稳定性。肾功能下降是CAC的一个重要危险因素，据报道，随着肾功能的恶化，严重CAC的患病率增加。根据血管钙化形成的机制，有两种类型的血管钙化：一种机制是发生在动脉内膜层的动脉粥样硬化，另一种机制是发生在动脉中膜层的动脉硬化。两者在CKD患者中均有出现，但以后者为主。随着CKD阶段的进展，CAC是一个非常重要的临床问题，特别是在CKD 5d阶段（透析患者）。另有研究评估了CKD冠状动脉病变的组成，结果显示，ESKD患者坏死核心和致密钙离子的百分比明显增加，钙化病变尤其突出。

对普通人群的病理学和放射学研究表明，冠状动脉钙化或"微小"或"大量"。微小钙化主要发生在年轻患者中，尤其与导致ACS的炎症和斑块不稳定有关。相比之下，大量钙化往往发生在具有更稳定的CAD和多血管CAD的老年患者中。

五、CKD患者如何管理和预防冠心病

冠心病合并肾功能不全患者的风险高、预后差，因此尽早发现、诊治及预防均十分重要。CKD患者的CAD病程与一般心血管疾病患者有所差别。因此，对于CKD患者其治疗方案可能不同于传统的治疗方案，在治疗决策应充分考虑患者的临床特点。

1. 诊治要点　目前，针对CKD冠心病的诊治尚缺乏充分的循证医学证据，在循证不足的情况下，按照指南操作是恰当的，提倡让每一位患者获得最合理的评估，最优化的药物治疗和最合适的治疗手段。

鉴于CKD是冠心病预后的不良危险因素，入院患者常规进行肾功能评估是必要的。根据霍勇等2007年的报告，ACS入院患者CKD自知率仅为2.51%。血肌酐水平受到诸多因素的影响，不能很好反映肾功能，推荐使用依据血清肌酐推算eGFR的公式。目前常用的推算公式包括MDRD（修正的肾脏病饮食研究方程）和EPI公式（慢性肾病流行病学协作方程）。根据近年的研究，CKD-EPI公式预测心血管预后的准确性较MDRD公式好。基于的eGFR估计对患者预后的预测价值可能高于基于肌酐的估计方式。胱抑素C检测尚未得到普及，暂未获得推荐。

冠脉造影仍是CKD冠心病患者诊断的金标准。CKD常常合并多种并发症和神经病变，使患者症状表现不典型；血生化、心电图、超声等手段在CKD冠心病以及ACS中的诊断敏感性和特异性下降，冠脉造影对患者诊断和预后的预测价值最大。对于没有透析的CKD患者，造影剂肾病是临床医生的最大顾虑，预防的措施包括充分水化、口服N-乙酰半胱氨酸、使用低渗非离子造影剂等，必要时在造影后进行透析清除造影剂。根据2017《上海慢性肾脏病筛查诊断及防治指南》，eGFR<45L/（min·1.73m²）患者行静

脉内含碘造影剂造影时应坚持以下原则：①避免使用高渗造影剂；②尽可能使用最低剂量；③检查前后暂停具有潜在肾毒性的药物；④检查前、检查中和检查后充分水化；⑤检查后48~96小时检测eGFR。对于含钆造影剂，eGFR<30ml/（min·1.73m^2）患者不建议使用。

阿司匹林在CKD患者冠心病一级预防中的地位下降。2017年《中国心血管病预防指南》推荐eGFR 30~45ml/（min·1.73m^2）患者使用小剂量阿司匹林作为心血管病一级预防，而2019年发布的美国预防指南已经不推荐CKD患者使用阿司匹林作为一级预防用药。阿司匹林在一级预防中的使用应该综合考虑心血管获益和出血风险。

糖尿病、高血压既可以是CKD的病因，也可以是CKD的并发症，合理的降糖、降压治疗可以延缓CKD进展，同时延缓冠心病的发生。《中国高血压防治指南2018年修订版》建议无白蛋白尿患者的降压目标为<140/90mmHg，有白蛋白尿患者的降压目标为<130/80mmHg。CKD合并高血压患者的初始降压治疗应包括一种ACEI或ARB。

总而言之，CKD患者有较高的CAD发病病和病死率，缺乏循证医学证据使得临床诊疗显得困难，仍需要更多基于CKD人群的随机对照研究为此提供证据。对CKD冠心病的管理应该在CKD治疗的基础上，强调CKD和CAD共同危险因素的诊治，延缓CAD发生和恶化，重视CAD的筛查和诊断，给予最优化的医学治疗。

2. 治疗方案选择　目前冠心病主要有3种治疗方法：药物治疗、PCI和CABG。但对于冠心病合并晚期CKD患者仍无统一的治疗标准，且临床更倾向于内科保守治疗，其原因有：①大多数心血管疾病临床试验排除了晚期肾脏病患者，此类患者治疗方案的选择依据不足；②CKD患者的冠状动脉病变复杂且严重，多支血管病变比例较高，血运重建术难度增大；③此类患者行血运重建术后并发症较多，尤其是对比剂急性肾损伤发生率为30.6%；④侵入性治疗后长期抗血小板或抗凝治疗会增加出血风险。此外，冠心病类型、临床状态和危险层次不同，治疗方案的选择策略也不同，对于各类冠状动脉疾病患者的治疗方案需进一步讨论。

（1）冠心病合并肾功能不全患者的药物治疗：尽管药物治疗是CAD治疗的基石，但CKD仍存在挑战，原因有很多：①动脉粥样硬化对晚期CKD（尤其是ESKD）患者事件的比例贡献较低；②CKD患者［尤其是晚期CKD和（或）ESKD］在临床试验中的代表性不足，因此支持建议的证据有限。

1）抗栓治疗：CRUSADE风险评分是对心血管疾病患者用药前进行出血风险评估的重要工具。CRUSADE评分包括8个入院指标，分别是性别（女性）、糖尿病史、既往血管疾病史、心率、收缩压、充血性心力衰竭的体征、基线血细胞比容和肌酐清除率。根据CRUSADE评分标准，从上述8个方面对患者进行评分，计算分值总和，将不同得分的患者分为5级，分别是极低危（≤20分）、低危（21~30分）、中危（31~40分）、高危（41～50分）和极高危（≥50分）。CRUSADE风险评分系统用于评估患者肾功能水平、预测出血风险，评分越高者，出血风险就越高。

A. 溶栓药物：对于ST段抬高型心肌梗死（STEMI）患者在发病时间<12小时，无溶栓禁忌证、有效抗凝抗栓基础上应尽早启动溶栓再灌注治疗（表7-1）。

表7-1 溶栓药物对比表

药名	药代动力学	CKD 1～3 期	CKD 4 期	CKD 5 期
阿替普酶	肝脏代谢，血液循环清除	无须调整剂量	无须调整剂量	无须调整剂量
替奈普酶	肝代谢是主要清除机制			
尿激酶	肝脏代谢，少量经胆汁及尿液排出			
重组人尿激酶原	肝脏清除，尿排泄			

所有的抗栓药物基本都是通过肝脏代谢清除，肾功能不全患者无须调整剂量。

B. 抗凝药物（表7-2）

表7-2 抗凝药物对比表

药名	药代动力学	CKD 1～3 期	CKD 4 期	CKD 5 期
普通肝素	网状内皮系统清除	无须调整剂量	无须整剂量	无须调整剂量
依诺肝素	40% 经肾小球清除	1mg/kg 1 次 /12 小时	1mg/kg 1 次 / 日	不推荐
磺达肝癸钠	以原形经肾排泄	eGFR > 60, 1.75mg/（kg·h）	不推荐	不推荐
比伐芦定	蛋白质水解、肾脏清除	30 < eGFR < 60, 1.4mg/（kg·h）		

除普通肝素可以在CKD 1～5期甚至是终末期肾病患者中使用之外，其他抗凝药物均需要调整剂量，CKD 5期时均不推荐使用。

C. 抗血小板药物：2005年UK-HARP-I研究，旨在评估CKD患者使用阿司匹林（100mg/d）的安全性。研究结果显示，CKD患者使用阿司匹林，不会促进CKD病程进展，也不增加出血风险。

此前的研究结果显示，GPⅡb/Ⅲa受体拮抗剂类药物能显著降低ACS合并CKD患者的死亡率、心肌梗死的复发率及缺血性事件的发生率，但随患者肾功能减低（除外透析），主要出血风险递增。

针对P2Y12受体拮抗剂的疗效和安全性，临床开展了很多研究。例如，CURE研究显示，ACS合并CKD患者使用氯吡格雷能降低心血管性死亡风险，同时危及生命的出血和大出血风险无明显增加；亚洲临床研究显示，氯吡格雷能降低ACS合并CKD患者心血管性死亡风险，同时不增加院内TIMI出血风险；CREDO研究结果显示，氯吡格雷不增加ACS合并CKD患者的出血风险。

基于上述研究，2014 ESC心肌血运重建指南和2015 ESC NSTEMI-ACS指南中也做出相应推荐意见，即CKD 5期患者中，仅推荐在有相关指征时使用氯吡格雷（表7-3）。

表7-3　抗血小板药物对比表

药名	药代动力学	CKD 1～3 期	CKD 4 期	CKD 5 期
阿司匹林	肝脏代谢，代谢产物经肾脏排泄	无须调整剂量，必要时符合剂量	无须整剂量	无须调整剂量
氯吡格雷	肝脏代谢，50% 由尿液排泄			必要时可选
替格瑞洛	肝脏代谢消除			不推荐
替罗非班	主要经肾脏和胆汁排泄	常规剂量	eGFR＜30，减量使用	不推荐

抗血小板药物中，对于CKD 1～4期，阿司匹林、氯吡格雷、替格瑞洛均无须调整剂量，如需双联抗血小板治疗，《急性冠状动脉综合征特殊人群抗血小板治疗中国专家建议》中建议对于重度肾功能不全（eGFR＜30ml/min）患者，应首选阿司匹林100mg/d＋氯吡格雷75mg/d。

合并CKD患者行PCI治疗抗栓治疗时应遵循以下原则：①根据年龄、性别、体重、肌酐清除率、出血史等个体化确定出血风险；②合理使用抗血栓药；③根据年龄、肾功能使用最低有效剂量，尤其在联合用药时；④无明确的适应证，避免联用抗血栓药；⑤优先采用桡动脉穿刺，其次为股动脉穿刺，或使用闭合装置；⑥在发生出血后，使用确实能减少出血的药物。

2）降脂治疗：CKD常伴有脂质紊乱，高胆固醇水平是CKD发生和进展的危险因素。随着SHARP研究结果的发表，他汀成为CKD冠心病药物治疗中临床研究结果最多的药物。尽管SHARP研究显示，他汀不减少CKD患者全因死亡率，但是显著减少非透析CKD患者心血管不良事件。2017《上海慢性肾脏病筛查诊断及防治指南》和2016年《中国成人血脂异常防治指南》推荐50岁以上的CKD未透析（G1～G5期）患者、成人肾移植和开始透析时已经使用这类药物的患者、18～49岁未透析肾移植者（伴有以下1项或以上者：冠心病、糖尿病、缺血性脑卒中、10年间发生冠心病风险大于10%）启用他汀类治疗。同时考虑到CKD患者是他汀引起肌病的高危人群，尤其是在肾功能进行性减退或eGFR＜30ml/（min·1.73m^2）时，故应避免大剂量应用，中等强度他汀治疗LDL-C不能达标时，推荐联合应用依折麦布。轻、中度CKD患者降脂目标为：LDL-C＜2.6mmol/L，非HDL-C＜3.4mmol/L；重度CKD、CKD合并高血压或糖尿病者降脂目标为：LDL-C＜1.8mmol/L，非HDL-C＜2.6mmol/L。

但CKD患者使用降脂治疗（尤其是他汀类药物）仍存在争议。他汀类药物治疗的益处（主要血管事件的减少）随着eGFR的下降而变小，没有证据表明透析患者有益处。KDIGO指南建议在50岁以上的CKD患者中使用他汀类药物，但不在透析患者中使用，这是基于4D（德国糖尿病透析研究）和AURORA（一项评估常规血液透析受试者使用瑞舒伐他汀的研究：生存和心血管事件评估）试验的无效结果，以及在SHARP（心脏和肾脏保护研究）的透析亚组中缺乏益处。然而，在SHARP试验中，与安慰剂相比，辛伐他汀和依折麦布减少了主要动脉粥样硬化事件，非透析和透析患者之间没有显著的异质性。最近的一项研究表明，前蛋白转化酶枯草杆菌蛋白酶/kexin 9型（PCSK9）抑制剂的益处延伸到CKD G2期 $[60 \sim 90\text{ml}/(\text{min} \cdot 1.73\text{m}^2)]$ 和G3a ~ G3b期 $[30 \sim 60\text{ml}/(\text{min} \cdot 1.73\text{m}^2)]$ 的患者。

在目前临床常用的降胆固醇治疗的药物中，他汀类药物是具有充分研究证据的改善患者预后的药物，但临床上对他汀的使用除了需要考虑患者的治疗费用外还需要考虑患者耐受性和安全性。肾功能不全患者是他汀类引起肌病的高危人群，尤其是在肾功能进行性减退或eGFR<30ml/（min·1.73m²）时，且肌病的发病风险与他汀剂量密切相关，应避免大剂量使用。（表7-4）。

表7-4 调脂药物对比表

药名	药代动力学	CKD 1 ~ 3 期	CKD 4 期	CKD 5 期
阿托伐他汀	肝脏和（或）肝外代谢后胆汁清除	无须调整剂量	无须调整剂量	不推荐
辛伐他汀	肝脏代谢后经胆汁排泄		起始剂量 5mg	
氟伐他汀	肝脏代谢		不推荐	
瑞舒伐他汀	肝脏代谢，90% 原形随粪便排出			
普伐他汀	肝脏代谢	CKD 3 期不推荐		

当合并CKD 1 ~ 2期，他汀类药物的使用无须减量；当合并CKD 3期，除普伐他汀限制使用，阿托伐他汀、辛伐他汀、氟伐他汀、瑞舒伐他汀均无须减量；当合并CKD 4期，阿托伐他汀可无须减量，辛伐他汀应减量使用，一般起始剂量为5mg/qd，而氟伐他汀、瑞舒伐他汀、普伐他汀均应限制使用。由于依折麦布在肾功能损害患者中无须调整剂量，故对于使用中等剂量他汀治疗LDL-C仍不达标的患者，建议联合使用依折麦布。

3）改善心肌缺血治疗

A．β受体阻滞剂：对于所有的急性冠脉综合征患者，除有禁忌证外均应接受β受体阻滞剂治疗，心梗后患者长期接受β受体阻滞剂二级预防，可降低相对死亡率24%（表7-5）。

表7-5　β受体阻滞剂对比表

药名	药代动力学	CKD 1 ~ 3 期	CKD 4 期	CKD 5 期
阿替洛尔	水溶性	无须调整剂量	剂量为 ≤ 50mg/d	剂量为 ≤ 25mg/d
普萘洛尔	脂溶性		无须调整剂量	无须调整剂量
美托洛尔				
卡维地洛				
比索洛尔	水脂双溶性		无须调整剂量	剂量为 ≤ 10mg/d

　　β受体阻滞剂根据作用靶点和溶解度有不同的分类，与代谢相关的是根据溶解度分类，其中水溶性的β受体阻滞剂主要经肾脏清除，肾功能不全时需要调整剂量；脂溶性的β受体阻滞剂主要经肝脏代谢，肾功能对清除率无明显影响，因此肾功能不全患者不需要调整剂量，如普萘洛尔、美托洛尔、卡维地洛；水脂双溶性的β受体阻滞剂在轻中度的肾功能不全时不需调整剂量，严重肾衰竭（肌酐清除率<20ml/min）时需调整剂量，如比索洛尔每日剂量不得超过10mg。

　　B．CCB类：CCB通过改善冠状动脉血流和减少心肌耗氧量发挥缓解心绞痛的作用，对变异性心绞痛或以冠状动脉痉挛为主的心绞痛，CCB是一线治疗药物，但当ACS患者血流动力学不稳定时，CCB除了会反射性引起心率增快之外还影响血压，一般避免使用（表7-6）。

表7-6　CCB类对比表

药名	药代动力学	CKD 1 ~ 3 期	CKD 4 期	CKD 5 期
氨氯地平	90% 肝脏代谢，10% 原药排出	无须调整剂量		
硝苯地平	肠壁及肝脏代谢			
非洛地平	血浆清除			
乐卡地平	肝脏代谢			
维拉帕米	肝脏代谢			
地尔硫䓬	仅 2% ~ 4% 原药由尿液排出			

　　C．硝酸酯类：药物通过减少心肌耗氧量，改善心肌灌注，缓解心绞痛症状，短效类硝酸甘油可用于缓解心绞痛急性发作时的症状，长效硝酸酯类药物不适宜治疗心绞痛急性发作，而适宜慢性长期治疗（表7-7）。

表7-7 硝酸酯类对比表

药名	药代动力学	CKD 1～3 期	CKD 4 期	CKD 5 期
硝酸甘油	肝脏及肝外（血红细胞和血管壁）代谢	无须调整剂量		
硝酸异山梨酯	肝脏代谢			
单硝酸异山梨酯	肝脏代谢			

D．ACEI/ARB类：根据《高血压合理用药指南》，ACEI/ARB能延缓肾功能不全的进展，是高血压合并肾功能不全患者的首选降压药物，同时当糖尿病患者出现蛋白尿时，使用ACEI/ARB也能适当降低蛋白尿，延缓肾脏疾病的进展（表7-8）。

表7-8 ACEI/ARB药物对比表

药名	CKD 1～3 期	CKD 4 期	CKD 5 期
依那普利	初始2.5mg/d，维持5～10mg/d，最大不超过20mg/d	初始2.5mg/d，维持5mg/d，最大不超过10mg/d	
贝那普利	10mg/d，可加至20mg/d	5mg/d，可加至10mg/d	
培哚普利	eGFR ≥ 60，4～8mg/d，30 ≤ eGFR < 60，2mg/d	2mg/d	
福辛普利	10～40mg/d，无须调整剂量		
氯沙坦	无须调整剂量		
厄贝沙坦			
缬沙坦	无须调整剂量	无用药数据	
坎地沙坦	无须调整剂量	2mg 起始	
替米沙坦	无须调整剂量	20mg 起始	

指南认为ACS患者在发病开始当血肌酐水平<1.4mg/dl、血钾水平<5.5mmol/L时应服用ACEI/ARB，当患者合并肾功能不全时需要密切监测肾功能和血钾水平，谨慎用药。

E．醛固酮受体拮抗剂：能保钾排钠，抑制心肌纤维化，可以利尿和降压，当肾功能不全时，患者对水、钠、钾的调节功能下降，如果应用醛固酮受体拮抗剂，可能会引发高血钾，故需要密切监测血钾水平，当男性血肌酐>2.5mg/dl或女性>2.0mg/dl或高钾血症血钾>5.0mmol/L时不建议使用。

（2）冠心病合并肾功能不全患者的血运重建策略：血运重建策略的选择需个体化，应综合考虑患者全身情况、预期寿命等因素；评估患者CABG和PCI指征及获益/风险比；PCI手术时间越短越好，造影剂用量越少越好；全身状况较差、冠状动脉病情复杂的PCI患者，应分次进行手术、简化手术以缩短手术时间，减少对比剂和抗凝剂的用量；PCI术中应尽量置入药物洗脱支架（DES）。

1）冠心病合并肾功能不全患者对比剂肾病的预防：预防对比剂肾病的主要方案是进行术前水化。充分水化的流程是，造影剂前6~12小时至造影剂后12小时，给予患者生理盐水持续静脉滴注［流速为1~1.5ml/（kg·h）］，将尿量维持在75~125ml/h。对于充血性心力衰竭的患者，要降低水化速度和水化输液总量，最好使用0.45%的氯化钠溶液。同时，患者术前24小时停用二甲双胍，应尽量不用袢利尿剂。

2）CKD患者血运重建的特殊注意事项：这些包括急性肾损伤、导管入路和双重抗血小板治疗的持续时间。在CKD患者中，PCI和CABG都与更高的急性肾损伤风险相关，并且与PCI相比，CABG的风险更高。最近的指南支持经桡动脉、经股动脉介入以降低出血风险。然而，经桡动脉入路与小的桡动脉闭塞或潜在狭窄风险的相关，导致对那些可能需要动静脉瘘的晚期CKD患者使用经桡动脉通路的争议。CABG术后，桡动脉移植物也可能比隐静脉移植物产生更好的结果。

血运重建策略的选择需个体化，应综合考虑患者全身情况、预期寿命等因素；评估患者CABG和PCI指征及获益/风险比；PCI手术时间越短越好，造影剂用量越少越好；全身状况较差、冠状动脉病情复杂的PCI患者，应分次进行手术、简化手术以缩短手术时间，减少对比剂和抗凝剂的用量；PCI术中应尽量置入药物洗脱支架。

六、CKD合并各类冠状动脉疾病患者的治疗方案

1. 急性冠脉综合征　在ACS患者中，晚期CKD的患病率为30%~40%。近年来，针对此类患者的侵入性治疗证据逐渐积累，血运重建的益处逐渐被熟知。

（1）STEMI：对于肾功能正常的STEMI患者，PCI是最有效的治疗方法，而在合并晚期CKD的STEMI患者中，循证再灌注治疗的使用频率较低。Panchal等的一项纳入534 845例STEMI合并CKD患者的回顾性研究显示，接受血运重建的晚期CKD患者与较低的死亡率相关。Schmucker等还观察到此类患者接受血运重建治疗后的缺血事件减少了一半以上。在肾功能方面，有研究表明按受内科保守治疗与血运重建治疗后患者的肾功能不全的进展无显著差别；Panchal等还发现，对于接受PCI的患者，需透析的急性肾衰竭的远期发生率相比内科保守治疗有所降低。2017年欧洲心脏病学会STEMI指南指出，STEMI患者的再灌注决定必须独立于任何肾功能评估，缺血症状持续时间<12小时且ST段持续抬高的所有患者都应接受血运重建治疗。关于血运重建治疗的方法选择，合并晚期CKD的STEMI患者更有可能接受使用药物洗脱支架的紧急PCI，但CABG可能优于PCI，尤其是对于多支病变患者。一项荟萃分析表明与PCI相比，CABG改善了主要不良心脑血管事件、全因死亡、重复血运重建和急性心肌梗死等结局。也有研究指出与PCI相比，CABG远期获益较为突出。越来越多的证据表明无论STEMI患者肾功能状况如

何，血运重建都是治疗的基石。然而，尽管侵入性治疗可能不会加速肾衰竭的进展，但由于CKD患者冠状动脉病变较为复杂，完全血运重建率较低，且在PCI期间往往需要更高的对比剂负荷，术后CI-AKI、出血、支架内血栓形成等并发症发生率较高，故应结合患者实际情况，注重术后并发症的预防与治疗。

（2）NSTE-ACS：包括不稳定型心绞痛和非ST段抬高型心肌梗死。2021年的ACC/AHA/SCAI冠状动脉血运重建指南强调应对NSTE-ACS进行危险分层，包括GRACE评分及TIMI评分，高危NSTE-ACS患者应早期行血运重建治疗，对于中低危患者出院前行血运重建即可。部分研究认为与仅接受药物治疗相比，NSTE-ACS患者受益于血运重建治疗。然而Sharon等对2008—2021年的7107例非ST段抬高型心肌梗死患者进行回顾性研究后发现，早期侵入性策略可显著降低死亡率（HR＝0.70，95% CI 0.56～0.85），但这种益处随着肾功能下降而下降，对于估算的肾小球滤过率＜45ml/（min·1.73m^2）的中重度CKD患者（n＝483）无显著的生存优势（HR＝0.89，95% CI 0.64～1.24）。2020年ESC关于NSTE-ACS患者管理指南也指出了类似的情况，但并未进一步就治疗方案选择做出推荐。因此，目前国内外对于NSTE-ACS合并晚期CKD患者治疗方案尚无定论，仍需前瞻性研究进一步提供证据。但由于NSTE-ACS进展为心肌梗死或再次发生心肌梗死的危险性高，目前临床医生对符合适应证的患者多倾向于血运重建治疗。

2. 稳定型冠心病　药物治疗是无肾脏疾病的稳定型冠心病患者的首要治疗策略，仅对于左室射血分数＜35%、左主干狭窄≥50%、药物难以控制的心绞痛、近期曾患ACS及纽约心功能分级Ⅲ级和Ⅳ级的心力衰竭患者应考虑PCI联合药物治疗。对于合并CKD的患者，CKD与稳定型心绞痛患者的院内、短期和长期预后不良相关，且患者更有可能死于心血管病因，而不是发展为需透析或移植的ESKD，其治疗方案的选择一直是研究的热点之一。部分研究表明进行血运重建的稳定型冠心病合并晚期CKD患者心血管死亡或心肌梗死的风险较低。但由于上述研究多是观察性、无对照的单中心试验，循证等级相对不足。近期，ISCHEMIA-CKD试验公布了5年随访结果，该试验纳入777例患有晚期CKD和中重度心肌缺血的稳定型冠心病患者，结果表明侵入治疗组和保守治疗组全因死亡与心血管死亡均无显著差异。因此，对于稳定型冠心病患者，虽然预先血运重建策略可改善生活质量，减少症状发作，但可能不会提供显著的生存益处，甚至会将患者暴露于术后并发症的风险中，故临床应首选最佳药物治疗。而侵入性治疗策略的制订，需依据患者对改善生活质量的要求以及患者自身的意愿等进行全面考量。

3. 对比剂肾病风险应对　考虑到对比剂肾病相关风险，《2019 ESC慢性冠脉综合征诊断和管理指南》支持患有严重CKD的患者应尽量减少碘对比剂的使用，以防止肾功能进一步恶化。近期有研究通过低剖面导管和双翼系统，成功实现以极微量对比剂对晚期CKD患者高度复杂的冠状动脉病变进行检查和血运重建。同时，基于血管内超声成像的零对比剂PCI也是保护CKD患者肾功能的一种安全且有前景的方法，且该方法在复杂冠状动脉病变中也是可行的。此外，应采取积极措施预防CI-AKI的发生，比如术前用等渗盐水水化。其他几种特定的药物虽不能显著降低CI-AKI的发生率，但也可用于保护肾功能，包括他汀类药物、碳酸氢盐、N-乙酰半胱氨酸、抗坏血酸、腺苷拮抗剂和血管扩张剂等。

七、展望

冠心病合并晚期CKD患者逐年增多，其预后差，心血管死亡率较高，带来的经济负担巨大，故应更加重视这一亚群患者的最佳治疗策略。因CKD患者存在尿毒症相关机制可能加速冠状动脉病变的发展，未来应继续探究其病理生理机制。同时，晚期CKD合并CAD患者冠状动脉病变严重且复杂，且相关危险因素仍无定论，未来应建立相关风险模型以便识别出高风险人群，并对高风险人群进行个体化诊疗。CAD合并晚期CKD患者行冠状动脉血运重建术是具有挑战性的，存在相关的高死亡率，但对于此类患者行血运重建治疗后并发症的预防尚未明确，未来仍需大量临床研究明确对此类高风险人群术后并发症的预防方案。临床对于治疗方案的选择，应积极评估患者心血管疾病风险，权衡利弊，实行个体化的治疗方案。

（王小庆　罗新林）

第二节　冠心病与肝脏疾病

心脏和肝脏是人体的两个重要器官，在生理、病理状态下均相互影响，并行并存、相互促进。众所周知，CAD的药物治疗是贯穿患者一级预防和二级预防的重要治疗措施。而当CAD患者合并其他疾病时，药物的选择和调整则成为了临床面临的重难点。合并肝功能异常的CAD患者用药时更需谨慎，必要时通过调整药物剂量或更换药物以确保疗效和安全性。那么，CAD合并肝功能不全具体该如何用药呢？

一、肝脏与脂肪代谢

肝脏是机体的重要代谢器官，肝脏脂质代谢在调控机体脂稳态及代谢综合征的发生发展中至关重要。机体内甘油三酯、胆固醇代谢异常与肥胖、高血脂、高血压、胰岛素抵抗、脂肪肝、糖尿病等一系列代谢综合征息息相关。从肠道吸收、肝脏合成、或脂肪组织释放的甘油三酯、胆固醇等脂类不溶于水，须通过脂蛋白经血液循环输送到其他靶组织。

甘油三酯、胆固醇在机体中的靶向运输十分重要，富含甘油三酯的脂蛋白在机体内以两种形式产生：乳糜微粒作为外源性脂蛋白在肠道中产生；极低密度脂蛋白作为内源性脂蛋白在肝脏中产生。肝脏中产生的内源性极低密度脂蛋白对于肝脏中合成的脂质代谢具有重要作用，甘油三酯、胆固醇脂需要通过极低密度脂蛋白经过进一步的血液循环供外周组织利用。

1. 肝脏脂肪的消化吸收　肝细胞分泌的胆汁酸在肠道中能促进脂类乳化并激活胰脂酶，是脂类物质及脂溶性维生素的消化吸收所必需。

2. 肝脏脂肪的分解　肝脏除了进行脂肪酸β-氧化外，还是体内产生酮体的主要器官。饥饿时脂肪动员增加，脂肪酸β-氧化增强，产生酮体供肝外组织氧化利用。在血糖供给不足时，酮体成为心肌、大脑和肾等组织的主要供能物质。

3. 肝脏脂肪的合成与运输　肝脏不仅合成磷脂、胆固醇、甘油三酯等，并能将其以极低密度脂蛋白的形式分泌入血，通过血液运输到全身各组织器官摄取利用。高密度脂蛋白及所含的载脂蛋白ApoCⅡ也由肝合成。此外，肝还是降解低密度脂蛋白的主要器官，还可对胃肠道吸收的脂肪进行改造。当肝功能受损时，脂蛋白合成减少，影响肝内脂肪转运，可导致脂肪肝。肝的胆固醇合成量约占全身总量的3/4以上。肝合成与分泌的卵磷脂胆固醇酯酰基转肽酶催化血浆中的胆固醇酯化，以利运输。肝功能障碍时，血浆胆固醇与胆固醇酯比值升高。因此，肝还是转化和排泄胆固醇的主要器官。

4. 脂质代谢异常与动脉粥样硬化　直径约70nm的载脂蛋白b，即乳糜微粒残留物、较小的极低密度脂蛋白、中密度脂蛋白、低密度脂蛋白和脂蛋白a等，可轻易地穿过完整的内皮，血浆中高脂蛋白浓度、高甘油三酯水平、高胆固醇水平、脂蛋白对动脉壁蛋白聚糖的高亲和力等都会使脂蛋白滞留在动脉壁内聚集，进而引发动脉粥样硬化。

致动脉粥样硬化心血管疾病的关键步骤是血浆中富含胆固醇、甘油三酯的载脂蛋白B脂蛋白大量堆积在动脉壁内后致病。现有研究表明血浆中富含胆固醇的含载脂蛋白b的脂蛋白浓度增加与动脉粥样硬化性心血管疾病有因果关系。极低密度脂蛋白在分泌后代谢为低密度脂蛋白，进入动脉壁的低密度脂蛋白可被血管细胞（内皮细胞、平滑肌细胞和巨噬细胞）用氧化酶（包括脂氧合酶和髓过氧化物酶）氧化，并且从极低密度脂蛋白代谢开始脂蛋白携带的甘油三酯、胆固醇酯越多，可能会增加被氧化的风险。这种氧化程度最低的LDL刺激黏附分子和趋化因子。巨噬细胞可通过清道夫受体摄取大量氧化的低密度脂蛋白，从而形成泡沫细胞，堵塞血管，形成动脉粥样硬化斑块，进而引发动脉粥样硬化性心血管疾病。

而高密度脂蛋白主要来源于肝细胞和小肠细胞，通常肝病时肝卵磷脂胆固醇脂酰转移酶合成不足，导致高密度脂蛋白下降，肝硬化患者肝细胞的结构和功能严重受损，高密度脂蛋白的合成障碍，可致血清高密度脂蛋白水平降低，并且血清高密度脂蛋白水平随肝功能损害程度的加重而逐渐降低。

二、降脂药物的肝损害

降脂药物中对肝功能影响药物包括他汀在内的以下几大类。

1. 他汀类药物（简称他汀） 为羟甲基戊二酰辅酶A还原酶抑制剂，其主要降低总胆固醇、极低密度脂蛋白胆固醇、低密度脂蛋白胆固醇水平，还具有保护血管内皮细胞功能、抗炎、稳定粥样斑块等作用。在预防动脉粥样硬化性心血管疾病、改善心血管事件预后等方面已得到大型临床研究的充分证实。虽然他汀类药物会导致肝损伤，但整体发病率较低，且发生严重肝损伤更为罕见。存在基础肝脏疾病并非他汀类药物使用的禁忌证。客观、科学地评价他汀类药物的肝毒性，充分权衡他汀类药物的使用获益和风险，安全、合理、规范使用他汀类药物，对更好实现他汀类药物在心血管系统疾病中的一级和二级预防和保护作用意义深远。

绝大多数人对他汀的安全性和耐受性良好，然而在使用他汀类药物治疗的人群中，有部分患者可出现丙氨酸转氨酶（ALT）升高。鉴于对其肝毒性的顾虑，临床医生可能会减少、中断他汀类药物的使用，从而贻误心脑血管疾病的治疗。因此了解他汀类药物肝毒性的整体现状，有利于临床医生在实践中更好地管理他汀类药物的肝毒性并做出正确决策。

（1）肝酶升高机制：他汀类肝酶升高机制仍不清楚，可能是因该药物引起肝细胞膜结构改变而导致肝酶的渗漏。也可能与以下一些机制相关：①大剂量他汀可引起肝细胞氧化应激，抑制甲羟戊酸的合成导致中心带肝细胞坏死；②合并脂肪肝；③同时使用可能导致肝酶升高药物；④大量饮酒等。目前已知，他汀类药物可通过固有型和特异质型的不同机制导致肝损伤，临床上多表现为肝细胞型和（或）胆汁淤积型两种模式，前者是主要的损伤模式。近来，有研究表明，他汀类引起的肝损伤的发生也可诱导自身免疫反应，但具体机制尚不清楚。美国药物性肝损伤协作网络研究中，22例因他汀类药物引起的肝损伤患者中有6例伴有自身免疫特征，即自身抗体水平升高（抗核抗体或抗平滑肌抗体＞1∶80）或肝脏活组织检查有自身免疫性肝炎的表现，且肝损伤慢性化的风险增大。因此，他汀类药物也可能通过近年提出的间接型药物性肝损伤对敏感个体造成损伤。损伤机制方面，他汀类引起的肝损伤的主要发生机制涉及线粒体损伤。他汀类药物增加活性氧产生和脂质过氧化，降低线粒体膜电位，导致细胞毒性的产生。但该机制不适用于如普伐他汀和罗伐他汀等不通过细胞色素P_{450}酶系统代谢的他汀。他汀类引起的肝损伤其他可能发生机制包括对呼吸链（复合物Ⅰ、Ⅱ和Ⅲ）和钙释放的抑制。此外，遗传因素如转运器基因、细胞色素P$_{450}$、有机阴离子转运多肽和ATP结合基因ABCB1和ABCC1等的遗传变异可能增加他汀类引起的肝损伤的发生风险。

（2）中国患者更应注重肝酶：2012年FDA推荐在服用他汀前进行肝酶检测，此后只有当临床需要才检测。但是，2013年CFDA并未完全赞同FDA建议。HPS2-THRIVE研究显示中国患者肌病及肝酶升高风险明显高于欧洲患者。陆国平教授认为其原因是中国脂肪肝和肝炎患病率高，导致患者肝脏处于"脆弱"状态。因此，我国患者在服用他汀类药物时，应更加关注肝功能状况。

用药复查流程见图7-2。

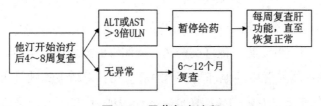

图7-2　用药复查流程

（3）他汀肝功能的安全性：所有他汀都可引发肝酶增高，这是一种类效应，且各种他汀之间的肝脏不良反应并无明显差异。他汀诱导的肝酶异常，尤其是ALT升高是最常见的不良反应，绝大多数升高在3×ULN（正常值上限）以内，升高水平超过3×ULN的发生率为0.5%~3.0%，多发生在开始用药后的3个月内。多数为单纯的无症状性转氨酶增高，他汀相关的严重肝损害较少见，他汀相关的肝衰竭非常罕见，发生率约为1例/百万人年，目前尚无因他汀所致肝衰竭而死亡的病例。

（4）他汀类药物肝毒性的临床特点：多数情况下，他汀类药物的肝毒性表现为无症状的转氨酶轻度升高，多发生在服用他汀的前3个月。约70%的患者即使继续服用他汀类药物，转氨酶可自行恢复至正常或基线水平。停药后几乎所有患者的肝酶可恢复至正常或基线水平。由于多数患者的肝酶升高可能并未达到诊断药物性肝损伤时的肝脏生物化学阈值，而肝脏组织学上也无明显的肝脏受损表现，因此，用药后轻度的肝酶升高可能是一种"适应性反应"，并不意味着肝脏细胞的真正受损和由此导致的肝脏合成功能障碍。因此，严格地说，这种未达一定肝脏生物化学阈值的肝酶轻度升高的"适应性反应"，并不应纳入他汀类药物导致的肝损伤范畴。根据现有证据，他汀类药物可导致肝损伤，但严重肝损伤，尤其是急性肝衰竭罕见。

（5）流行病学

1）使用他汀类药物引起的肝损伤：由于研究方法、研究人群、诊断标准的不同，目前报道的他汀类引起的肝损伤流行病学数据并不一致。

来自瑞典药物不良反应自发报告的回顾分析显示，1988—2010年，每10万例接受他汀类药物治疗的患者中，药物性肝损伤的年发生率为1.2/10万。另一项回顾性研究UK–GPRD对1997—2006年的阿托伐他汀和辛伐他汀引起的肝损伤进行比较，结果显示，服用阿托伐他汀和辛伐他汀的患者中，分别有0.09%和0.06%的患者出现了至少中度肝毒性。UK–GPRD的事件发生率明显高于瑞典的报道，这可能是由于不同的研究方法和药物性肝损伤诊断标准造成。

另一项来自冰岛的研究结果提示，约每17 000例他汀使用者中会发生1例伴随黄疸的肝损伤，这比之前报道估计的风险更高。美国一项研究报道，在接受他汀类药物治疗的23 000例患者中，有62例（0.3%）患者ALT超过10倍ULN。阿托伐他汀是导致临床显著肝损伤的最常见他汀。在一项评估高龄（>80岁）人群中他汀相关肝毒性的前瞻性研究发现，轻度、中度和重度转氨酶水平升高的发生率分别为62.5%、29.2%和8.3%，无患者发生肝衰竭，研究者认为，他汀类药物对≥80岁的患者是安全的。

2）药物性肝损伤人群中的他汀类引起的肝损伤：总体上，他汀类引起的肝损伤占所有药物性肝损伤患者的1%~3%。来自冰岛的一项为期2年的、基于人群的前瞻性研究报道，在96例药物性肝损伤患者中，有3例（3.1%）患者为他汀类引起他汀类引起的肝损伤的肝损伤。西班牙的数据显示，858例药物性肝损伤中47例为他汀类引起的肝损伤，阿托伐他汀（16例）和辛伐他汀（13例）是最常引起药物性肝损伤的他汀。

DILIN显示在1188例药物性肝损伤患者中有22例为他汀类引起的肝损伤。其中，阿托伐他汀8例（36.4%），辛伐他汀5例（22.7%）和洛伐他汀4例（18.2%）。该研究同时使用RUCAM和专家意见进行因果关系评估，并排除了其他导致肝损伤的潜在病因。DILIN对所有患者进行至少6个月的随访。约18%的患者出现持续或慢性肝损伤，其中大部分患者伴有自身免疫特征。

现有的数据表明，与他汀类药物相关的严重肝脏不良事件整体上很少发生。美国急性肝衰竭协作组报告了1998—2010年前瞻性收集的133例药物性急性肝衰竭病例，2例（1.5%）服用了阿托伐他汀，2例服用了辛伐他汀，2例服用了现已禁用的西伐他汀。尽管少见，他汀类药物引起的肝损伤严重者可导致急性肝衰竭。

（6）不同他汀导致肝功能异常的发生率有所不同：他汀类引起的肝损伤的发生风险和不同药物的特性、用药剂量、时间、药物相互作用等相关。首先，就药物特性而言，辛伐他汀、洛伐他汀、氟伐他汀和阿托伐他汀为亲脂性，主要通过细胞色素P_{450}代谢，而瑞舒伐他汀、普伐他汀和匹伐他汀为亲水性，几乎不经过肝脏CYP酶的代谢。他汀类药物引起肝损伤大多由亲脂性的阿托伐他汀和辛伐他汀导致。亲水性的瑞舒伐他汀导致的急性肝损伤明显低于其他他汀药物。其次，他汀引起的肝毒性具有剂量依赖性。Denus等发现，与安慰剂相比，低到中等剂量的普伐他汀、洛伐他汀和辛伐他汀并未增加肝酶升高的风险。一项对阿托伐他汀使用剂量安全性的研究结果显示，转氨酶持续升高超过3倍ULN的情况非常罕见，在接受阿托伐他汀10mg、80mg和安慰剂治疗的患者中分别只有0.1%、0.6%和0.2%。最后，药物相互作用也是导致他汀类引起的肝损伤发生的风险因素。和经CYP450酶代谢、影响P-糖蛋白等药物联用使用时，可能会影响他汀类药物肝损伤的风险。例如，胺碘酮、地尔硫䓬等可作为CYP3A4的抑制剂延缓阿托伐他汀的药物代谢，从而使他汀类药物的血药浓度增加，进一步增加肝毒性的风险。

阿托伐他汀是最可能诱导胆汁淤积型药物性肝损伤的他汀类药物。辛伐他汀诱导的药物性肝损伤多为肝细胞损伤型，也有病例报告显示，辛伐他汀可诱发急性肝衰竭或自身免疫性肝炎。他汀相关的药物诱导的自身免疫性肝炎最常见由阿托伐他汀引起。

（7）基础肝病患者中他汀类药物的使用：慢性肝病曾被认为是他汀类药物治疗的禁忌证。然而，现有的证据表明，多数慢性肝病患者服用他汀类药物并不会导致肝功能恶化。对基线肝酶异常和（或）慢性肝病患者，包非酒精性脂肪性肝病、非酒精性脂肪性肝炎、慢性丙型肝炎和代偿性肝硬化的患者，他汀类药物的使用是安全的。Chalasani等研究结果显示，基线肝酶异常并不增加他汀类引起的肝损伤发生的风险。随后的3项随机对照试验也表明他汀类药物对基线肝酶异常的患者是安全的。同样，有研究结果提示，在肝移植后的患者中使用他汀类药物被认为是安全的。

在稳定的慢性肝病患者中不仅安全，现有的一些证据提示他汀类药物的使用还可能对慢性肝病有肝脏方面的获益。如有研究报道，阿托伐他汀可降低非酒精性脂肪性肝病/非酒精性脂肪性肝炎患者肝酶水平，改善肝脏脂肪浸润，降低心血管病发病率和病死率7例接受他汀类药物治疗后，脂肪变性、炎症和晚期纤维化得到明显改善。Kim等发现，慢性肝病患者使用他汀类药物可降低肝损伤和肝硬化的发生风险。尽管如此，尚需要更高质量的研究来证明其对非酒精性脂肪性肝病/非酒精性脂肪性肝炎和代偿期肝硬化的真正获益。

总体而言，在基线肝酶异常和（或）伴有基础慢性肝病的患者中，他汀类引起的肝损伤的风险并未增高。他汀类药物可安全用于稳定的慢性肝病患者。尚无数据支持他汀类药物在肝衰竭、急性严重肝损伤和失代偿期肝硬化患者中的应用，出于安全考虑，应避免他汀类药物用于肝衰竭、急性严重肝损伤和失代偿期肝硬化患者。

（8）他汀类引起的肝损伤的临床结局和预后：与其他药物导致的药物性肝损伤一样，多数他汀类引起的肝损伤是自限性的，停药后肝损伤可自行恢复，但少数患者可呈现肝损伤重症化或慢性化的进展。服用他汀治疗的患者，ALF的发生率为1/100万～2/100万。西班牙的数据显示，他汀类引起的肝损伤慢性化与其他药物并无差异。在几项研究中报道，他汀引起的死亡病例较为罕见。他汀类引起的肝损伤导致的死亡主要和阿托伐他汀、辛伐他汀相关。

鉴于他汀类引起的肝损伤整体较低的发生率，导致急性肝衰竭、死亡罕见。2012年，美国食品和药品监督管理局取消对服用他汀类药物的患者常规、定期监测肝酶的必要，建议在开始使用他汀类药物时检测肝功能，在治疗期间则根据临床需要再进行监测。在我国，目前仍建议对他汀类药物服用后需常规、定期进行肝酶的监测。

（9）他汀类药物在不同类型肝病中的应用：通常下列人群可正常使用他汀治疗：孤立性胆红素水平升高，无临床肝病或并发症证据，且血清ALB浓度正常者；孤立性GGT水平升高者；氨基转移酶水平轻度升高（<3×ULN）且可归因于非酒精性脂肪性肝病或遗传性原因者。他汀慎用于慢性乙型肝炎或代偿性肝硬化者。在丙型肝炎、自身免疫性肝病、肝移植、原发性肝癌者中，他汀的安全性还缺乏更多的临床证据，所以慢性肝病者是否应用他汀仍需慎重选择。

尽量避免联合用药（如对乙酰氨基酚、大环内酯类抗菌药、非诺贝特等）。①禁用于活动性肝病、不明原因转氨酶持续升高和任何原因致肝酶水平升高超过3×ULN、失代偿性肝硬化及急性肝衰竭者；②转氨酶升高在ULN 3倍以内者，可在原剂量或减量的基础上进行观察，部分患者经此处理后转氨酶可恢复正常；③ALT、AST升高达ULN上限3倍以上及合并总胆红素升高者，应减量或停药，可适当用保肝药物治疗；④转氨酶高于10×ULN，则认为出现了他汀的肝毒性，需停药并适当应用保肝药物治疗。一般来说，停药后2～3个月，转氨酶可恢复正常；⑤他汀治疗开始前检测肝酶，看有无禁忌证。治疗开始后4～8周复查肝功能，若无异常，逐步调整为6～12个月复查1次；若AST或ALT超过3×ULN，应暂停给药，且仍需每周复查肝功能，直至恢复正常。

2. 依折麦布

（1）单用时肝功能异常不常见：单独使用依折麦布时肝功能异常不良反应不常见，肝功能不全或轻至重度肾功能不全者均无须调整剂量，危及生命的肝衰竭极为罕见。

（2）依折麦布与他汀类药物联用，可发生转氨酶增高和肌痛等不良反应，禁用于妊娠期和哺乳期；与非诺贝特联合用药时，血清转氨酶临床显著升高（持续＞3×ULN）的发生率为2.7%。

3. 降甘油三酯药物

（1）贝特类：单独使用时常见不良反应与他汀类药物相似，包括肝脏、肌肉和肾毒性等，血清CK和ALT水平升高的发生率均<1%。与他汀类药物合用时，横纹肌溶解风险增大，特别是肾功能不全的患者，应尽量避免。禁用于肝或重度肾功能不全及原因不明的肝功能持续异常患者。

（2）高纯度ω-3脂肪酸：肝酶升高为此类药物的罕见不良反应，肝功能损伤患者服用期间应定期监测AST、ALT水平。

（3）烟酸类药物：慢性活动性肝病、活动性消化性溃疡和严重痛风者禁用。需要长期用药的患者，应定期进行血脂、肝肾功能检查。

对于肝脏影响较小的降甘油三脂药物选择，应根据患者出院时甘油三酯和肝酶的具体水平，结合患者肾功能、合并用药等具体情况，有贝特类、高纯度ω-3脂肪酸类、烟酸及其衍生物或联合用药方案可供选择，服药期间定期随访。

除此之外，生活方式和饮食结构的调整不仅有利于血脂调节，还是取得良好药物治疗效果的前提和基础。应对患者进行健康宣教，养成健康的生活方式，合理膳食、适度增加运动、控制体重、戒烟和限制饮酒等，特别注意减少精制碳水化合物摄入，增加纤维含量丰富的低糖饮食如全谷类的粗粮摄入。

三、其他冠心病常用药物对肝功能异常患者的影响

除了他汀类药物对肝功能的影响，其他冠心病常用药物对肝功能异常患者也存在影响，常用抗血小板药物的用药调整要点如下：

1. 阿司匹林　经肝脏代谢，经肾脏排出。严重肝功能不全患者禁用阿司匹林。肝功能障碍的患者服用大剂量阿司匹林可引起水杨酸浓度急剧升高，突然出现中毒症状，包括：①慢性水杨酸盐中毒：头晕、眩晕、耳鸣、耳聋、出汗、恶心、呕吐和头痛；②急性中毒：严重的酸碱平衡失调。碱化尿液可促进阿司匹林排出，碱性尿时可排出85%，酸性尿时仅排出5%。

2. 替格瑞洛　主要经肝脏代谢，由CYP3A4代谢为活性产物，经胆汁分泌排出。研究显示，轻度肝功能损伤受试者在单次给药后，体内替格瑞洛及其活性代谢产物浓度较高，其峰浓度（Cmax）比正常受试者高12%，血药暴露高23%，肝功能损伤受试者个体间差异更大。此外，轻度肝功能损伤受试者单次给药替格瑞洛后，血小板聚集抑制率增高。轻度肝功能损伤患者无须调整替格瑞洛的剂量。目前无中、重度肝功能损伤患者的用药研究，说明书指出该药禁用于严重肝损伤。

3. 氯吡格雷　主要经肝脏代谢，经肾脏排出。氯吡格雷是前体药物，经肝脏代谢生成活性代谢产物。轻中度肝损伤无须调整剂量。说明书中，氯吡格雷禁用于严重肝功能不全患者，慎用于中度肝功能不全患者，可能考虑这类患者本身存在凝血异常。

4. 替罗非班　该药主要以原形从尿路（66%）和胆道（23%）排出。说明书中指出，在轻中度肝功能不全患者中，替罗非班的血浆清除率与健康人没有明显差别。说明书中，无肝功能相关的禁忌或者调整药物需要。

其他冠心病常用药物对肝功能异常患者中选择见表7-9。

表7-9　其他冠心病常用药物对肝功能异常患者的影响

分类	药物	合理使用
抗血小板药	阿司匹林	轻度肝功能损害的患者，无须调整剂量
	氢氯吡格雷	氯吡格雷是前体药物，需肝脏细胞色素 P_{450} 酶代谢形成活性代谢物，因此，对于可能有出血倾向的中重度肝脏疾病患者，应谨慎使用氯吡格雷
	替格瑞洛	由于尚未在中重度肝损伤患者中对替格瑞洛的使用进行研究，因此，替格瑞洛禁用于中重度肝脏损害患者
β 阻滞剂	美托洛尔	轻-中度肝功能异常患者无须剂量调整
	比索洛尔	
ACEI	贝那普利	罕见胆汁淤积性肝炎、肝硬化所致肝功能障碍不影响药代动力学，余未提及
	卡托普利	
	培哚普利	无须调整剂量

四、研究进展

1. 代谢相关脂肪肝（MAFLD）与冠心病　非酒精性脂肪性肝病（NAFLD）影响约25%的普通人群和超过50%的代谢异常患者，是慢性肝病及其并发症不可忽视的原因。最近，国际专家共识提议将这种疾病重新命名为"代谢功能障碍相关脂肪性肝病"（MAFLD），以关注脂肪肝与代谢改变之间的双向相互作用。除了肝脏本身，NAFLD/MAFLD的特殊性在于发生肝外事件（主要是心血管和癌症）的风险也增高。肝外事件不仅表现出与NAFLD/MAFLD相同的危险因素，而且NAFLD/MAFLD也是促进动脉粥样硬化、血脂异常、炎症、纤维形成和凝血等的独立危险因素。

越来越多的证据表明，NAFLD与心血管改变之间存在关联。2021年进行的一项更大规模的荟萃分析研究，NAFLD被证实与致命或非致命心血管事件风险中度增加相关。

评估NAFLD临床前心血管改变的横断面研究也报告了肝病严重程度与心血管改变之间的联系。一项回顾性队列研究中评估了NAFLD（通过超声诊断）与通过计算机断层扫描（CT）评估的冠状动脉粥样硬化进展之间的关联。发现基线时患有NAFLD的患者的冠状动脉粥样硬化进展速度比无NAFLD的患者更快，通过无创评分评估患有NAFLD和纤维化的患者的风险进一步增加。相反，意大利的一项研究发现，形态学和功能性心血管改变与活检证实的NAFLD相关。此外，其他超声心动图指标，如舒张期后壁厚度、左心室质量、相对壁厚度、射血分数（EF）和左心房容积，也与严重肝纤维化有关。

2. 突变的PCSK9基因可预防肝损伤和心血管疾病　降脂药物中新的降脂药物

PCSK9抑制剂，为降低ASCVD风险提供了证据。蒙特利尔临床研究所内分泌学家Michel Chré tien在2011年发表的一项研究表明，肝脏中PCSK9 Q152H突变的表达降低了人的血浆低密度脂蛋白—胆固醇（可在血管中积聚的类型），从而阻止了心血管疾病的发展疾病。此后，研究人员在研究前蛋白转化酶枯草化/kexin 9型（PCSK9）基因的罕见突变的研究中发现功能丧失的PCSK9 Gln152His（PCSK9 Q152H）突变可能会使携带它的人寿命更长，更健康。

（王小庆　罗新林）

参考文献

[1]Fujii H, Kono K, Nishi S.Characteristics of coronary artery disease in chronic kidney disease[J].Clin Exp Nephrol, 2019, 23(6):725-732.

[2]国家卫生计生委合理用药专家委员会，中国药师协会.冠心病合理用药指南（第2版）[J].中国医学前沿杂志（电子版），2018，10（6）：1-130.

[3]中华医学会内分泌学分会脂代谢学组.中国2型糖尿病合并血脂异常防治专家共识（2017年修订版）[J].中华内分泌代谢杂志，2017，33（11）：925-936.

[4]中国成人血脂异常防治指南修订联合委员会.中国成人血脂异常防治指南（2016年修订版）[J].中华心血管病杂志，2016，31（10）：937-995.

[5]Panchal HB, Zheng S, Devani K, et al.Impact of chronic kidney disease on revascularization and outcomes in patients with ST-elevation myocardial infarction[J].Am J Cardiol, 2021, 150:15-23.

[6]Schmucker J, Fach A, Osteresch R, et al.Temporal trends in treatment strategies and clinical outcomes among patients with advanced chronic kidney disease and ST-elevation myocardial infarctions:results from the Bremen STEMI registry[J].BMC Cardiovasc Disord, 2022, 22(1):142.

[7]Lawton JS, Tamis-Holland JE, Bangalore S, et al.2021 ACC/AHA/SCAI guideline for coronary artery revascularization:a report of the American College of Cardiology/American Heart Association Joint Committee on Clinical Practice Guidelines[J].Circulation, 2022, 145(3):e18-e114.

[8]Sharon A, Massalha E, Fishman B, et al.Early invasive strategy and outcome of non-ST-segment elevation myocardial infarction patients with chronic kidney disease[J].JACC Cardiovasc Interv, 2022, 15(19):1977-1988.

[9]Rosaria Maria Pipitone, Carlo Ciccioli, Giuseppe Infantino, et al.MAFLD:a multisystem disease[J].Ther Adv Endocrinol Metab, 2023, 14:20420188221145549.

[10]Lebeau PF, Wassef H, Byun JH, et al.The loss-of-function PCSK9Q152H variant increases ER chaperones GRP78 and GRP94 and protects against liver injury[J].J Clin Invest, 2021, 131(2):e128650.

第八章
冠心病与高血压

第一节　冠心病与高血压的病理生理机制

高血压发病人群在我国呈不断增长趋势。调查显示，我国9个省（2011年增加至12个省）≥18岁成人血压年龄标化的检出率从1991年的23.9%增加至2011年的33.6%。在2012—2015年的中国高血压调查发现，≥18岁成人的血压正常高值［收缩压120～139mmHg和（或）舒张压80～89mmHg］检出粗率为39.1%，≥18岁成人的高血压患病粗率为27.9%，其中青年人群（18～35岁）高血压患病率为5.2%，≥75岁人群为59.8%。高血压作为冠心病常见的危险因素之一，其发病率日渐升高和发病人群不断扩大，是我国冠心病发病率和死亡率不断升高的重要原因之一。据研究显示，我国住院的冠心病患者约71.8%合并高血压，门诊就诊的高血压患者约30%合并有冠心病。即使血压处于正常高值的人群，总心脑血管事件风险仍相较于正常血压人群增加37.0%。

两者在病理生理机制上共同的基础是动脉粥样硬化，并且血压控制不良往往属于动脉粥样硬化加重的因素之一。高血压参与冠心病发生发展的主要病理生理机制包括以下因素。

一、遗传因素

目前已知肾素–血管紧张素–醛固酮系统（renin-angiotensin-aldosterone system，RAAS）基因的多态性与冠心病的发生风险有关。①人类血管紧张素转换酶（ACE）：基因位于染色体17q23。ACE基因多态性研究最多的是16号内含子中278bp的插入（等位基因I）或缺失（等位基因D）变异。早期研究表明，D等位基因与循环、细胞内和心脏组织ACE活性水平之间存在很强的相关性。后续在不同国家人群的研究中显示，ACE D等位基因与早发冠心病风险存在密切相关；②血管紧张素原（AGT）：是RAAS中的关键蛋白。它的T235等位基因被发现与血浆血管紧张素原水平升高有关。一项大型荟萃分析研究发现，T235等位基因与冠心病的高风险相关；③血管紧张素Ⅱ：与几种类型的受体结合。1型受体介导血管收缩和血管紧张素Ⅱ的增殖作用，而2型受体则抑制细胞增殖和介导细胞凋亡。成人血管紧张素Ⅱ的细胞效应主要由血管紧张素1型受体（ATR1）介导。ATR1基因的CC表型被证明与早发冠心病风险存在密切相关。此外，作为一种强大的血管收缩肽和血流调节因子，内皮素-1在高血压合并冠脉疾病患者中表达显著增加，血清内皮素-1水平与冠脉粥样硬化的发生发展风险有直接关系，其T等位基因可视为冠脉粥样硬化的危险因素，3A等位基因则与高血压风险相关。

二、血流动力学因素

血压升高时血管内血流量和血流速率变化可引起血管内皮细胞剪切力的变化。早期是一种适应过程，但长期的高血压状态使血管壁发生重构，其中阻力动脉的狭窄和大动脉硬化属于高血压引起的典型血管重构。迄今为止，大多数研究都集中在血管胶原蛋白的改变上，胶原蛋白含量的增加是高血压血管重构的关键原因之一，另一方面弹性纤维作为血管的主要组成部分之一，在很大程度上负责血管弹性，其含量、性状的改变同样属于血管重构的关键原因。随着血管重构，可引起内皮功能障碍，导致血管对脂类物质通透性增加，炎性因子大量分泌，促使动脉粥样硬化形成。同时血管壁张力增加，诱导平滑肌细胞增殖，使血管重塑，导致管壁增厚，顺应性下降，促进动脉硬化的发生发展，增加冠心病的发生风险。

三、神经体液机制

高血压患者血浆RAAS活性升高，血管紧张素Ⅱ（angiotensin Ⅱ，Ang Ⅱ）激活细胞因子和黏附分子的表达，引起炎性细胞聚集，内皮细胞损伤，继而促进动脉粥样硬化的形成。此外，内皮素、转化生长因子β等体液因子同样分泌增多，参与动脉粥样硬化的发生发展。

四、氧化应激

氧化应激是高血压和动脉粥样化形成的关键因素。其中，NAD（P）H氧化酶作为活性氧的主要来源，受到机械因素（如高血压）或体液因素（特别是Ang Ⅱ）影响而激活，从而导致动脉粥样硬化。

（卢永康）

第二节　冠心病合并高血压患者的降压目标

对于合并冠心病的高血压患者，其降压目标，一直存在争议，部分心血管内科医师认为"越低越好"，但是过于激进的降压目标有可能增加心血管疾病并发症，尤其是舒张压的下降，因为冠状动脉主要在舒张期灌注，舒张压和冠状动脉事件最为相关。而事实上，降压治疗与冠脉疾病可能一直存在J曲线现象。所谓J曲线现象，原来是经济学上的概念，指一国货币贬值或升值时，该国贸易收支及经常帐户收支状况一般并不能立即改善或恶化，往往要经过一段时间才能改善。由于这种变动的轨迹类似英文字母J的形状，所以被称为J曲线。

冠脉循环的独特之处在于大部分冠脉血液流向左心室发生在舒张期。冠脉灌注压是指舒张期冠脉与右心房或左室之间的压力梯度。当冠脉灌注压降至40~50mmHg，即所谓的0血流压时，冠状动脉舒张期血流停止。在45~125mmHg的宽灌注压力范围内，心脏的自我调节能够确保心肌细胞供血相对恒定，并可补偿不同程度的近端心外膜冠状动脉阻塞，确保远端心肌细胞得到最佳的血供，但在冠心病患者中，这种自我调节功能可能受损。因此，在病理生理的情况下，对于合并阻塞性冠脉疾病的患者，降压治疗可导致舒张压降低，一方面可影响心肌的灌注压，另一反面，舒张压的下降可能会使狭窄远端灌注压低于自我调节有效的临界水平，最终损害心肌灌注。而在合并左心室肥厚的冠心病患者身上更为明显，因为心肌肥厚时，低灌注压和阻塞性冠脉疾病的联合作用可能会增强，更容易导致心肌缺血。有研究发现，在高血压和左心肥厚患者中，迅速降低舒张压至85~90mmHg的水平会引起心电图上的缺血T波改变，而不会出现缺血症状。并且在Skaraborg高血压项目中，Lindblad等人证明，伴有缺血性/肥厚性心电图的高血压男性舒张压降低会增加首次心肌梗死的风险。在INVEST研究中，Glynn等人评估了22 071例男性和39 876例女性，在一项与收缩压和舒张压相关的心肌梗死、卒中、冠脉搭桥、血管成形术和心血管死亡的风险的研究中，中位随访时间分别为13.0年和6.2年，可以观察到与舒张压相关的显著J曲线现象（图8-1）。

对于J曲线现象，目前存在三种可能的病理生理机制：①低舒张压可能是共存或潜在的健康状况不佳或慢性疾病导致发病率和死亡率增加的副现象（反向因果关系）；②低舒张压可能由脉压升高引起，反映了晚期血管疾病和大动脉硬化；③过度积极的降压治疗可能导致舒张压过低，从而导致冠脉灌注不足，导致冠脉事件。

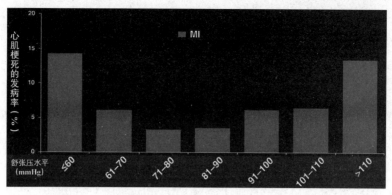

图8-1　INVEST研究中舒张压分层的心肌梗死发病率

　　理论上，降压治疗可改善冠心病合并高血压患者的预后。鉴于J曲线现象的存在，对于冠心病合并高血压患者的降压目标，目前仍存在争议。EUROPA研究、VALUE研究、TRANSCEND研究等也证实降压可以改善高血压合并冠心病患者预后，但未给出理想的目标血压值。在一项针对急性冠脉综合征人群的前瞻性研究中（PROVE IT-TIMI 22研究），纳入了4162例急性冠脉综合征患者（包括ST段抬高型、非ST段抬高型心肌梗死、高风险不稳定型心绞痛），平均随访24个月，研究发现发病30天后血压水平与心血管事件相关，血压水平在130～140/80～90mmHg心血管事件发生率最低，而血压＞140/90mmHg或＜110/70mmHg时心血管事件的风险增加。一项针对稳定型冠心病患者的前瞻性观察研究（CLARIFY研究），纳入了45个国家共22 672例高血压合并稳定型心绞痛患者，平均随访5年，发现稳定型心绞痛患者血压水平控制在120～140/70～79mmHg时主要终点事件（心血管死亡、心肌梗死或卒中复合终点）风险最低，而血压＞140/80mmHg或＜120/70mmHg均增加心血管事件风险。另外，一项针对10 001例接受降压治疗的冠心病患者研究中（TNT研究），经过随访4.9年，发现血压为146.3/81.4mmHg时主要终点事件（冠心病死亡、心肌梗死、脑卒中、复苏的心搏骤停）发生率最低，而血压降至110～120/60～70mmHg以下会增加心血管事件风险（脑卒中除外）。然而，以上的循证医学证据关于冠心病合并高血压患者的目标血压值的临床研究仅限于前瞻性观察研究，尚无真正干预血压的前瞻性随机对照研究。

　　回顾近10年来的各大指南和专家共识，对于冠心病合并高血压患者的目标血压仍未完全统一，而且由于J曲线现象的存在，部分指南仅仅给出目标血压的上限值，未给出目标血压的下限值。2015年的AHA、ACC冠心病患者高血压治疗声明提出：冠心病合并高血压的患者，血压应降至140/90mmHg以下，如果能耐受可降至130/80mmHg以下；既往有心肌梗死、脑卒中或短暂性脑缺血发作、颈动脉疾病、周围血管疾病、腹主动脉瘤等病史的患者，血压应降至＜130/80mmHg。血流动力学稳定的急性冠脉综合征和（或）心力衰竭的患者血压应降至140/90mmHg以下，DBP不低于60mmHg。尽管在2017年AHA、ACC的高血压指南中，提出了高血压诊断临界值的前移，建议血压≥130/80mmHg时即启动降压治疗，降压目标为130/80mmHg以下，但这仅是对于稳定型冠心病患者而言（既往心肌梗死病史、稳定型心绞痛患者），并且未给出目标血压下限值，也未给出关于急性冠脉综合征患者的目标血压和启动治疗的血压值。2018年ESC的高血压指南和中国高血压防治指南（2018年修订版）中，虽然同样采用130/80mmHg作为稳定型冠心病合并高血压患者的目标血压，但给出了舒张压不能低于70mmHg（ESC指南）和60mmHg（中国指南）的下限目标值。2020年国际高血压学会全球高血压实践指南则建议冠心病合并高血压患者血压≥140/90mmHg时启动药物降压治疗，目标值为<130/80mmHg（对于老年患者以<140/80作为目标值），急性冠脉综合征患者则在收缩压>140mmHg时启动降压治疗，使收缩压将至<140mmHg。在最新的高血压合并冠心病患者血压管理中国专家共识，建议高血压合并冠心病患者血压>140/90mmHg即开始启动药物降压治疗，除老年衰弱患者外，如果能耐受血压可降至<130/80mmHg，不推荐舒张压<60mmHg。

（卢永康）

第三节　冠心病合并高血压患者的血压管理

一、非药物治疗

非药物治疗主要指全方位的生活方式干预，包括：饮食干预、运动干预、心理干预和戒烟干预等。已有相当研究证明非药物治疗对于改善血压水平有益，是高血压预防和（或）治疗的有效辅助手段。

二、药物选择

药物选择方面，肾素-血管紧张素系统（RAS）的阻滞剂、β-受体阻滞剂、钙拮抗剂、利尿剂等是常用的降压药物。各类型药物的适应证、不良反应、禁忌证等在各大指南和专家共识中已有详细论述，此处不做过多论述。但考虑到降压药物对冠脉血流动力学状态的相互作用是复杂的，一些药物既能降低血压又对稳定型心绞痛患者有益，如β-受体阻滞剂和钙通道阻滞剂，而另一些药物既能降低血压又能改善心室重构，如RAS阻滞剂。但是，至少有3种不同的病理生理机制值得考虑。首先，虽然所有的降压药都能降低血压，但它们对脉压的影响在数量上并不相似。大多数药物，如RAS阻滞剂和钙拮抗剂以及利尿剂，都能改善动脉顺应性，使收缩压比舒张压更低。相比之下β受体阻滞剂（除外卡维地洛和奈必洛尔等具有血管扩张作用的药物），因为它们降低心率、心肌收缩力，对脉压的影响不如其他降压药物。其次，降低心率的药物能够延长舒张期，增加冠脉灌注。通过这种机制，降低心率的药物，如β受体阻滞剂和一些钙拮抗剂［维拉帕米、地尔硫䓬］，比那些不影响心率的药物有优势。相反，加速心率的抗高血压药物可能对冠脉灌注有不利影响。事实上，短效钙拮抗剂和其他动脉血管扩张剂（肼屈嗪）容易导致易感患者心肌缺血。再次，改善左心肥厚和高血压性血管疾病的降压药物在改善冠脉血流储备方面比那些作用很小或没有作用的药物更有效，已有研究证明，RAS阻滞剂、钙拮抗剂和利尿剂已被证明比β受体阻滞剂更能降低左室高血压和高血压性血管疾病，并改善动脉顺应性。

此外，一些复方药物制剂，能够显著提高患者的依从性，减少服药量，有助于提高血压的控制率，值得我们在临床实践中选用。例如该拮抗剂具有抗心绞痛效果，而ACEI/ARB在冠心病患者中降压治疗可以改善预后，CHIEF研究表明，小剂量长效二氢吡啶类CCB＋ARB初始治疗高血压患者，可明显提高血压控制率，CCB＋ACEI/ARB的复方固定单片可作为一种优先推荐。

三、冠心病不同亚型患者的血压管理

1. 稳定型冠心病患者的血压管理　若稳定型冠心病患者既往无合并症（心肌梗死、左心室收缩功能障碍、糖尿病或有蛋白尿的慢性肾功能不全），当血压≥140/90mmHg时，即可在非药物治疗基础上开始降压治疗，合理的目标血压值应<140/90mmHg。患者如果能耐受，降至130/80mmHg，但不应低于120/70mmHg。

若存在上述任何一项合并症，则血压≥130/80mmHg时，在生活方式调整的同时，应给予降压治疗。合理的目标血压值应<130/80mmHg，不低于120/70mmHg。对于部分高龄、存在冠状动脉严重狭窄的患者，血压目标值为<150/90mmHg且舒张压不宜降至<60mmHg。

在降压策略方面，1级高血压患者初始治疗考虑单药。降压药物首选β受体阻滞剂或ACEI/ARB。2级及以上的高血压患者常需要起始即选择联合降压方案。对于合并心肌梗死和左室收缩功能障碍的患者首选ACEI和β受体阻滞剂，若血压控制不佳可联合噻嗪类利尿剂或钙拮抗剂（氨氯地平）；对于症状性心绞痛且无合并症的患者，首选β受体阻滞剂，若β受体阻滞剂不耐受可以考虑应用钙拮抗剂，血压控制不佳时可联合ACEI/ARB或利尿剂。

2. 急性冠脉综合征的血压管理　在急性期，当血压≥140/90mmHg时应该给予降压治疗，血流动力学状态稳定的前提下，血压控制的目标值是<140/90mmHg。在稳定

期，当血压≥130/80mmHg，在生活方式调整的同时，应给予降压治疗，患者能够耐受的前提下，合理的目标血压值应<130/80mmHg。无论是急性期还是稳定期，应注意舒张压不宜降得过低，可以70mmHg作为下限值。

药物选择方面，急性心肌梗死患者应在血流动力学稳定的前提下、早期（发病24小时内）使用β受体阻滞剂和RAS阻滞剂，并在心肌梗死后长期服用作为二级预防。对于严重的高血压或持续性心肌缺血的患者，可以考虑静脉药物，2～6小时将血压降至约160/100mmHg，逐渐过渡至口服药物并在24～48小时达标。不稳定心绞痛患者仍以β受体阻滞剂、钙拮抗剂（氨氯地平）作为首选，当冠脉痉挛存在时，应避免使用大剂量的β受体阻滞剂。若心绞痛和高血压难以控制，可以在β受体阻滞剂、RAS阻滞剂与噻嗪类利尿剂的基础上加用长效的二氢吡啶类药物。

3. 冠心病合并心力衰竭患者的血压管理　当血压≥140/90mmHg，在生活方式调整的同时，应给予降压治疗。合理的血压目标值是<140/90mmHg，如果能耐受应<130/80mmHg；存在冠状动脉严重狭窄的患者，血压目标值为<150/90mmHg且舒张压不宜降至<60mmHg。

射血分数降低的心力衰竭患者需联合应用RAS阻滞剂、β受体阻滞剂和醛固酮受体拮抗剂，也可以启动沙库巴曲缬沙坦的治疗，但应在停用ACEI/ARB 36～48小时应用。对于严重心功能不全（NYHA分级Ⅲ或Ⅳ级）的患者，袢利尿剂对于容量改善优于噻唑类利尿剂，血压控制噻嗪类利尿剂更优。若高血压难以控制，可以在β受体阻滞剂、RAS阻滞剂与噻嗪类利尿剂的基础上加用长效的二氢吡啶类药物，推荐应用氨氯地平。

4. 合并糖尿病的冠心病患者的血压管理　对于合并糖尿病的冠心病患者，当血压≥130/80mmHg，在生活方式调整的同时应给予降压治疗。合理的目标血压值应<130/80mmHg，不低于120/70mmHg，合并严重冠脉病变的患者，应注意舒张压不宜降得过低，可以70mmHg作为下限值。

RAS阻滞剂是首选药物和基础用药。若血压控制不佳可联合应用二氢吡啶类钙离子拮抗剂和长效噻嗪样利尿剂（吲达帕胺）。β受体阻滞剂因其对糖代谢的影响，不作为一线用药，但对于合并心肌梗死和左室收缩功能障碍的患者需要β受体阻滞剂时，建议应用$\alpha_1\beta$受体阻滞剂（卡维地洛）以减少代谢不良反应。由于钠-葡萄糖共转运蛋白2抑制剂（sodium-glucose cotransporter 2，SGLT2i）的额外降压作用和心血管获益，对于合并冠心病的2型糖尿病患者，无论糖化血红蛋白（HbA1c）是否达标，推荐尽早使用SGLT2抑制剂。

5. 合并慢性肾脏疾病的冠心病患者的血压管理　无或少量蛋白尿的合并慢性肾脏病患者，当血压≥140/90mmHg，在生活方式调整的同时，应该给予降压治疗。明显蛋白尿（24小时尿蛋白定量≥1g）的患者，若血压≥130/80mmHg，在生活方式调整的同时，应给予降压治疗。

合理的目标血压值应<140/90mmHg。出现明显蛋白尿的冠心病患者，目标值应<130/80mmHg，不低于120/70mmHg。对于维持性透析的慢性肾脏病患者，目标值应<140/90mmHg。

ACEI/ARB是首选药物，若血压控制不佳可联合应用二氢吡啶类钙离子拮抗剂、β受体阻滞剂、利尿剂。ACEI/ARB在血清肌酐>2mg/dl（约176.8μmol/L）的患者中应谨慎使用。当估算肾小球滤过率（eGFR）<30ml/min时，噻嗪类利尿剂的作用受限，需换用袢利尿剂。不宜联用醛固酮受体拮抗剂与ACEI/ARB。

6. 合并稳定期脑卒中的冠心病患者的血压管理　合并稳定期脑卒中的冠心病患者，若血压≥140/90mmHg，在生活方式调整的同时应给予降压治疗。对于缺血性脑卒中患者，合理的目标血压值应<140/90mmHg。如患者不能降至140/90mmHg以下，则降至可耐受的最低水平。若患者双侧颈动脉狭窄>70%，建议收缩压控制在150~170mmHg。对于出血性脑卒中患者，合理的血压目标值是<140/90mmHg，如果能耐受应<130/80mmHg。

脑卒中患者降压治疗过程中应避免出现重要器官供血不足。老年、严重体位性低血压患者更应谨慎降压，应联合神经科共同参与患者降压方案制订。稳定期脑卒中患者降压药物的选择以及降压目标值应个体化，综合考虑药物、脑卒中特点和患者三方面因素。降压药物从单药小剂量开始，根据需要逐渐增加剂量。ACEI/ARB、利尿剂可作为首选药物。若血压控制不佳可联合应用二氢吡啶类钙拮抗剂、β受体阻滞剂。

7. 老年冠心病患者的血压管理　若年龄≥65岁，当血压≥140/90mmHg，在生活方式调整的同时，应给予降压治疗，合理的血压目标值是<140/90mmHg，如果能耐受应<130/80mmHg。

若年龄≥80岁，当血压≥150/90mmHg，在生活方式调整的同时应给予降压治疗，合理的目标值为<150/90mmHg且DBP压不宜降至<60mmHg。

初始治疗从单药小剂量开始，根据需要逐渐增加剂量，治疗过程中密切监测血压，避免低血压、低灌注等不良事件的发生。ACEI/ARB、二氢吡啶类钙拮抗剂、β受体阻滞剂、利尿剂均可作为首选药物。而单纯收缩期高血压可以首选利尿剂和二氢吡啶类钙拮抗剂。

四、经皮冠脉介入术后的血压管理

随着冠脉介入治疗新器械和新技术的不断发展，我国冠脉介入手术例数呈逐年增长态势。冠脉介入术后血压变化和管理也逐渐受到关注。根据血压水平，介入术后的血压异常主要分为两类：①介入术后高血压：常见于术前已存在的高血压患者；②介入术后低血压：表现为收缩压<90mmHg，常见于急性心肌梗死、高龄或虚弱患者，但多为短期内血压变化，一般在24小时内可以恢复。

多种机制在介入术后高血压的发病过程中发挥重要作用，包括：交感神经活性亢进、肾素—血管紧张素系统激活、炎症反应和氧化应激增强、内皮功能障碍等。而围术期患者情绪紧张、焦虑和术中疼痛等应激因素进一步使交感神经活性增强，血管紧张素Ⅱ和醛固酮分泌，使得介入术后短期内血压升高。此外，介入术后新发的对比剂肾病、新出现的脑卒中等也是术后血压显著升高、但容易被忽视的原因之一。

介入术后高血压与急性心肌梗死、不稳定型心绞痛和稳定型心绞痛患者术后死亡风险呈正相关，其中以65岁以下患者、吸烟者和急性ST段抬高型心肌梗死患者的风险最高，稳定型心绞痛患者的风险最低。而在对此类患者的诊断和鉴别诊断方面，由于大部分患者在术前已存在高血压，因此诊断并不复杂，但应排除和缓解患者在围术期的心理应激因素，对于新出现的高血压，应注意排除新发的出血性或缺血性脑卒中，以及对比剂肾病等。鉴别方面，介入术后的高血压在首次确诊或血压出现新的显著性变化（如持续性升高、波动较大或难以控制等），需要与继发性高血压病因进行鉴别，其中阻塞性睡眠呼吸暂停综合征和肾动脉狭窄是介入术后高血压的非常重要但又经常被忽视的病因。

对于介入术后的血压管理，其降压目标、药物选择方面，总体上与指南推荐的一致，原则上以减少心血管事件作为治疗的根本目的。对于术前无高血压或血压控制良好的患者，术后短期内血压升高或轻中度升高，应以观察为主，积极去除患者的心理应激，不宜急于采用药物降压或调整原有降压方案。对于既往合并高血压且血压控制欠佳、术后收缩压持续>130mmHg的患者，需要考虑药物降压治疗或调整原有的降压方案。

（卢永康）

参考文献

[1]中国心血管健康与疾病报告编写组.中国心血管健康与疾病报告2019概要[J].中国循环杂志，2020，35（09）：833-854.

[2]Gao ZY, Xu H, Shi DZ, et al.Analysis on outcome of 5284 patients with coronary artery disease:the role of integrative medicine[J].J Ethnopharmacol, 2012, 141(2):578-583.

[3]Pepi M, Alimento M, Maltagliati A, et al.Cardiac hypertrophy in hypertension.Repolarization abnormalities elicited by rapid lowering of pressure[J].Hypertension, 1988, 11(1):84-91.

[4]Lindblad U, Rastam L, Ryden L, et al.Control of blood pressure and risk of first acute myocardial

infarction:Skaraborg hypertension project[J].BMJ, 1994, 308(6930):681-686.

[5]Glynn RJ, L'Italien GJ, Sesso HD, et al.Development of predictive models for long-term cardiovascular risk associated with systolic and diastolic blood pressure[J].Hypertension, 2002, 39(1):105-110.

[6]Messerli FH, Panjrath GS.The J-curve between blood pressure and coronary artery disease or essential hypertension:exactly how essential？ [J].J Am Coll Cardiol, 2009, 54(20):1827-1834.

[7]Bangalore S, Qin J, Sloan S, et al.What is the optimal blood pressure in patients after acute coronary syndromes？ :Relationship of blood pressure and cardiovascular events in the PRavastatin OR atorVastatin Evaluation and Infection Therapy-Thrombolysis In Myocardial Infarction(PROVE IT-TIMI)22 trial[J].Circulation, 2010, 122(21):2142-2151.

[8]Vidal-Petiot E, Ford I, Greenlaw N, et al.Cardiovascular event rates and mortality according to achieved systolic and diastolic blood pressure in patients with stable coronary artery disease:an international cohort study[J].Lancet, 2016, 388(10056):2142-2152.

[9]Bangalore S, Messerli FH, Wun CC, et al.J-curve revisited:An analysis of blood pressure and cardiovascular events in the Treating to New Targets(TNT)Trial[J].Eur Heart J, 2010, 31(23):2897-2908.

[10]Ma L, Wang W, Zhao Y, et al.Combination of amlodipine plus angiotensin receptor blocker or diuretics in high-risk hypertensive patients:a 96-week efficacy and safety study[J].Am J Cardiovasc Drugs, 2012, 12(2):137-142.

第九章
冠心病与心律失常

第一节　冠心病合并心律失常总论

近年来随着我国人民生活水平的不断提高，冠心病发病率逐年增高，至今仍未见发病率拐点的到来。由冠心病导致的心律失常已成为心律失常最常见的原因之一。冠心病是心律失常的常见原因，而心律失常也是冠心病的常见临床表现和直接致死病因。

一、冠心病心律失常的发病机制

心绞痛、急性心肌梗死、陈旧性心肌梗死瘢痕及各种再灌注治疗措施都可能引起心律失常。急性心肌缺血时的损伤电流（缺血区与非缺血区之间的电位差）、缺血区室壁的运动异常、局部儿茶酚胺浓度的增高、心肌细胞延迟后除极、局部 β 受体表达增加及敏感性增高等都可促进心律失常的发生。这可解释 β 受体阻滞剂在急性心肌梗死伴发的室性心律失常中有较好的疗效。急性心肌梗死时室性心律失常的发生率可高达90%以上，包括致命性心室颤动。冠状动脉病变的程度、梗死面积的大小及梗死相关动脉的灌注情况决定了患者心律失常的发生及其严重程度。

急性心肌梗死伴发的电解质紊乱、酸中毒等亦可促进心律失常的发生。心肌梗死后形成的瘢痕除可导致心功能下降从而引发心律失常外，瘢痕与存活心肌连接处电生理特性的不均一性是引发室性心律失常的最主要原因。

再灌注治疗在挽救心肌的同时可引发心律失常，称为再灌注心律失常。主要是与再灌注后心肌细胞内钙离子超载引起的延迟后除极化有关。

与其他疾病致心律失常的电生理机制一样，冠心病发生心律失常的电生理机制同样包括折返、自律性增高和触发活动改变而形成单个或多个功能性折返环。心肌缺血以及由此产生的4相除极速率超过窦房结自律性时即成为主导节律，形成异位心律。心肌缺血可导致心肌细胞内钙离子浓度增加，动作电位时限缩短，由此导致延迟后除极而引发触发活动并形成室性心律失常，在下文中将有详述。

二、冠心病心律失常的类型

冠心病可出现各种类型的心律失常。心肌缺血病变可波及传导系统的各个部位，可局限于一处，亦可累及多处。由于冠心病心肌缺血主要涉及心室肌（左心室），故多出现室性心律失常（尤其是左室来源者），但也可出现室上性心律失常。急性心肌梗死伴发的心律失常在早期发病率高，许多严重的室性心律失常发生在入院前，这也是急性心肌梗死猝死的主要原因。

窦房结由窦房结动脉提供血供，60%左右起源于右冠状动脉近端，40%左右起源于左回旋支，亦有双重供应者。房室交界区由房室结动脉供血，后者约90%起自右冠状动脉，10%起源于左回旋支。

1. 窦性心律失常　窦性心动过速可出现在冠心病的各种类型中。可因胸痛、焦虑、心功能不良或应用肾上腺素能药物如多巴胺等原因引起，是继发性交感神经功能亢进的表现。窦性心动过速在急性心肌梗死患者常常是预后不良的指标，提示存在心功能不良，且窦性心动过速本身会缩短心室舒张期，减少心肌灌注，加重心肌缺血，形成恶性循环。

窦性心动过缓、窦房阻滞及（或）窦性停搏是急性心肌梗死早期常见的心律失常，特别多见于下壁和后壁心肌梗死患者。在急性心肌梗死时出现的缓慢心律失常与缺血对传导组织的直接损伤、药物（β受体阻滞剂、吗啡、镇静药等）以及迷走神经兴奋（对心内迷走神经末梢的直接刺激，迷走神经在左室下、后壁比前侧壁分布更多）等有关。早期心肌梗死患者出现的窦性心动过缓或伴房室传导阻滞或低血压可能是迷走神经功能增强的反映，并不一定是心肌缺血的直接后果。缓慢窦性心律失常可为暂时性抑或持续性。由于多数窦房结动脉发自右冠状动脉，故下壁心肌梗死时窦房结功能不良的发生率可达1/2，而前壁心肌梗死时的发生率仅5%。

2. 房性快速心律失常　与心房缺血、心房梗死及缺血后的纤维化、缺血相关的自主神经张力改变以及电解质紊乱等有关。另外，房性快速心律失常的发生往往是心功能下降的间接征象。心室收缩或舒张功能下降可使心房压增高，心房机械性扩张，加之心肌缺血时膜电位的降低、儿茶酚胺浓度的升高，心房颤动阈值下降，以上诸因素均能促发快速房性心律失常的发生。

出现的房性快速心律失常包括房性期前收缩、房性心动过速、心房扑动及心房颤动。较常见且具有重要临床意义的是心房颤动，多发生在心房梗死、心功能不良或窦房结功能低下时。在急性心肌梗死患者中的发病率10%~15%，约80%合并左心功能不良，多见于大面积前壁心肌梗死时，因此，心房颤动是心肌梗死预后不良的标志，但心房颤动本身对病死率的增加只起很小的作用（以下章节将有详述）。

3. 房室交界区性心律失常　心肌缺血引起的局部电活动异常也可促发与交界区相关的折返性心动过速（AVRT和AVNRT）发作频度的增加。

房室传导阻滞由于右冠状动脉提供下壁和房室结的供血，周围迷走神经的兴奋、缺血引起的局部高钾也是促使发生的原因，以上原因可解释为何下壁心肌梗死时合并的房室传导阻滞大多是可逆的，多呈良性过程，阻滞的部位也多在希氏束平面以上。

大面积前壁急性心肌梗死可波及整个室间隔，因此，可累及在室间隔走行的左、右束支，出现左、右束支或双分支及三分支阻滞，甚至三度房室传导阻滞，此时的室性逸搏心律慢而不稳定。因前壁急性心肌梗死导致的希氏束下阻滞是束支缺血坏死的结果，故多不可逆，病死率高。如度过急性期，往往遗留慢性阻滞。图9-1显示急性下壁心肌梗死伴三度房室传导阻滞。

由于心肌血供供需之间的动态变化，因此，阻滞的程度具有可波动性与可变性的特点。

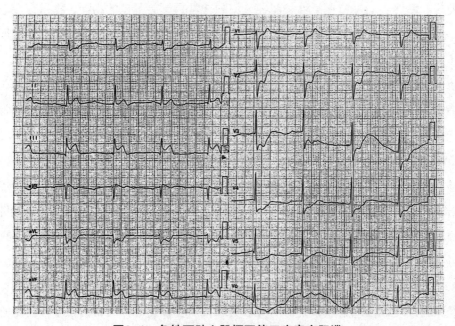

图9-1　急性下壁心肌梗死伴三度房室阻滞

4. 室性心律失常　冠心病尤其是急性、陈旧性心肌梗死中室性心律失常最常见。可表现各种类型，包括室性期前收缩、室性心动过速、心室扑动和心室颤动（以下章节将有详述）。

（1）室性期前收缩：是冠心病最常见的心律失常。可出现在冠心病的任何类型，在急性心肌梗死时发生率近100%。多与心肌缺血所致的心肌自律性增高和折返机制有关。图9-2显示前壁心肌缺血伴频发室性期前收缩。由于急性心肌缺血时心肌致颤阈降低，室性期前收缩的重要性在于其可能作为室性心动过速、心室颤动的触发因素。

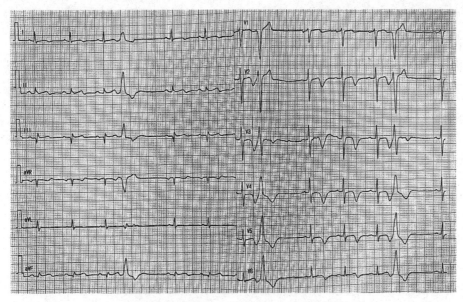

图9-2　前壁缺血伴频发室性期前收缩

在广泛应用再灌注治疗、阿司匹林、β受体阻滞剂之前，频发、多形、成对及R-on-T等室性期前收缩的出现预示着可能发生心室颤动。但近年来的研究发现，所谓"警告性室性心律失常"在不发生和发生心室颤动的患者中出现的概率无差别。原发性心室颤动可出现在无警告性室性心律失常的患者，也可发生在这些所谓警告性室性心律失常得到良好控制时。在监护室观察到的心电图类型对预测心室颤动的敏感性和特异性都很低。

（2）室性心动过速：包括单形、多形、尖端扭转性室性心动过速（TdP）及加速性室性自主心律。触发活动为其主要发病机制。可出现在冠心病的任何类型，尤其是急性心肌梗死时。其中，加速性室性自主心律主要发生在急性心肌梗死早期和进行有效再灌注治疗后，是再灌注有效的指标之一，与浦肯野纤维自律性增高有关。

（3）心室扑动和心室颤动：多发生在急性心肌梗死时。急性心肌梗死心室颤动分为原发性心室颤动和继发性心室颤动。前者指心室颤动前无低血压休克和（或）心力衰竭，多发生于急性心肌梗死后48小时内，复苏成功率高，复苏成功后对远期预后无影响。继发性心室颤动是指发生心室颤动前已有低血压和（或）心力衰竭，此种心室颤动复苏成功率低，远期预后差。缺血、儿茶酚胺大量释放等使心室颤动阈值下降，心肌细胞的电生理特性变得不均一，包括不应期和传导速度，易于形成折返激动，导致心室颤动的发生。

5. 再灌注心律失常　是冠心病特有的心肌缺血再灌注后出现的心律失常。许多下壁心肌梗死患者在再灌注时发生短阵窦性心动过缓，常伴有一定程度的低血压，低血压与心动过缓是冠状动脉血流突然增加激活Bezold-Jarish反射引起的。另外，室性期前收缩、加速性室性自主心律也常在再灌注后发生。在急性心肌梗死动物实验中，再灌注常发生心室颤动，但在患者中不常出现。

再灌注心律失常实际上是冠状动脉血流成功恢复的标志，但在再灌注未成功的患者，同样可出现上述心律失常，因此，再灌注心律失常具有敏感性高但特异性不强的特点。

三、冠心病心律失常的临床表现

依冠心病的类型、心脏基础功能、心律失常的类型及持续时间等的不同，冠心病心律失常的临床表现有很大的不同，从无症状到猝死。另外，自觉症状与心律失常的客观严重程度并不一致，对预后有价值的如急性心肌梗死后的室性心律失常，患者不一定有明确不适，而无明确器质性心脏病的单纯偶发期前收缩却可能使某些患者感觉不能耐受。

冠心病与其他疾病所引起的心律失常的症状并无不同，值得注意的是，心肌缺血更容易引发心肌电活动的明显异常，更容易出现高危级别的恶性室性心律失常而危及生命，尤其是在急性心肌梗死时。另外，发生心律失常后可加重已有的缺血症状，促发心律失常的持续并加重心功能的恶化，导致恶性循环。

四、冠心病心律失常的检查方法

冠心病心律失常是导致冠心病死亡的主要原因，发现心律失常是正确处理的前提。检查方法包括无创和有创性电生理检查两类方法。

1. 无创检查方法

（1）体表心电图检查：是最常用、最简单、价廉和有效的诊断方法，可发现快速及缓慢心律失常的类型，协助判断异位心律的来源、部位，同时还是发现有无心肌缺血及心肌梗死及其定位的重要依据。缺点是记录时间短暂，对间歇出现的心律失常捕捉性差。

（2）负荷心电图：通过运动可诱发心肌缺血，同时亦可诱发与缺血及交感神经张力增高相关的心律失常。缺血区域心肌代谢异常，跨膜电位时限延长及局限性传导延长，使室性心律失常的易感性增加。研究发现心肌梗死后在运动试验时出现复杂心律失常者比不出现者猝死发生率高。但运动试验检测心律失常的特异性不高，正常人也可发生运动性心律失常。

（3）24小时动态心电图：可较长时间记录，相对常规心电图，更容易发现间歇、夜间发作的心律失常，以便指导治疗。另外，也可协助评估各种治疗措施的疗效。

（4）可穿戴电子设备：近年来随着电子技术和人工智能的快速发展，具有心电、血压记录功能的可穿戴电子设备逐渐成熟，如华为手表，可持续循环式记录单导联心电图，并下载至手机，极大地提高了偶发性心律失常的检出率。

（5）心室晚电位、QT离散度、心率变异性：都能在一定程度上预测冠心病心律失常患者发生猝死的危险性，但对治疗上的应用还没有肯定，作为独立的预测因子时阳性预测价值不高。在现阶段，只有在临床医生发现有异常时，才考虑应用这些研究手段以获得进一步的综合资料。

2. 有创性电生理检查

（1）电生理检查：冠心病患者出现不明原因的晕厥，或冠心病、心肌梗死史患者合并左心功能低下，并出现室性心动过速时，应做电生理检查，如能诱发出持续性VT、血流动力学不稳定且药物无效或不能耐受者，应植入植入型心律转复除颤器（ICD）。详见以下章节。

（2）植入式循环心电监测仪（ICM）：可提供最长36个月的单电极心电监测，大大增加了捕获对于只有偶发显著症状且高危患者心律失常事件的机会。如Medtronic公司的Reveal Plus、Reveal link等心律监测仪，可在门诊局部麻醉下植入皮下，简单易施。

五、冠心病心律失常的治疗

冠心病心律失常的治疗包括对症的抗心律失常治疗和对因的抗心肌缺血治疗，后者尤其重要。

抗心律失常治疗其目的有两个，对症治疗及防止心律失常导致的猝死。与其他疾病导致的心律失常的治疗原则相同，如患者无心律失常相关症状，无证据表明所出现的心律失常会诱发血流动力学问题及出现猝死，则针对心律失常本身的治疗则是不必要，甚至是有害的。

冠心病引起的心律失常本身的药物治疗与其他疾病引起的心律失常的药物治疗无本质区别（详见以下章节，本节主要述及不同点）。

1. 窦性心动过速　主要是针对引起窦性心动过速的原因进行治疗，包括缓解心肌缺血（扩张冠状动脉、减轻心肌耗氧、应用止痛药物等）、治疗焦虑和潜在的心功能不良等。

除非存在β受体阻滞剂的禁忌证，如收缩压低于90mmHg和（或）心率<50bpm，冠心病引起的窦性心动过速要加强β受体阻滞剂的应用，因其除了控制窦性心率外，可降低心肌梗死的死亡率。如血压不能耐受则可考虑窦房结If电流选择性抑制剂"伊伐布雷定"。

2. 窦性心动过缓、窦房阻滞和（或）窦性停搏　急性心肌梗死伴发的窦性心动过缓，如不伴发低血压、室性期前收缩等，可先观察而不必过分积极处理。因缓慢的心率具有减轻心肌耗氧的作用。但如心率太慢不能维持有效循环血流量时，应采取措施，包括药物和心脏起搏。

药物治疗：①抗迷走神经药物：常用阿托品，0.5mg静脉推注，或0.3~0.6mg，每6小时1次，口服；②拟交感神经药物：常用异丙肾上腺素0.5~1.0mg加入500ml液体中静脉滴注；③茶碱类：常用氨茶碱0.1g，每日3次。

优点：方便易施。缺点：①往往难以保证达到持续纠正缓慢心率的作用；②增加心率的同时，可增加心肌张力，使心肌应激性增高，耗氧量增加；③有潜在致心律失常风险，尤其是拟交感神经药物。

心脏起搏治疗：如药物不能满意纠正能引起血流动力学障碍的缓慢心率，或在心动过缓基础上发生的室性心动过速（如尖端扭转性室性心动过速），此时应行心脏起搏治疗。多先用临时心脏起搏，因多数窦性缓慢心律失常是暂时性的。

3. 房性快速心律失常　房性期前收缩、短阵房性心动过速多不造成血流动力学障碍，通常无须处理，此时应注意纠正心肌缺血及可能存在的心功能不良。

心房扑动伴快速心室率时可增加心肌耗氧量，使梗死面积扩大。另外，因失去了正常房室之间的协调运动，可导致血流动力学加重。此时可应用洋地黄类药物或维拉帕米等减慢房室传导和心室率，但药物治疗效果往往较差，如明显影响血流动力学，应及时行低能量电转复治疗。

4. 心房颤动　是冠心病患者最常合并的心律失常（以下有专门章节详述）。一方面，心房颤动是心功能不良的早期表现，另一方面，心房颤动时由于心室失去心房的辅助泵作用，进一步使心排出量下降。另外，过快的心室率可使心肌耗氧量增加，可使梗死面积扩大，并由此形成恶性循环。冠心病心房颤动的治疗与其他心脏病引起者相同，包括节律控制、室率控制和预防血栓栓塞，节律控制包括药物、射频消融及植入性心房内除颤器等。急性心肌梗死伴发的心房颤动降低心室率的理想方法是选用β受体阻滞剂，后者在降低室率的同时，改善心肌缺血，抑制增高的交感神经张力。

值得注意的是，在急性心肌梗死24小时内应用洋地黄类药物要慎重，但如果患者心房颤动引起的快心室率导致明显血流动力学障碍时，可以短期内小剂量应用洋地黄类药物。

5. 快速房室交界区心律失常　房室交界区期前收缩及非阵发性房室交界区心动过速多不引起血流动力学障碍，通常无须处理。

6. 房室传导阻滞　心肌缺血引起的房室传导阻滞既可以是一过性的，也可以是永久性损害，如下壁心肌梗死合并的房室传导阻滞往往是一过性的，通常数天内可以恢复，而前壁心肌梗死合并的房室传导阻滞常为永久性损害。慢性心肌缺血除可引起不同程度的房室传导阻滞外，在合并急性缺血发作时亦可使阻滞程度加重。治疗措施亦包括药物和起搏两种方法（详见第4节）。

急性心肌梗死需要心脏临时起搏者并不意味着需要永久心脏起搏。实际上，心肌梗死后需要进行永久心脏起搏治疗的病例很少，尤其是急性下壁心肌梗死者。合并束支阻滞和暂时性二度或三度房室传导阻滞的急性前壁心肌梗死患者的猝死通常和恶性快速心律失常有关，很少与发生的完全性房室传导阻滞合并较长的心室停搏有关。这些患者往往心肌梗死面积较大，随访数月后如存在心功能障碍，可能需要植入ICD而非单纯心脏起搏器（详见以下章节中的ICD植入适应证）。

7. 室性快速心律失常（以下有专门章节详述） 包括药物和非药物治疗。非药物治疗包括植入ICD、射频消融和外科手术。

（1）药物治疗

1）室性期前收缩：急性心肌缺血或心肌梗死时出现的频发、多形、多源室性期前收缩可能成为室性心动过速、心室颤动的诱发因子或先兆，在积极治疗心肌缺血、电解质紊乱等潜在诱因后，可给予药物治疗。常用的药物如下：

A. 利多卡因：疗效迅速、可靠。可静脉注射利多卡因50mg，之后5分钟1次，直至有效或总量达300mg，后可持续静脉滴注维持有效的血浆浓度，速度为1~4mg/min。一般维持24~72小时。

B. β受体阻滞剂：急性心肌缺血时，大量儿茶酚胺释放，易于促进室性心律失常特别是心室颤动的发生。β受体阻滞剂是降低心肌梗死死亡率的有效药物。实际上，无论有否心律失常，只要无低血压、心动过缓等β受体阻滞剂的禁忌，急性心肌梗死患者都应当使用β受体阻滞剂，在伴发肾上腺素能活性增高的其他表现时，β受体阻滞剂治疗室性期前收缩的效果更好。

利多卡因和β受体阻滞剂可联合使用，两者优缺点互补。利多卡因快速有效，而β受体阻滞剂可抗缺血，减轻室壁张力，提高生存率，两者合用可提高室性心律失常的控制和预防。

C. 胺碘酮：可口服或静脉滴注。如情况紧急，应静脉给药，75~150mg稀释后静脉注射，后以0.5~1mg/min维持静滴，每日总量不宜超过1200mg。

4个前瞻性、随机安慰剂对照的研究比较了在急性心肌梗死预防性应用安慰剂和胺碘酮的疗效，这些回顾性分析显示可降低总死亡率约45%。但欧洲胺碘酮心肌梗死研究（CAMIAT）结果显示，心肌梗死伴左室功能减退的患者中，胺碘酮组心律失常引起的死亡率下降，但总死亡率并无降低。

目前对心肌梗死患者并不主张常规应用包括胺碘酮在内的抗心律失常药物。

D. 镁盐：对低镁血症者，可用25%硫酸镁20~40ml加入500ml液体中静脉滴注，对室性期前收缩有一定的防治作用。由于合并低镁血症时不易纠正低钾血症，因此，低钾血症的患者应常规检测血清镁浓度。

2）室性心动过速：短阵阵发性室性心动过速，无明显血流动力学障碍者，可首选利多卡因、胺碘酮静脉注射，如室性心动过速持续时间长，有明显血流动力学障碍者，应及时首选同步直流电复律。

对于心动过缓基础上发生的TdP，可给予异丙肾上腺素静脉滴注以提高心率，缩短QT间期；或者植入临时心脏起搏器并以较快的频率起搏；纠正常常伴发存在的低钾、低镁血症。

加速性室性心动过速不影响预后，通常无须处理，必要时可用阿托品提高窦律而控制。

3）心室扑动、心室颤动：立即行非同步直流电复律，并迅速开展心肺复苏（CPR）（详见以下章节）。

（2）非药物治疗：包括ICD植入、射频消融术及外科室壁瘤切除术等（以下章节将有详述）。

六、心肌缺血的治疗

冠心病心肌缺血是心律失常的根本原因，如能及时解决心肌缺血，则可减少或防止心律失常的发生。

药物治疗包括但不限于：抗血小板药物、降胆固醇药物、硝酸酯类药物、Ca_2^+拮抗剂、β受体阻滞剂、心肌营养代谢药物等。ST段抬高型急性心肌梗死患者12小时内可行溶栓再灌注治疗。非药物治疗包括经皮冠状动脉腔内成形术（PTCA）、冠状动脉内支架安置术及冠状动脉旁路移植术（CABG）等，采用PTCA或（及）支架植入术、CABG后，除能缓解心肌缺血症状外，有些室性心律失常也能明显缓解甚至不再发作。（可参见有关章节，本节不再详述）

（廖志勇）

第二节　冠心病与室性心律失常

冠心病也称为缺血性心脏病（IHD），IHD导致的室性心律失常常由急性冠状动脉综合征（ACS）急性心肌缺血引起。急性心肌梗死所致的心源性休克是心肌梗死患者主要死因之一，主要发病机制为心肌梗死后引起急性左、右心功能衰竭、周围血管阻力改变、重要器官供血不足，引发炎性反应，最终多器官功能衰竭。在此过程中，心肌缺血、梗死及血流动力学障碍会引发严重的心肌代谢和电生理特性改变，进而导致无症状或危及生命的心律失常，甚至心脏性猝死。在急性心肌梗死住院患者中，5%~10%在入院前已出现心室颤动或持续性室性心动过速，另外5%的患者在入院后出现心室颤动/室性心动过速，大多数出现在就诊48小时内。尽管通过较好的血运重建、戒烟、他汀药物治疗将明显降低IHD患者猝死风险，但ACS及急性心肌梗死后期室性心律失常仍然是猝死的主要原因。猝死多发生在ACS入院前，说明对患者的危险分层至关重要。早期和强化血运重建治疗，非药物介入治疗（电复律、电除颤、起搏和导管射频消融等）以及适当的非抗心律失常药物与抗心律失常药物治疗是控制室性心律失常的重要手段。心肌梗死合并心源性休克时房性和室性心律失常都可能发生，持续性室性快速性心律失常使原有循环衰竭进一步恶化，需要立即治疗。

一、缺血相关室性心律失常的发生机制

急性心肌梗死发生心律失常的机制包括折返、自律性增高及触发活动，其中梗死与存活心肌连接处电生理特性不均一导致的折返为引发室性心律失常的最主要原因。此外，急性心肌缺血时的损伤电流、局部儿茶酚胺浓度的增高、心肌细胞的延迟后除极、电解质紊乱及酸中毒等亦可促发心律失常的发生。

电压和浓度依赖性离子流产生的心室动作电位是单个心肌细胞收缩的基础。缺血/再灌注发生时这种离子平衡可能会受损。急性心肌缺血导致ATP缺乏，无氧糖酵解导致酸中毒，细胞膜外钾（K^+）升高，溶血磷脂酰胆碱积聚。电生理上导致：①离子失衡：底物相关钾电流IK抗心动过速起搏的激活导致动作电位时程缩短；通过抑制内向整流钾电流IK1，静息膜电位降低；②细胞内钙（Ca_2^+）紊乱导致收缩力减弱；③由于功能缝隙连接减少导致传导速度减慢。上述改变都有利于触发活动和折返的形成。

急性心肌梗死可出现各种类型的心律失常，包括窦性心动过速、心房颤动、室性期前收缩、室性心动过速、心室扑动、心室颤动以及房室传导阻滞等。急性冠脉综合征病程早期的心律失常，通常表现为多形性室性心动过速或心室颤动。由于再灌注策略的广泛使用，急性心力衰竭或室性心动过速/心室颤动的住院死亡率已显著下降。

二、急性心肌梗死合并心律失常的评估

目前有多种无创和有创的评估方法用以评估心肌梗死后心脏性猝死的发生风险。左室射血分数结合心内电生理程序刺激诱发室性心动过速是目前应用最广的方法。由于急性缺血发生后心肌修复和重构有明显的动态变化，急性心肌梗死急性期评估这些参数以预测远期心律失常死亡风险并不太可靠。

急性心肌梗死后左室射血分数常常受损降低，不论是否行直接经皮冠状动脉介入治疗，远期是否恢复都难以预测。有研究发现，急性心肌梗死发病3个月后，约有22%心功能受损者心功能恢复正常。在心肌梗死后早期阶段（40天内）评估射血分数作为危险分层和ICD植入依据已被证实无生存获益。

1. 有创性评估——心内电生理检查　目前的数据仅支持左心室射血分数≤40%的心肌梗死后患者接受心内电生理检查。心内电生理检查阳性（诱发出持续性室性心动过速）的患者心源性猝死发生率33%，而阴性患者心源性猝死的发生率为4%。虽然心内电生理检查是预测心源性猝死的重要指标，但敏感性和特异性不够，而且为有创性检查，因此限制了它的应用，且何时行心内电生理检查仍具有争议。

2. 无创性评估方法　无创性分层方法是临床普遍应用的危险预测和分层的方法。包括影像学（测定左室射血分数）、心电图和动态心电图、运动试验等四类检测手段。

无创性危险分层目的是发现启动和维持致心律失常的因子，包括：心肌缺血、自主神经活性的改变、代谢紊乱、电解质紊乱、急慢性容量和压力负荷增高、离子通道异常、药物等。它们通过改变心室的结构，形成心律失常的基质或者成为心律失常的触发因子，最终引起室性心动过速/心室颤动。

（1）左室射血分数：是评估缺血性心肌病患者心源性猝死的独立预测指标，可通过超声心动图、核素、左室造影及磁共振（磁共振成像）等方法测定。室性心律失常的发生率与梗死面积成正比，与左室射血分数呈负相关。

经胸超声心动图常规用于评估梗死范围和根据左室射血分数对患者进行危险分层。对左室射血分数量化时，与磁共振成像相比，超声具有更大的操作者变异性。无论左室射血分数的测定方式如何，它在识别室性心律失常和心源性猝死风险人群方面都有局限性。相比之下，磁共振成像在定义梗死组织特征和评估瘢痕负荷方面优势明显。

（2）其他无创检查方法：其他心脏无创检测技术对病理性影响因素检测的内容侧重不同，QRS波宽度、晚电位可检测室内传导延迟；QT间期、QT离散度、T波电交替可检测心室复极不均衡；心率变异性、窦性心率震荡、运动后心率恢复、压力感受器敏感度可检测自主神经张力失衡；左室射血分数、运动试验可检测心肌受损和瘢痕形成程度；动态心电图可检测异位室性激动等。目前尚未发现评估心室传导和复极或自主神经张力的非侵入性评估方法可用于准确预测室性心律失常的风险或指导ICD治疗。

三、IHD室性心律失常的治疗

IHD室性心律失常的治疗措施包括：①电复律：无论心源性休克为何种病因引起，发生持续性室性心动过速/心室颤动必须立即电复律治疗；②导管消融治疗：对于持续单形性室性心动过速或复发的室性心动过速，导管消融治疗是一种补救治疗措施；③抗心律失常药物治疗：室性心动过速发作急性期，可以考虑抗心律失常药物治疗（通常是静脉注射胺碘酮、利多卡因等）和纠正电解质失衡。静注胺碘酮应慎重，以避免低血压；④器械治疗：对于某些难治性室性心动过速/心室颤动且血流动力学和临床状态迅速恶化的患者，植入左心辅助装置（LVAD）和体外膜肺氧合（ECMO）支持下的直接PCI可以改善预后，促进康复。急性心肌梗死合并心源性休克或心搏骤停的患者植入左心辅助装置，可缓解组织缺氧，稳定血流动力学，改善神经症状。

1. IHD室性心律失常的药物治疗　用于抑制IHD室性心律失常最常见的抗心律失常药物包括胺碘酮和β受体阻滞剂等。早期应用β受体阻滞剂可能会预防心律失常复发。如果室性心动过速/心室颤动频繁发作，且不能被电复律或电除颤有效控制，可考虑应用胺碘酮治疗。如果β受体阻滞剂或胺碘酮无效，或者胺碘酮禁用，考虑静脉应用利多卡因。

（1）来自于CAST的研究数据表明，钠通道阻滞剂（Ⅰa和Ⅰc类药物）已被证实无益甚至有害。但冠状动脉痉挛致室性心律失常者，有必要禁烟，用钙通道阻滞剂最大的耐受剂量治疗，以减少反复缺血及室性心律失常发作（《2017 AHA/ACC/HRS室性心律失常处理与预防心脏猝死指南》Ⅰ，B-NR）。

（2）在一些患者中纠正低镁血症及低钾血症可能有益。

（3）他汀类药物通过预防冠状动脉事件的反复发作，有助于减少冠心病患者的死亡率，因此推荐常规应用。

2. IHD室性心律失常的导管消融治疗　经完全血运重建和最佳药物治疗后室性心动过速或心室颤动仍频繁发作者、植入ICD后经充分药物治疗后仍反复放电者，可考虑导管消融治疗。反复发作的心室颤动可能源于受损伤的浦肯野纤维，或由缺血和（或）再灌注心肌损伤导致的室早触发，几乎所有病例均可从心内膜行基质消融。由于精确的导管标测和成功消融室性心动过速/心室颤动的触发灶是较复杂的，对手术技巧要求较高，且这些患者往往血流动力学不稳，因此，需要训练有素的电生理专家和手术量较大的电生理中心来完成该类手术。

三维电解剖标测系统指导下进行激动顺序和起搏标测，寻找室早触发灶和（或）折返环关键峡部。在大多数病例中，由于浦肯野纤维和缺血心肌致心律失常基质在心内膜下，心内膜标测和消融就足够了。折返环常位于心肌梗死灶的缺血交界区，激动顺序标测需要在室性心动过速和（或）室性期前收缩发作时进行，同时在附近标测浦肯野电位。当无自发的室性期前收缩和室性心动过速时，可以根据术前记录的室性期前收缩进行起搏标测；消融终点是室性心动过速终止、消除室性期前收缩以及浦肯野电位。此外，对病变基质进行均质化消融、关键峡部区的线性消融也是可取的消融策略。

IHD患者的致心律失常基质通常位于心内膜，心内膜标测和消融一直是治疗的主要手段。当心内膜标测和消融临床心律失常失败时，尤其室性心律失常起源于导管不可及的区域，例如心肌深处、心外膜脂肪下方或冠状动脉附近，有研究表明下壁的缺血性室性心动过速源于心外膜的比例较高，这些情况可考虑行心外膜标测与消融，但应严格掌握适应证。

与导管消融相关的并发症包括心脏压塞、缺血性卒中、房室传导阻滞、瓣膜损伤、心脏失代偿和死亡。据报道，在这组血流动力学不稳定的患者中，围术期死亡率高达3%，而且大多与无法控制的、顽固性心律失常有关。消融后的长期死亡率高达18%，主要是由于室性心动过速和急性失代偿性心力衰竭。

根据《2020室性心律失常中国专家共识（2016共识升级版）》关于IHD患者室性心律失常导管消融的推荐如下：

（1）单形性室性心动过速经长期胺碘酮治疗仍反复发作的IHD患者，导管消融治疗优于升级AAD（抗心律失常药物）治疗（ⅠB）。

（2）尽管长期接受AAD治疗仍反复发作症状性单形性室性心动过速或AAD治疗禁忌或不能耐受的IHD患者，建议导管消融以减少室性心动过速复发（ⅠB）。

（3）对于合并室性心动过速风暴的IHD患者，若AAD治疗无效，建议导管消融治（ⅠB）。

（4）对于不愿接受AAD治疗的反复发作单形性室性心动过速IHD患者，可考虑导管消融治疗（ⅡaC）。

（5）植入ICD后首次发作单形性室性心动过速的IHD患者，可以考虑导管消融治疗，以降低室性心动过速复发或ICD治疗风险（ⅡbA）。

（6）对于有心肌梗死史和反复发作症状性持续性室性心动过速患者，若既往心内膜导管消融未成功，但有室性心动过速起源于心外膜下的心电图、心内膜标测或影像学证据，可考虑行心外膜导管消融（ⅡbC）。

3. 关于IHD室性心律失常的ICD植入的指南推荐　在急性心肌梗死后40天内，一般不考虑植入ICD作为猝死的一级预防。然而，对无法完全血运重建、既往有收缩功能不全、急性冠脉综合征48小时后出现电风暴的患者，早期植入ICD是可以考虑的。条件允许的话，可临时使用穿戴式复律除颤器，至时机合适时再评价是否需行ICD植入。

根据《2020室性心律失常中国专家共识（2016共识升级版）》对于抗心律失常药物和导管消融疗效不佳者，如室壁瘤相关室性心动过速，手术切除可能是合理的。合并心功能不良的IHD患者SCD的发生率高，尤其是LVEF≤0.35的HD患者，ICD可有效降低患者死亡率。对于LVEF≤0.40合并NSVT的陈旧性心肌梗死患者，电生理检查有助于确定ICD植入的适应证。急性心肌梗死后患者是否进行血运重建治疗对于ICD植入适应证也有影响。

IHD室性心律失常的具体处理策略如下：

（1）缺血性心脏病（IHD）患者SCD的一级预防专家推荐：①左室射血分数（LVEF）≤0.35、心肌梗死后至少40天或血运重建后至少90天、若在GDMT的基础上心功能仍为Ⅱ或Ⅲ级（NYHA分级）、预期寿命＞1年的IHD患者，推荐植入ICD（ⅠA）；②LVEF≤0.30、心肌梗死后至少40天或血运重建后至少90天、若在指南导向的管理和治疗（GDMT）的基础上心功能为Ⅰ级（NYHA分级）、预期寿命＞1年的IHD患者，推荐植入ICD（ⅠA）；③LVEF≤0.40且伴有非持续性室性心动过速（NSVT）的陈旧性心肌梗死患者、若电生理检查诱发出室性心动过速/心室颤动，预期寿命＞1年，推荐植入ICD（ⅠB）；④药物治疗无效的心功能Ⅳ级（NYHA分级）患者，若非心脏移植、左室辅助装置（LVAD）或心脏再同步治疗除颤器（CRT-D）治疗候选人，无埋藏式心脏转复除颤器（ICD）植入适应证（ⅢC）（图9-3）。

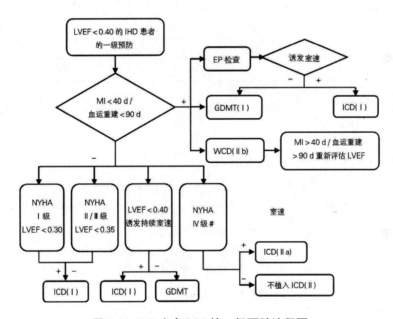

图9-3 IHD患者SCD的一级预防流程图

注：＃＝在选择的情况如有起搏适应证或晕厥被认为是由于室性心动过速引起的患者，存在早期ICD植入的情况；LVEF＝左室射血分数；MI＝心肌梗死；EP＝电生理；GDMT＝指南导向的管理和治疗；ICD＝埋藏式心脏转复除颤器；WCD＝穿戴式心律转复除颤器；IHD＝缺血性心脏病；SCD＝心脏性猝死。

（2）IHD患者心脏性猝死（SCD）的二级预防专家推荐：①室性心动过速/心室颤动导致的心搏骤停（SCA）幸存者，或非可逆原因引起的血流动力学不稳定或稳定的IHD室性心动过速患者，若预期寿命＞1年，推荐植入ICD（ⅠB）；②不明原因晕厥的IHD患者，若电生理检查诱发出持续性单形性室性心动过速（SMVT），预期寿命＞1年，推荐植入ICD（ⅠB）（图9-4）。

　　IHD患者SCD的二级预防——冠状动脉痉挛：①对于冠状动脉痉挛导致的室性心律失常患者，应用最大耐受剂量的非二氢吡啶类钙通道阻滞剂和戒烟，以减少反复缺血和室性心律失常发作（ⅠB）；②冠状动脉痉挛所致的SCA幸存者，若药物治疗无效或不能耐受，预期寿命＞1年，植入ICD是合理的（ⅡaB）；③冠状动脉痉挛所致的SCA幸存者，若预期寿命＞1年，ICD与药物治疗联合应用是合理的（ⅡbB）。

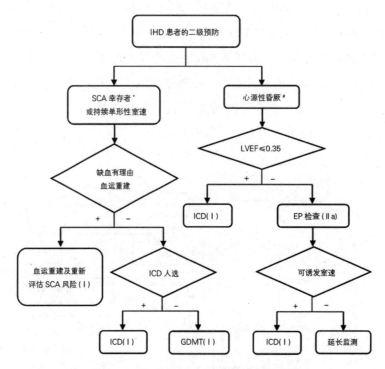

图9-4　IHD患者SCD的二级预防流程图

　　注：IHD＝缺血性心脏病；SCD＝心脏性猝死；＊＝排除可逆的原因；＃＝病史与昏厥的心律失常病因一致；ICD人选是由功能状态、预期寿命或患者的意愿决定的；SCA＝心搏骤停；EP＝电生理；GDMT＝指南导向的管理和治疗。

　　4. IHD室性心律失常电风暴和ICD不适当放电处理　电风暴是指在任何24小时内发生3次或3次以上的室性心动过速或心室颤动。在急性心肌梗死合并心源性休克患者中，电风暴和不适当ICD放电与预后不良有关。急性心肌缺血更容易诱发心室颤动或多形性室性心动过速，而不是单形性室性心动过速。大多数不适当放电与室上性心动过速有关。适当和不适当的ICD放电都是死亡的重要预测因子，而在那些接受抗心动过速起搏治疗（快速起搏超速抑制）的心律失常患者中，并未发现病死率方面的变化。

　　关于IHD患者反复发作室性心律失常的防治专家推荐如下：①IHD室性心律失常反复发作者，若症状明显，经优化程控后ICD仍多次电击，应用β受体阻滞剂、胺碘酮或索他洛尔治疗，有助于抑制室性心律失常反复发作（ⅠB）；②对于有陈旧性心肌梗死伴反复发作症状性室性心动过速或室性心动过速/心室颤动电风暴患者，若胺碘酮与其他药物治疗无效或不能耐受，推荐导管消融治疗（ⅠB）；③IHD患者，ICD因SMVT电击治疗，或症状性SMVT反复发作伴血流动力学稳定，导管消融可作为一线治疗，以减少室性心律失常的反复发作（ⅡbC）；④陈旧性心肌梗死患者，不应使用ⅠC类抗心律失常药物，如氟卡胺、普罗帕酮（ⅢB）；⑤对于无休止发作的室性心动过速/心室颤动患者，在有效控制发作前，不应植入ICD，以防止ICD反复电击治疗（ⅢC）；⑥对于合并SMVT的IHD患者，单纯冠状动脉血运重建不足以有效防止室性心动过速反复发作（ⅢC）（图9-5）。

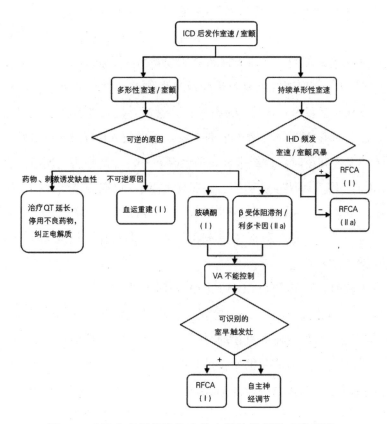

图9-5 IHD患者反复发作室性心律失常的治疗流程图

注：RFCA＝射频导管消融；VA＝室性心律失常；IHD＝缺血性心脏病。

5.《2020室性心律失常中国专家共识（2016共识升级版）》关于IHD患者的手术和血运重建术及外科消融的推荐标准如下：

（1）IHD患者外科手术和血运重建术的专家推荐：①对于有持续性室性心律失常的SCA幸存者，应评估IHD并恰当地进行血运重建治疗（ⅠB）；②对于怀疑冠状动脉开口异常可能是SCA的原因患者，推荐手术矫正或行血运重建治疗（ⅠC）。

（2）心律失常外科手术治疗专家推荐：对于单形性室性心动过速患者，若药物与导管消融治疗失败，有理由行外科消融治疗（ⅡbC）。

6. ACS患者入院前、住院期间SCD的预防　ACS室性心律失常危险分层及处理方法由于启动了SCD的公众救治程序，越来越多的院外救治成功的患者被送至医院。如果患者在复苏前或复苏后早期心电图显示为ST段抬高心肌梗死，应立即行冠状动脉造影及血运重建。然而25%～58%的患者心电图缺乏ST段抬高证据，在这些不能排除有无冠状动脉栓塞或栓塞病变的病例。如果经院外成功救治但患者心电图不能解释SCA的原因，推荐行冠状动脉造影，以便排除非心脏原因所致。反复发作持续性和（或）血流动力学不稳定的室性心动过速/心室颤动的ACS患者，及时血运重建是进一步预防心律失常的关键，应立即尝试。对于心肌梗死后左室功能维持在正常范围的患者，应用抗心律失常药物预防SCD的作用有限。Ⅱ类抗心律失常药物如β受体阻滞剂可降低心肌梗死后左室功能降低患者的死亡率，Ⅲ类抗心律失常药物如胺碘酮可缓解症状，减少心律失常事件。在有经验的心脏中心导管消融可有效治疗反复发作的室性心动过速。但对于能耐受的SMVT、LVEF＞0.40且没有ICD支撑的患者，导管消融是否能获益尚值得进一步探索。ACS患者出现以下特殊情况时可考虑早期（＜40天）植入ICD：不完全血运重建；心律失常出现在ACS发生48小时后；或患者之前已存在左室功能损害。所有急性心肌梗死患者早期（出院前）均应评估左室功能，心肌梗死后6～12周需重新评估左室功能，以确定是否需要植入ICD。SCD是心肌梗死后死亡的主要原因，通常与再次心肌梗死有关。理想的血运重建、药物治疗（包括β受体阻滞剂、双联抗血小板及他汀治疗）和防治心力衰竭是预防猝死的基石。

ACS患者入院前、住院期间SCD的预防的处理建议：

（1）ACS患者入院前SCD的预防建议：①建议缩短胸痛患者从症状出现到首次药物治疗及从首次药物治疗到血运重建的时间（ⅠA）；②推荐培训急救人员应用心电图和远程监护识别ACS，应用基础生命救护和电除颤治疗SCA（ⅠB）；③推荐在执行基本救治流程后继续进行基础及高级生命救护（ⅠC）；④推荐CPR后转入到有能力提供各学科强化治疗的高水平监护中心继续治疗，包括冠状动脉介入、电生理检查、心脏辅助装置治疗、心脏与血管外科治疗等（ⅠB）。

（2）ACS患者住院期间SCD的预防与处理

1）ACS患者住院期间SCD预防和处理——血运重建：①推荐对ST段抬高型心肌梗死（STEMI）患者行紧急血运重建治疗（ⅠA）；②根据欧洲心脏病学会（ESC）的非ST段抬高型心肌梗死（NSTEMI）指南，推荐NSTEMI和不稳定心绞痛患者行冠状动脉血运重建治疗（ⅠC）；③对于NSTEMI高风险和威胁生命的室性心律失常患者，推荐在住院2小时内行冠状动脉造影，必要时行血管成形术（ⅠC）；④反复发作室性心动过速或心室颤动的心肌缺血患者，推荐迅速冠状动脉血运重建治疗（ⅠC）；⑤下壁心肌梗死导致的房室传导阻滞患者，建议快速开通梗死血管，以逆转缺血性房室传导阻滞（ⅠC）；⑥心电图诊断为STEMI的SCA患者，经院外CPR后仍昏迷者推荐直接进入心导管室（ⅠB）；⑦经最佳治疗后仍反复发作室性心动过速或心室颤动伴血流动力学不稳定的患者，应考虑植入LVAD或体外生命救护（ⅡaB）；⑧难治性SCA患者应考虑到专业中心行心脏辅助支持治疗和血运重建治疗（ⅡbC）。

2）ACS患者住院期间SCD的预防和处理——电除颤、电转律、药物、导管消融：①反复发作的多形性室性心动过速推荐β受体阻滞剂（ⅠB）；②多形性室性心动过速推荐静脉应用胺碘酮（ⅠC）；③持续性室性心动过速或心室颤动患者推荐立即电复律或电除颤（ⅠC）；④心肌缺血不能排除的反复发作性室性心动过速或心室颤动患者，推荐尽快冠状动脉造影及必要时行血运重建（ⅠC）；⑤室性心动过速或心室颤动患者应纠正电解质紊乱（ⅠC）；⑥所有ACS患者住院期间及出院后，如无禁忌证，应给予β受体阻滞剂治疗（ⅡaB）；⑦尽管经完全血运重建和最佳药物治疗，植入ICD后仍反复发作室性心动过速、心室颤动或电风暴患者，可考虑在有经验的消融中心行射频消融治疗（ⅡaC）；⑧应用抗心律失常药物（AAD）后室性心动过速仍频繁发作，若导管消融不能施行，可考虑经静脉导管行超速刺激（ⅡaC）；⑨反复发作的持续性室性心动过速或心室颤动患者，若β受体阻滞剂或胺碘酮无效，或应用胺碘酮有禁忌证，可考虑应用利多卡因治疗（ⅡbC）；⑩除β受体阻滞剂外，不推荐预防性应用抗心律失常药物（ⅢB）。

（3）ACS后患者室性心律失常的危险分层及管理方法

1）ACS患者住院期间SCD的预防和处理——ICD植入：①有以下情况的患者在心肌梗死后40天内可考虑植入ICD或应用穿戴式心律转复除颤器（WCD）：不完全血运重建、之前已存在左室功能异常、ACS发生后超过48小时发生的室性心律失常或多形性室性心动过速或心室颤动（ⅡbC）；②心肌梗死后少于40天一般不建议植入ICD用于SCD的一级预防（ⅢA）。

2）心肌梗死后早期（10天内）心脏猝死的危险分层：①心肌梗死后心功能降低（LVEF≤0.40）患者可考虑心室程序刺激以评估猝死风险（ⅡbB）；②不推荐非侵入性试验（如T波电交替，自主神经功能异常或信号平均心电图）用于心肌梗死后早期的危险分层（ⅢB）。

3）心肌梗死后ICD植入的时机：①所有急性心肌梗死患者早期（出院前）均应评估左室功能（ⅠC）；②心肌梗死后6~12周需重新评估左室功能，以确定是否需要预防性植入ICD（ⅠC）。

4）心肌梗死后左室功能保留的稳定性IHD患者的危险分层推荐：心肌梗死后心功能正常的存活者和无法解释的晕厥患者应行心室程序刺激（ⅡaC）。

5）心肌梗死后左室功能保留的稳定性IHD患者的血运重建推荐：先于心室颤动发生的急性心肌缺血患者推荐行冠状动脉血运重建，以降低SCD风险（ⅠB）。

7. 小结　缺血性心脏病（IHD）相关室性心律失常，往往是ACS的主要死因，需要及时处理以降低死亡率。及时充分的血运重建是预防和治疗室性心律失常的关键，应用药物或者器械稳定血流动力学，纠正内环境紊乱、抗心律失常药物治疗、导管消融、ICD治疗等可以改善或者消除心律失常。

（廖志勇）

第三节　冠心病与心房颤动

一、流行病学

以往的研究表明，相较于普通人群，冠心病患者更容易发生心房颤动（房颤，atrial fibrillation，AF），反之亦然。在Framingham研究中，男性冠心病患者各种类型的心房颤动发生率增加了一倍，女性冠心病患者短阵心房颤动的发生率增加了4倍。根据不同类型的冠心病、不同地区和不同的检测方法，心房颤动的发生率也不相同（4.1%~58%）。心房颤动患者的心肌梗死发生率增加了一倍。

冠心病的病变部位和严重程度与心房颤动的发生率相关。在严重的冠心病患者中新发心房颤动更为常见，新发心房颤动的发生率与心肌缺血的程度成正比。有研究发现新发心房颤动与右冠状动脉（right coronary artery，RCA）病变密切相关，这可能与供应心房的分支血管通常起源于RCA相关。在ST段抬高型心肌梗死（STEMI）患者中心房梗死的发生率在0.7%~52%，2/3的心房梗死患者出现心房颤动或心房扑动。

二、病理生理学机制

1. 冠心病与心房颤动的共同易患因素　冠心病有很多的独立危险因素，包括高血压、肥胖、高脂血症、糖尿病、吸烟、年龄、体力活动不足、睡眠呼吸暂停综合征等。其中高血压、糖尿病、睡眠呼吸暂停综合征、肥胖、年龄、体力活动不足同样是心房颤动的危险因素。这也可以部分解释冠心病患者心房颤动发生率增加。

2. 冠心病引起心房颤动的机制

（1）折返形成：由于一些心肌细胞具有不应期短的特性，而另一些心肌细胞则具有传导缓慢的特性。在急性心肌梗死后的犬模型研究中表明，心房有效不应期（atrial effective refractory period，AERP）在急性心肌梗死（acute myocardial infarction，AMI）后的前4小时内缩短，这有助于折返形成。另外，心肌细胞传导的不均匀性在房颤的形成和维持中也起着重要作用。

传导的不均匀性可能部分是由于间隙连接蛋白的变化所致。对于心肌梗死后合并房颤的患者，缝隙连接蛋白40表达水平较高。在潜在冠心病的慢性房颤患者中缝隙连接蛋白43水平也升高。缝隙连接蛋白分布的异质性可能导致空间相邻组织区域的电阻特性和传导速度不同，从而阻碍房颤转为正常节律。此外，心房纤维化也会形成传导不均匀性。心肌细胞死亡后的修复性纤维化替代，影响了电生理连续性，并使传导减慢，为折返提供基础。

促使纤维化形成的途径有很多。首先，冠心病引起心房颤动的最直接原因可能是心房梗死，导致心房肌细胞死亡、瘢痕形成和心房纤维化。其次，心肌缺血导致局部无菌性炎症，进而引起全身炎症，导致心房颤动的发生。此外，先天免疫系统也会影响心房重构。

心房扩大会使传导通路延长或形成更多回路，从而增加心房颤动的易感性。这种结构变化可能是急性冠脉综合征的诸多并发症的结果，例如心力衰竭、舒张功能障碍和功能性二尖瓣反流。心房的扩大导致心肌细胞受到牵拉和死亡，并被成纤维细胞替代。成纤维细胞分泌胶原蛋白和弹性蛋白，从而减慢传导并形成折返回路。心肌梗死后患者的舒张功能障碍也使患者容易发生缺血事件，并进一步加重病情。

此外，心房扩大也会影响心肌细胞的电活动。动物实验表明心房压力增加会导致AERP显著缩短。这很好地说明了心房扩大可以直接干预心房电活动，而无须结构重构或心房牵张反射。心房扩大对人体心房的影响与动物实验一致。根据心力衰竭患者的电解剖标测，已证实存在传导异常和心房不应性增加。这些发现表明，心房扩大使心肌细胞受到拉伸，可能使离子通道功能和细胞间连接发生变化。

（2）局灶异位活动：冠心病患者局灶异位电活动的证据仍然不完整。细胞内Ca^{2+}超载是心肌缺血的关键病理生理变化，有助于出现局灶异位活动的电生理表现，包括自律性增强、延迟后除极（delayed afterdepolarizations，DADs）和早期后除极（early afterdepolarizations，EADs）。此外，AMI后30分钟AERP延长，这是由动作电位时程（action potential duration，APD）延长所致，可诱发EADs。在空间分布方面，在中央缺血区观察到较长的AERP，而边缘区较短，这表明异位电活动在缺血中央区域更常见，而折返可能发生在缺血区域边缘。关于ACS后局灶性异位电活动的研究尚无定论，可能涉及多种机制。

（3）神经系统重构：心房颤动的发生伴随着自主神经系统（autonomic nervous system，ANS）的功能改变。实验研究已证实房颤条件下ANS激活，包括交感神经和副交感神经活动。前者促进EADs并触发电活动，而后者则缩短APD。此外，心肌梗死引起的氧化应激和炎症反应可能在神经系统重构中发挥重要作用。

3. 心房颤动引起冠心病的机制

（1）动脉粥样硬化：是冠心病的主要病理生理变化，由内皮功能障碍开始，并因炎症而加剧。这两个因素也可由心房颤动诱发。此外，慢性心房颤动患者血浆中血管性血友病因子（von Willebrand factor，vWf）水平升高，这表明内皮细胞功能出现紊乱。当这些患者发生心血管事件时，代表内皮功能障碍的循环内皮细胞（circulating endothelial cells，CECs）也会增加。推测内皮功能障碍可能会促进心房颤动患者发生冠心病。

另外，心房颤动和合并症可能伴随全身性炎症，进而加剧冠心病的进展。此外，一些研究表明凝血系统与炎症性疾病之间存在联系。几种凝血蛋白酶可以与蛋白酶激活受体结合，并具有促炎作用。

（2）血供与氧耗失衡：心房颤动出现不规则的小收缩，这会增加心房的耗氧量。心房颤动引起的快速心室率，可使心肌耗氧量增加，心输出量减少，导致发生冠心病，尤其是心肌梗死。有研究观察到急性心房颤动患者的冠状动脉流量增加，但这种变化不足以代偿心肌需氧量的增加。此外，心房颤动还会影响冠状动脉的血液供应。在犬模型中，发生心房颤动时冠状血管阻力会降低，当冠状动脉达到最大扩张时，心房颤动会导致冠状动脉血流量急剧下降。另外，心房颤动可导致心动过缓，这是心绞痛的少见原因。心动过缓引起的心输出量减少是冠状动脉供血不足的原因，进而引起缺血症状。

（3）血栓形成：是ACS的主要原因，它是由血小板活化和凝血系统激活引发。研究据报道，在心房颤动和糖尿病患者中，血小板活化持续存在，这可能是心房颤动患者中ACS发生率较高的原因之一。其分子机制与血小板表面受体的变化有关。如果存在动脉粥样硬化病变，血小板活化更容易在血管内形成血栓，导致远端缺血。尽管心房颤动引起的冠状动脉栓塞很少见，但它仍可能是一些心房颤动患者出现ACS的原因。

三、心房颤动的栓塞风险评估

对于非瓣膜性心房颤动患者，目前主要通过应用CHA_2DS_2-VASc（表9-1）评分对患者评估血栓栓塞风险，积分越高，发生血栓栓塞的风险越高。对于CHA_2DS_2-VASc评分≥2分的男性或≥3分的女性患者应接受口服抗凝治疗（Ⅰ类推荐，证据级别A）。

表9-1 CHA_2DS_2-VASc评分

	危险因素	分值
C	充血性心力衰竭，临床诊断心力衰竭或有左心室功能中度到重度下降的客观证据，或 HCM	1
H	高血压和（或）接受降压治疗	1
A	年龄（age）≥ 75 岁	2
D	糖尿病，使用口服降糖药物和（或）胰岛素治疗，或空腹血糖 > 125mg/dl（7mmol/L）	1
S	卒中，既往卒中、TIA 或血栓栓塞	2
V	血管疾病，血管造影明确的 CAD、既往心肌梗死、PAD 或主动脉斑块	1
A	年龄 65 ~ 74 岁	1
Sc	女性	1
总分值		9

注：HCM 为肥厚型心肌病，TIA 为短暂性脑缺血发作，PAD 为外周动脉疾病，CAD 为冠心病。

研究显示，年龄超过50岁的亚洲心房颤动患者的卒中风险即出现增加趋势，年龄55~59岁、无其他卒中危险因素的亚洲心房颤动患者与合并一个危险因素患者的卒中风险相似，而65~74岁、无其他卒中危险因素的患者与合并2个危险因素患者的卒中风险相似，年龄>55岁的亚洲心房颤动患者服用口服抗凝药（oral anticoagulants，OAC）可显著获益。考虑到亚洲心房颤动患者卒中风险增加的年龄阈值更低，2023年心房颤动诊断和治疗中国指南采用CHA_2DS_2-VASc-60评分（表9-2）评估心房颤动血栓栓塞风险，将年龄60~64岁的患者增加为1分，年龄≥65岁的患者增加为2分。推荐CHA2DS2-VASc-60评分≥2分的男性或≥3分的女性心房颤动患者使用OAC。

表9-2 CHA_2DS_2-VASc-60评分

项目	危险因素	说明	分值
C	充血性心力衰竭	包括 HFrEF、HFmrEF、HFpEF 及左心室收缩功能障碍（LVEF 小于 40%）	1
H	高血压	高血压病史，或目前血压 ≥ 140/90mmHg	1
A_2	年龄 ≥ 65 岁	亚洲心房颤动患者 ≥ 65 岁	2
D	糖尿病	包括 1 型和 2 型糖尿病，病程越长，卒中风险越高	1
S_2	卒中	既往卒中、短暂性脑缺血发作或体循环栓塞；包括缺血性和出血性脑卒中	2
V	血管疾病	包括影像证实的冠心病或心肌梗死病史、外周动脉疾病（外周动脉狭窄 ≥ 50% 或行血运重建）、主动脉斑块	1

续表

项目	危险因素	说明	分值
A	年龄 60 ~ 64 岁	亚洲心房颤动患者 60 ~ 64 岁	1
Sc	性别（女性）	卒中风险的修正因素，但不是独立危险因素	1

注：HFmrEF 为射血分数轻度降低的心衰，HFpEF 为射血分保留的心衰，LVEF 为左室射血分数；1mmHg = 0.133kPa。

四、心房颤动的出血风险评估

HAS-BLED出血评分（表9-3）是目前应用最广泛的出血风险预测模型，HAS-BLED评分≤2分为低出血风险，评分≥3分时提示高出血风险。出血评分高的患者仍可以从抗凝治疗中显著获益，因此高出血风险不能作为使用口服抗凝药的禁忌。对高出血风险的患者需加强监测和随访。启动抗凝治疗前对出血风险因素的评价至关重要，并且出血风险是动态变化的，在抗凝过程中需定期进行评估，对部分可纠正危险因素或可纠正的危险因素，例如肝肾功能损害、高血压、饮酒等，需积极干预，以降低出血风险。

表9-3　HAS-BLED评分

临床特点	计分	说明
未控制高血压（H）	1	定义收缩压 > 160mmHg
肝肾功能异常（各1分）（A）	1 或 2	肝功能异常定义为肝硬化或胆红素 > 2 倍正常上限，AST/ALT/ALP > 3 倍正常上限；肾功能异常定义为透析或肾移植或血清肌酐 > 200 μmol/L
卒中（S）	1	包括缺血性卒中和出血性卒中
出血（B）	1	出血史或出血倾向（既往大出血[a]、贫血[b]或者严重血小板减少[c]）
INR 值易波动	1	INR 不稳定 / 过高，或在治疗窗内的时间 < 60%
老年（E）	1	年龄 > 65 岁
药物或过量饮酒（各1分）（D）	1 或 2	药物指合并应用抗血小板药物或非甾体类抗炎药，过量饮酒是指乙醇摄入量 > 112g/ 周

注：INR 为国际标准化比值，AST 为谷草转氨酶，ALT 为谷丙转氨酶，ALP 为碱性磷酸酶；a 大出血为任何需要住院治疗和（或）导致血红蛋白水平降低 > 20g/L 和（或）需要输血的出血（除外出血性脑卒中）；b 贫血诊断标准未在 HAS-BLED 评分原始研究中提及，多以男性血红蛋白 < 130g/L，女性 < 120g/L 作为判断标准；c 严重血小板减少未在 HAS-BLED 评分原始研究提及，血小板计数 < 50×10⁹/L 是抗凝禁忌，< 100×10⁹/L 需要多学科评估；1mmHg = 0.133kPa。

五、冠心病合并心房颤动的处理

1. 急性冠脉综合征合并心房颤动的处理　在急性冠脉综合征患者中心房颤动的发

生率在10%~21%，心房颤动发生率随着患者年龄和心肌梗死严重程度而增加。心房颤动增加了患者的住院死亡率、30天死亡率和1年死亡率。在心肌梗死的患者中，合并心房颤动患者卒中发生率高于无心房颤动患者（3.1% VS 1.3%）。因此，心房颤动是急性冠脉综合征患者长期预后不佳的独立预测因素。

根据《2023 ESC急性冠状动脉综合征管理指南》，对于急性冠脉综合征合并心房颤动的建议如下：

缩写释意：Ⅰ、Ⅱa、Ⅱb、Ⅲ：推荐级别；A：A级证据来自随机双盲多研究，B-R：B级证据来自随机试验，B-NR：B级证据来自非随机试验，C-EO：C级证据来自专家共识，C-LD：C级证据来自有限数据。

（1）Ⅰ类

1）无急性心力衰竭或低血压的患者，如需要控制心房颤动心室率，推荐使用静脉β受体阻滞剂（证据水平C）。

2）合并急性心力衰竭而无低血压表现的患者，如需要控制心房颤动心室率，推荐使用静脉胺碘酮（证据水平C）。

3）对于血流动力学不稳定和药物不能迅速控制心室率的急性冠脉综合征合并心房颤动患者，推荐紧急电复律治疗（证据水平C）。

4）静脉胺碘酮推荐用于增加电复律成功率和（或）减少不稳定的新发心房颤动患者电复律后早期心房颤动复发（证据水平C）。

（2）Ⅱa类：对于ACS急性期出现心房颤动的患者，需在充分评估HAS-BLED评分和是否需合并使用抗血小板治疗后，根据CHA_2DS_2-VASc评分决定长期抗凝策略（证据水平C）。

2. 冠心病合并心房颤动的抗栓治疗　联合应用口服抗凝药物与抗血小板药物，特别是三联抗栓治疗会显著增加出血风险，因此，对冠心病合并心房颤动的患者，需详细评估血栓栓塞及出血风险，选择合理的抗栓策略。对于口服抗凝药物的选择，首选非维生素K拮抗剂口服抗凝药（non-vitamin-K-antagonist oral anticoagulants，NOAC），与抗血小板药物联用时应考虑使用较低剂量NOAC（如利伐沙班15mg每天1次或达比加群110mg每天2次），以降低出血风险。在需要联合抗血小板与抗凝治疗时，尽可能缩短包括口服抗凝药物联合双联抗血小板时程，口服抗凝药联合单一抗血小板药物优选P2Y12受体抑制剂，尽量避免使用强效P2Y12受体抑制剂，如首选氯吡格雷。如需使用维生素K拮抗剂（vitamin K antagonist，VKA）抗凝联合抗血小板药物治疗，应调整VKA剂量，目标INR 2.0~2.5，维持TTR>70%。

血栓和出血风险是影响抗栓策略的关键。当出血及缺血风险同时存在时，可结合以下血栓及出血危险因素决定抗栓策略。血栓风险应根据血栓危险因素及发生支架内血栓产生严重后果（如左主干及分叉病变、左主干等同病变、最后通畅血管支架术）的可能性进行评价，血栓危险因素包括：①需要治疗的糖尿病；②既往ACS或多次心肌梗死；③多支病变；④合并外周动脉疾病；⑤早发（发病年龄<45岁）或进展冠心病（2年内发生新病变）；⑥慢性肾脏病［肾小球滤过率<60ml/（min·1.73m^2）］；⑦非低危ACS；⑧多支血管支架置入；⑨复杂病变血运重建（左主干支架、分叉病变支架、慢性完全闭塞病变PCI、最后通畅血管支架）；⑩既往充分抗血小板治疗仍发生支架内血栓；手术相关因素（支架扩张不充分、残余病变、支架长度>60mm等）。出血风险评估：可根据HAS-BLED评分动态评价。

根据《2023心房颤动诊断和治疗中国指南》，对于冠心病合并心房颤动的抗栓治疗建议如下，抗栓策略总结见图2-9。

缩写释意：推荐级别：Ⅰ推荐：证明和（或）公认某推荐有益、有用、有效；Ⅱa推荐：证据/意见的权重倾向于有用、有效；Ⅱb推荐：证据/意见不足以支持有用、有效；Ⅲ推荐：证明和（或）公认无效，在某些情况下可能有害。A级证据基于多项高质量的随机临床试验或荟萃分析；B级证据基于单项高质量的随机临床试验或多项非随机研究；C级证据基于专家共识意见、病例研究或属于常规处理。

Ⅰ类：①联合抗血小板治疗时首选NOAC（证据水平A）；②合并CCS未行PCI的CHA$_2$DS$_2$-VASc-60评分男性≥2分或女性≥3分，建议单用OAC治疗（证据水平B）。

Ⅱa类：①VKA抗凝联合抗血小板治疗，应考虑调整VKA剂量维持目标INR 2.0～2.5及TTR>70%（证据水平C）；②对于ACS行PCI的患者，如出血风险高于缺血风险，应尽早（≤1周）停用阿司匹林；如缺血风险高于出血风险，包括OAC与双联抗血小板的三联抗栓治疗应维持至PCI术后1个月；之后使用包括OAC与P2Y12受体抑制剂的双联抗栓治疗至12个月（证据水平C）；③对于CCS接受PCI治疗的患者，如出血风险高于血栓风险，应尽早（≤1周）停用阿司匹林，之后应使用OAC联合P2Y12受体抑制剂的双联抗栓治疗6个月；如血栓风险高于出血风险，应使用包含OAC与双联抗血小板的三联抗栓治疗应维持至PCI术后1个月，之后使用包含OAC与P2Y12受体抑制剂的双联抗栓治疗至6～12个月（证据水平C）。

Ⅱb类：合并CCS未行PCI的CHA$_2$DS$_2$-VASc-60评分男性=1分或女性=2分，可考虑单用OAC替代抗血小板治疗（证据水平C）。

（彭文杰）

第四节 冠心病与缓慢性心律失常

急性心肌梗死的患者，由于自主神经功能紊乱、缺血和（或）再灌注损伤所致传导系统损伤，可出血严重心动过缓，如窦房结功能障碍、房室传导阻滞等。

严重心动过缓或传导阻滞患者需要临时起搏治疗，但并不代表需要永久起搏。心肌梗死区域存在损伤可逆的心肌组织，经过充分血运重建治疗后可以改善电传导，使心动过缓得到纠正。通常前壁心肌梗死患者伴房室传导阻滞者比下壁心肌梗死伴传导阻滞者预后更差。考虑到心肌梗死伴传导异常往往可能恢复传导，应避免早期（<72小时）植入心脏永久起搏器。如果房室传导阻滞急性心肌梗死后10天仍未恢复，建议植入永久起搏器。目前缺乏急性心肌梗死合并严重房室传导阻滞行永久起搏治疗的等待期时长的有力研究数据，需根据个体化决定等待期。通常至少5天、最多10天，如传导仍无恢复，可考虑植入永久起搏器。

急性心肌梗死期间常见自主神经紊乱，有研究提示无房室结下组织传导异常的房室结传导阻滞患者使用阿托品是安全的。但房室结下阻滞的患者应用阿托品可能会使传导阻滞恶化，并有潜在的危害。有限的数据提示，如果阿托品无效，氨茶碱/茶碱似乎是安全的。

一、根据《2020心动过缓和传导异常患者的评估和管理中国专家共识》，对于急性心肌梗死相关心动过缓的处理建议

Ⅰ类：①急性心肌梗死患者出现药物难治的症状性或显著影响血流动力学的窦房结功能不全或房室传导阻滞时，推荐临时起搏治疗（证据水平B-NR）；②出现窦房结功能不全或房室传导阻滞的急性心肌梗死患者，在决定是否需植入永久起搏器前应观察一段时间（证据水平B-NR）；③急性心肌梗死患者合并二度Ⅱ型房室传导阻滞、高度房室传导阻滞、交替性束支阻滞或三度房室传导阻滞时（持续的或房室结以下传导阻滞），推荐在观察期后行永久起搏治疗（证据水平B-NR）。

Ⅱa类：急性心肌梗死患者出现有症状或显著影响血流动力学的窦房结功能不全或房室结水平的房室传导阻滞，使用阿托品是合理的（证据水平B-NR）。

Ⅲ类：①急性心肌梗死患者出现一过性房室传导阻滞是能恢复的，不应植入永久起搏器（证据水平B-NR）；②急性心肌梗死患者出现新发的束支阻滞或单纯的分支阻滞，无二度或三度房室传导阻滞，不应植入永久起搏器（证据水平B-NR）。

二、根据《2021 ESC心脏起搏和心脏同步化治疗指南》，对于急性心肌梗死相关心动过缓的处理建议

Ⅰ类：心肌梗死后至少5天，房室传导阻滞仍未恢复，推荐植入心脏永久起搏器。（证据水平C）。

Ⅱb类：对于合并高度房室传导阻滞和心衰的前壁心肌梗死患者，可以考虑早期植入心脏再同步化治疗除颤器/起搏器（cardiac resynchronization therapy defibrillator/pacemaker，CRTD/P）（证据水平C）。

Ⅲ类：如果高度房室传导阻滞在血运重建治疗后缓解或自行缓解，不推荐起搏治疗（证据水平B）。

三、根据《2023 ESC急性冠状动脉综合征管理指南》，对于急性心肌梗死相关心动过缓的处理建议

Ⅰ类：急性冠脉综合征患者，如果出现伴有血流动力学不稳定的窦心动过缓，或无稳定逸搏心律的高度房室传导阻滞，Ⅰ类推荐如下：①推荐使用静脉的正性肌力药物［如肾上腺素、血管加压素和（或）阿托品］（证据水平C）；②如果阿托品治疗无效，推荐临时起搏治疗（证据水平C）；③如果此前未接受再灌注治疗，推荐急诊造影及血运重建治疗（证据水平C）；④心肌梗死后至少5天，高度房室传导阻滞仍未恢复，推荐植入心脏永久起搏器（证据水平C）。

Ⅱb类：对于合并高度房室传导阻滞和心衰的前壁心肌梗死患者，可以考虑早期植入心脏再同步化治疗除颤器/起搏器（证据水平C）。

Ⅲ类：如果高度房室传导阻滞在血运重建治疗后缓解或自行缓解，不推荐起搏治疗（证据水平B）。

（彭文杰）

参考文献

[1]Boutitie F, Boissel JP, Lonnolly SJ, et al.Amiodarone in-teraction with beta-blockers:analysis of the merged EMIAT(European Myocardial Infarct Amiodarone Trial)and CAMI-AT (Canadian Amiodarone Myocardial Infarction Trial)da-tabases.The EMIAT and CAMIAT Investigators[J]. Circulation, 1999, 99(17):2268-2275.

[2]The cardiac arrhythmia suppression trial(CAST)investigators.Preliminary report:effect of eacainide and flecainide on mortality in a randomized trial of arrhythmia suppression after myocardial

infarction[J].N Engl J Med, 1989, 321(6):406.

[3]Al-Khatib SM, Stevenson WG, Ackerman MJ, et al.2017 AHA/ACC/HRS guideline for management of patients with ventricular arrhythmias and the prevention of sudden cardiac death:Executive summary:A Report of the American College of Cardiology/American Heart Association Task Force on Clinical Practice Guidelines and the Heart Rhythm Society[J].Heart rhythm, 2018, 15(10):e190-e252.

[4]黄德嘉，霍勇，张澍，等.冠心病血运重建后心脏性猝死的预防[J].中华心律失常学杂志，2017，21（1）：9.

[5]Bloch Thomsen PE, Jons C, Raatikainen MJ, et al.Long-term recording of cardiac arrhythmias with an implantable cardiac monitor in patients with reduced ejection fraction after acute myocardial infarction:the Cardiac Arrhythmias and Risk Stratification After Acute Myocardial Infarction(CARISMA) study[J].Circulation, 2010, 122(13):1258-1264.

[6]Cardiac Arrhythmia Suppression Trial III investigators.Effect of the antiarrhythmic agent moricizine on survival after myocardial infarction[J].N Engl J Med, 1992, 327(4):227.

[7]Yoshiga Y, Mathew S, Wissner E, etal.Correlation between substrate location and ablation strategy in patients with ventricular tachycardia late after myocardialinfarction[J].Heart Rhythm, 2012, 9(8):1192.

[8]Cronin EM, Bogun FM, Maury P, et al.2019 HRS/EHRA/APHRS/LAHRS expert consensus statement on catheter ablation of ventricular arrhythmias:Executive summary[J].Heart rhythm, 2020, 17(1):e155-e205.

[9]中华医学会心电生理和起搏分会，中国医师协会心律学专业委员会.2020室性心律失常中国专家共识（2016共识升级版）[J].中国心脏起搏与心电生理杂志，2020，34（3）：189-253.

[10]Zhang S, Ching CK, Huang D, etal.Utilization of implantable cardioverter-defibrillators for the prevention of sudden cardiac death in emerging countries:Improve SCA clinical trial[J].Heart Rhythm, 2020, 17(3):46

[11]Liang F, Wang Y.Coronary heart disease and atrial fibrillation:a vicious cycle [J].American journal of physiology Heart and circulatory physiology, 2021, 320(1):H1-H12.

[12]中华医学会心血管病学分会，中国生物医学工程学会心律分会.心房颤动诊断和治疗中国指南[J].中华心血管病杂志，2023，51（6）：572-618.

[13]中华医学会心电生理和起搏分会，中国医师协会心律学专业委员会，中国房颤中心联盟心房颤动防治专家工作委员会.心房颤动：目前的认识和治疗建议（2021）[J].中华心律失常学杂志，2022，26（1）：15-88.

[14]Byrne RA, Rossello X, Coughlan JJ, et al.2023 ESC Guidelines for the management of acute coronary syndromes [J].European heart journal, 2023.

[15]中华医学会心电生理和起搏分会，中国医师协会心律学专业委员会.心动过缓和传导异常患者的评估与管理中国专家共识2020[J].中华心律失常学杂志，2021，25（3）：185-211.

[16]Kronborg MB, Glikson M, Nielsen JC, et al.2021 ESC Guidelines on cardiac pacing and cardiac resynchronization therapy[J].European heart journal, 2021, 42(35):3427-3520.

第十章
冠心病合并心力衰竭

心力衰竭，简称心衰（HF）是一种复杂的临床综合征，是各种心脏疾病的严重表现或晚期阶段。现有流行病学数据显示，虽然近年心力衰竭的发病率基本持平或下降，但死亡和住院的负担并没有明显减轻，心力衰竭的防治仍是难点。心力衰竭的常见原因包括缺血性心脏病和心肌梗死、高血压和瓣膜性心脏病等，在美国，每年因心力衰竭住院的患者中有多达三分之一有心肌梗死（MI）病史。根据2020年中国心力衰竭医疗质量控制报告，目前我国心力衰竭中瓣膜病占比呈现逐年下降趋势，而冠心病与高血压成为目前中国心力衰竭患者的主要病因。更好地理解冠心病与心力衰竭之间的联系对管理冠心病合并心力衰竭患者具有重要临床意义。

一、冠心病与心力衰竭的关系

目前，我国急性心肌梗死患病率呈持续上升趋势，到2030年估计将达到2300万。我国急性心肌梗死后急性心力衰竭的发生率高达22%，住院期间的死亡率为10.8%，是非心力衰竭患者的13倍。急性心肌梗死后1年时慢性心力衰竭的发生率为1.9%，远期死亡率达39.46%。既往大家对于急性心肌梗死的关注聚焦于心肌梗死的及时救治，对于心肌梗死救治后的长期预后关注相对少。2023 ESC大会上公布的心肌梗死后的后续心血管疾病轨迹——MI-TRAJECTORY研究显示心力衰竭是MI最常见的并发症，且其发生率并没有随着时间的推移而下降，是死亡率最重要的预测指标。研究者认为，HF应成为MI后新的预防策略重点。为了评估因MI导致的额外死亡率和预期寿命缩短与年龄、性别和心肌梗死后心功能的关系，另一位在2023 ESC大会上发言的Reitan医生团队使用瑞典心脏登记（SwedeHF）的临床资料，采用参数生存模型、相对存活率和预期寿命缩短等指标进行分析。研究结果显示：①心肌梗死后左室射血分数降低会增加死亡率和缩短预期寿命；②如果左室射血分数降低有限，则死亡率和预期寿命缩短主要受合并性疾病的影响，而非心肌梗死本身。该研究的结果提示心肌梗死后患者的心功能在长期预后中具有重要作用。

心肌梗死合并心力衰竭患者的致死率和伤残率高。冠状动脉疾病与心力衰竭之间的联系被认为主要是由于大面积心肌梗死的发生所导致较大的室壁瘢痕形成和重塑，从而进一步进展为临床心力衰竭。虽然在过去的十年中，MI的严重程度和大梗死的频率都在下降。但数据显示，心肌梗死后心力衰竭的发生并没有随着心肌梗死流行病学的变化而减少，这表明其他机制可能在心肌梗死后心力衰竭的发生中起作用。在社区队列患者中，冠状动脉造影时冠状动脉病变的范围和严重程度与心肌梗死后心力衰竭相关联，而与复发的临床冠状动脉事件无关。这些数据强调了与心外膜冠状动脉阻塞无关的心肌梗死后心力衰竭发生的其他过程的可能性。除犯罪冠脉外，其他冠脉中伴随的动脉粥样硬化对心肌梗死后心力衰竭风险产生不利影响的机制还需要进一步研究。弥漫性动脉粥样硬化可能直接或间接对心肌梗死的长期预后产生不利影响，因为缺血性损伤的程度或引起增加心力衰竭风险的后续事件（例如复发性心肌梗死）。研究表明，尽管梗死相关动脉持续通畅且局部和整体左心室功能得以保留，但急性心肌梗死患者在初次经皮冠状动脉介入治疗后仍频繁发生左心室扩张。这一发现虽然强调了微血管血流和组织再灌注的重要性，但也表明与梗死面积和罪魁祸首血管通畅性不同的因素可能在心肌梗死后左心室重塑和随后的心力衰竭中发挥作用。存在心外膜和心内膜缺血改变的患者可能由于慢性灌注不足，导致继发于慢性炎症和纤维化的心肌硬度增加。反过来，心肌僵硬度增加可能会损害收缩和舒张功能。这些发现可能对于解释冠心病和射血分数保留心力衰竭之间的关系有所帮助。

二、心力衰竭的分期与分类

不管是何种类型或何种病因的心力衰竭，其发生发展均是一个动态演变的过程。

1. 心力衰竭的分期　对心力衰竭进行分期更有助于我们理解心力衰竭这一疾病状态的发生和发展。2022 ACC/AHA/HFSA美国心力衰竭管理指南（下简称 2022美国心力衰竭指南）通过对心力衰竭的分期的定义强调疾病的发生和进展，晚期分期及进展与生存率降低相关。每个阶段的治疗干预措施旨在改变危险因素（A期-风险期），通过降低结构性心脏病风险以预防心力衰竭（B期-心力衰竭前期），并减少症状、降低发病率和死亡率（C期和D期）（图10-1）。通过生物标志物和心脏结构变化的趋势，以识别有心力衰竭风险的患者，并给予预防心力衰竭针对性治疗策略。

A期：有心力衰竭风险，但没有症状、心脏结构及心脏生物标志物均正常的患者。

B期：心力衰竭前期。无心力衰竭症状或体征，且有以下1项证据：

（1）结构性心脏病：①左心室或右心室收缩功能降低；②射血分数降低，应变降低；③室壁增厚；④心室扩大；⑤室壁运动异常；⑥瓣膜性心脏病。

（2）充盈压升高的证据：①通过有创血流动力学测量；②通过无创成像提示充盈压升高（例如，多普勒超声心动图）。

（3）存在危险因素的患者：①B型利钠肽（B-type natriuretic peptide，BNP）或N末

端B型利钠肽原（N-terminal pro-BNP，NT-proBNP）水平升高；②在没有其他可考虑诊断（急性冠脉综合征、慢性肾脏病、肺栓塞或心肌心包炎等）的情况下，心肌肌钙蛋白持续升高。

C期：有症状的心力衰竭。结构性心脏病，当前或既往有心力衰竭症状。

D期：晚期心力衰竭。尽管尝试优化指南导向的药物治疗（Guideline-Directed Medical Treatment，GDMT），仍有明显的心力衰竭症状，会干扰日常生活并导致反复住院。

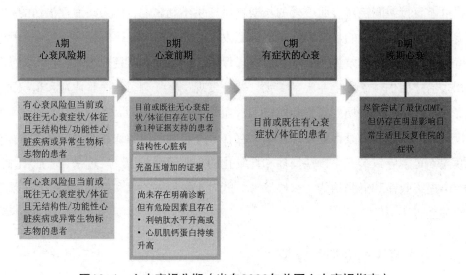

图10-1　心力衰竭分期（出自2022年美国心力衰竭指南）

对于冠心病患者，即使未发现任何生物标志物及超声异常，都属于A期。有了心脏成像和生物标志物，心肌损伤或心脏适应不良结构变化也可以在早期阶段以更高的灵敏度被检测出来，随着检测心肌损伤能力的提高，B期患者可能会继续增加。对于心力衰竭患者，临床医生应该仔细寻找原因，因为适当的治疗可能由病因决定，尤其是对于缺血性病因，通过血运重建等方式可以充分纠正病因从而对心力衰竭的预防和控制达到显著疗效。

2. 心力衰竭的分类　由于预后和治疗反应不同，大多数临床试验根据超声心动图中的左室射血分数（left ventricular ejection fraction，LVEF）选择患者，因此超声中LVEF的高低是心力衰竭患者的分类中的重要标准。目前临床上通常将LVEF≤40%的心力衰竭，称为射血分数降低的心力衰竭（heart failure with reduced ejection fraction，HFrEF），LVEF≥50%称为射血分数保留的心力衰竭（heart failure with preserved ejection fraction，HFpEF）。2021年8月欧洲心脏病学会（ESC）将LVEF介于HFrEF和HFpEF之间的心力衰竭由之前指南定义的射血分数中间值的心力衰竭（heart failure with median ejection fraction，HFmrEF）更名为射血分数轻度降低的心力衰竭（heart failure with mild

reduced ejection fraction，HFmrEF），虽然英文缩写相同，但此更名的举措，表明目前对于LVEF介于HFrEF和HFpEF之间的心力衰竭认识的增加，现在主流观念认为HFmrEF似乎能从与HFrEF相似的治疗方案中获益。从而推测两者有相似的病理生理学改变。2022美国心力衰竭管理指南同样认可这一概念的更新。但同时强调，LVEF是动态变化的，动态观察和评估更有意义，并提出了新的类别：既往LVEF≤40%，随访期间LVEF升高至>40%的心力衰竭定义为射血分数改善的心力衰竭（heart failure with improved ejection fraction，HFimpEF），作为HFrEF的一个亚组。根据LVEF对心力衰竭进行分类应根据病情变化进行动态评估和再次分类更有价值。在大多数患者中，即使LVEF有所恢复，但其心脏结构的异常，如左心腔扩大和左心室收缩和舒张期功能障碍，可能持续存在。对于指南导向的药物治疗（GDMT）仍然需要（表10-1）。

表10-1　根据LVEF进行心力衰竭分类

根据 LVEF 对心力衰竭进行分类	标准
HFrEF（射血分数降低的心力衰竭）	LVEF ≤ 40%
HFimpEF（射血分数改善的心力衰竭）	既往 LVEF ≤ 40%，再次测量 LVEF > 40%
HFmrEF（射血分数轻度降低的心力衰竭）	LVEF 41% ~ 49% 有自发或可诱发 LV 充盈压升高的证据（如利钠肽升高、无创和有创血流动力学检测）
HFpEF（射血分数保留的心力衰竭）	LVEF ≥ 50% 有自发或可诱发 LV 充盈压升高的证据（如利钠肽升高、无创和有创血流动力学检测）

3. 不同类别心力衰竭与冠心病相关性　不同类别心力衰竭的流调学情况分析对于冠心病合并心力衰竭患者的病理生理学机制的探究及防治策略的制定有一定帮助。

目前有限的研究数据显示，冠心病对不同类型心力衰竭的影响并不一致。在瑞典心力衰竭注册研究中（SwedeHF）中，HFpEF、HFmrEF和HFrEF患者合并有冠心病的比例分别为52%、61%和60%，显示冠心病合并HFmrEF和HFrEF的比例相近，且较合并HFpEF比例更高。但其他研究显示了冠心病似乎在HFpEF和HFmrEF中发病率更高，一项使用冠状动脉造影方法来确定冠心病在HFpEF和HFmrEF中的发病率的前瞻性研究显示，该研究64%的患者冠状动脉狭窄严重，并且对于HFpEF和HFmrEF这两类心力衰竭患者，其冠心病的患病率相似。另一项专门研究冠心病对HFpEF影响的研究显示，通过冠状动脉血管造影的方法检测出HFpEF中冠心病的患病率高达68%。合并冠心病的HFpEF患者具有更多的共病及心血管危险因素，包括高血压、糖尿病及较高的年龄和更高NT-proBNP水平。

国内某研究显示：冠心病与所有类型的心力衰竭的心血管事件的风险增加相关，

并且增加了HFrEF的全因死亡风险。虽然冠心病与HFpEF和HFmrEF的全因死亡风险增加没有统计学上的差异，但趋势明显。可能原因包括：HFpEF和HFmrEF患者年龄更大，合并的基础病更多，非心血管死亡的比例较大。侧面表明冠心病是所有类型心力衰竭的重要预后影响因素。相对于HFrEF，冠心病对HFpEF预后的影响的研究报道相对较少而且结论不一致，而对HFmrEF的报道更少。目前已有研究表明对于HFpEF和HFmrEF，合并冠心病的患者比没有合并冠心病的患者生存率更低。

美国社区对于心肌梗死后心力衰竭相关观察性研究显示，随着目前对心肌梗死患者救治的改善，整体心肌梗死后心力衰竭的发生率呈现下降趋势，尤其是对于HFrEF，观察到早发性（心肌梗死后0~7天）和晚发性（心肌梗死后8天至5年）心力衰竭的下降，但对于HFpEF，并未观察到早发性和晚发性心力衰竭的下降，表明MI后心力衰竭病例组合的变化。

三、冠心病合并心力衰竭的临床评估

1. 病史资料　冠心病及心力衰竭患者症状上有相似之处，临床上需要警惕对于考虑冠心病的患者，出现活动相关不适症状时除可能存在心肌缺血的情况，还需警惕是否存在心脏功能不全，尤其是心脏舒张功能下降导致的HFpEF存在可能。

2. 实验室检查　对于冠心病危险因素的判断，心力衰竭的严重程度的评估及缺血事件的判定上均有不可替代的作用，所有考虑冠心病合并心力衰竭的患者均需完善常规的实验室检查。在治疗期间，根据病情还需要适时复查肝肾功能、电解质、BNP/NT-ProBNP，甚至血常规等指标。

（1）常规：初始的实验室评估包括完整的血细胞计数、尿液及大便分析、血清电解质、血尿素氮、血肌酐、血糖、空腹血脂、肝功能测试、铁检测（血清铁、铁蛋白、转铁蛋白饱和度）和促甲状腺激素水平，可提供有关患者的合并症、治疗是否适宜和不良反应、心力衰竭的潜在原因或混杂因素、心力衰竭的严重程度和预后的重要信息。治疗或疾病进展过程中，相关的实验室评估需要随着临床情况或治疗的变化而重复（例如，监测肾功能或电解质）。

除了常规评估外，特殊的诊断测试和评估通常是必要的，以确定心力衰竭患者的特定原因和其他合并症。对于冠心病，尤其是急性冠脉综合征患者，在反复进行心电图描记的同时，心肌酶及肌钙蛋白的反复测定，了解心肌酶谱动态变化，对于评估是否再发心肌梗死等缺血事件情况具有不可替代的作用，特别是突发心力衰竭恶化情况下，需警惕缺血诱因。

（2）生物标志物：使用生物标志物对于冠心病合并心力衰竭患者可有助于预防、初步诊断和风险分层。

利钠肽（BNP/NT-proBNP）测定：利钠肽检测推荐用于心力衰竭筛查、诊断和鉴别诊断、病情严重程度及预后评估。BNP<100ng/L、NT-proBNP<300ng/L时通常可排除急性心力衰竭。BNP<35ng/L、NT-proBNP<125ng/L时通常可排除慢性心力衰竭，但其敏感度和特异度较急性心力衰竭低，诊断急性心力衰竭时NT-proBNP水平应根据年龄和肾功能进行分层：50岁以下的患者NT-proBNP水平>450ng/L，50岁以上>900ng/L，75岁以上应>1800ng/L时心力衰竭可能性大。肾功能不全（肾小球滤过率<60ml/min）时NT-proBNP水平应>1200ng/L提示心力衰竭可能。经住院治疗后利钠肽水平无下降的心力衰竭患者预后差，一般认为NT-ProBNP水平下降≥30%，提示治疗有效。

一般来说，BNP和NT-proBNP水平是相似的，但它们各自的绝对值和切点不能互换使用，两者都可以用于患者心力衰竭情况的判断，但同时存在差异。BNP清除主要是通过与钠尿肽清除受体结合，继而被胞吞和溶酶体降解，同时中性肽链内切酶也可将其清除，故会受脑啡肽酶等药物影响，使用沙库巴曲缬沙坦或重组人脑利钠肽等心力衰竭药物时，会干扰其测定。而NT-proBNP则主要是通过肾小球滤过清除，肾功能不全时会对其代谢产生很大的影响。此外，肥胖与较低的BNP和NT-proBNP水平相关。BNP和NT-proBNP水平的敏感性高于特异性，在排除心力衰竭方面可能比判定心力衰竭时更有用。尽管较高的水平对诊断心力衰竭有很高的阳性预测价值，但已有报道称，在多种心脏和非心脏原因的患者中，BNP和NT-proBNP水平均升高。虽然BNP和NT-proBNP的减少与更好的结果相关，但使用连续的BNP或NT-proBNP测量来指导治疗的证据仍然不足。

BNP和NT-proBNP水平越高，心力衰竭患者短期和长期不良结局的风险越大，包括全因死亡、心血管死亡和主要心血管事件。出院前BNP和NT-proBNP水平是心力衰竭死亡或再入院风险的有力预测因子，但在住院期间针对这些生物标志物水平的某个阈值或相对变化并未显示出持续有效地改善结果。BNP和NT-proBNP水平及其变化有助于指导对预后的讨论以及对GDMT的坚持和优化。

3. 心电图检查 心电图学是心力衰竭患者常规评估的一部分，可提供有关心力衰竭的节律、心率、QRS形态和持续时间、病因和预后的重要信息。对于某些器械治疗，如同步化治疗的选择有极其重要的作用。此外对于合并冠心病的患者，如不除外急性缺血事件时，需反复多次复查心电图。

4. 影像学检查 心脏影像学检查在对疑似心力衰竭患者的初步评估中起着关键作用。在完整的病史和体格检查后，综合心脏超声是最有用的初步诊断手段，因为它提供了大量的诊断和预后信息。左心室射血分数的测定是心力衰竭分型和指导循证药物治疗和器械治疗的基础。在某些情况下，超声心动图无法准确评估心脏结构和（或）功能，或者需要更多信息来确定心脏功能障碍的原因。其他成像方式，如CMR、SPECT或放射性核素心室造影术、PET或心脏CT或有创冠状动脉造影术，可提供心脏超声的补充信息。

冠心病是心力衰竭的主要原因，心肌缺血可能导致新的或恶化的心力衰竭症状。非侵入性检测（如负荷超声心动图、SPECT、CMR或PET）可用于检测心肌缺血，以帮助指导冠状动脉血运重建决策。多项非随机观察性研究报告了具有存活心肌但心肌功能不全的心肌患者血管重建术后存活率的提高。尽管有这些观察数据，随机对照试验并未显示通过活性成像改善了血管重建的指导，达到减少不良的心血管结局的目的。STICH（缺血性心力衰竭的外科治疗）试验的一项预先指定的生存性子研究表明，心肌存活性的存在并不决定缺血性心肌病患者接受手术血管重建术的长期益处。尽管这些数据不支持血运重建前常规存活评估的概念，但目前心肌存活情况的评估可作为决定复杂及高风险患者血运重建决策的考量之一。

（1）胸片：胸部X线是评估出现心力衰竭体征和症状的患者的一种有用的初步诊断测试，因为它可评估心脏增大、肺淤血等情况，并可能揭示患者症状的其他原因，包括心肺或其他原因。但这些发现相对不敏感。考虑到敏感度和特异度有限，胸片不应作为心力衰竭的诊断的唯一决定因素。

（2）心脏超声：提供有关心脏结构和功能的信息，并识别心肌、心脏瓣膜和心包的异常，可预测后续风险。提供了量化心脏结构和功能的建议，包括LVEF测量、左右心室大小和容量、心腔几何形状的评估和节段性室壁运动。负荷下三尖瓣环速度的评估可用于检测右室冠心病。超声心动图的无创负荷成像还有助于识别可能患有阻塞性冠心病的患者。考虑到广泛的可获得性，无电离辐射，以及所提供的丰富的信息，超声心动图是评估疑似心力衰竭患者的首选初始影像学手段。

对于临床状态有不明原因的显著改变的患者，超声心动图可以提供如心脏或瓣膜功能恶化等重要信息。此外，超声还是评估循证医学、血运重建和装置治疗的反应的重要手段。一部分患者通过超声，可观察到治疗后逆转LVEF的出现和瓣膜功能的改善，对于那些接受了可能对心脏结构和功能产生显著影响的治疗方式的患者，需要定期或根据具体情况重复评估左心室射血分数和心脏结构。如心肌梗死后发生的左室收缩功能障碍的人，或者那些接受了血管重建治疗的患者，重新评估EF有助于确定埋藏式心脏转复除颤器（implantable cardioverter-defibrillator，ICD）或心脏再同步治疗（cardiac resynchronization therapy，CRT）的可行性。

（3）心脏磁共振成像（cardiac magnetic resonance，CMR）：具有多参数、多序列成像特点，可准确、高度重复性地评估左、右心室的心脏体积、质量和收缩及舒张功能，当超声心动图未能做出诊断时，CMR是最好的替代影像检查。同时心脏磁共振还可以提供心肌灌注及心肌瘢痕等信息。CMR为心脏和周围结构的各方面提供了高解剖分辨率，且无电离辐射。CMR提供了心肌的非侵入性特征，这可能为心力衰竭的病因提供线索。晚期延迟强化反映心肌纤维化和受损，可识别急性和慢性MI和由冠心病引起的心力衰竭。T_1 mapping标测技术可以测量间质间隙特征和细胞外体积分数，并提供诊断和预后信息。大面积的延迟强化的存在与较差的预后相关，并可提供风险分层。同时对于晚期心力衰竭患者GDMT治疗疗效的预估具有一定价值。

（4）心脏核素检查：指的是通过注射放射性示踪物质，结合显像技术，可以评估心肌的血流灌注情况。核素心肌灌注显像包括单光子发射计算机断层成像（SPECT）和正电子发射计算机断层成像（PET），可用于诊断心肌缺血。代谢显像可判断心肌存活情况。大量循证医学证据表明，核素心肌灌注显像在冠心病的诊断、危险分层、存活心肌检测、治疗决策制定、疗效评价、预后评估以及其他多种心脏疾病的诊治中具有重要的临床价值。核素心肌灌注显像是诊断冠心病患者心肌缺血准确且循证医学证据最充分的无创性方法；核素心肌葡萄糖代谢显像是目前评价存活心肌的"金标准"，帮助在血运重建前制定治疗决策。

5. 心肺运动试验与6分钟步行试验

（1）心肺运动试验：心肺功能运动试验为一种诊察手段，在负荷递增的运动中反映人体的心肺功能指标，经过对各项参数的综合分析，了解心脏、肺脏和循环系统之间的相互作用与贮备能力。心肺运动试验可以量化运动能力，可用于心脏移植和（或）机械循环支持的临床评估，指导运动处方的优化，原因不明呼吸困难的鉴别诊断。对于有急性缺血事件及心力衰竭急性发作期的患者，并不适宜进行心肺运动试验。建议临床症状稳定2周以上的慢性心力衰竭患者再进行心肺运动试验。

（2）6分钟步行试验（6MWT）：用于评估心力衰竭患者的运动耐力。根据《中国心力衰竭诊断和治疗指南2018》：6分钟步行距离<150m为重度心力衰竭，150~450m为中度心力衰竭，>450m为轻度心力衰竭。稳定的劳力性心绞痛不是6MWT的绝对禁忌证，但患者应在使用治疗心绞痛药物后进行试验，并且应备好急救用硝酸酯类药。6分钟步行试验也是慢性心力衰竭的病情评估的有效工具之一。在患者接受治疗过程中，可以定期进行此项试验，以期观察患者的身体状况是否有所改善，是否需要调整治疗方案；同时还可以用作研究新药物的疗效的评估指标。

四、血运重建对心力衰竭的疗效

STICH试验的数据显示，与单独的最佳医疗管理相比，冠状动脉旁路移植术（CABG）加GDMT并没有降低中位56个月全因死亡率的主要终点；然而，在10年的随访中，CABG+GDMT显著降低了LVEF≤35%和缺血性心肌病患者的全因死亡率、心血管死亡率以及全因死亡或心血管住院率。此外，一项回顾性分析显示，与单独采用最佳药物治疗相比，接受CABG＋最佳药物治疗的患者10年首次和复发性全因、心血管和心力衰竭住院率显著减少。然而REVIVED-BCIS2（经皮冠状动脉介入治疗改善心力衰竭患者生存的有效性和安全性研究）队列中经皮冠状动脉介入治疗血运重建术的类似益处尚未在随机对照试验中显示出来。类似人群的药物治疗正在进行中。最近的数据继续显示，对于患有糖尿病、冠心病和左心室功能障碍的患者以及患有左主干冠心病和中度或重度左心室功能不全的患者，CABG优于经皮冠状动脉介入治疗。

五、冠心病合并心力衰竭的预防

前文已阐述根据心力衰竭发展进程，分成A、B、C、D阶段，尽管A期和B期患者并无心力衰竭症状，但分期强调了心力衰竭重在预防。心力衰竭的一级预防包括保持健康的生活方式，如健康饮食、规律锻炼、戒烟、保持健康体重和正常血压、血糖水平。

危险因素的控制：所有心血管疾病包括冠心病本身就是心力衰竭的危险因素。临床证据显示通过控制心力衰竭危险因素、治疗无症状的左心室收缩功能异常等有助于延缓或预防心力衰竭的发生。高血压、糖尿病、高脂血症均为冠心病及心力衰竭的共同危险因素。对肥胖、糖代谢异常的控制也可能有助于预防心力衰竭发生，戒烟和限酒有助于预防或延缓冠状动脉粥样硬化及心力衰竭的发生。（图10-2）。

对B期（心力衰竭前期）患者的干预：一般来说，所有针对A期患者的建议也适用于B期。强调B期时的干预为处于相应阶段的心力衰竭患者提供了一个机会，以启动生活方式的改变和药物治疗，从而防止或推迟向症状性心力衰竭的进展（C/D期）（图10-2）。2022美国心力衰竭指南阐述了对B期心力衰竭患者的适当处理。尽管多项研究强调了无症状左心室收缩功能障碍和舒张期功能障碍与心力衰竭风险的增加，但针对无症状左心室收缩功能障碍的有益药物治疗，如肾素-血管紧张素系统抑制剂和β受体阻滞剂，主要见于左心室射血分数降低（左心室射血分数<35%~40%）的个体。对心肌梗死后无症状性左心室收缩功能障碍［包括LVEF降低和（或）局部室壁活动异常］的患者，建议使用血管紧张素转换酶抑制剂（ACEI）和β受体阻滞剂以预防和延缓心力衰竭发生，延长寿命；对不能耐受ACEI的患者，推荐血管紧张素Ⅱ受体阻滞剂（ARB）。血管紧张素受体脑啡肽酶抑制剂（ARNI）B期心力衰竭中的疗效尚未得到充分研究。醛固酮受体拮抗剂，又称盐皮质激素受体拮抗剂（mineralcorticoid recept antagonist，MRA）在MI后的益处主要表现在有症状的HFrEF患者身上。

在左心室射血分数保留的无症状性心功能不全（例如，心肌变形异常或舒张期功能障碍）的情况下，改变心力衰竭发病的具体治疗方法的研究一直很有限。对于近期或远期有MI或ACS病史的患者，应使用他汀类药物来预防症状性心力衰竭和不良心血管事件。

即使是无症状的B期HF，如心肌梗死后至少40天，若LVEF≤30%，植入式心脏复律除颤器（ICD）被推荐用于心源性猝死的预防。LVEF<50%患者不应使用噻唑烷二酮类药物和有负性肌力作用的非二氢吡啶类钙通道阻滞剂。

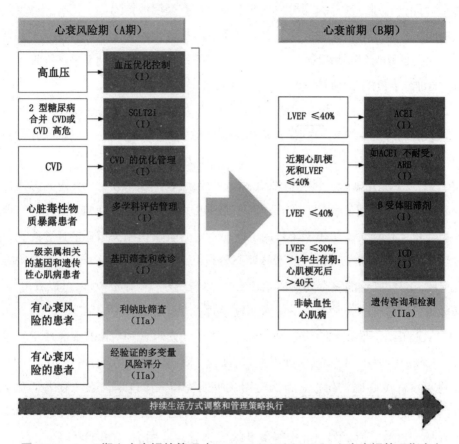

图10-2 A、B期心力衰竭的管理（2022 AHA/ACC/HFSA心力衰竭管理指南）

六、缺血性HFrEF C期的治疗

缺血性HFrEF的治疗包括一般治疗、药物治疗及器械治疗三大类。

1. 一般治疗 生活方式干预与心力衰竭预防相似，包括低盐低脂饮食及适当运动及各项危险因素控制。

2. 药物治疗 可有效减少HFrEF患者的病死率和心力衰竭再住院率、改善生活质量，是HFrEF治疗的基石。2021年欧洲及2022年美国心力衰竭管理指南均提出，将改善预后的心力衰竭基石药物从原来的"金三角"更新为"新四联"，包括肾素—血管紧张素系统抑制剂、β受体阻滞剂、醛固酮受体拮抗剂和SGLT2抑制剂。

（1）利尿剂：是临床上减少心力衰竭患者容量负荷、缓解症状最为有效的手段。同样，对于缺血性HFrEF，恰当使用利尿剂是心力衰竭药物取得成功的关键和基础。对于任何有充血病史的患者，应考虑服用维持性利尿剂以避免复发症状。其治疗目标是消除液体滞留，但对于预后并没有明确获益，故应使用尽可能低的剂量来维持正常血容量，并应始终与其他GDMT联合使用，以减少住院和延长生存期。襻利尿剂是大多数心力衰竭患者首选的利尿剂。噻嗪类利尿剂仅适用于有轻度液体潴留、伴有高血压且肾功能正常的心力衰竭患者。低钠血症使心力衰竭治疗复杂化。如果逆转潜在原因和限制游离水不能改善低钠血症，后叶加压素拮抗剂——托伐普坦可能有助于急性处理容量超负荷以减少充血，同时维持血钠，改善利尿剂抵抗。

（2）肾素—血管紧张素抑制剂：2022美国心力衰竭管理指南建议，对于有症状性心力衰竭患者均应抑制肾素—血管紧张素系统以减少HFrEF患者的发病率和死亡率，建议将ARNI、ACEI或ARB（不耐受ACEI情况下）作为一线治疗。

PROVE-HF研究显示，沙库巴曲缬沙坦不仅改善了预后相关的生物标志物，心脏结构和心功能也得到了显著的改善，逆转了心脏重构。EVALUATE-HF研究中，沙库巴曲缬沙坦与依那普利对比，短期（12周）即显示对心脏重构相关指标的显著改善，提示良好预后。PARADIGM-HF研究的冠脉亚组分析结果发现：与ACEI相比，ARNI降低主要终点风险20%；广泛的复合终点风险17%；冠脉复合终点风险17%。可以看出，ARNI显著降低了冠脉事件复合结果（不包括非致命的心力衰竭事件）的风险。

PARADISE-MI研究旨在比较沙库巴曲缬沙坦和雷米普利对AMI后合并左室收缩功能下降（LVEF≤40%）和（或）肺淤血患者的临床疗效。与雷米普利组相比，ARNI组的主要终点事件（心血管死亡、首次心力衰竭住院和门诊进展为心力衰竭）发生风险降低10%，未能取得显著统计学差异（$P=0.17$）。但在预设亚组分析提示，年龄≥65岁、基线接受PCI治疗以及Killip分级≥Ⅱ级的患者，应用ARNI可能对降低主要终点发生率有益。然而PARADISE-MI研究的主要终点是事件驱动的，即仅计入首发事件。而当首发事件及复发事件累计后，ARNI较雷米普利显著降低总主要终点事件达21%（$P=0.02$）。此外，当使用研究者报告的主要终点事件作为统计标准时，ARNI也较雷米普利显著降低主要终点事件达15%（$P=0.01$）。

综上所述，考虑到ARNI相较于ACEI更大的获益，对于已经使用ACEI或ARB的心功能Ⅱ～Ⅲ级缺血性HFrEF，应改用ARNI。与ACEI/ARB相比，ARNI可进一步改善健康状况，降低预后生物标志物NT-proBNP，并改善左室重构参数。尽管数据有限，但ARNI的使用可能是对有症状的慢性HFrEF患者进行初始治疗以简化管理的有效方法。需要注意的是：如果患者从ACEI转换为ARNI或反之亦然，ACEI和ARNI之间至少应该有36小时的间隔。

（3）β受体阻滞剂：最早被用于治疗高血压和冠心病心绞痛。在那个始终强调"强心、利尿、扩血管"的年代，人们一直认为β受体阻滞剂因其减低心肌收缩力会导致心力衰竭症状加重，从而恶化预后。直到1975年，首次报告给7例心力衰竭患者静脉注普萘洛尔能够改善患者的症状；20世纪80年代初，首次观察到普萘洛尔可降低急性心肌梗死伴心力衰竭患者的死亡率和猝死率。20世纪七八十年代β受体阻滞剂在心力衰竭领域的研究备受关注，其中里程碑式的试验包括CIBIS-Ⅱ研究、MERIT-HF研究和COPERNICUS研究。这三项研究均证实，β受体阻滞剂可显著降低心力衰竭患者的死亡风险，与安慰剂组相比死亡率的降幅相当一致，分别为34%、34%、35%；此外，猝死风险也分别降低44%、41%和36%。目前国内外指南均推荐β受体阻滞剂是心力衰竭治疗的一线用药。

临床试验表明，β受体阻滞剂还能减轻心力衰竭症状，改善LVEF。故指南建议，除非有禁忌证或不耐受，否则应给所有HFrEF患者处方β受体阻滞剂。但需要注意的是，在房颤患者中未观察到了这些获益。对于HFrEF，即使症状没有改善，也应该长期使用，以降低重大心血管事件的风险。目前有三种β受体阻滞剂已被证明能有效降低HFrEF患者的死亡风险：比索洛尔、美托洛尔缓释剂（琥珀酸美托洛尔）和卡维地洛，其他的β受体阻滞剂包括酒石酸美托洛尔都并未被欧美指南推荐用于HFrEF的长期治疗。β受体阻滞剂起始使用时应以低剂量开始，在使用过程中，应严密观察心率及患者心力衰竭症状等情况，逐步滴定，尽可能达到相应的目标剂量或可耐受的最大剂量，以期最大程度的获益。

HFrEF患者如合并慢性冠状动脉综合征（CCS）时，β受体阻滞剂也是缓解心绞痛症状的Ⅰ类推荐（图10-3）。因此，HFrEF合并CCS的患者应首先考虑使用β受体阻滞剂控制心绞痛，在β受体阻滞剂足量使用的情况下，如果患者仍然有心绞痛发作，或有胸闷、劳力性气短等症状，可根据情况在β受体阻滞剂基础上加用伊伐布雷定，静息心率<70bpm和（或）伴心房颤动者可加用其他二线抗心绞痛药物。

（4）醛固酮受体拮抗剂：关于MRA的多个临床试验—RALES研究、EPHESUS（研究对象为患者心肌梗死后LVEF≤40%患者）和EMPHASIS HF研究提示：不管是何种病因以及心力衰竭的严重程度，不管是门诊/住院HFrEF患者，MRA对于HFrEF的患者均有获益；故对于NYHA心功能分级Ⅱ~Ⅳ级的HFrEF，如果估算肾小球滤过率>30ml/（min·1.73m²），且血清钾<5.0mmol/L，建议使用醛固酮受体拮抗剂，使用过程中应注意监测血钾、肾功能。

螺内酯和依普利酮部分通过肾脏排泄，当eGFR≤30ml/m（min·1.73m²）时，肾钾排泄减少，增加高钾血症的风险。虽然，在EPHESUS和EMPHASIS-HF中，具有临床意义的高钾血症事件的发生率<1%，依普利酮和安慰剂之间无显著差异，然而，研究中的入组人群通常比一般HFrEF患者年轻，有更少的合并症，且处于严密观察中，故此类研究提示的安全性需要谨慎判断。现有研究显示，MRA与ACEI或ARB合用会轻度增加

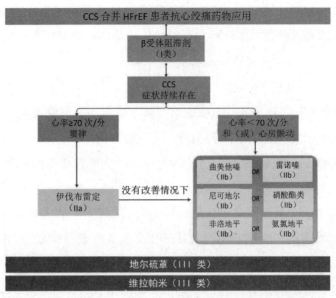

图10-3　慢性冠状动脉综合征合并HFrEF抗心绞痛治疗（出自2021 ESC心力衰竭管理指南）

高钾血症的风险。与ACEI相比，在PARADIGM-HF试验中慢性心力衰竭患者ARNI的高钾血症风险较低，但在PIONEER-HF试验中失代偿的心力衰竭患者中没有差异。肾功能恶化或高钾血症的发展通常是急性临床变化或疾病进展的反映，需鉴别相关原因，并仔细评估整个医疗方案和高钾血症的其他原因。如由于腹泻导致脱水或袢利尿剂治疗中断导致的肾功能恶化或高钾血症，应考虑暂时保留MRA。必要时，可使用钾结合剂（如降钾树脂、环硅酸锆）通过促进钾离子肠道的排泄从而达到降低血钾的效果。

（5）钠—葡萄糖协同转运蛋白2（SGLT-2）抑制剂：是一种新型口服降糖药，其作用机制是通过抑制近端肾小管钠—葡萄糖的重吸收，促进尿糖的排泄，从而达到降低血糖浓度的目的。2005年后，FDA要求对所有糖尿病新上市的药都要进行心血管安全性的评估，而SGLT2i的心血管安全性评估带来了意外惊喜。

SGLT2i目前是唯一一个全心力衰竭适用的改善预后的药物。在DAPA-HF（达格列净预防HFrEF不良结局的研究）和EMPEROR-Reduced（恩格列净的预防HFrEF结局试验）研究中，接受达格列净/恩格列净治疗的HFrEF患者心血管死亡或因心力衰竭住院的综合风险比接受安慰剂的患者低25%，因心力衰竭住院的风险降低达31%。上述获益在使用改善心力衰竭药物的患者中均可见到，且这种益处与是否伴有糖尿病无关。虽然在DAPA-HF和EMPEROR-Reduced试验的荟萃分析中未观察到SGLT2i对心血管死亡率有显著益处，但SGLT2i治疗与全因死亡率和心血管死亡的降低相关。此外，在接受SGLT2i治疗的患者中，严重的肾脏结果发生率较低，eGFR下降速度较慢，表明SGLT2i同时具备保护肾功能的功效。在SOLOIST-WHF（索格列净对2型糖尿病和心力衰竭恶化患者心血管事件的影响）试验中，糖尿病和心力衰竭住院患者（79%患者为LVEF<50%）在出

院前或出院3天内被招募，说明SGLT2i在心力衰竭恶化患者中同样有获益。

　　SGLT2i不但能保护心肾功能，它还可以抗炎、改善代谢。近期，心血管代谢疾病领域权威杂志*Cardiovascular Diabetology*杂志又发表了一篇临床队列研究结果，通过前瞻性队列研究分析，研究者利用OCT高精度地测量冠脉斑块纤维帽厚度和脂质弧度，初步证明了SGLT2i在合并多支冠脉病变的糖尿病患者中具有逆转斑块效果。

　　对于"新四联"这四类可改善预后的药物治疗流程，2022美国心力衰竭管理指南进行了优化了（图10-4），HFrEF患者启动GDMT时，可同时以推荐的初始（低）剂量开始，也可以根据临床和其他因素按顺序开始，不需要在开始使用下一种药物之前达到目标剂量。若患者能耐受，药物剂量应逐渐滴定至目标剂量。应根据患者的症状、体征、化验指标，每隔1~2周对GDMT进行滴定和优化。

　　对于HFimpEF：尽管GDMT可以使HFrEF患者的症状、LVEF等得到改善，但在大多数HFimpEF患者中，左室功能和结构异常并没有完全恢复正常，症状和生物标志物异常可能持续存在或再次发生。HFimpEF症状和心功能及生物标志物的改善并不反映完全和持续的康复，而是反映缓解，这需要治疗来维持，所以即使是HFimpEF患者，也应该继续使用GDMT治疗。

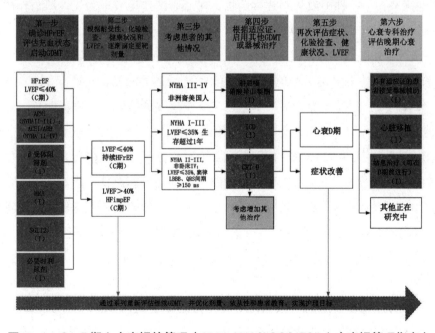

图10-4　C、D期心力衰竭的管理（2022 AHA/ACC/HFSA心力衰竭管理指南）

HFrEF：射血分数降低的心力衰竭；GDMT：指南导向的药物治疗；LVEF：左心室射血分数；ARNi：血管紧张素受体脑啡肽酶抑制剂；NYHA：纽约心脏病协会；ACEI：血管紧张素转换酶抑制剂；ARB：血管紧张素Ⅱ受体拮抗剂；SGLT2i：钠-葡萄糖共转运蛋白2抑制剂；HFimpEF：射血分数改善的心力衰竭；LBBB：左束支传导阻滞；ICD：植入式心脏复律除颤器；CRT-D：心脏再同步化治疗除颤器。

（6）其他药物：对于HFrEF患者，在已充分优化GDMT治疗后如仍有症状，可考虑加用其他药物进一步缓解症状及获得更多获益（图10-5）。

1）伊伐布雷定：作为单纯的窦房结If通道阻滞剂，只作用于窦房结的离子通道（大剂量时对视网膜的Ih通道也有作用，可出现光幻视），使窦房结的兴奋性降低，且具有基础心率越快，效果越明显这样的特性，最重要的是它无负性肌力和传导作用，也不影响血压，在临床应用中，仅考虑降低心率，而不必考虑对其他问题的影响，可以将用药空间让给其他的药物。

在国内外多个心力衰竭的管理指南中建议：GDMT治疗中的稳定期HFrEF患者，NYHA心功能分级Ⅱ～Ⅲ级、LVEF≤35%、窦性心律且静息心率仍≥70次/分，如患者已接受最大耐受剂量的β受体阻滞剂，加用伊伐布雷定可获益。

在冠心病的管理中，在冠心病患者中，伊伐布雷定通过降低心率而减少耗氧量，增加冠状动脉血流储备，改善冠脉微循环，具有抗缺血和提高运动耐量作用。此外，有研究提示伊伐布雷定通过保护内皮功能、促进侧支循环的建立和开放等多种机制，改善冠脉和心肌的结构及功能。故伊伐布雷定也是冠心病患者缓解心绞痛的二线治疗（图10-3）。

2）地高辛：是一种中效强心苷类药物，对心脏的作用表现为正性肌力作用，减慢心率，抑制心脏传导。适用于接受GDMT（或无法耐受）仍有症状的HFrEF，可以考虑使用地高辛减少住院。但对于冠心病合并心力衰竭的患者，其使用需谨慎，对于急性心肌梗死24小时内的患者应尽量避免使用地高辛等洋地黄类的强心药物。

3）维立西呱：目前心力衰竭的管理已进入早期多通路联合管理新时代。除了经典的交感神经通路及肾素—血管紧张素—醛固酮系统外，一氧化氮—可溶性鸟苷酸环化酶2环磷酸鸟苷（NO-SGC-cGMP）介导的信号转换通道路同样在心力衰竭发生发展中起着重要作用，修复NO-sGC-cGMP信号通路可改善心肌和血管功能。而维立西呱是首个治疗心力衰竭的sGC刺激剂，具有双重作用机制，不依赖内源性NO水平直接刺激sGC以及协同增加sGC对NO的敏感性，改善血管内皮功能，在心力衰竭患者NO生成相对不足的情况下，双重机制促进产生cGMP，修复NO-sGC-cGMP通路，进而改善靶器官的功能。

VICTORIA研究结果表明，慢性HFrEF近期出现心力衰竭加重（6个月内因心力衰竭住院或3个月内因心力衰竭静脉使用利尿剂）时，在减少心血管死亡或心力衰竭住院风险方面，维利西呱优于安慰剂，安全性及耐受性均较好。2022美国心力衰竭管理指南与2021 ESC心力衰竭指南推荐一致，对NYHA心功能分级Ⅱ～Ⅳ级LVEF≤45%患者，尽管接受GMDT，近期出现心力衰竭加重（需要静脉使用利尿剂，利钠肽水平升高或心力衰竭再住院）的高危患者，可考虑使用维立西呱减少心力衰竭住院和心血管死亡。

4）硝酸异山梨酯：是一种硝酸类血管扩张剂，可通过扩张冠状动脉用于治疗心绞痛。同时在心力衰竭患者中，2022美国心力衰竭指南建议，如存在因为药物不耐受或肾功能不全，无法接受肾素-血管紧张素系统抑制剂的HFrEF，可考虑联合使用肼屈嗪和硝酸异山梨酯来改善症状，降低死亡率。

5）HFrEF患者应避免使用的药物：非二氢吡啶类钙通道阻断剂、非甾体消炎药、噻唑烷二酮类药、沙格列汀和阿格列汀、ⅠC类抗心律失常药和决奈达隆。

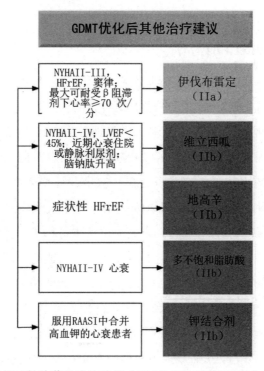

图10-5 GDMT优化后其他药物治疗建议（2022 AHA/ACC/HFSA心力衰竭管理指南）

3. 器械治疗 对于HFrEF可根据指南的管理建议在药物治疗的基础上根据适应证，启动相应的器械治疗（图10-4）。

（1）ICD治疗：对于心力衰竭合并缺血性HFrEF的患者，通过ICD治疗可能获得的获益高于非缺血性HFrEF，不管是2021 ESC急慢性心力衰竭诊治指南还是2022年美国心力衰竭管理指南，均推荐GDMT治疗基础上，LVEF≤35%，心肌梗死后至少40天，NYHA心功能分级Ⅱ~Ⅳ级，植入ICD降低总死亡率（图10-4）。但由于2016年DANISH试验显示，对于非缺血性HFrEF患者，虽然植入ICD后心源性猝死率更低，但未降低全因死亡率，故2021年ESC心力衰竭指南中对LVEF≤35%的非缺血性HFrEF推荐级别从Ⅰ降为Ⅱa，但对于缺血性HFrEF，仍是Ⅰ类推荐。

（2）心脏再同步治疗（cardiac resynchronization therapy，CRT）：在CRT的适应证中，缺血性HFrEF与非缺血性HFrEF具有同样的推荐建议。强调左束支传导阻滞（left bundle branch block，LBBB）和QRS宽度。若为窦性心律，LBBB且QRS≥120ms时为Ⅱa类推荐，QRS≥150ms时则Ⅰ类推荐；非LBBB且QRS≥150ms时则Ⅱa类推荐。LVEF在36~50%，合并高度或完全性心脏传导阻滞时，植入CRT为Ⅱa类推荐，可降低死亡、减少住院、改善症状。如果LVEF≤35%合并心房颤动需要心室起搏或符合其他CRT标准，或者药物控制室率/房室结消融，需要近100%心室起搏时，植入CRT为Ⅱa类推荐。如果LVEF≤35%需要新植入或更换起搏器的患者，若起搏比例＞40%，推荐植入或更换为CRT（Ⅱa，B）。

七、缺血性 HFmrEF的治疗

不管是何种心力衰竭种类，减轻容量负荷均是缓解症状的重要治疗，故利尿剂对于症状性 HFmrEF的治疗是必要的。在改善预后方面，2021欧洲心力衰竭指南中，不管对于缺血或非缺血性HFmrEF心力衰竭，推荐处方ARNI/ACEI/ARB、MRA及β受体阻滞剂，但考虑到并没有专门针对HFmrEF的前瞻性随机对照临床试验，证据来自既往心力衰竭相关试验的事后分析或亚组分析，故推荐证据等级较低，为Ⅱb类推荐。2022年美国心力衰竭指南建议SGLT2i可以降低HFmrEF的心力衰竭再入院和心血管死亡（Ⅱa，B）。但近年在LVEF＞40%的心力衰竭患者中进行了两项使用SGLT2i恩格列净（EMPEROR-Preserved）和达格列净（DELIVER）的大型临床研究，证明了对HFmrEF和HFpEF患者的SGLT2抑制剂应用推荐更新是合理的。2023欧洲心力衰竭指南重点更新根据这两项试验结果，推荐在HFmrEF和HFpEF患者中使用SGLT2抑制剂（达格列净或恩格列净），以降低因心力衰竭住院或心血管（cardiovascular，CV）死亡的风险（Ⅰ类）（图10-6）。其中DELIVER研究入组人群中有30%既往有心肌梗死史。

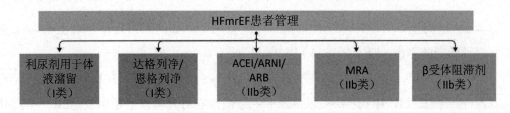

图10-6　HFmrEF患者的药物管理（2023 ESC心力衰竭指南重点更新）

八、缺血性HFpEF的治疗

HFpEF患者异质性较大，合并症较多，既往治疗主要针对症状改善，病因识别和治疗以及合并症管理，尤其是心血管疾病合并症的处理。对于考虑缺血性HFpEF治疗上首先应考虑解决缺血，如在充分血运重建后仍有缺血存在的患者，可加用改善冠脉微循环等病因治疗。

在改善预后方面，EMPEROR-Preserved是首个针对HFpEF获得成功的临床研究，证明恩格列净显著减少了HFpEF的心血管死亡或心力衰竭住院。此后DELIVER研究再次证实了SGLT2i对于HFpEF患者降低心血管死亡或心力衰竭住院复合终点事件。故2023 ESC心力衰竭指南重点更新对HFpEF患者中使用SGLT2抑制剂（达格列净或恩格列净）做出Ⅰ类推荐（图10-7），SGLT-2i成为首个跨射血分数心力衰竭治疗基石药物。但值得注意的是，目前2项研究关于心血管死亡风险的下降，并未达到统计学意义，仍需进一步临床试验明确其对心血管死亡这一硬重点的影响。

对于HFpEF患者，尤其是LVEF接近50%者，除了SGLT2i外，2022美国心力衰竭指南建议可考虑ARNI、ARB和醛固酮受体拮抗剂以期改善预后。

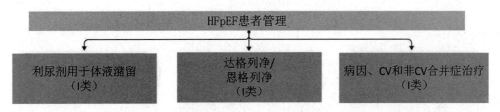

图10-7　HFpEF患者的药物管理（2023 ESC心力衰竭指南重点更新）

九、晚期缺血性心力衰竭的治疗

对于晚期心力衰竭，及时诊断十分重要。一旦诊断晚期心力衰竭，应及时转诊，由心力衰竭团队评估左室辅助装置、心脏移植、姑息治疗等。持续静脉正性肌力药可用于难治性晚期心力衰竭等待器械辅助或心脏移植的"桥接"治疗，也可用于不符合器械辅助或心脏移植条件的晚期心力衰竭的姑息治疗。

对于缺血性晚期心力衰竭患者，判断存活心肌的数量对于进一步治疗策略的选择尤为重要。可通过核素检查评估存活心肌数量，在没有核素检查的机构，心脏磁共振对于缺血性心肌病存活心肌的测定同样可以协助判断是否有进一步行血运重建的意义，以及是否需要走到终极的体外辅助或心脏移植。

对于仅累及左心的终末期缺血性心肌病患者，可通过体外左心辅助达到较好的缓解症状，改善生活质量甚至延长生存事件的效果。但当同时累及右室时，单纯的左心辅助无法有效改善右心功能，还可能加重右心负荷从而使心力衰竭进一步恶化。

评估心力衰竭患者是否适合进行心脏移植是一个十分复杂的过程，需综合考虑心力衰竭预后、一般情况、既往病史、多器官功能和社会心理因素等多个方面。入选心脏移植等待名单的候选者，应在术前严格限水、利尿以期降低肺动脉压，同时给予控制血糖、抗感染和营养支持等多种支持治疗，最大限度改善心功能及各器官功能状态，这对减少围术期并发症的发生、提高术后生存率至关重要。

心肺运动试验是心脏移植适应证评估的重要指标，建议不存在心肺运动试验禁忌证的候选者，采用该试验进行心脏移植入选评估，但不建议仅以最大摄氧量，作为入选依据，需综合患者的体型及临床状态综合考量。在不具备心肺运动试验设施的移植中心可以进行六分钟步行试验作为一个替代考量指标。

根据北京阜外医院不同病因心脏移植术后生存差异分析显示：不同原发病因的心力衰竭患者心脏移植术后生存率存在显著差异（$P<0.001$），相对于非缺血性心肌病，缺血性心肌病患者行移植后远期生存率相对低，考虑与缺血性心肌病患者年龄较大、合并症较多，且免疫抑制剂使用后对于血压、血脂及血糖代谢影响大，如未合理干预，可能会进一步加重血管粥样硬化进程相关。故对于缺血性心肌病患者行心脏移植术后，除合理的免疫抑制剂治疗外，需积极干预血压、血糖、血脂及心率等指标，达到长期优质生活的目的。

（郭文玉）

参考文献

[1]国家心血管病医疗质量控制中心专家委员会心力衰竭专家工作组.2020中国心力衰竭医疗质量控制报告[J].中华心力衰竭和心肌病杂志，2020，04（04）：237-249.

[2]Heidenreich PA, Bozkurt B, Aguilar D, et al.2022 AHA/ACC/HFSA Guideline for the Management of Heart Failure:A Report of the American College of Cardiology/American Heart Association Joint Committee on Clinical Practice Guidelines[J].Circulation, 2022, 145(18):e895-e1032.

[3]McDonagh TA, Metra M, Adamo M, et al.ESC Scientific Document Group.2021 ESC Guidelines for the diagnosis and treatment of acute and chronic heart failure[J].Eur Heart J, 2021, 42(36):3599-3726.

[4]中华医学会心血管病学分会心力衰竭学组，中国医师协会心力衰竭专业委员会.中国心力衰竭诊断和治疗指南2018[J].中华心血管病杂志，2018，46（10）：760-789.

[5]Doherty JU, Kort S, Mehran R, et al.ACC/AATS/AHA/ASE/ASNC/HRS/SCAI/SCCT/SCMR/STS 2019 appropriate use criteria for multimodality imaging in the assessment of cardiac structure and function in nonvalvular heart disease:a report of the American College of Cardiology Appropriate Use Criteria Task Force, American Association for Thoracic Surgery, American Heart Association, American Society of Echocardiography, American Society of Nuclear Cardiology, Heart Rhythm Society, Society for Cardiovascular Angiography and Interventions, Society of Cardiovascular Computed Tomography, Society for Cardiovascular Magnetic Resonance, and the Society of Thoracic Surgeons[J].J Am Coll Cardiol, 2019, 73:488-516.

[6]Pellikka PA, Arruda-Olson A, Chaudhry FA, et al.Guidelines for Performance, Interpretation, and Application of Stress Echocardiography in Ischemic Heart Disease:From the American Society of

Echocardiography[J].J Am Soc Echocardiogr, 2020, 33(1):1-41.e8.

[7]中华医学会器官移植学分会.中国心脏移植受者术前评估与准备技术规范（2019版）[J].中华移植杂志（电子版），2019，13（1）：1-7.

[8]Jering KS, Claggett B, Pfeffer MA, et al.Prospective ARNI vs.ACE inhibitor trial to DetermIne Superiority in reducing heart failure Events after Myocardial Infarction(PARADISE-MI):design and baseline characteristics[J].Eur J Heart Fail, 2021, 23(6):1040-1048.

[9]Sardu C, Trotta MC, Sasso FC, et al.SGLT2-inhibitors effects on the coronary fibrous cap thickness and MACEs in diabetic patients with inducible myocardial ischemia and multi vessels non-obstructive coronary artery stenosis.Cardiovasc Diabetol, 2023, 22(1):80.

[10]McDonagh TA, Metra M, Adamo M, et al.2023 Focused Update of the 2021 ESC Guidelines for the diagnosis and treatment of acute and chronic heart failure[J].Eur Heart J, 2023, 44(37):3627-3639.

第十一章
冠心病合并癌症患者的综合管理

一、概述

冠心病（coronary artery disease，CAD）和癌症常常发生在同一患者身上，并有着相同的生理因素途径和共同的危险因素。多种化疗药物和放射治疗可影响冠心病的发生和发展。而癌症患者合并冠心病的诊断可能具有一定的挑战性，如继发于放射治疗的早期冠心病。在急性冠脉综合征或慢性稳定性冠心病的治疗中，癌症患者的冠心病的管理往往会因与正在进行的或以前的癌症治疗或癌症本身相关的问题而变得复杂。在此背景下，多学科协作往往是救治这类患者最佳选择。

二、背景

在过去的20年里，由于医学治疗水平的进步，癌症的死亡率稳步下降，在现代医学中取得了真正的成功。而这也给心血管医学带来了一些新的挑战。心脏病和癌症仍然是世界范围内两个主要的死亡原因，并与共同的风险因素密切相关；这可能表明两者有着共同的病理生理学。此外，随着人口老龄化，出现肿瘤疾病的患者越来越多地并发心脏病。与此同时，现代癌症治疗存在着相当多的心脏毒性效应，尽管提高了患者存活机会，但也增加了患有心脏问题的癌症幸存者的数量。在肿瘤治疗干预前后，必须考虑肿瘤患者合并的心脏疾病，这导致了"心脏—肿瘤学"的发展。在这篇综述中，我们描述了目前冠心病合并肿瘤患者所面临的挑战。

三、共同的病理生理学

冠心病（CAD）与癌症经常共同存在，这在很大程度上是由年龄增长所带来的共同风险因素和老年患者各种癌症治疗方法所驱动的。如吸烟相关的冠心病和肺癌，可能就存在着共同的生物学途径。在肿瘤诊断之前，患有轻度冠心病的患者可能由于癌症本身导致的促炎和高凝状态而导致冠脉病变进展，更不用说某些癌症治疗手段对冠心病影响。这种促炎、高凝状态也增加了肿瘤患者支架内血栓的风险，包括既往已经接受治疗或计划接受经皮冠状动脉介入治疗的患者。此外，近年来发现的老年人存在意义不明的克隆性造血（CHIP），不但会增加发生血液系统肿瘤的风险，且会使罹患冠状动脉疾病的风险翻倍。

由于肿瘤治疗本身具有心脏毒性作用，积极接受肿瘤治疗的患者和癌症存活下来的患者也可能面临患冠心病的风险增加。这些影响可导致动脉粥样硬化斑块形成的加速，急性血栓形成和冠状动脉血管痉挛，最终导致急性冠状动脉综合征的发生。参与CAD发展的最常见的抗癌药物治疗是抗代谢药物、抗微血管药物、基于单克隆抗体的酪氨酸激酶抑制剂、小分子酪氨酸激酶抑制剂和含铂的抗癌药物（表11-1）。许多抗癌药物氟尿嘧啶、卡培他滨、多西他赛、紫杉醇和索拉非尼，可能导致冠状动脉血管痉挛，而其他药物可致急性冠状动脉血栓形成，如贝伐珠单抗。事实上，我们已观察到，联合使用这类药物可增加动脉粥样硬化性心脏病的风险，如贝伐珠单抗、博莱霉素和长春碱的联合治疗可使冠心病和心肌梗死的长期风险增加1.5～7倍。

表11-1　与心脏缺血性毒性相关的化疗药物

药物类别	名称	癌症种类	心脏损伤机制
单克隆抗体	利妥昔单抗 贝伐珠单抗	肺癌 肾癌 结肠癌	高血压 血栓栓塞 血小板活化
抗代谢物	氟尿嘧啶 卡培他滨	胃肠肿瘤 乳腺癌	血管痉挛
铂基	顺铂	睾丸癌 乳腺癌 头颈部肿瘤	血管痉挛 高血压 血小板活化
抗新生血管	紫杉醇 长春碱	卵巢肿瘤 乳腺癌 肺癌	血管痉挛 高血压
酪氨酸激酶抑制剂	尼罗替尼 普纳替尼 舒尼替尼 索拉非尼	白血病 肉瘤 肾癌 肝癌	动脉血栓栓塞
新型抗生素	博莱霉素	淋巴瘤 睾丸癌 卵巢肿瘤	血管内皮功能障碍

酪氨酸激酶抑制剂如尼洛替尼和波尼替尼也与心肌缺血导致心肌梗死相关，其机制可能包括加重先前存在的动脉粥样硬化疾病或导致动脉血栓栓塞。然而，芳香化酶抑制剂如依那他唑、来曲唑和依西美坦与一般心血管疾病和CAD之间的关系更具争议。芳香化酶抑制剂（AIs）通过抑制雄激素转化来降低雌激素浓度。雌激素调节纤溶系统、抗氧化系统、血脂浓度和血管活性分子的产生等作用。通过这种方式，它们被认为具有

心脏保护作用，并被认为是男性心血管疾病发病率高于女性的一个重要原因。女性患冠心病的年龄往往高于男性。此外，绝经后冠心病的发病率也会增加。因此，人们认为，由AIs诱导的血液循环内雌激素的减少会导致雌激素介导的心脏保护作用的减少，这反过来又导致心血管疾病风险的增加。

然而，一项关于芳香化酶抑制剂和他莫昔芬治疗绝经后乳腺癌妇女的大型系统回顾和荟萃分析表明，相对于他莫昔芬，AIs的心血管事件风险增加可能是他莫昔芬的心脏保护作用的结果（而不是AIs本身的有害影响）。许多观察性研究也表明，前列腺癌中的雄激素抑制疗法可以增加心血管疾病的风险，尽管其生物学机制尚未完全阐明。

抗癌药物治疗引起的冠心病的临床表现在时间和表现上也会有所不同，从早期的冠状动脉痉挛到晚期动脉粥样硬化引起的心绞痛和终末期的缺血性心肌病。虽然其机制尚未完全阐明，但目前癌症治疗与冠心病相关的一些心脏毒副反应的病理生理包括：低密度脂蛋白水平的升高、血小板活化、血管内皮细胞损伤和血管痉挛。而血管内皮细胞损伤，进而导致血栓栓塞的风险增加，通常被认为是由于促炎细胞因子（IL-1，TNF-α）的释放增加导致的结果。内皮细胞损伤的程度及其随后的临床表现可能会有所不同，并取决于多种因素。内皮损伤的程度取决于抗肿瘤治疗的类型、剂量和方案。

在抗肿瘤治疗中，化疗药物并不是唯一可导致心脏损伤的因素，放射治疗也已被证明会增加冠心病的风险，并与患者的死亡率和发病率有关。放疗后继发的冠心病的程度取决于许多因素。这些因素包括辐射剂量、无屏蔽的前暴露和先前存在的心脏病。研究表明，放射剂量与冠状动脉事件的风险呈线性关系，每增加1戈雷（Gy）的辐射剂量，冠脉事件的发生风险增加7.4%。放射治疗的心脏毒性作用可在治疗后的数周至数年后出现。有趣的是，血管壁的变化已被证明可在辐射暴露后的几天内即可出现。然而，一个常见的表现是在"晚期效应"环境下的幸存者，这些患者在几十年前暴露于更强烈和更少屏蔽的辐射（例如霍奇金淋巴瘤的套膜放疗），如在儿童癌症幸存者研究中所看到的。这些患者经常发展为复杂和具有挑战性的冠状动脉病变。放射引起的冠心病常表现在开口病变或主要心外膜血管的近端节段。接受乳腺癌（尤其是左乳）放疗的患者常表现为左前降支和远端对角支的病变。尽管应用了"保护心脏"或"心脏剂量最小化"的现代放射治疗技术，CAD仍然是一个显著的心脏毒性不良反应。

四、癌症患者心肌缺血/心肌梗死的诊断

因为肿瘤治疗的复杂性和患者特异性，癌症患者的冠心病的诊断和治疗可能是独特的和具有挑战性的。更复杂的是，对于这类患者的管理仍然缺乏共识。心血管血管造影和介入协会（SCAI）试图通过发布一份专家共识声明来解决这一问题，为治疗冠心病同时合并癌症患者的心脏病医生和肿瘤医生提供指导。然而，对于如何最好地定义缺

血性心脏毒性仍然缺乏共识。与所有心脏病患者一样，癌症患者冠心病的诊断和评估可以通过无创压力测试、诊断性影像成像或冠状动脉造影等手段进行。许多相关因素可能会影响临床检查和治疗冠心病的潜在决策。这些因素包括患者的虚弱程度和许多相同的并发症，如血小板减少或全血细胞减少，所以，对于检查的时间和随后的CAD治疗都有相当的挑战。患者的肿瘤医生在紧急或择期的癌症治疗、内科或外科手术方面往往会有时间限制。在英国，有明确的关于癌症治疗时间表的国家指南。当前的目标是：从医院收到疑似癌症的紧急转诊到开始治疗，等待的时间不超过2个月（62天）；从患者和医生同意治疗计划到治疗开始的时间不超过31天。

　　冠心病或其他心脏疾病的存在可能导致肿瘤团队延迟开始癌症治疗，因为害怕使患者的心脏状况恶化或增加手术风险。在这种情况下，对于癌症患者的潜在心脏检查和治疗的时间安排，目前还没有明确的指导方针。

　　心脏检查的时间和紧急性以及潜在的后续治疗，往往取决于接受转诊的心脏病专家的推动和接受转诊所需的时间。因肿瘤患者所带来的独特挑战，推动了建立专门的心脏—肿瘤团队的需求，该团队必须具有各相关领域的专业知识。心脏—肿瘤学团队可以促进快速评估和管理，并反过来防止肿瘤治疗所导致的延误。专门的心脏—肿瘤学服务不仅提供快速评估，而且促进肿瘤学专家和心脏病学专家之间通过多学科会议就患者的情况进行直接沟通。心脏—肿瘤学团队应该由来自传统心脏病学亚专科的心脏病专家组成，提供一个全面的心脏评估及治疗意见。无论是在药物治疗和血运重建的技术可行性方面，小组内专门的心脏介入医师可以帮助这些患者进行细致的管理。这些患者的复杂性的一个常见例子，如合并血小板减少的化疗患者进行冠状动脉支架植入术。再加上缺乏临床共识和癌症患者情况的复杂性，心脏肿瘤学团队根据患者的个人需求调整他们的治疗计划是很重要的。介入医生通常会被要求回顾已知或预期的冠心病的癌症患者，以便在开始或继续抗癌治疗，或有潜在的癌症相关手术之前进行心脏治疗策略的优化处理。关于术前心脏优化处理，欧洲心脏病学会（ESC）为术前心脏风险评估提供了明确的指南。虽然不是专门针对癌症患者的，但它们可以在决定是否需要进行心脏检查/手术治疗的潜在癌症患者管理时作为参考。目前，ESC建议将心脏病患者分为心脏状况稳定和不稳定两组（后者包括不稳定心绞痛、急性心力衰竭、严重心律失常、症状性瓣膜性疾病、近期心肌梗死或残余心肌缺血）。如果病情稳定，手术可以进行而无须进一步检查。如果心脏情况不稳定，择期手术可以根据风险（低、中或高）进行分类（表11-2）。如果是低风险的手术，它可以在没有进一步的心脏检查的情况下继续进行。对于中、高危患者，应评估患者的身体机能情况。如果患者在运动测试中能达到>4个代谢当量（METS），则应开始/继续使用他汀类药物和受体阻滞剂治疗，并且可以进行手术治疗。如果患者不能达到至少4个代谢当量，且他们有以下3种或3种以上的危险因素：

心绞痛、既往心肌梗死、急性心力衰竭、脑卒中/短暂性缺血发作、肾功能不全（和）或需要胰岛素治疗的糖尿病，则无创性缺血检查是首选的评估方法。

表11-2　非心脏手术相关的30天心血管疾病发病率和死亡风险

低分险	中风险	高风险
牙科手术	周围血管手术	主动脉手术
妇科小手术	神经系统手术	大血管手术
泌尿外科手术	骨科手术	消化器官移植手术
眼科浅表手术	妇科大手术	
	泌尿外科大手术	
	脾切除术	
	胆囊切除术	

美国心脏超声学会也发表了一份专家共识声明，指出所有接受放疗的癌症患者都应被认为是CAD的高风险患者。他们指出，这些患者应该在暴露5～10年进行心脏负荷测试，即使患者无任何缺血相关症状。其次，即使患者无症状，也应每5年重新进行一次评估。尽管计算机断层扫描冠状动脉造影（CCTA）有增加辐射暴露的风险，但因为CCTA为非侵入性的检查，所以使用CCTA评估这些患者仍然是有相当吸引力的。而且，随着基于CT引导的FFR（血流储备分数）测试作为无创功能测试的替代品，它的使用在未来可能会增加。但是就目前的情况而言，有创冠状动脉造影仍然是鉴别解剖性病变的金标准。

五、治疗

冠心病合并癌症患者的治疗途径将遵循与一般人群相同的三种可能性：药物治疗、经皮介入治疗或冠状动脉搭桥手术。而针对个体化需求制定具体的治疗方案是非常重要的。癌症患者的治疗通常取决于恶性肿瘤的分期和预后、心脏疾病的严重程度及合并症，及癌症患者的身体机能情况。

对于已知存在缺血性心脏病史的无症状癌症患者，预防急性冠状动脉综合征和冠心病进展应是主要目标。密切监测和传统的风险因素控制是这种方法的主要内容。在癌症患者中，了解其所用的化疗药物的作用机制很重要。已知氟尿嘧啶等药物因可致冠状动脉血管痉挛引起胸痛，而不是促进动脉粥样硬化斑块的进展。因此，在使用氟尿嘧啶时，同时使用血管扩张剂，如口服硝酸酯类药物，可以缓解症状，使最佳的癌症治疗继续而不受阻碍。目前，没有证据表明经皮介入治疗稳定型冠心病，比药物治疗有更大的预后获益，因此对稳定型冠心病，单纯药物治疗是可取的。然而，在癌症患者中，使用与一般人群相似的预后基准是否合理？药物治疗通常可以是一个反复试验和反复评估的过程。这显然是一个需要花费时间的过程，而这对于癌症患者来说，是一种昂贵的资产。冠状动脉介入术是一种恢复时间较短的手术，可以为患者迅速缓解症状。对于癌症患者的预后来说，冠状动脉血运重建，不管是经皮冠状动脉介入治疗（PCI）还是冠状动脉旁路移植（CABG），在癌症治疗之前或治疗期间可能是更好的选择。当然，这必须与经皮介入治疗后双重抗血小板治疗（DAPT）持续时间相关的出血风险增加相平衡。在这一领域，还需要进行更多的研究来提供关于这种干预的最佳时机的答案。

1. 癌症患者合并急性冠脉综合征　研究表明，大约5%的急性冠状动脉综合征（ACS）发生在并发癌症的患者中。对于如何处理急性冠脉综合征的癌症患者，也有其独特的挑战性。PCI是治疗ST段抬高型心肌梗死（STEMI）、非ST段抬高型心肌梗死（NSTEMI）/不稳定型心绞痛（UA），难治性心绞痛的标准治疗方法。这种医疗实践标准是从大型随机试验中建立起来的，但其中合并癌症的患者通常被排除在外。此外，在大型PCI注册研究也没有收集到癌症史。因此，关于如何在ACS情况下中更好地治疗癌症人群，目前还缺乏证据。并不奇怪的是，在既往某些回顾性研究中，与普通人群相比，癌症患者在发生STEMI或NSTEMI时接受PCI治疗的概率更低。此外，癌症患者可能有不同的临床表现，并经常表现为非典型的症状。通常情况下，化疗期间的急性胸痛对药物的终止治疗反应良好，特别是类似氟尿嘧啶这类药物。通常氟尿嘧啶引起的血管痉挛，对血管扩张剂反应良好。

虽然由于胸痛中心在各地的发展及PCI的普及，STEMI的溶栓治疗现在变得更不常用。然而，需要注意的是，血小板减少症在癌症患者中并不少见，而脑部癌症是溶栓的绝对禁忌证。此外，一旦癌症患者决定进行PCI治疗，仍有一些重要的抉择需要慎重考虑。这主要集中在出血风险（有潜在癌症手术的背景下）和支架植入后需要DAPT的持续时间这两个问题上。如前所述，血小板减少和凝血异常常常发生在癌症患者身上。PCI本身就需要在手术前、手术期间和手术后使用一些抗栓药物。在PCI手术前后和手术过程中给患者使用抗血小板药物，同时给予肝素以防止导管上的血栓形成。例如，GP2b3a抑制剂就常常在ACS患者进行PCI术中使用。在大多数无凝血功能障碍患者的介入手术中，血小板计数超过50 000/ml是可取的。当血小板计数低于30 000/ml时，应在心脏—肿瘤多学科团队讨论进行风险/收益分析后，决定血运重建时机和DAPT持续时间。此外，与血液科专家保持密切协作也是非常重要的，以减少患者的出血风险。事实上，在某些情况下，术前予患者进行输注血小板治疗也是必要的。

肿瘤患者拟行介入术时，介入入路的考虑也很重要。在可行的情况下，桡动脉血管入路是首选的入路方式，因为这会大大减少任何出血并发症的风险，特别是对于那些合并活动性癌症，出血风险较大的患者。然而，这常常不总能顺利实现，特别是在癌症人群中，他们可能因治疗癌症的需要，很多血管入路带有留置管道，且他们一般情况较差，这使得选择介入入路更具挑战性。此外，既往有胸部放疗史的患者，可能存在锁骨下动脉等血管狭窄，使桡动脉入路具有一定困难。癌症人群通常患有复杂的冠状动脉疾病，主要是由于年龄和吸烟这些共同的危险因素。在一般人群中，三支血管疾病仍常规考虑选择冠状动脉搭桥术（CABG）治疗，而癌症患者选择CABG治疗很大程度上取决于癌症的预后。考虑到手术的风险和恢复时间，那些预后不良的患者并不太适合进行开胸手术，药物控制症状的将是一线治疗。然而，如果药物治疗难以控制症状，那么进行姑息性支架植入手术也是可以考虑的，而且这一理念可能会变得更加普遍。目前PCI技术较以前已有较大的进步，这使得传统上难以治疗的病变，如左主干病变、分叉病变、慢性全闭塞等，现在也得以实行PCI治疗。而现在PCI器械、技术的进步，如重入真腔、逆向技术等，也使得医生可以进行更复杂的血运重建治疗。

2. 支架术后管理　既往普通冠心病患者行PCI术，放置药物洗脱支架（DES）后，进行12个月的DAPT治疗是常规的治疗方法。而癌症患者常伴高出血风险，如血小板减少，或在未来需要进行癌症相关手术，目前推荐的DAPT持续时间可能就与实际情况矛盾。而既往常用的裸金属支架虽然只需要1个月的DAPT，但目前常被认为治疗效果不如药物洗脱支架。有新的证据表明，更新的第三代DES需要更短的DAPT持续时间，或只需1~3个月即可，而最近的ACC/AHA指南指出，在许多病例的中，6个月的DAPT可能就足够了。因此，介入医生面对癌症患者时，应尽可能避免植入裸金属支架。

而需要抗凝治疗的患者的情况更为复杂。虽然不是主要针对癌症患者的，但ESC提供的指南，以帮助潜在的三联治疗期间的决策［DAPT和口服抗凝剂（OAC）］。对于那些高出血风险的患者，ESC建议采用一个月的三联治疗方案，然后采用11个月的氯吡格雷联合OAC或阿司匹林联合OAC（Ⅱ类a级证据）。如果患者出血风险极高，可以考虑单独使用抗血小板、阿司匹林或氯吡格雷联合OAC 12个月，然后单独使用OAC。

虽然二级预防和改善预后药物如β受体阻滞剂、血管紧张素转换酶抑制剂（ACEI）和他汀类药物治疗的证据很大程度上来自于排除癌症患者的研究，但根据其在一般人群中的使用获益证据，仍建议在癌症患者中使用。

六、总结

很明显，冠心病和癌症在许多患者中是相互关联的。随着癌症治疗技术的发展和改善，今天的癌症患者将成为明天的心脏病患者。随着癌症生存率的提高，心脏科医生治疗这些患者的方式将必须发生相应的转变。此外，心血管疾病现在是癌症患者长期生存率中最常见的关键决定因素之一。这些患者也面临着他们自己独特的挑战，因此，看到心脏—肿瘤学作为一门新学科兴起，也就不足为奇了。虽然心脏—肿瘤学相关的专业建设已经在美国和欧洲部分地区建立起来，但在中国和许多其他国家，它仍然是一个相对较新的概念。尽管如此，为了更好地改善此类独特患者的预后和生活治疗，我们依然应在这方面尽更大的努力。

（陈俊羽）

参考文献

[1]Ghosh AK, Walker JM.Cardio-Oncology-A new subspecialty with collaboration at its heart[J].Indian Heart J, 2017, 69(4):556-562.

[2]Yeh ET, Bickford CL.Cardiovascular complications of cancer therapy:incidence, pathogenesis, diagnosis, and management[J].J Am Coll Cardiol, 2009, 53(24):2231-2247.

[3]Jaiswal S, Natarajan P, Silver AJ, et al.Clonal Hematopoiesis and Risk of Atherosclerotic Cardiovascular Disease[J].N Engl J Med, 2017, 377(2):111-121.

[4]Hess CN, Roe MT.Treatment of coronary artery disease in cancer survivors:an emerging challenge[J].Coron Artery Dis, 2017, 28(1):1-2.

[5]Henry D, Rudzik F, Butts A, et al.Capecitabine-Induced Coronary Vasospasm[J].Case Rep Oncol, 2016, 9(3):629-632.

[6]Gugic J, Zaletel LZ, Oblak I.Treatment-related Cardiovascular Toxicity in Long-term Survivors of Testicular Cancer[J].Radiol Oncol, 2016, 51(2):221-227.

[7]Abdel-Qadir H, Amir E, Fischer HD, et al.The risk of myocardial infarction with aromatase inhibitors relative to tamoxifen in post-menopausal women with early stage breast cancer[J].Eur J Cancer, 2016, 68:11-21.

[8]Sharma M, Tuaine J, McLaren B, et al.Chemotherapy Agents Alter Plasma Lipids in Breast Cancer Patients and Show Differential Effects on Lipid Metabolism Genes in Liver Cells[J].PLoS One, 2016, 11(1):e0148049.

[9]Shimizu Y, Kodama K, Nishi N, et al.Radiation exposure and circulatory disease risk:Hiroshima and Nagasaki atomic bomb survivor data, 1950-2003[J].BMJ, 2010, 340(7739):b5349.

[10]Levine GN, Bates ER, Bittl JA, et al.2016 ACC/AHA Guideline Focused Update on Duration of Dual Antiplatelet Therapy in Patients With Coronary Artery Disease:A Report of the American College of Cardiology/American Heart Association Task Force on Clinical Practice Guidelines[J].J Am Coll Cardiol, 2016, 68(10):1082-1115.

第十二章
冠心病与代谢性疾病

代谢性疾病（metabolic diseases）由机体代谢紊乱引起，一般是指新陈代谢的某一个或多个环节障碍导致的疾病，主要包括糖尿病及其急慢性并发症、高尿酸血症、蛋白质—能量营养不良症、维生素缺乏、骨质疏松、脂质代谢异常等。既往临床研究证据表明冠心病危险因素包括年龄、男性、吸烟、血脂异常、高血压、糖尿病、早发冠心病史（一级亲属男性<55岁、女性<65岁发生冠心病）、肥胖、慢性肾脏病（CKD）、痛风、高同型半胱氨酸血症、慢性炎症、缺乏运动等。由此可见，冠心病与代谢性疾病息息相关，为更好管理冠心病合并代谢性疾病的患者，提高患者生活质量及预后，本文分别总结了国内外相关学科研究进展及经验，旨在为临床医生提供简便实用的管理策略。

第一节　冠心病与糖尿病

糖尿病是心血管疾病最重要的合并疾病，糖尿病心血管病属于糖尿病慢性大血管病变的范畴。《2000—2019年全球代谢病负担报告》显示，20年间2型糖尿病（type 2 diabetes mellitus，T2DM）的患病率每年增长超过1.5%。中国T2DM的患病率也呈现逐年上升的趋势，目前我国18岁以上成人糖尿病患病率达12.8%、患病人口达1.3亿。流行病学资料表明，约50%的初诊T2DM患者已有冠状动脉病变，70%以上的糖尿病患者死于心血管并发症或合并症，心肌梗死是T2DM的首要致死病因。与非糖尿病人群相比，糖尿病患者发生心血管疾病的风险增加2~4倍，且其起病更早。空腹血糖和餐后血糖升高，即使未达到糖尿病诊断标准，心血管疾病发生风险也显著增加。糖尿病合并冠心病患者常表现为无痛性心肌梗死，梗死面积比较大，穿壁性梗死多，病情更严重，预后更差，病死率更高。目前已知，升高的血糖可通过损伤血管促进动脉粥样硬化性心血管疾病（ASCVD）发生、发展和恶化。将T2DM及糖尿病前期与冠心病进行共病管理，在确诊糖代谢异常早期即对患者进行综合干预，将有效减少ASCVD的发生率、致死率与致残率。

一、糖尿病前期和糖尿病的定义和诊断标准

糖尿病的临床诊断应依据静脉血浆血糖而不是毛细血管血糖检测结果。若无特殊提示，文中所提到的血糖均为静脉血浆葡萄糖水平值。目前国际通用的诊断标准和分类是WHO（1999年）标准。糖尿病诊断、糖代谢状态分类标准和糖尿病的分型体系见表12-1、表12-2。空腹血浆葡萄糖或75g葡萄糖耐量试验（OGTT）后的2小时血浆葡萄糖值可单独用于流行病学调查或人群筛查。如OGTT目的是用于明确糖代谢状态时，仅需检测空腹和糖负荷后2小时血糖。我国资料显示仅查空腹血糖则糖尿病的漏诊率较高，理想的调查是同时检查空腹血糖及OGTT后2小时血糖值。OGTT其他时间点血糖不作为诊断标准。建议已达到糖调节受损的人群，应行OGTT检查，以提高糖尿病的诊断率。

急性感染、创伤或其他应激情况下可出现暂时性血糖增高，若没有明确的糖尿病病史，就临床诊断而言不能以此时的血糖值诊断糖尿病，须在应激消除后复查，再确定糖代谢状态，检测糖化血红蛋白（HbA1c）有助于诊断。《中国2型糖尿病防治指南（2020版）》提出在有严格质量控制的实验室，采用标准化检测方法测定的糖化血红蛋白可以作为糖尿病的补充诊断标准，正式将糖化血红蛋白纳入到糖尿病诊断标准中。

2023美国糖尿病学会（ADA）制定的《糖尿病医学诊疗标准》指出，糖尿病前期不应被视为一种独立的临床状态，而应被视为糖尿病和心血管疾病的危险因素。糖尿病前期与肥胖（尤其是腹型肥胖或内脏型肥胖）、高甘油三酯和或低高密度脂蛋白胆固醇血症和高血压相关。糖尿病前期应及时进行心血管疾病危险因素综合筛查。

1. 糖尿病前期　指葡萄糖水平不符合糖尿病标准但高于正常范围的一种血糖代谢异常状态。糖尿病前期患者是指存在空腹血糖受损（impaired fasting glucose，IFG）和（或）糖耐量受损（impaired glucose tolerance，IGT），或糖化血红蛋白（glycosylated hemoglobin，HbA1c）为5.7% ~ 6.4%的个体。诊断标准见表12-1。

2. 糖尿病　是由遗传和环境因素共同引起的一组以高血糖为特征的临床综合征，其诊断标准见表12-1。

表12-1　糖尿病前期及糖尿病诊断标准

分类	诊断标准
糖尿病前期	IFG：6.1mmol/L ≤空腹血糖 < 7.0mmol/L 且 OGTT 2 小时血糖 < 7.8mmol/L IGT：空腹血糖 < 7.0mmol/L 且 7.8mmol/L ≤ OGTT 2 小时血糖 < 11.1mmol/L

分类	诊断标准
糖尿病	HbA1c: 5.7% ~ 6.4% 典型糖尿病症状,伴随机血糖 ≥ 11.1mmol/L,或空腹血糖 ≥ 7.0mmol/L,或 OGTT 2 小时血糖 ≥ 11.1mmol/L,或 HbA1c ≥ 6.5%;无糖尿病典型症状者,需改日复查确认

注:IFG:空腹血糖受损;OGTT:口服葡萄糖耐量试验;IGT:糖耐量受损;HbA1c:糖化血红蛋白。典型糖尿病症状包括烦渴多饮、多尿、多食、不明原因体重下降和视力模糊等;随机血糖指不考虑上次用餐时间,一天中任意时间的血糖,不能用来诊断空腹血糖受损或糖耐量减低;空腹状态指至少 8 小时没有进食热量。

表12-2 糖尿病病因学分型(WHO 1999的分型体系)

一、1 型糖尿病

  1. 免疫介导性

  2. 特发性

二、2 型糖尿病

三、特殊类型糖尿病

  1. 胰岛 B 细胞功能遗传性缺陷:第 12 号染色体,肝细胞核因子 -1α(HNF-1α)基因突变(MODY3);第 7 号染色体,葡萄糖激酶(GCK)基因突变(MODY2);第 20 号染色体,肝细胞核因子 -4α(HNF-4α)基因突变(MODY1);线粒体 DNA 突变;其他

  2. 胰岛素作用遗传性缺陷:A 型胰岛素抵抗;矮妖精貌综合征(leprechaunism);Rabson-Mendenhall 综合征;脂肪萎缩性糖尿病;其他

  3. 胰腺外分泌疾病:胰腺炎、创伤 / 胰腺切除术后、胰腺肿瘤、胰腺囊性纤维化、血色病、纤维钙化性胰腺病及其他

  4. 内分泌疾病:肢端肥大症、库欣综合征、胰高糖素瘤、嗜铬细胞瘤、甲状腺功能亢进症、生长抑素瘤、醛固酮瘤及其他

  5. 药物或化学品所致的糖尿病:Vacor(N-3 吡啶甲基 N-P 硝基苯尿素)、喷他脒、烟酸、糖皮质激素、甲状腺激素、二氮嗪、β - 肾上腺素能激动剂、噻嗪类利尿剂、苯妥英钠、γ - 干扰素及其他

  6. 感染:先天性风疹、巨细胞病毒感染及其他

  7. 不常见的免疫介导性糖尿病:僵人(stiff-man)综合征、胰岛素自身免疫综合征、胰岛素受体抗体及其他

  8. 其他与糖尿病相关的遗传综合征:Down 综合征、Klinefelter 综合征、Turner 综合征、Wolfram 综合征、Friedreich 共济失调、Hun-tington 舞蹈病、Laurence-Moon-Beidel 综合征、强直性肌营养不良、卟啉病、Prader-Willi 综合征及其他

四、妊娠期糖尿病

注:MODY:青少年的成人起病型糖尿病。

    推荐以空腹血糖、口服葡萄糖耐量试验及HbA1c检测对T2DM高危人群每年进行糖

尿病筛查。高危人群指：①有糖尿病前期史；②年龄≥40岁；③BMI≥24和（或）中心型肥胖；④一级亲属有糖尿病史；⑤缺乏体力活动者；⑥有巨大儿分娩史或有妊娠期糖尿病病史的女性；⑦有多囊卵巢综合征病史的女性；⑧有黑棘皮病者；⑨有高血压史或正在接受降压治疗者；⑩高密度脂蛋白胆固醇（high density lipoprotein cholesterol，HDL-C）<0.90mmol/L和（或）甘油三酯>2.22mmol/L，或正在接受调脂药治疗者；⑪有ASCVD病史；⑫有类固醇类药物使用史；⑬长期接受抗精神病药物或抗抑郁症药物治疗；⑭中国糖尿病风险评分总分≥25分。

二、糖尿病流行病学现状与疾病负担

随着人口老龄化、饮食结构和生活方式的转变，在全球范围内糖尿病的患病率逐年增加。据国际糖尿病联盟（IDF）统计，成人糖尿病全球患病人数由2000年的1.51亿增长到了2017年的4.51亿，预计到2045年这一数字将增加到6.93亿。我国糖尿病患者约占全球的27%，已成为世界上糖尿病患病人数最多的国家。目前的中国流行病学数据显示，我国成人居民糖尿病前期年龄性别标化患病率为35.2%～38.1%，糖尿病年龄与性别标准化患病率为12.4%～12.8%。与西方人口相比，糖尿病的知晓率、治疗率和控制率较低，中国成人患病率显著增加。

糖尿病前期和糖尿病导致的死亡负担：糖尿病前期人群的全因死亡率是非糖尿病人群的1.13倍（95%置信区间为1.10～1.17）。据估计，糖尿病已成为导致中国居民死亡的第八位主要病因。1990—2016年，我国全年龄组糖尿病死亡率从6.3/10万上升到10.3/10万，增长了63.5%，糖尿病造成的总死亡人数增加了将近1倍。

糖尿病前期和糖尿病导致的经济负担：据调查显示，2019年我国糖尿病相关经济负担约为1560亿美元，占国内生产总值（gross domestic product，GDP）的1%。到2021年，我国与糖尿病相关的医疗支出已高达1653亿美元，位居世界第二。预计2025年将达1700亿美元。因此，糖尿病是造成沉重社会负担的一个重要公共卫生问题。

三、自我管理和心理干预

一个成功的医学评估取决于糖尿病患者和医护团队之间的有益互动。良好的医疗诊疗模式是以患者为中心，需要糖尿病患者与医护之间建立密切的协同诊治关系，其多学科协作小组包括但不限于：糖尿病保健和培训专家、内分泌科医生、护士、营养师、运动专家、药师、牙科医生、精神心理科医生、足病护理师等。

糖尿病治疗的目标是预防或延缓并发症，优化生活质量（图12-1）。治疗目标和计划应根据糖尿病患者的个人偏好、价值和目标来确定。个性化管理计划应考虑患者的年龄、认知能力、学习/工作时间和条件、健康观念、饮食模式、体力活动、社会环境、社会支持、经济条件、文化程度、糖尿病史（病程、并发症、目前使用药物）、合并症、预期寿命等。

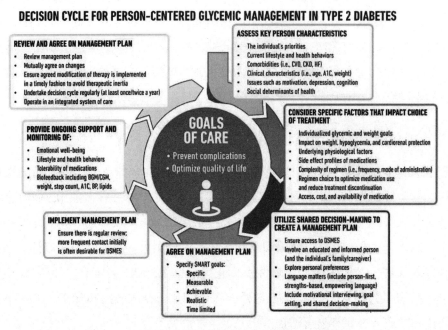

图12-1　2型糖尿病以人为本的血糖管理决策模式

注：BGM：血糖监测；BP：血压；CGM：持续血糖监测；CKD：慢性肾脏病；CVD：心血管疾病；DEMES：糖尿病自我管理培训和支持；HF：心力衰竭。

　　糖尿病前期和糖尿病是慢性疾病，需要患者长期严格的自我管理，尤其当患者患病时间较长时，往往合并多种并发症，包括动脉粥样硬化性心脏病、慢性肾脏病、神经病变、视网膜病变、牙周病等，患者的心理状态容易发生消极变化，且随着患病时间的延长，患者的自我管理依从性会下降，此时需要慢病管理的专职医护人员与患者加强交流沟通，建立协作关系，评估和解决患者自我管理的障碍，而不是责怪糖尿病患者在自我管理结果不理想时的"不依从"，通过友好合作制订合适的治疗方案和健康生活方式以显著改善疾病结局。接受糖尿病自我管理教育的患者，血糖控制优于未接受教育的患者，同时，拥有更积极的态度、科学的糖尿病知识和较好的糖尿病自我管理行为。语言对感觉和行为有强烈影响，采用非批判式语言沟通可能有助于降低患者的抵触情绪，同情和使用主动倾听技巧，如无限制提问、反思性陈述和总结，有助于促进沟通。

　　糖尿病自我管理教育的基本内容包括：①糖尿病的自然进程；②糖尿病的临床表现；③糖尿病的危害及如何防治急慢性并发症；④个体化的治疗目标；⑤个体化的生活方式干预措施和饮食计划；⑥规律运动和运动处方；⑦饮食、运动、口服药、胰岛素治疗及规范的胰岛素注射技术；⑧自我血糖监测（SMBG）和尿糖监测（当血糖监测无法实施时），血糖测定结果的意义和应采取的干预措施；⑨SMBG、尿糖监测和胰岛素注射等具体操作技巧；⑩口腔护理、足部护理、皮肤护理的具体技巧；⑪特殊情况应对措施（如疾病、低血糖、应激和手术）；⑫糖尿病妇女受孕必须做到有计划，并全程监护；⑬糖尿病患者的社会心理适应；⑭糖尿病自我管理的重要性。

自我管理教育可以是集体教育，如大课堂式、小组式，也可以是个体教育。内容包括饮食、运动、血糖监测和自我管理能力的指导，小组式或个体化形式的针对性更强。糖尿病自我管理教育的方式包括个体教育、集体教育、个体和集体教育相结合、远程教育。根据患者需求和不同的具体教育目标以及资源条件，可采取多种形式的教育。包括演讲、讨论、示教与反示教、场景模拟、角色扮演、电话咨询、联谊活动、媒体宣传等。在健康教育目标制订时重视患者的参与，在方案实施过程中，细化行为改变的目标，重视患者的回馈，以随时对方案做出调整。

建立健康行为及维持心理上的幸福感是实现糖尿病及其并发症治疗目标最大化的基石。临床结果、健康状况、幸福感是糖尿病患者自我管理教育和支持的关键目标，应该作为常规照护的一部分来衡量。复杂的环境因素、社会因素、家庭因素、行为因素和心理因素影响糖尿病患者的生活质量、治疗结果和心理健康。与未患糖尿病患者相比，糖尿病患者的精神卫生疾病的诊断率较高，尤其在出现并发症或需加强治疗时易表现出心理脆弱性。心理健康是糖尿病管理中的重要组成部分，心理和社会问题可能损害个人或家庭在糖尿病自我管理中的执行力，同时危及健康状态。不健康的心理状态除了与短期内较差的血糖控制有关，情绪困扰的症状还与死亡风险相关。及时有效的监测和筛查患者的社会心理状态并适时转诊至精神心理专科治疗对糖尿病患者非常重要。

根据现有ADA指南推荐，筛查的主要内容包括（但不限于）对糖尿病治疗的期望和结果（特别是与启动新的治疗或技术有关）、与糖尿病相关的情绪、压力和（或）生活质量［如糖尿病及并发症的痛苦、抑郁症状、焦虑症状和（或）对低血糖的恐惧］、可用资源（经济、社会、家庭和情感）和（或）精神病史。慢病管理人员也可使用非正式的口头询问，例如询问在过去2周内或自患者最后一次约诊以来是否存在持续性情绪变化以及该患者能否识别出触发事件或环境变化。另外，还应询问是否存在新的自我管理障碍，如因患者糖尿病及并发症而感到压抑、财务状况的变化或医疗需求的矛盾。转诊指征包括工作-生活失衡、糖尿病管理困难、抑郁、焦虑、进食障碍和认知功能障碍的总体压力筛查阳性（表12-3）。

表12-3 糖尿病患者应向精神心理专科转诊进行评估和治疗的状况

对抑郁、焦虑、低血糖恐惧或认知障碍筛查为阳性
疑似存在进食障碍或进食模式紊乱

续表

有意识的漏用胰岛素或口服药物导致体重减轻
怀疑有严重的精神病
青少年和家庭行为自我管理困难，反复因糖尿病酮症酸中毒住院，未能达到预期目标
糖尿病患者自我管理行为能力下降或受损
减重或代谢手术前及术后评估显示需要调整支持

四、生活方式干预

1. 生活方式管理推荐建议

（1）优先选择低血糖生成指数碳水化合物（如全谷物）。增加膳食纤维摄入。用不饱和脂肪代替饱和脂肪、避免摄入反式脂肪酸。

（2）不推荐常规服用维生素或矿物质补充剂来控制血糖或改善T2DM患者的心血管风险。有微量营养素缺乏的患者，可根据营养状况适量补充。

（3）每日食盐摄入量不超过5g。

（4）不吸烟和戒烟，不饮酒或限酒（酒精量：男性<25g/d，女性<15g/d，每周不超过2次。注：15g酒精相当于350ml啤酒、150ml葡萄酒或45ml蒸馏酒）。

（5）每周至少应进行150分钟中等强度有氧运动或75分钟剧烈有氧运动（可组合）。

（6）推荐每日睡眠时长6~8小时。

（7）推荐综合生活方式管理。

2. 推荐理由　根据最新版中国居民膳食指南建议，一般人群碳水化合物的摄入推荐比例为总热量的50%~65%。进一步限制碳水化合物摄入量的饮食可能有助于T2DM人群的血糖控制，但针对T2DM人群的具体碳水化合物比例尚不明确。糖尿病前期和T2DM人群研究发现，健康型低碳水化合物膳食与死亡风险降低显著相关。T2DM患者的总膳食纤维、可溶性膳食纤维以及非可溶性膳食纤维每增加1g，卒中发生风险分别下降18%、52%和21%；总多不饱和脂肪酸、n-3多不饱和脂肪酸和亚油酸与总死亡风险降低显著相关，而反式脂肪和来源于动物而非植物的单不饱和脂肪酸与较高的总死亡风险相关；补充n-3多不饱和脂肪酸可降低T2DM患者甘油三酯和炎症因子水平。坚果摄入与T2DM患者心血管病发生和死亡风险降低显著相关。此外，大型前瞻性队列研究发现，较高的血清维生素D水平与T2DM患者心血管和微血管并发症、痴呆以及全因死亡和心血管病死亡风险下降呈显著的剂量-反应关系。同时，较高的血清硒水平与T2DM患者心血管病死亡以及全因死亡风险下降呈线性剂量-反应关系，而血清叶酸和维生素B$_{12}$水平与T2DM患者心血管病死亡风险呈非线性剂量-反应关系。长期使用二甲双胍可能导致维生素B$_{12}$缺乏，在使用二甲双胍治疗的患者中，尤其是贫血、周围神经病变者，应考虑定期监测维生素B$_{12}$水平，并根据需要补充。值得注意的是，最新的队列研究发现较高的血清β-胡萝卜素水平与T2DM患者心血管病死亡风险增加显著相关，补充胡萝卜素对此人群反而有害。然而，目前尚缺乏能证实因果关系的临床干预研究的证据。

定期有氧运动训练与T2DM患者HbA1c水平、低密度脂蛋白胆固醇水平的降低和心肺功能的提升存在关联性。流行病学研究结果显示：规律运动8周以上可将2型糖尿病患者HbA1c降低0.66%；坚持规律运动12~14年的糖尿病患者病死率显著降低。一项针对成人1型糖尿病的前瞻性观察研究提示，平均随访时间11.4年后，较高强度体力活动可降低心血管死亡率。在T2DM患者和糖尿病前期人群中，吸烟与心血管病、微血管并发症、血糖控制不良、死亡风险的增加显著相关。戒烟可显著降低心血管病的发病与死亡风险。在T2DM吸烟患者中的研究发现，相较于吸烟者，戒烟超过6年的T2DM患者心血管并发症和全因死亡风险均显著降低，且体重变化不会影响长期戒烟的益处。饮酒后乙醇会增强胰岛素的作用，加强糖的利用和代谢，导致血糖进一步降低，糖尿病患者应避免空腹饮酒（特别是使用胰岛素治疗的患者）。睡眠时间与T2DM患者的HbA1c水平、心血管病和死亡风险呈U型关系，睡眠时间过长（>8小时）或过短（<6小时）可能都不利于健康。对糖尿病前期患者进行生活方式干预可以显著延缓甚至逆转其进展为T2DM的进程并减少远期全因死亡和心血管相关死亡。

综上所述，在糖尿病前期和糖尿病人群中，进行膳食、戒烟、限酒、定期体力活动和睡眠等多方面的综合生活方式管理与心血管和微血管并发症、癌症和死亡风险的降低显著相关。

五、血糖监测

血糖监测是糖尿病管理中的重要组成部分，其结果有助于评估糖尿病患者糖代谢紊乱的程度，制订合理的降糖方案，反映降糖治疗的效果并指导治疗方案的调整。目前临床上血糖监测方法包括利用血糖仪进行的毛细血管血糖监测、持续葡萄糖监测（CGM）、HbA1c和糖化白蛋白（GA）的检测等。

毛细血管血糖监测包括患者SMBG及在医院内进行的床边快速血糖检测。SMBG推荐每天轮换进行餐前和餐后2小时的配对血糖监测，能够改善患者的HbA1c水平，且不影响生活质量。具体原则如下：①因血糖控制非常差或病情危重而住院治疗者应每天监测4~7次血糖或根据治疗需要监测血糖；②采用生活方式干预控制糖尿病的患者，可根据需要有目的地通过血糖监测了解饮食控制和运动对血糖的影响来调整饮食和运动；③使用口服降糖药者可每周监测2~4次空腹或餐后2小时血糖；④使用胰岛素治疗者可根据胰岛素治疗方案进行相应的血糖监测：使用基础胰岛素的患者应监测空腹血糖，根据空腹血糖调整睡前胰岛素的剂量；使用预混胰岛素者应监测空腹和晚餐前血糖，根据空腹血糖调整晚餐前胰岛素剂量，根据晚餐前血糖调整早餐前胰岛素剂量，空腹血糖达标后，注意监测餐后血糖以优化治疗方案；⑤特殊人群（围术期患者、低血糖高危人群、危重症患者、老年患者、1型糖尿病、GDM等）的监测，应遵循以上血糖监测的基本原则，实行个体化的监测方案。根据现有国内外糖尿病指南推荐普通成人糖尿病患者餐前毛细血管血浆葡萄糖水平控制范围为80～130mg/dl（4.4～7.2mmol/L），餐后最大毛细血管血浆葡萄糖水平<180mg/dl（<10mmol/L）。

HbA1c在临床上已作为评估长期血糖控制状况的金标准，也是临床决定是否需要调整治疗的重要依据。标准的HbA1c检测方法的正常参考值为4%～6%，推荐非妊娠成人糖尿病患者HbA1c控制在<7%。在治疗之初建议每3个月检测1次，一旦达到治疗目标可每6个月检查一次。值得注意的是，对于患有贫血和血红蛋白异常疾病的患者，HbA1c的检测结果不可靠。《中国2型糖尿病防治指南（2020年版）》指出：HbA1c控制目标应遵循个体化原则（图12-2），即根据患者的年龄、病程、健康状况、药物不良反应风险等因素实施分层管理，并对血糖控制的风险/获益比、成本/效益比等方面进行科学评估，以期达到最合理的平衡。年龄较轻、病程较短、预期寿命较长、无并发症、未合并心血管疾病的T2DM患者在无低血糖或其他不良反应的情况下可采取更严格的HbA1c控制目标（如<6.5%，甚至尽量接近正常），反之则采取相对宽松的HbA1c目标。

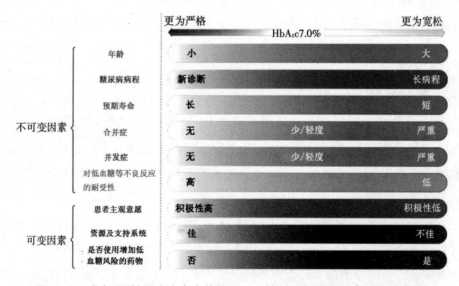

图12-2 成人2型糖尿病患者个体化HbA1c控制目标设定的主要影响因素

持续葡萄糖监测（CGM）是指通过葡萄糖传感器监测皮下组织间液的葡萄糖浓度变化的技术，可以提供更全面的血糖信息，了解血糖波动的特点，为糖尿病个体化治疗提供依据。回顾性CGM系统的适应证为：①1型糖尿病；②需要胰岛素强化治疗的2型糖尿病患者；③在SMBG指导下使用降糖治疗的2型糖尿病患者，仍出现下列情况之一：无法解释的严重低血糖或反复低血糖，无症状性低血糖、夜间低血糖；无法解释的高血糖，特别是空腹高血糖；血糖波动大；出于对低血糖的恐惧，刻意保持高血糖状态的患者；④妊娠期糖尿病或糖尿病合并妊娠；⑤患者教育。在合适的情况下，回顾性CGM还可用于评估临床研究结果。实时CGM系统的适应证为：HbA1c<7%的儿童和青少年1型糖尿病患者；HbA1c≥7%的儿童和青少年1型糖尿病患者中，有能力每日使用和操作仪器者；有能力接近每日使用的成人1型糖尿病患者；非重症监护室使用胰岛素治疗的住院2型糖尿病患者；围术期2型糖尿病患者等。

中国20~69岁人群CGM正常参考值范围见表12-4。同时，24小时平均葡萄糖（24h MG）值与HbA1c具有良好的相关性，可进行相互转化，24h MG=1.198×HbA1c−0.582。其中HbA1c为6.0%、6.5%及7.0%时，对应的CGM的24h MG分别为6.6mmol/L、7.2mmol/L和7.8mmol/L。此外，推荐采用"三步法"标准分析模式解读CGM图谱及数据，对于3天的监测结果，建议第一步分析夜间血糖，第二步看餐前血糖，第三步看餐后血糖；每个步骤先观察低血糖、后看高血糖，并找到具体的原因以指导调整治疗方案。对于14天的监测结果，建议第一步看达标时间，第二步看血糖波动，第三步看低血糖风险。

表12-4　中国成年人持续葡萄糖监测的正常参考值（以24小时计算）

参数类型	参数名称	正常参考值
葡萄糖水平	平均葡萄糖水平	< 6.6mmol/L
	≥ 7.8mmol/L 的比例及时间	< 17%（4 小时）
	≤ 3.9mmol/L 的比例及时间	< 12%（3 小时）
葡萄糖波动	葡萄糖水平标准差（SD）	< 1.4mmol/L

《中国2型糖尿病防治指南（2020年版）》建议：葡萄糖目标范围内时间（TIR）应纳入血糖控制目标。推荐T1DM及T2DM患者的TIR控制目标为>70%，但应高度个体化，同时关注低血糖以及血糖波动。新指标葡萄糖目标范围内时间（TIR）或称葡萄糖达标时间百分比，是指24小时内葡萄糖在目标范围内（通常为3.9~10.0mmol/L）的时间（用min表示）或其所占的百分比，可由CGM数据或SMBG数据（至少每日7次血糖监测）计算。多项观察性研究显示，TIR与糖尿病微血管并发症、心血管疾病的替代标志物及妊娠结局显著相关。此外，一项大型队列研究显示，TIR与T2DM患者心血管死亡及全因死亡显著相关。

六、药物治疗

2型糖尿病是一种进展性的疾病，随着病程的进展，血糖有逐渐升高的趋势，控制血糖的治疗强度也应随之加强，常需要多种手段的联合治疗。生活方式干预是T2DM的基础治疗措施，应贯穿于糖尿病治疗的始终。如果单纯生活方式不能使血糖控制达标，应开始药物治疗。高血糖的药物治疗多基于纠正导致人类血糖升高的两个主要病理生理改变——胰岛素抵抗和胰岛素分泌受损。根据作用效果的不同，口服降糖药可分为主要以促进胰岛素分泌为主要作用的药物［磺脲类、格列奈类、DPP-4抑制剂、胰高糖素样肽-1受体（glucagon-like peptide-1 receptor，GLP-1R）激动剂（GLP-1RA）］和通过其他机制降低血糖的药物［双胍类、噻唑烷二酮类（TZDs）、α-糖苷酶抑制剂、SGLT2抑制剂］。

T2DM药物治疗的首选是二甲双胍。若无禁忌证，二甲双胍应一直保留在糖尿病的治疗方案中。如单独使用二甲双胍治疗而血糖仍未达标，则可进行二联治疗，加用胰岛素促泌剂、α-糖苷酶抑制剂、DPP-4抑制剂、TZDs、SGLT2抑制剂、胰岛素或GLP-1受体激动剂。三联治疗：上述不同机制的降糖药物可以三种药物联合使用。如三联治疗控制血糖仍不达标，则应将治疗方案调整为多次胰岛素治疗（基础胰岛素加餐时胰岛素或每日多次预混胰岛素）。采用多次胰岛素治疗时应停用胰岛素促分泌剂。

合并ASCVD或心血管风险高危的T2DM患者，不论其HbA1c是否达标，只要没有禁忌证都应在二甲双胍的基础上加用具有ASCVD获益证据的GLP-1RA或SGLT2i。合并CKD或心力衰竭的T2DM患者，不论其HbA1c是否达标，只要没有禁忌证都应在二甲双胍的基础上加用SGLT2i。合并CKD的T2DM患者，如不能使用SGLT2i可考虑选用GLP-1RA。2型糖尿病高血糖治疗路径见图12-3。

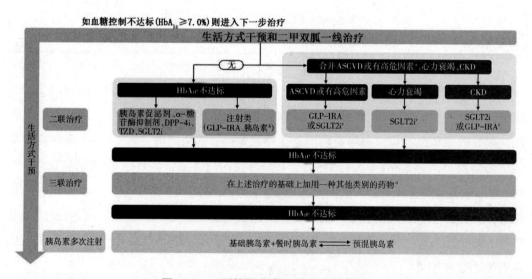

图12-3　2型糖尿病高血糖治疗路径图

注：[a]：高危因素指年龄≥55岁伴以下至少一项：冠状动脉或颈动脉或下肢动脉狭窄≥50%，左心室肥厚；[b]：通常选用基础胰岛素；[c]：加用具有ASCVD、心力衰竭或CKD获益证据的GLP-1RA或SGLT2i；[d]：有心力衰竭者不用TZD。

二甲双胍和阿卡波糖可以显著延缓糖尿病前期进展为T2DM。二甲双胍使新诊断、不伴心血管疾病但超重或肥胖的T2DM患者心肌梗死事件发生率减少39%，冠状动脉死亡减少50%，卒中发生率减少41%。小规模研究显示，二甲双胍可以减少糖尿病前期合并稳定期ASCVD患者的复合心血管事件风险。

GLP-1R激动剂能够减少T2DM患者ASCVD心血管事件风险（包括非致死性心肌梗死和卒中等）。SGLT2抑制剂可以减少心血管高危T2DM患者主要不良心血管事件（major adverse cardiovascular events，MACE）和心血管死亡的发生，特别是在合并ASCVD的T2DM患者中作用更明显。此外，多个随机对照临床研究结果已证实SGLT2i对于心力衰竭患者预后的改善和对肾脏的保护作用。

吡格列酮可以降低糖尿病前期患者发展为T2DM的风险。对糖尿病前期和T2DM患者，吡格列酮延缓动脉粥样硬化进展，减少心肌梗死和卒中风险，但不能降低全因死亡率，同时吡格列酮增加水肿、体重上升、骨折和心力衰竭的发生风险，临床中应该谨慎应用。

T2DM患者在生活方式和口服降糖药联合治疗的基础上，若血糖仍未达到控制目标，应尽早（3个月）开始胰岛素治疗。对于HbA1c≥9.0%或空腹血糖≥11.1mmol/L同时伴明显高血糖症状的新诊断T2DM患者可考虑实施短期（2周至3个月）胰岛素强化治疗。

胰岛素的起始治疗中基础胰岛素的使用：①基础胰岛素包括中效人胰岛素和长效胰岛素类似物。当仅使用基础胰岛素治疗时，保留原有各种口服降糖药物，不必停用胰岛素促泌剂；②使用方法：继续口服降糖药治疗，联合中效人胰岛素或长效胰岛素类似物睡前注射。起始剂量为0.1~0.3U/（kg·d）。根据患者空腹血糖水平调整胰岛素用量，通常每3~5天调整1次，根据血糖水平每次调整1~4U直至空腹血糖达标；③如3个月后空腹血糖控制理想但HbA1c不达标，应考虑调整胰岛素治疗方案。

预混胰岛素的使用：①预混胰岛素包括预混人胰岛素和预混胰岛素类似物。根据患者的血糖水平，可选择每日1~2次的注射方案。当HbA1c比较高时，使用每日2次注射方案；②每日1次预混胰岛素：起始的胰岛素剂量一般为0.2U/（kg·d），晚餐前注射。根据患者空腹血糖水平调整胰岛素用量；③每日2次预混胰岛素：起始的胰岛素剂量一般为0.2~0.4U/（kg·d），按1∶1的比例分配到早餐前和晚餐前。根据空腹血糖和晚餐前血糖分别调整早餐前和晚餐前的胰岛素用量。

多次皮下注射胰岛素：在胰岛素起始治疗的基础上，经过充分的剂量调整，如患者的血糖水平仍未达标或出现反复的低血糖，需进一步优化治疗方案。可以采用餐时＋基础胰岛素（2~4次/日）或每日2~3次预混胰岛素进行胰岛素强化治疗。使用方法如下：①餐时＋基础胰岛素：根据睡前和餐前血糖的水平分别调整睡前和餐前胰岛素用量；②每日2~3次预混胰岛素（预混人胰岛素每日2次，预混胰岛素类似物每日2~3次）：根据睡前和三餐前血糖水平进行胰岛素剂量调整。

持续皮下胰岛素输注（CSII）：是胰岛素强化治疗的一种形式，需要使用胰岛素泵来实施治疗。经CSII输入的胰岛素在体内的药代动力学特征更接近生理性胰岛素分泌模式。与多次皮下注射胰岛素的强化胰岛素治疗方法相比，CSII治疗与低血糖发生的风险减少相关。在胰岛素泵中只能使用短效胰岛素或速效胰岛素类似物。CSII的主要适用人群有：1型糖尿病患者、计划受孕和已孕的糖尿病妇女或需要胰岛素治疗的GDM患者、需要胰岛素强化治疗的2型糖尿病患者。

短期胰岛素强化治疗方案：①多次皮下注射胰岛素：基础＋餐时胰岛素每日1～3次注射。血糖监测方案需每周至少3天，每天3～4点血糖监测。根据睡前和三餐前血糖水平分别调整睡前和三餐前的胰岛素用量，每3～5天调整1次，根据血糖水平每次调整的剂量为1～4U，直到血糖达标；②每日2～3次预混胰岛素（预混人胰岛素每日2次，预混胰岛素类似物每2～3次）：血糖监测方案同上；③CSII：血糖监测方案需每周至少3天，每天5～7点血糖监测。根据血糖水平调整剂量直至血糖达标。

糖尿病患者一旦合并冠心病，其基本药物治疗应包括以下四大类（前三类为改善预后类药物）。①抗血小板治疗：慢性冠脉综合征（CCS）患者长期小剂量阿司匹林（75～100mg，1次/日），若不能耐受可考虑氯吡格雷75mg，1次/日替代；ACS或经皮冠状动脉介入治疗（PCI）后建议双联抗血小板（阿司匹林＋氯吡格雷/替格瑞洛）治疗至少12个月；②降胆固醇治疗：首选中等强度他汀类药物，低密度脂蛋白胆固醇（LDL-C）<1.4mmol/L为首要目标、非高密度脂蛋白胆固醇（非HDL-C）<2.0mmol/L为次级目标（若需联合降脂治疗，参见"冠心病与血脂异常"章节）；③肾素血管紧张素醛固酮系统（RAAS）抑制治疗：建议使用血管紧张素转换酶抑制剂（ACEI）或血管紧张素Ⅱ受体阻滞剂（ARB）类药物，尤其伴心肌梗死、左心室功能低下、高血压或CKD患者；④抗心肌缺血治疗：a.β受体阻滞剂（美托洛尔、比索洛尔等）：为劳力性心绞痛、心肌梗死患者的首选一线用药，目标心率55～60次/分。因该类药物可能降低患者对低血糖发作时的反应能力，应注意把握适应证；b.硝酸酯类：为各种类型心绞痛患者的一线药物，冠脉血管重建治疗后或心绞痛已稳定控制者不建议长期使用；c.钙拮抗剂：为单纯或合并痉挛性心绞痛患者的一线药物。非二氢吡啶类钙拮抗剂［如地尔硫䓬］与β受体阻滞剂联合应用时需注意对心率的影响，二氢吡啶类钙拮抗剂尽可能选择长效制剂（如氨氯地平、非洛地平等）；d.尼可地尔：为心绞痛的二线药物，常规用法5mg，3次/日，适用于无论是否行血运重建的患者治疗微血管心绞痛、小血管心绞痛和难治性心绞痛等，糖尿病患者更易出现微血管病变；e.盐酸曲美他嗪：为劳力型心绞痛的二线药物，常规用法20mg，3次/日。

（李　颖）

第二节 冠心病与肥胖

全球肥胖流行已经确立，自1980年代以来，大多数国家的肥胖发病率都在上升。肥胖直接导致心血管危险因素的发生，包括血脂异常、2型糖尿病、高血压和睡眠障碍。根据世界卫生组织的数据，目前全球共有超过6.5亿成年人患有肥胖症，1980—2015年，73个国家的肥胖患病率翻了一番，并在大多数其他国家持续上升。据估计，世界人口的39%~49%（2.8~3.5亿人）超重或肥胖。中国超重与肥胖患者人数已位居全球第一，根据中国标准，成人（≥18岁）的超重率为34.3%、肥胖率为16.4%。《2000—2019年全球代谢病负担报告》数据显示，与代谢性疾病相关的死亡事件中，肥胖占比例最大，仅2019年死亡人数就高达500万（男性占比40.36%，女性占比41.83%）。2019年，肥胖相关年龄标准化死亡率为62.59/10万，男性为66.55/10万，女性为58.14/10万。肥胖与2型糖尿病发病以及心血管病变发生的风险增加显著相关。肥胖还导致心血管疾病的发展和心血管疾病死亡率，独立于其他心血管危险因素。最近的数据强调，由腰围决定的腹型肥胖是与体重指数无关的心血管疾病风险标志。

目前强有力的证据表明，肥胖管理可以延缓从糖尿病前期进展为2型糖尿病的进展，减重对治疗2型糖尿病明显有益。在超重或肥胖2型糖尿病人群中，轻度体重减轻（体重较基线下降3%~7%）可以改善血糖和其他心血管危险因素，减少降糖药物的使用，若体重持续减轻（体重下降>10%）会带来更大益处，包括能够促使糖尿病持续缓解至少2年，并可能改善远期心血管结局，降低心血管疾病相关死亡率。超重和肥胖患者的体重管理方式包括控制饮食和运动等生活方式干预、药物、减重代谢手术等综合手段，目前国内外指南强调以"并发症"为中心的治疗模式。

一、肥胖症中冠心病的诊断

肥胖患者的冠状动脉疾病（coronary artery disease，CAD）评估可能具有挑战性。基线心电图可能受肥胖的影响，肥胖患者的最大运动测试能力受损［呼吸困难、机械限制、左心室（LV）舒张功能障碍（LVDD）］。因此，其他方式，如核医学、负荷超声心动图或药物/运动负荷心脏磁共振成像可能对肥胖人群冠心病的评估更合适。冠状动脉钙化（coronary artery calcium，CAC）筛查和计算机断层扫描（CT）冠状动脉造影可用于诊断冠心病，但最终，冠状动脉造影仍然是识别CAD存在和范围的金标准。美国心脏协会总结了使用无创性和侵入性方式评估肥胖患者CAD的具体注意事项（总结为表12-5）。

表12-5 肥胖患者使用无创和侵入性诊断工具的注意事项

诊断工具	优势	局限性
无创诊断工具		
心电图	广泛可用，价格便宜	敏感性和特异性低
平板运动试验	广泛可用的功能性检测	患者可能因与CAD无关的症状而停止
SPECT	可用，精度好	辐射暴露，受体型限制，残余衰减未校正
PET	肥胖患者的首选核成像技术	辐射暴露比SPECT少，但由于体型原因存在技术限制
负荷超声心动图	肥胖患者广泛可用、有效的无辐射、没有重量限制的功能检测技术	高度依赖操作人员；由于与肺部疾病、乳房大小、肥胖和呼吸运动相关的声学窗口不佳，可能会受到限制
负荷心脏MRI	准确评估肥胖患者慢性压力超负荷和高心输出量的复杂心脏效应	工作台重量限制，高腰围可能会被机器孔径限制，检查时间较长，幽闭恐惧症
CT钙扫描	确定CAC的存在和程度的廉价可重复的技术	肥胖可能限制心脏CT钙扫描的诊断准确性和价值
侵入性诊断工具		
心脏CT冠状动脉造影	肥胖患者中敏感性和阴性预测值较高	图像质量随着BMI的增加而降低
血管内超声检查	评估体内斑块负荷、斑块形态（即斑块发展阶段、高风险斑块特征）	侵入性技术

二、肥胖合并冠心病的临床管理与治疗

1. 体重管理推荐建议

（1）每年至少检测一次身高、体重以计算体重指数（BMI），并测量腰围，评估体重变化趋势。如存在心力衰竭或不明原因的显著体重变化，需要增加评估次数。

（2）体重管理目标：BMI≥24的糖尿病前期或T2DM患者应减重，建议每天保持500~700kcal的能量负平衡，一般将减重目标定为当前体重的10%以上。

（3）饮食管理和运动等生活方式干预是体重管理的基础。

（4）对于生活方式干预后体重仍不达标者，可进一步联合使用具有减重作用的GLP-1RA（限T2DM患者）或奥利司他。

（5）BMI≥32.5且经过非手术治疗未能达到持续减重和改善并发症效果（包括高血糖）的T2DM患者，推荐代谢手术治疗；对BMI在27.5~32.4且经过非手术治疗未达到

上述效果的T2DM患者，亦可考虑将代谢手术作为一种治疗选择；对经改变生活方式和药物治疗难以控制血糖、BMI在25.0～27.4，且至少符合2项代谢综合征组分的T2DM患者，考虑手术治疗前需严格评估风险获益比，慎重决定。

2. 推荐理由 肥胖，尤其是腹型肥胖，是ASCVD的独立危险因素。中国人24≤BMI<28为超重，BMI≥28为肥胖；男性腰围≥90cm，女性腰围≥85cm为中心型肥胖（腹型肥胖）。腰臀比（WHR）已被证明可以独立于BMI预测心血管死亡率。根据美国健康和营养调查的数据，与BMI相同但没有中心型肥胖的人相比，美国人群中WHR指示中心型肥胖的人心血管死亡风险更高。

减重的目的不仅在于控制体重本身，更重要的是改善多重ASCVD危险因素，以减少ASCVD发病率和病死率。Look AHEAD是2型糖尿病患者肥胖治疗生活方式改变的最大临床试验之一，未能在9.6年后显示主要冠状动脉不良事件（MACE）或心血管死亡率显著降低，这可能与试验结束时干预组和对照组之间的体重减轻差异有限有关。Look AHEAD的事后分析表明，体重减轻≥10%的参与者心血管事件显著减少。此外，体力活动，尤其是有氧运动，与胰岛素敏感性、内皮功能改善和促炎标志物的减少有关，与体重减轻无关，但CAD人群需要更多的数据。

减重膳食的组成原则为低能量、低脂肪、适量优质蛋白质、含复杂碳水化合物（如全谷类），增加新鲜蔬菜和水果在膳食中的比重，达到能量负平衡。健康膳食的原则包括：①多食：全谷物、蔬菜、水果、大豆及其制品、奶类及其制品、鱼肉、坚果、饮水（饮茶、咖啡）；②少食：咸、腌、烟熏食品，高盐食品，高糖及加糖食品，高脂及油炸食品，畜肉食品，酒、含糖饮料，减少在外就餐及外卖点餐。

肥胖特殊膳食与常规膳食不同的是三大营养素的比例做了不同的调整，主要包括低能量饮食、低碳饮食、生酮饮食等，饮食方式和时间的调整包括辟谷、轻断食、间歇性禁食等手段。中国肥胖症多学科诊疗专家共识推荐减重特殊膳食治疗常用方案详见表12-6。

表12-6 不同减重特殊膳食模式

减重膳食种类	简要组成	适用人群	作用
限能量平衡饮食（CRD）	是一类在限制能量摄入的同时保证基本营养需求的膳食模式，其宏量营养素的供能比例应符合平衡膳食的要求	各类人群	（1）显著降低体质量、脂肪量及动脉粥样硬化发生的风险 （2）改善血脂及胰岛素抵抗 （3）延长寿命、延迟衰老

减重膳食种类	简要组成	适用人群	作用
低能量膳食（LCD）	适量减少脂肪和碳水化合物的摄入，将正常自由进食的能量减去30%～50%的膳食模式。通常需要在医生指导下进行	需要减轻体重者，如单纯性肥胖；为控制病情减少机体代谢负担的患者，如糖尿病、心血管疾病等	短期内有效降低体重，改善糖脂代谢
极低能量膳食（VLCD）	通常指每日只摄入400～800kcal能量，主要来自于蛋白质，而脂肪和碳水化合物的摄入受到严格限制	重度肥胖患者术前快速减重治疗或逆转肥胖的初发2型糖尿病	短期内有效降低体重，改善糖脂代谢
轻断食模式	也称间歇式断食，一类采用5＋2模式，即1周中5天相对正常进食，其他2天（非连续）则摄取平常的1/4能量（约女性500kcal/d，男性600kcal/d）的膳食模式	超重人群	（1）减肥减重 （2）调节血糖血脂 （3）改善胰岛素敏感性 （4）延缓衰老 （5）改善肠道微生物群环境 （6）减少患癌风险
地中海饮食	特点是多摄入蔬菜、水果、橄榄油、豆类、全谷类食品、坚果，适量摄入红酒，少量食用精加工食品、乳制品、红肉及植物油	适合各类人群长期使用	降低心血管疾病、帕金森病、阿尔兹海默病及糖尿病的发生率，降低癌症死亡率
江南饮食	以米类为主食，新鲜蔬菜水果摄入量充足；动物性食物以猪肉和鱼虾类为主，鱼虾类摄入相对较高，猪肉摄入量低，少油少盐	各类人群	利于体重管理和心血管代谢性疾病的防控、代谢获益
高蛋白饮食（HPD）	每日蛋白质摄入量占每日总能量的20%～30%或1.5～2.0g/（kg·d）	伴有高甘油三酯、高低密度脂蛋白胆固醇血症或因肥胖导致并发症需要短期内快速减肥的人	有助于降低体重、减体重后的维持、防止体重反弹
低碳水化合物饮食	国内外尚无供能比的统一标准，一般是在20%～40%	肥胖、超重人群、心脏代谢性疾病风险人群如2型糖尿病和非酒精性脂肪肝患者。还被用于精神运动紊乱、肿瘤患者及运动人群	低碳水化合物饮食在快速降低体重上，优于其他饮食方法。短期应用效果确切，不良反应远远少于药物，卫生经济学效益显著，节省医疗费用

续表

减重膳食种类	简要组成	适用人群	作用
低脂饮食（LFD）	通常指每日膳食总脂肪占膳食总热量的30%以下或者全天脂肪摄入量小于50g	BMI ≥ 24的超重或肥胖人群	（1）摄入热量少 （2）低热量饮食下易动员脂肪 （3）短时间体重有效下降
素食饮食	指食物中不包含肉类、家禽和鱼类的膳食模式，根据是否进食蛋类及奶制品，素食人群可进一步区分为严格素食者、奶素、蛋素和蛋奶素	糖尿病、肥胖患者	有助于降低肥胖、糖尿病、肠癌、骨质疏松等代谢性疾病的发病风险，对延缓病程进展大有助益
代餐	是指一种市场上可以买到的以液体、粉末或小吃等形式来代替一天当中一至两顿餐，但至少有一餐食用正常食物，用来限制能量摄入的富含矿物质和维生素的非处方产品	超重、肥胖患者	不仅能有效降低超重/肥胖患者的食欲、控制能量密度，还能防止饮食摄入控制过程中必需营养素缺乏。代餐依从性较好，有助于维持长期减重效果，甚至改变饮食行为习惯

合理的运动干预（有氧运动、抗阻运动、有氧合并抗阻运动等）能减轻肥胖、改善血压、血脂和胰岛素抵抗，降低高血压、2型糖尿病、癌症的发生率，降低全因死亡率及心血管疾病死亡率，提高肌肉质量和骨密度，以及减轻焦虑和抑郁，改善心理健康、认知健康和睡眠等。中重度以上肥胖患者常合并存在脂肪肝、2型糖尿病、高血压和冠心病等肥胖相关疾病，这些肥胖症患者运动时，应首先保证运动安全性（需评估运动风险、控制运动强度等），然后才是有效性。上述肥胖患者首选的运动是长时间的中等强度有氧运动，运动能力较差者可选择低强度有氧运动，每周2~3次的抗阻力训练也能产生显著的积极作用。由于运动量与健康促进作用、心血管疾病死亡风险存在剂量依赖关系，因此在无禁忌证情况下建议更大运动量以带来更多健康受益。对于糖尿病患者，低血糖可发生在运动过程中，也可在运动后出现延迟性低血糖，需加强运动前、后和运动中的血糖监测，一旦出现头晕、心悸、乏力、手抖、出冷汗等低血糖症状，立即停止运动并及时进行相应处理。

奥利司他可明显改善糖尿病前期或T2DM合并肥胖患者的体重。肥胖的T2DM合并心血管疾病患者在选择降糖药物时，需要同时考虑药物对体重和心血管疾病的影响（表12-7）。利拉鲁肽和司美格鲁肽对糖尿病前期或T2DM合并超重、肥胖的患者具有良好的减重效果，同时可改善糖脂代谢异常。利拉鲁肽在LEADER试验中已被证明可以减少MACEs和心血管死亡。其他口服降糖药中，二甲双胍不增加体重并有轻度的减重效果；

SGLT2i具有轻到中度减重效果；阿卡波糖有轻度的减重效果。降糖药物按照减重作用程度不同，可分为以下几类。①作用非常强：替尔泊肽、司美格鲁肽；②作用较强：利拉鲁肽、利拉鲁肽；③作用中等：除上述以外的GLP-1R激动剂、SGLT2抑制剂、二甲双胍；④无影响：二肽基肽酶4（dipeptidyl peptidase-4，DPP-4）抑制剂。

表12-7　降糖药物对体重及心血管疾病的影响

药物	体重	低血糖	对心血管疾病的影响	
			ASCVD	心力衰竭
二甲双胍	中性 [a]	无	潜在获益	中性
SGLT-2i	降低	无	获益	获益
GLP-1RA	降低	无	获益	中性
DPP-4i	中性	无	中性	潜在风险（沙格列汀）
α-糖苷酶抑制剂	中性 [a]	无	中性	中性
噻唑烷二酮类	增加	无	潜在获益	增加风险
磺脲类	增加	有	中性	中性
胰岛素及其类似物	增加	有	中性	中性

注：[a] 部分研究显示有轻微的减重效果。

代谢手术在治疗肥胖T2DM及其他肥胖引起的代谢异常方面显示了独特优势。有多项临床证据表明，代谢手术治疗肥胖的T2DM患者在长期血糖、体重控制和并发症的预防方面与强化生活方式干预和药物治疗相比具有明显优势。就减重效果而言，代谢手术后多余体重减轻率可达70%以上，肥胖相关的糖尿病、高血压、多囊卵巢综合征、睡眠呼吸暂停等均有高达80%的缓解率。肥胖受试者研究（SOS）接受常规治疗和减重手术的糖尿病肥胖患者17年的随访显示，与常规治疗相比，减重手术与糖尿病缓解率升高和体重减轻更多相关；同时减重代谢手术还能显著降低糖尿病大血管及微血管并发症的发病率，改善生活质量，降低癌症风险和长期心血管事件，降低全因死亡率。此外，非糖尿病肥胖患者在接受代谢手术治疗后糖尿病的发病风险也显著下降。

中国肥胖及2型糖尿病外科治疗指南（2019版）结合中国肥胖群体具体情况，提出对于单纯性肥胖患者手术适应证为：BMI≥37.5，建议积极手术；32.5≤BMI<37.5，推荐手术；27.5≤BMI<32.5，经生活方式改变和内科治疗难以控制，且至少符合2项代谢综合征指标，综合评估后可考虑手术。对于手术目的是治疗T2DM的肥胖者：首先是要求有一定胰岛素分泌功能，年龄16～65岁，无严重器官功能障碍，BMI≥32.5者，建议积极手术；27.5≤BMI<32.5，推荐手术；对于25≤BMI<27.5，经改变生活方式和药物治疗难以控制血糖，且至少符合2项代谢综合征组分，可以慎重开展手术治疗。对于男

性腰围≥90cm、女性腰围≥85cm者可酌情提高手术推荐等级。

代谢手术禁忌证：①明确诊断为非肥胖型1型糖尿病；②以治疗T2DM为目的的患者胰岛β细胞功能已基本丧失；③对于BMI<25的患者，目前不推荐手术；④妊娠糖尿病及某些特殊类型糖尿病患者；⑤滥用药物或酒精成瘾或患有难以控制的精神疾病；⑥智力障碍或智力不成熟，行为不能自控者；⑦对手术预期不符合实际者；⑧不愿承担手术潜在并发症风险者；⑨不能配合术后饮食及生活习惯的改变，依从性差者；⑩全身状况差，难以耐受全身麻醉或手术者。

术式选择：目前最常用的术式是袖状胃切除术（图12-4A）和胃旁路术（图12-4B）。对于BMI较高（一般指BMI>45）或合并严重T2DM或存在明显胃食管反流症状的患者，胃旁路术是一个合理地选择，但对于血糖正常且没有明显胃食管反流症状的肥胖症患者，袖状胃切除术更适合。

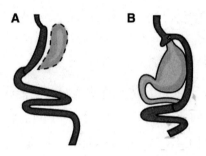

图12-4 代谢手术常用术式示意图
A：袖状胃切除术；B：胃旁路术。

最后，在肥胖患者的临床诊治过程中，需注意排除药物性或继发性病因所导致的肥胖，如库欣综合征、甲状腺功能减退症、多囊卵巢综合征、阻塞性呼吸睡眠暂停综合征、下丘脑综合征、成人生长激素缺乏、Prader-Willi综合征等疾病，对于继发性肥胖的患者，治疗原发病是实现体重控制的首要方法。

三、PCI和肥胖

1. PCI后的短期结果　CathPCI登记处检查了83 861例严重肥胖患者的院内并发症，包括心肌梗死后的患者。多变量调整后，肥胖与较高的死亡率和较低的出血率独立相关。尽管肥胖会影响普通肝素的基于体重的给药方案，但严重肥胖患者的代表性不足，甚至被排除在主要试验之外。据报道，体重110kg的患者获得足够的抗凝治疗所需的时间增加了一倍，初始输注速率基于列线图。另一项研究纳入了227 042例登记患者，包括心肌梗死后的患者，其中37.2%（$n=84479$）患有肥胖症，7.4%（$n=16\ 730$）患有严重肥胖症，据报道，与超重患者相比，重度肥胖患者的造影剂诱发肾病、需要透析的肾病和血管并发症明显更多。消化道出血和MACE发病率无统计学差异。英国心血管介入学会登记处报告了345 192例接受PCI的患者的不良院内结局和死亡率。在PCI 30天及5年后，统计结果呈肥胖悖论，BMI≥25的患者死亡率较低。APPROACH登记处（艾伯塔省冠心病结局评估项目）报告了30 258例PCI患者的死亡率，并显示出肥胖悖论的进一步证据，因为超重或肥胖类别的患者的6个月死亡率低于BMI正常的患者。

2. PCI后的长期结局　与肥胖患者相比，低BMI患者在PCI后往往有更多的心血管事件。一项针对来自23项前瞻性PCI研究的18 111例患者的研究使用BMI为22.5～24.9作为参考类别。BMI（＜18.5）较低的患者发生主要心血管事件的风险更高，并在BMI较高（＞30.0）的患者中MACE风险下降。最近对865 774例接受PCI或冠状动脉旁路移植术的患者进行的荟萃分析证实了这些发现，并表明PCI或CABG后所有BMI类别的全因死亡率和MACE均呈U形关联。当考虑到严重肥胖时，这种肥胖悖论似乎会减弱。APPROACH登记表明，3级肥胖和高危冠状动脉解剖学患者PCI后的5年和10年死亡率高于BMI正常患者（OR值，5年时为1.78，10年时为1.57）。

四、肥胖症的抗血小板治疗

与体重正常的患者相比，肥胖个体在许多血小板功能的离体测定中表现出更高的血小板反应性，包括血小板聚集。脂肪组织产生多种生物活性物质和激素，如瘦素、脂联素、TNF-α（肿瘤坏死因子-α）、白介素-6和抵抗素，所有这些都可能直接或间接影响血小板功能。在胰岛素抵抗和高血糖患者中也发现高水平的血小板聚集和更新。高阿司匹林血小板反应性是指实验室定义的阿司匹林未能适当抑制血小板血栓素的产生或抑制血小板功能。一些研究将肥胖与高阿司匹林血小板反应性的风险升高联系起来。与没有肥胖的个体相比，肥胖组阿司匹林后血小板反应性在给药后1小时达到高峰，在给药后24小时达到低谷。在肥胖和T2DM患者阿司匹林制剂的药代动力学/药效学比较中，肠溶阿司匹林的高血小板反应性最高，因为肥胖患者的酯酶和Ⅱ期结合酶增加。肥胖相关的内皮功能障碍和持续的低度炎症可导致血小板消耗增加，导致血小板更新增加和COX-1（环加氧酶1）更新加速，并导致血栓素依赖性血小板功能的更快恢复和阿司匹林效应的丧失。在肥胖患者中，氯吡格雷和普拉格雷观察到患者的BMI与治疗中的残余血小板反应性之间存在类似的相关性。然而，与肥胖和代谢综合征患者相比，肥胖但无代谢综合征的患者对噻吩吡啶类药物的反应更好，并且与没有肥胖的患者相似，这表明代谢状态与血小板抑制的相关性优于BMI。一些数据表明，接受普拉格雷治疗的肥胖患者在治疗中高血小板反应率低于服用氯吡格雷的患者。然而，对普拉格雷有和没有肥胖的患者的比较显示，28%的肥胖患者在治疗时血小板反应性高，而没有肥胖的患者为4%（$P<0.01$）。虽然普拉格雷似乎比氯吡格雷对肥胖更有效，但应该注意的是，其他

数据表明，与非肥胖相比，肥胖可能导致对普拉格雷的不同反应效应。与噻吩吡啶相反，BMI与替格瑞洛的治疗中高血小板反应性之间没有相关性；肥胖患者的血小板反应性水平没有显著升高，而替格瑞洛在肥胖患者中的血小板抑制作用似乎明显高于普拉格雷。尽管研究表明肥胖可能会促进血小板活化和抗血小板药物的钝化作用，但临床观察指出了一个肥胖悖论，即肥胖患者可能具有更好的急性冠脉综合征后结局，并且可能具有较低的再梗死或死亡风险。涉及血小板测定的数据通常相互矛盾，并且涉及的样本量太小，无法得出有关临床结局的决定性结论，也无法就肥胖症抗血小板治疗的剂量调整提出建议。

五、外科手术血运重建

肥胖与冠状动脉旁路移植术（CABG）后较高的院内死亡率相关性不一致。对胸外科医师协会数据库的分析（559 004例在1997—2000年接受孤立性CABG的患者），与BMI为18.5～34.9的患者相比，中度肥胖患者（n=42 060；BMI 35～39.9）和严重肥胖患者（n=18 735；BMI＞40）的院内死亡风险较高。这些结果与先前的研究发现，CABG后肥胖患者的术后死亡率没有显著增加。另一项荟萃分析显示，在肥胖人群中，冠状动脉旁路移植术后的院内死亡率甚至更低。一项回顾性多中心队列研究也显示出肥胖潜在的保护作用，结果表明，极端BMI组的30天手术死亡率最高（BMI＜20和＞40），BMI接近30的患者手术死亡率最低，其示为U形关系。目前，关于肥胖与CABG术后长期死亡率的证据仍然相互矛盾。一项荟萃分析发现，超重和肥胖人群的长期死亡率（1～5年）降低。相比之下，最近的一项回顾性研究表明，肥胖与CABG术后较高的长期死亡率有关。一些研究记录了肥胖与许多CABG术后并发症（如肾衰竭、呼吸衰竭、心律失常和术中输血率升高）相关。然而，肥胖患者的术后脑血管事件、心肌梗死和术后出血发生率似乎并不高。据报道，肥胖患者的术后心房颤动发生率更高。在一项针对接受孤立性冠状动脉旁路移植术患者的大型队列研究中，高腰围与术后心力衰竭、机械通气时间延长和再插管、肾衰竭和新的术后肾脏替代治疗、血流感染、胸骨伤口感染以及重症监护病房和住院时间的高风险相关，与BMI无关。术后胸骨深部伤口感染在肥胖患者中也更常见。使用双侧乳内动脉而不是单侧乳内动脉的冠状动脉旁路移植术与术后胸骨深部伤口感染的风险较高有关，但与肥胖患者的生存率无关。大而血管化不良的脂膜、肥胖患者的血糖异常发生率较高，以及伤口监测困难可能诱发伤口感染。肥胖也被确定为浅表伤口感染和大隐静脉获取部位感染的危险因素。

（李　颖）

第三节　冠心病与血脂异常

以动脉粥样硬化性心血管疾病（ASCVD）为主的心血管疾病是我国城乡居民第1位死因，占死因构成的40%以上。流行病学、遗传学和临床干预研究证据充分证实，低密度脂蛋白胆固醇（low-density lipoprotein cholesterol，LDL-C）是ASCVD的致病性危险因素。新近研究还提示，其他含有载脂蛋白B（apolipoprotein B，ApoB）的脂蛋白，包括富含甘油三酯的脂蛋白（triglyceride-rich lipoprotein，TRL）及其残粒，以及脂蛋白（a）［lipoprotein（a），Lp（a）］，也参与ASCVD的病理生理过程。

20世纪美国年龄标化冠心病死亡率自1968年呈现下降拐点，1980—2000年下降40%以上，其中控制危险因素的贡献占44%，贡献率最大的为总胆固醇（total cholesterol，TC）水平的降低，权重占24%。2000—2019年，高脂血症相关年龄标准化死亡率每年下降1.54%，女性降幅较男性更明显（-1.68% vs -1.37%）更明显。全球数据显示，2019年高脂血症患者的年龄标准化死亡率为56.51/10万，男性为67.33/10万，女性为46.50/10万。然而，资料显示我国居民TC、LDL-C、甘油三酯（triglyceride，TG）水平2012年较2002年有明显升高，高密度脂蛋白胆固醇（high-density lipoprotein cholesterol，HDL-C）明显降低；≥18岁人群血脂异常患病率明显升高，而居民对血脂异常的知晓率、治疗率和控制率均处于较低水平。2012—2015年进行的调查显示，中国≥35岁成人对血脂异常的知晓率仅为16.1%。对于ASCVD高危人群和患者，防治重点是提高降胆固醇药物的治疗率和LDL-C的达标率。

一、ASCVD总体风险评估

动脉粥样硬化性心血管疾病（ASCVD）总体风险评估是血脂干预决策的基础。推荐采用基于我国人群长期队列研究建立的"中国成人ASCVD总体发病风险评估流程图"（图12-5）进行风险评估。

对<55岁且ASCVD 10年风险为中危者进一步进行余生风险评估。ASCVD 10年风险为中危且余生风险不属于高危的个体，应考虑结合ASCVD风险增强因素（表12-8）决定干预措施，患者合并有多个风险增强因素时更倾向按高危处理。此外，医患双方也可参考基于我国人群队列研究研发的数字化心脑血管病风险评估工具，对风险进行充分讨论，在考虑患者意愿的前提下进一步确定是否启动干预措施。

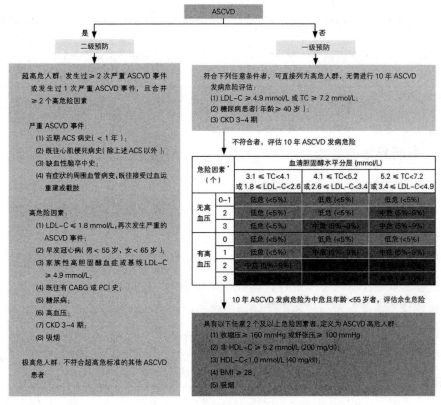

图12-5 中国成人ASCVD总体发病风险评估流程图

ASCVD：动脉粥样硬化性心血管疾病；ACS：急性冠脉综合征；LDL-C：低密度脂蛋白胆固醇；CABG：冠状动脉旁路移植术；PCI：经皮冠状动脉介入治疗；TC：总胆固醇；CKD：慢性肾脏病；HDL-C：高密度脂蛋白胆固醇；BMI：体重指数。1mmHg = 0.133kPa。危险因素的水平均为干预前水平。ª危险因素包括吸烟、低 HDL-C、年龄≥ 45/55 岁（男性 / 女性）；< 40 岁的糖尿病患者危险分层参见特殊人群糖尿病部分。

表12-8 动脉粥样硬化性心血管疾病风险增强因素

项目	内容
靶器官损害	冠状动脉钙化≥ 100AU
	超声示颈动脉内膜中层厚度≥ 0.9mm 或存在颈动脉粥样斑块
	踝 / 臂血压指数＜ 0.9
	左心室肥厚：心电图 SV1 + RV5（RV6）电压＞ 3.8mV，或超声心动图示左心室质量指数＞ 109/105g/m² （男性 / 女性），或室间隔厚度≥ 11mm
血清生物标志物	非 HDL-C ≥ 4.9mmol/L
	ApoB ≥ 1.3g/L
	Lp（a）≥ 500mg/L
	TG ≥ 2.3mmol/L
	高敏 C 反应蛋白≥ 2.0mg/L

续表

项目	内容
其他因素	肥胖或腹型肥胖、早发心血管疾病家族史［发病年龄＜55/65岁（男性/女性）］等

注：非HDL-C为非高密度脂蛋白胆固醇，ApoB为载脂蛋白B，Lp（a）为脂蛋白（a），TG为甘油三酯。

二、血脂异常的分类

血脂异常通常指血清中胆固醇和（或）甘油三酯水平升高，俗称高脂血症。血脂异常分类比较复杂，常用的有病因分类和临床分类2种，最实用的是临床分类（表12-9）。病因分类分为原发性和继发性血脂异常，原发性（遗传性）血脂异常包括：家族性高胆固醇血症（familial hypercholesterolemia，FH）和家族性高甘油三酯血症，大多是由于单一基因或多个基因突变所致，具有家族聚集性，有明显的遗传倾向。继发性（获得性）血脂异常通常是指由导致血清脂质和脂蛋白代谢改变的潜在的系统性疾病、代谢状态改变、不健康饮食以及某些药物引起的血脂异常。

表12-9　血脂异常的临床分类

分型	TC	TG	HDL-C	相当于WHO表型
高胆固醇血症	增高	–	–	Ⅱa
高甘油三酯血症	–	增高	–	Ⅳ、Ⅰ
混合型高脂血症	增高	增高	–	Ⅱb、Ⅲ、Ⅳ、Ⅴ
低高密度脂蛋白胆固醇血症	–	–	降低	–

注：TC为总胆固醇，TG为甘油三酯，HDL-C为高密度脂蛋白胆固醇，WHO为世界卫生组织；–：无。

三、血脂筛查

早期检出血脂异常并监测血脂水平变化是评估ASCVD风险并有效实施ASCVD防治措施的重要基础。《2023中国血脂管理指南》推荐的血脂筛查频率和检测指标如下：①＜40岁成年人每2～5年进行1次血脂检测（包括TC、LDL-C、HDL-C和TG），≥40岁成年人每年至少应进行1次；②ASCVD高危人群应根据个体化防治的需求进行血脂检测；③在上述人群接受的血脂检测中，应至少包括1次Lp（a）的检测；④血脂检测应列入小学、初中和高中体检的常规项目；⑤FH先证者的一级和二级亲属均应进行血脂筛查，增加FH的早期检出率。

血脂检查的重点对象为：①有ASCVD病史者；②存在多项ASCVD危险因素（如高血压、糖尿病、肥胖、吸烟）的人群；③有早发ASCVD家族史者（指一级直系亲属男性在55岁前或女性在65岁前患ASCVD），或有家族性高脂血症患者；④皮肤或肌腱黄色瘤及跟腱增厚者。

四、血脂控制目标

评估ASCVD风险的常规血脂指标包括TC、LDL-C、HDL-C和TG。LDL-C升高是ASCVD的独立危险因素，LDL-C是ASCVD发病的核心机制。在绝大多数降脂干预研究中，均采用LDL-C作为观察降脂效果与ASCVD风险下降关系的指标。荟萃分析显示降脂治疗中LDL-C每降低1mmol/L，ASCVD事件降低20%～23%。对于TG＞1.5mmol/L的任何患者，非HDL-C或ApoB是筛查的首选脂质参数，而不是LDL-C。因此，绝大多数国家或地区的血脂管理指南均推荐LDL-C作为降脂治疗的首要干预靶点，非高密度脂蛋白胆固醇（HDL-C）为次要干预靶点。

为了有效降低ASCVD风险，基于国内外大规模临床研究的结果，现有指南提出了不同风险等级个体LDL-C和非HDL-C的目标值（表12-10）。

表12-10 降脂靶点的目标值

风险等级	LDL-C 推荐目标值（mmol/L）
低危	＜ 3.4
中危、高危 [a]	＜ 2.6
极高危	＜ 1.8 且较基线降低幅度＞ 50%
超高危	＜ 1.4 且较基线降低幅度＞ 50%

注：LDL-C 为低密度脂蛋白胆固醇。[a] 合并糖尿病的动脉粥样硬化性心血管疾病高危患者血脂目标更为严格。非 HDL-C 目标水平＝ LDL-C ＋ 0.8mmol/L。

所有糖尿病患者首先应进行动脉粥样硬化性心血管疾病（ASCVD）的危险分层，并采用相应的治疗目标（表12-11）。

表12-11 糖尿病患者ASCVD危险分层及相应治疗目标

危险分层	具体情况	目标值（mmol/L）
极高危	糖尿病合并已确诊的 ASCVD	＜ 1.4 且较基线降低＞ 50%
高危	年龄 ≥ 40 岁糖尿病；＜ 40 岁的糖尿病合并 ≥ 3 个危险因素或合并靶器官损害；1 型糖尿病病程 ≥ 20 年	＜ 1.8 且较基线降低＞ 50%
中危	＜ 40 岁的糖尿病合并＜ 3 个危险因素或合并靶器官损害	＜ 2.6

注：危险分层主要依据2023中国血脂管理指南、欧洲心脏病学会指南及美国心脏病学学会指南；主要危险因素包括高血压、血脂异常、吸烟、肥胖、早发冠心病家族史；靶器官损害包括蛋白尿、肾功能损害、左心室肥厚或视网膜病变。

五、降脂治疗策略

降脂治疗中首先应进行生活方式干预，包括合理膳食、适度增加身体活动、控制体重、戒烟和限制饮酒等，其中合理膳食对血脂影响较大。关于ASCVD预防中的膳食推荐，较为一致的认识是要限制饱和脂肪酸及反式脂肪的摄入，增加水果，蔬菜、全谷薯类、膳食纤维及鱼类的摄入。对ASCVD中高危人群和高胆固醇血症患者每天膳食胆固醇的摄入量应在300mg以下。地中海饮食和终止高血压膳食疗法（DASH）相结合是最佳的心血管健康饮食模式。

当生活方式干预不能达到降脂治疗建议目标值时，应考虑加用降脂药物。临床上可供选用的调脂药物有许多种类，大体可分为主要降低胆固醇的药物、主要降低TG的药物两大类。其中部分调脂药物既能降低胆固醇又能降低TG；对于严重的高脂血症，常需多种调脂药联合应用，才能获得良好疗效。

1. 主要降胆固醇药物　包括他汀类药物、胆固醇吸收抑制剂、前蛋白转化酶枯草溶菌素9（PCSK9）抑制剂、普罗布考、胆酸螯合剂及其他降脂药（脂必泰、多廿烷醇）等。

（1）他汀类药物：能显著降低血清TC、LDL-C和ApoB水平，也能轻度降低血清TG水平和升高HDL-C水平。他汀类药物是血脂异常降脂药物治疗的基石。中等强度的他汀类药物是中国人群降脂治疗的首选策略。他汀类药物适用于高胆固醇血症、混合型高脂血症和ASCVD的防治。大量循证证据均证实他汀类药物可显著降低ASCVD患者的心血管事件，而且在ASCVD高危人群的一级预防中也具有降低心血管事件的作用。现有研究反复证明，他汀类药物降低ASCVD事件的临床获益大小与其降低LDL-C幅度呈线性正相关。最新荟萃分析发现他汀类药物治疗可降低全因死亡9%，心肌梗死29%，脑卒中14%。他汀类药物不良反应主要包括肝功能异常、他汀类药物相关肌病、新发糖尿病等。他汀类药物可在任何时间段每日服用1次，但晚上服用LDL-C幅度可稍有增加。他汀类药物应用取得预期疗效后应继续长期应用，如能耐受应避免停用，以减少患者LDL-C终身暴露量。BMJ荟萃分析显示长期他汀降LDL-C治疗带来CV获益更显著。

他汀类药物不耐受是指他汀类药物应用后出现与他汀类药物相关的临床不良反应和（或）实验室检测指标异常，一般是指同时满足以下4个条件：①临床表现：主观症状和（或）客观血液检查不正常；②不能耐受≥2种他汀类药物，其中一种他汀类药物的使用剂量为最小剂量；③存在因果关系；④排除其他原因。

（2）胆固醇吸收抑制剂：抑制饮食和胆汁胆固醇在肠道的吸收，而不影响脂溶性营养素的吸收，包括依折麦布和海博麦布。研究证实，与安慰剂相比，依折麦布与他汀类药物联合时，LDL-C水平可进一步降低15%~23%，依折麦布与中高强度他汀类药物联用LDL-C降幅可＞50%，且不增加他汀类药物的不良反应。进一步降低终点事件的依折麦布联合辛伐他汀疗效国际试验（improved reduction of outcomes：vytorin efficacy international trial，IMPROVE-IT）表明，ACS患者在辛伐他汀基础上加用依折麦布能够进一步降低心血管事件。心脏和肾脏保护的研究（study of heart and renal protection，SHARP）显示，依折麦布和辛伐他汀联合治疗可改善CKD患者的心血管预后。依折麦布不良反应轻微，且多为一过性，主要表现为头痛和消化道症状。与他汀类药物联用也可发生转氨酶增高和肌痛等不良反应，禁用于妊娠期和哺乳期。

（3）PCSK9抑制剂：通过抑制PCSK9，可阻止LDLR降解，促进LDL-C的清除。PCSK9单抗包括依洛尤单抗和阿利西尤单抗。研究证实依洛尤单抗和阿利西尤单抗可显著降低平均LDL-C水平达50%～70%。依洛尤单抗和阿利西尤单抗对绝大多数患者包括HeFH以及具有残留LDLR功能的HoFH患者均有效，受体缺陷型HoFH者对治疗反应不佳。依洛尤单抗还可降低TG水平26%，升高HDL-C水平9%，阿利西尤单抗也有类似效果。依洛尤单抗和阿利西尤单抗均可降低Lp（a）水平30%左右。FOURIER研究和ODYSSEY outcomes研究结果表明，在他汀类药物（+/-依折麦布）基础上联用依洛尤单抗可进一步降低LDL-C达59%、联用阿利西尤单抗可进一步降低LDL-C达55%，MACE复合终点的相对风险均下降15%。Inclisiran是PCSK9小干扰RNA，其LDL-C降幅与PCSK9单抗相当而作用更持久，注射一剂疗效可维持半年，可提高患者依从性。

（4）普罗布考：主要适用于FH患者，尤其是HoFH及黄色瘤患者，有减轻皮肤黄色瘤的作用。

（5）胆酸螯合剂：为碱性阴离子交换树脂，可阻断肠道内胆汁酸中胆固醇的重吸收。可与他汀类药物联用，以显著提高降脂疗效。此类药物的绝对禁忌证为异常β脂蛋白血症和血清TG＞4.5mmol/L。

2. 主要降甘油三酯药物　包括贝特类药物、高纯度ω-3多不饱和脂肪酸、烟酸类药物。

（1）贝特类药物：通过激活PPARα和激活LPL而降低血清TG水平和升高HDL-C水平，约可降低TG水平30%～50%，心血管获益尚不肯定。

（2）高纯度ω-3脂肪酸：通过减少TG合成与分泌及TG掺入VLDL、和增强TG从VLDL颗粒中清除来降低血清TG浓度。研究显示，ω-3脂肪酸（4 g/d）可使TG为2.3～5.6mmol/L和≥5.6mmol/L的患者的TG水平分别降低约20%～30%和≥30%，且不同成分的ω-3脂肪酸产品降低TG的疗效相似，临床主要用于治疗高TG血症。ω-3脂肪酸指主要含二十碳五烯酸（eicosapentaenoic acid，EPA）和（或）二十二碳六烯酸（docosahexaenoic acid，DHA）的鱼油制剂。二十碳五烯酸乙酯（icosapent Ethyl，IPE）为乙酯化的EPA。REDUCE-IT研究结果显示，IPE 4g/d可在他汀类药物基础上进一步降低MACE相对风险达25%。一项荟萃分析提示，包含EPA以及DHA的ω-3脂肪酸也可降低心血管事件。

（3）烟酸类药物：大剂量时具有降低TC、LDL-C和TG以及升高HDL-C的作用。然而，目前2项关于烟酸类药物的大型RCT（一项是用缓释烟酸类药物，另一项是用烟酸类药物加拉罗皮兰）均未显示心血管获益，且不良反应增加。

对采取饮食控制等非药物治疗者，开始的3~6个月应复查血脂水平，如血脂控制达到建议目标值，则继续非药物治疗，但仍需每6个月至1年复查1次，长期达标者可每年复查1次。首次服用降脂药物者，应在用药4~6周复查血脂、肝酶和肌酸激酶（creatine kinase，CK）。如血脂参数能达到目标值，且无药物不良反应，逐步改为每3~6个月复查1次。如治疗1~3个月，血脂仍未达到目标值，需及时调整降脂药物剂量或种类或联合应用不同作用机制的降脂药物。每当调整降脂药物种类或剂量时，都应在治疗4~6周复查。治疗性生活方式改变和降脂药物治疗必须长期坚持，才能有更佳的临床获益。

由于LDL-C为ASCVD发病的核心机制，目前指南推荐以他汀类药物为基石的降脂治疗，以中强度他汀类药物单药起始，必要时联合多种其他降脂药物（图12-6）。主要目的是提高血脂达标率，进一步降低ASCVD风险，减少降脂药物的不良反应发生率。

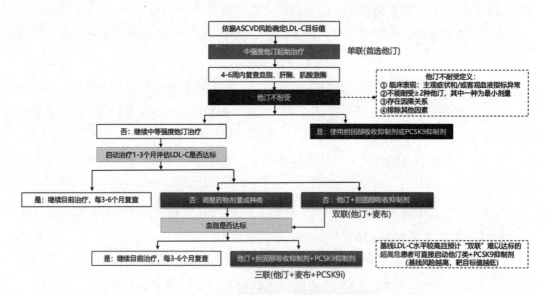

图12-6 以他汀类药物为基石的降脂药物用药流程规范图

脂蛋白分离、肝移植、部分回肠旁路手术和门腔静脉分流术，作为辅助治疗措施用于家族性高胆固醇血症患者。脂蛋白血浆置换效果肯定。脂蛋白分离（lipoprotein apheresis，LA）是FH，尤其是HoFH患者重要的辅助治疗措施，可使LDL-C水平降低55%~70%，建议HoFH患者尽早启用（3~8岁）。英国和德国指南推荐Lp（a）>

150nmol/L的进展性冠心病患者进行LA。长期治疗可使皮肤黄色瘤消退。应用其他药物治疗LDL-C下降＜50％或LDL-C＞300mg/dl或伴有心血管疾病应用其他药物治疗仍LDL-C＞200mg/dl的HeFH患者可考虑LA。肝移植、部分回肠旁路手术和门腔静脉分流术等外科手术可明显降低LDL-C水平，但因术后并发症多等因素限制了其临床应用。

（李　颖）

参考文献

[1]国家卫生健康委员会能力建设和继续教育中心，孙艺红，陈康，等.糖尿病患者合并心血管疾病诊治专家共识[J].中华内科杂志，2021，60（5）：421-437.

[2]Chew NWS, Cheng HN, Tan DJH, et al.The global burden of metabolic disease:Data from 2000 to 2019[J].Cell Metab, 2023, 35(3):414-428.e3.

[3]中华医学会糖尿病学分会.中国2型糖尿病防治指南（2020年版）[J].中华糖尿病杂志，2021，13（4）：315-409.

[4]American Diabetes Association.Standards of Care in Diabetes-2023[J].Diabetes Care, 2023, 46:S1-S291.

[5]中国心血管代谢联盟.中国成人2型糖尿病及糖尿病前期患者动脉粥样硬化性心血管疾病预防与管理专家共识（2023）［J/OL］.中华心血管病杂志（网络版），2023，6:e1000139（2023-05-16）.

[6]Powell-Wiley TM, Poirier P, Burke LE, et al.Obesity and Cardiovascular Disease:A Scientific Statement From the American Heart Association[J].Circulation, 2021, 143(21):e984-e1010.

[7]中国医疗保健国际交流促进会营养与代谢管理分会，中国营养学会临床营养分会，中华医学会糖尿病学分会，等.中国超重/肥胖医学营养治疗指南（2021）[J].中国医学前沿杂志（电子版），2021，13（1）：1-55.

[8]中华医学会内分泌学分会，中华中医药学会糖尿病分会，中国医师协会外科医师分会肥胖和糖尿病外科医师委员会，等.基于临床的肥胖症多学科诊疗共识（2021年版）[J].中华内分泌代谢杂志，2021：37（11）：959-972.

[9]Ma WQ, Sun XJ, Wang Y, et al.Does body mass index truly affect mortality and cardiovascular outcomes in patients after coronary revascularization with percutaneous coronary intervention or coronary artery bypass graft? A systematic review and network metaanalysis[J].Obes Rev, 2018, 19(9):1236-1247.

[10]中国血脂管理指南修订联合专家委员会.中国血脂管理指南（2023年）[J].中华心血管病杂志，2023，51（3）：221-255.

第十三章
经皮冠状动脉介入术围术期管理

第一节　PCI的适应证与策略选择

冠状动脉疾病（coronary artery disease，CAD）是全球范围内引起较高发病率和死亡率的主要原因之一。以经皮冠状动脉介入治疗（PCI）和冠状动脉旁路移植术（CABG）为主的冠状动脉（简称冠脉）血运重建术是CAD患者重要的治疗选择。2021年12月9日，由美国心脏病学会（ACC）、美国心脏协会（AHA）、心血管造影和介入学会（society for cardiovascular angiography and interventions，SCAI）联合发布了新版冠脉血运重建指南。指南对推荐级别和证据等级进行了细分。推荐级别分1、2、3级（相当于既往指南的Ⅰ、Ⅱ、Ⅲ级），并指明了推荐意见的获益风险比，其中3类推荐细分为无益（no benefit）和有害（harm）。将证据等级的来源细分为随机对照试验（randomized，R）、非随机对照试验（nonrandomized，NR）、有限数据（limited data，LD）和专家共识（expert opinion，EO）。

一、ST段抬高心肌梗死（STEMI）的血运重建

1. 接受血运重建的STEMI患者的临床状态的定义见表13-1。

表13-1　STEMI患者的临床状态的定义

择期干预	在干预（无论是外科手术还是介入治疗）的前几天或几周内，患者的心功能保持稳定干预可以推迟，不会增加心脏预后受损的风险
尽早干预	在同次住院期间干预，以减少进一步临床恶化的可能，包括但不限于：突发胸痛恶化、心力衰竭、急性心肌梗死、解剖复杂、主动脉内球囊反搏泵、不稳定型心绞痛、静脉注射或硝酸甘油或静息型心绞痛
紧急干预	紧急干预指的是不应延误地提供干预措施 需要紧急干预的患者将出现持续的、难治性［困难、复杂和（或）无法控制］、顽固性心脏损害，伴有或不伴有血流动力学不稳定。除心脏干预外，对任何形式的药物治疗均无反应

续表

紧急抢救干预	需要紧急抢救干预的患者是指：在前往手术室或导管室途中，在麻醉诱导前，需要心肺复苏；或需要 ECMO 维持生命体征

2. STEMI患者罪犯血管的血运重建的建议见表13-2。

表13-2 ST段抬高心肌梗死患者再血运重建的建议

推荐级别	证据水平	指南推荐
1	A	缺血症状＜12 小时的 STEMI 患者，建议进行 PCI 以提高生存率
1	B-R	有心源性休克或血流动力学不稳定的 STEMI 患者，无论心肌梗死发作的时间，建议进行 PCI 以提高生存率；当 PCI 不可行时，建议进行 CABG
1	NR	有机械性并发症（如室间隔破裂、乳头肌梗死或破裂导致的二尖瓣关闭不全或游离壁破裂）的 STEMI 患者，建议进行 CABG 以提高生存率
1	C-LD	溶栓治疗后再灌注治疗失败的 STEMI 患者，应进行梗死动脉的抢救性 PCI 以改善临床结局
2a	B-R	接受溶栓治疗的 STEMI 患者，3～24 小时进行血管造影以指导 PCI，可以改善临床结局
2a	B-NR	病情稳定并且症状出现后 12～24 小时就诊的 STEMI 患者，PCI 可以改善临床结局
2a	B-NR	PCI 不可行或不成功的 STEMI 患者，并且大面积心肌处于危险中时，紧急 CABG 可作为一种有效的再灌注治疗手段，可改善临床结局
2a	C-EO	伴有持续性缺血、急性严重心衰或危及生命的心律失常的 STEMI 患者，无论心肌梗死发作的时间，PCI 可帮助改善临床结局
3 无获益	B-R	梗死相关动脉完全闭塞、无严重缺血证据、无症状的稳定性 STEMI 患者，症状出现＞24 小时，不推荐进行 PCI
3 有害	C-EO	STEMI 患者直接 PCI 失败后，有以下情况不应进行紧急 CABG：没有缺血或大面积心肌处于危险中；或者由于无复流状态或远端靶病变不良而无法进行血运重建

早期血运重建可以显著提高STEMI患者的生存率，其中直接PCI优于溶栓治疗，而CABG的作用有限。在无法即刻行直接PCI或因各种原因使首诊至PCI时间＞120分钟的情况下，可以考虑行溶栓治疗。由于溶栓治疗中近35%的患者没有实现血管再通，还有10%为不完全性再通（TIMI血流＜3级），因此，溶栓患者应早期转运至可行PCI的医疗中心，以实施早期介入治疗。对于未溶栓的STEMI患者，新指南根据缺血症状的出现时间，给出了不同的血运重建处理策略（图13-1）。

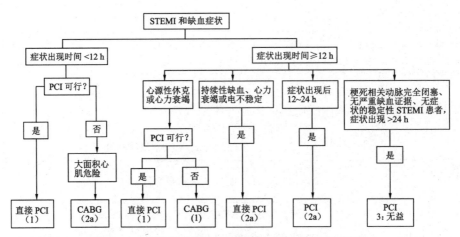

图13-1 未溶栓的STEMI患者的血运重建处理策略

STEMI：ST段抬高型心肌梗死；PCI：经皮冠状动脉介入治疗；CABG：冠状动脉旁路移植术。

　　大约35%的接受溶栓治疗的患者不能再灌注治疗，另外10%的患者再灌注无效［TIMI（心肌梗死溶栓）血流等级＜3］，因此，在早期将患者转移到能够进行PCI的中心，将有助于早期导管治疗和（或）PCI。

　　在STEMI急性期，冠状动脉旁路移植术（CABG）的作用有限，在这种情况下CABG的应用不断减少。

　　3. ST段抬高心肌梗死患者非罪犯血管的血运重建　STEMI患者非罪犯血管重建的建议见表13-3。

表13-3 ST段抬高心肌梗死患者非罪犯血管重建的建议

推荐级别	证据水平	指南推荐
1	A	血流动力学稳定的多支血管病变STEMI患者，直接PCI成功后，建议对明显的非梗死相关动脉狭窄进行分期PCI，以降低死亡或心肌梗死的风险
2a	C-EO	复杂多支非梗死相关动脉病变的STEMI患者，直接PCI成功后，可以进行择期CABG，以降低心脏事件风险
2b	B-R	血流动力学稳定的低复杂性多支血管病变STEMI患者，直接PCI同时或可以考虑对非梗死动脉狭窄进行PCI，以降低心脏事件发生率
3 有害	B-R	合并心源性休克的STEMI患者，由于死亡或肾衰竭的风险较高，不应在直接PCI的同时对非梗死动脉常规进行PCI

　　对STEMI合并多支血管病变的患者而言，关于非罪犯病变是否应完全再血管化以及何时开展再血管化手术，一直是临床决策中的争议性话题。新指南对不同情况下非罪犯动脉的治疗策略给出了相应的推荐（图13-2），建议分期PCI安排在住院期间或出院后45天内。

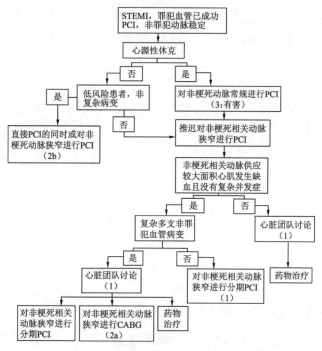

图13-2　STEMI患者的非罪犯血管处理策略

二、非ST段抬高型急性冠脉综合征（NSTE-ACS）患者的血运重建

NSTE-ACS患者冠状动脉造影术和血运重建的建议见表13-4。

表13-4　非ST段抬高-急性冠脉综合征患者冠状动脉造影术和血运重建的建议

推荐级别	证据水平	指南推荐
1	A	复发性缺血事件风险较高且适合血运重建的 NSTE-ACS 患者，侵入性血运重建策略可减少心血管事件的发生
1	B-R	适合血运重建的 NSTE-ACS 和心源性休克患者，建议进行紧急血运重建以降低死亡风险
1	C-LD	难治性心绞痛或血流动力学不稳定的某些 NSTE-ACS 患者，需要紧急侵入性血运重建以改善预后
2a	B-R	最初病情稳定、临床事件风险高的 NSTE-ACS 患者，可以选择早期侵入性策略（24 小时内）而不是延迟侵入性策略，以帮助改善预后
2a	B-R	最初病情稳定、临床事件风险处于中等或低风险的 NSTE-ACS 患者，可在出院前进行侵入性血运重建以改善预后
2a	B-NR	PCI 失败、持续性缺血、血流动力学受损或有动脉闭塞伴大量心肌处于危险的 NSTE-ACS 患者，如果适合进行 CABG，则可以进行紧急 CABG
3 有害	B-R	出现心源性休克的 NSTE-ACS 患者，不应对非罪犯病变常规进行多支血管的 PCI

常规侵入性治疗策略可改善NSTE-ACS患者的临床结局。指南建议使用经过验证的风险分层系统（GRACE或TIMI）来指导确定冠脉造影时机（图13-3）。

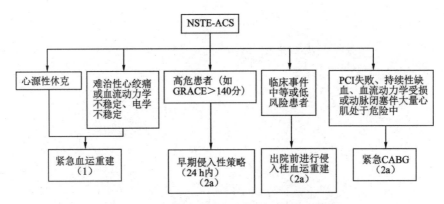

图13-3　NSTE-ACS患者的血运重建策略

三、稳定性缺血性心脏病（SIHD）的血运重建

临床实践指南传统上根据CABG或PCI改善总存活率对SIHD患者进行血运重建的建议，或与单纯药物治疗相比减少缺血症状。然而，还有其他临床事件可能会影响患者的整体预后，这些事件仍然是重要考虑因素。对于适合于CABG或PCI的SIHD合并多支冠状动脉病变的患者，血运重建是合理的，可以降低心血管事件的风险，如自发性心肌梗死、非计划的紧急血运重建或心源性死亡。对于顽固性心绞痛患者，尽管进行了药物治疗，但有明显的冠状动脉狭窄可进行血运重建，建议进行血运重建术以改善症状。对于心绞痛但没有血管重建的解剖学或生理学标准的患者，无论是冠状动脉搭桥术还是经皮冠状动脉介入治疗都不应该进行（表13-5）。

表13-5　与药物治疗相比，建议血管重建术提高SIHD患者的存活率

推荐级别	证据水平	指南推荐
左心功能不全与多支冠状动脉病变		
1	B-R	对于合并严重左心室收缩功能不全（LVEF < 35%）的SIHD合并多支冠状动脉病变的患者，适合旁路移植术（CABG），建议CABG可提高存活率
2a	B-NR	在选择了适合CABG和轻中度左心室收缩功能障碍（射血分数35% ~ 50%）的SIHD合并多支冠状动脉病变的患者中，CABG［包括左乳内动脉（LIMA）移植到LAD］是提高存活率的合理选择
左主干狭窄病变		
1	B-R	对于有严重左主干狭窄的SIHD患者，建议CABG以提高存活率
2a	B-NR	同样的患者，如果PCI能够让病变得到CABG一样的血运重建效果，PCI也能提高生存率

续表

推荐级别	证据水平	指南推荐
多血管病变		
2b	B-R	对于 SIHD 患者，射血分数正常，3 条主要冠状动脉明显狭窄（有或无 LAD 近段病变），且适合 CABG 的解剖结构，CABG 可能是提高存活率的合理选择
2b	B-R	在 SIHD 患者中，射血分数正常，3 条主要冠状动脉显著狭窄（有或无 LAD 近段病变），且适合皮冠状动脉介入治疗的解剖结构，经皮冠状动脉介入治疗提高存活率的有效性尚不确定
前降支近段狭窄病变		
2b	B-R	SIHD 患者，如果 LVEF 正常，血运重建是否能提高生存率还不确定
不累及前降支近端的单或双支病变		
3 无获益	B-R	SIHD、左心室射血分数正常、单支或两支非前降支近段的显著狭窄病变的患者，不建议进行冠状动脉血运重建以提高存活率
3 有害	B-NR	SIHD 患者，非显著的解剖（< 70%）或功能性（FFR > 0.8）狭窄，不应以提高存活率为主要或唯一目的进行冠状动脉血运重建术

　　研究表明，冠状动脉旁路移植术在多组SIHD患者中提供了比药物治疗更好的生存益处，包括患有左主干的冠心病（图13-4）。

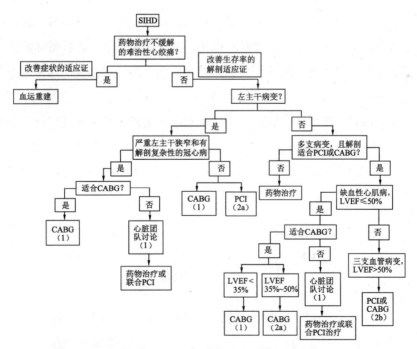

图13-4　SIHD患者的血运重建策略

SIHD：稳定性缺血性心脏病；PCI：经皮冠状动脉介入治疗；CABG：冠状动脉旁路移植术。

对于左心功能正常、单纯左前降支近段重度狭窄的SIHD患者，2021年美国指南认为关于血运重建能否改善预后尚不明确，因此，对血运重建治疗仅给出2b类推荐。而欧洲指南对于左前降支狭窄＞50%并有缺血证据或FFR＜0.8的患者，将血运重建策略列为1类推荐。

四、冠脉病变严重程度的评估

1. 冠脉造影　仍然是确定冠脉解剖和了解冠脉狭窄严重程度的首选方法。SYNTAX评分仍是目前使用最广泛的指导多支病变患者血运重建方式的风险评分工具，但存在评分烦琐和观察者变异性大，缺乏临床变量等问题。全面考虑影响手术成功率和影响预后的解剖学复杂因素非常重要，目测左主干直径狭窄≥50%或非左主干直径狭窄≥70%为冠脉重度狭窄，对于这种情况往往需要进行血运重建；40%~69%为中度狭窄，血运重建策略的选择必须考虑证据，通常需要进一步的功能生理学、血管内成像评估。

2. 腔内影像学　2021年美国心脏病学会/美国心脏协会（ACC/AHA）的血运重建指南给出了冠状动脉介入治疗的血管内成像A类2a推荐。具体地说，指南建议在接受冠状动脉支架植入的患者中使用血管内超声（IVUS），特别评估中度左主干病变或复杂的冠状动脉解剖患者的狭窄程度，以减少未来的缺血事件（COR 2a，LOE B-NR），OCT是介入治疗过程指导中IVUS的合理替代方案，光学相干断层成像（OCT）虽有更高的分辨率，但不适用于对主干开口病变的评估。指南还建议使用IVUS或OCT来确定支架失败的机制（COR 2a，LOE C-LD）。血管内冠状动脉成像提供了对动脉粥样硬化斑块的三维评估，提供了对冠状动脉疾病的性质和程度的全面评估，这在仅使用常规冠状动脉造影时通常是不清楚的。血管内成像不仅有助于介入治疗前的计划，还有助于支架的优化和潜在并发症的识别（图13-5），可以更客观地量化冠状动脉疾病的程度和支架优化的程度，减少我们对仅基于血管造影术做出临床影响决策的依赖。特别是在某些情况下，采用冠脉血管内超声评估左主干病变的严重程度，在左主干病变介入和对失败支架的评

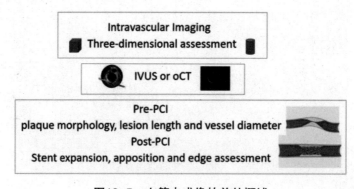

图13-5　血管内成像的益处概述

估中，在共识指南中有2a级推荐。在复杂病变例如长病变、分叉和钙化疾病，血管内成像已经成为提高操作效率的方法，优化接受经皮冠状动脉介入治疗（PCI）患者预后的关键工具。

血管内超声在冠状动脉疾病中应用的中国专家共识（2018）指出，左主干病变中最小管腔（MLA）>6.0mm²可作为延迟进行介入治疗的界限值。目前亚洲的临床研究提示，MLA 4.5mm²可作为判断是否存在缺血的界限值，对于MLA为4.5~6.0mm²的患者，推荐行血流储备分数（fractional flow reserve，FFR）评估缺血。对非左主干、参考血管直径>3mm的病变，介入治疗的IVUS界限值为MLA<2.8mm²；对参考血管直径<3mm的病变，介入治疗的IVUS界限值为MLA<2.4mm²。

3. 冠脉生理学　同样，生理学评估的使用有助于在介入治疗前（通常是中度阻塞的患者）和介入治疗后识别梗阻血流，以协助支架优化。血流储备分数（fractional flow reserve，FFR）和瞬时无波形比值（instantaneous wave-free ratio，IFR）是两种最常用的评估病变严重程度的生理学方法。2021年ACC/AHA血运重建指南建议使用分数血流储备（FFR）或瞬时波峰比（IFR）来帮助心绞痛或相当于心绞痛、血管造影显示中度狭窄和未记录的缺血（COR 1，LOE A）的患者进行PCI。对于血管造影中度病变且FFR>0.8或IFR>0.89的稳定患者，指南建议不要实施PCI（COR 3，LOE B）。

其他新出现的用于评估中度病变冠状动脉生理学的指标包括对比FFR、静息全周期比率（RFR）和定量血流比率（QFR），也称为血管造影术衍生的FFR（FFRangio）。与IFR/FFR相比，这些技术目前的使用有限。对比FFR评估注射标准剂量对比剂后病变处的压力梯度。RFR指的是在整个周期长度内（即不限于舒张期）特定病变上的最低压力梯度测量。血管造影术衍生的FFR在两个血管造影术投影中使用计算流体力学和解剖学提供信息的方程来估计FFR值。冠脉血流储备（CFR）是指负荷期间的心肌血流量与静息时的血流量相比，可以使用有创和无创检测来测量。（IMR）是使用导线测量心肌阻力的有创性测量，如果值超过25个单位，则表示微血管功能障碍。（图13-6）总结了主要的生理指标及其临界值。

Measure	Brief description	Cut-off value for significance
FFR	Pd/Pa during hyperemia	<=0.8
iFR	Pd/Pa at rest, wave-free diastolic phase	<=0.89
Contrast FFR	Lowest Pd/Pa, standard contrast injection	<=0.83
RFR	Resting full cycle with lowest Pd/Pa	<=0.89
FFRangio	Angiography-derived, computational, during hyperemia	<=0.8

图13-6　主要生理指标摘要、简要说明及其分界值

在急性冠脉综合征（ACS）患者中，有更多的证据支持经皮冠状动脉介入治疗对预后有利。总体而言，指南仍然支持对急性冠脉综合征患者进行完全再血管化，而不考虑症状。在导管实验室中确定冠状动脉疾病的重要性可以通过血管造影术或更准确地通过压力线来指导（图13-7），使用静息和充血冠状动脉压力指数的混合方法来评估选定患者的心外膜狭窄程度和冠脉血流储备，以评估微血管功能障碍。

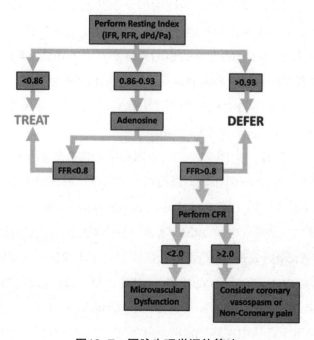

图13-7 冠脉生理学评估算法

CFR：冠脉流量储备；FFR：流量储备分数；IFR：瞬时波幅比；RFR：静息全周期比；DPD/Pa值：舒张期远端／主动脉压比。

4．虽然在目前的指南中，血管内成像在冠状动脉介入治疗中被给予2a类推荐，但也许在下一次指南文件的迭代中，1类推荐可以为更多的术者在大多数冠状动脉介入治疗中采用这项技术提供亟需的动力。

（闫少迪 苏荣琴）

第二节 PCI术的药物治疗

经皮冠状动脉介入治疗（PCI）是指经心导管技术疏通狭窄甚至闭塞的冠状动脉管腔，从而改善心肌血流灌注的治疗方法。PCI可改善心肌缺血并减少由此引发的急性和慢性不良事件风险，但PCI术中对病变斑块的挤压、促凝组织的暴露以及支架等器械置入等可促进血小板激活、血栓形成而导致PCI围术期不良心血管事件。PCI术后由于基础疾病进展、PCI局部病变处再狭窄或血栓形成等，发生不良心血管事件和再次入院治疗的风险仍较正常人群高。近年大量循证医学的证据表明，合理应用抗血小板、抗凝、他汀类、β受体阻滞剂及血管紧张素转化酶抑制剂（ACEI）等药物能够明显降低PCI围术期及术后长期不良心血管事件风险，对达到PCI预期效果和改善患者预后具有重要意义。无论是否行PCI，药物治疗都是冠心病治疗和二级预防的基石。

一、抗血小板药物在经皮冠状动脉介入治疗中的应用

抗血小板：指通过服用抗血小板的药物，减少血小板的黏附聚集功能，从而减少血小板血栓形成的过程。PCI围术期常用的抗血小板药物有：①环氧化酶抑制剂：阿司匹林；②ADP受体拮抗剂：氯吡格雷、普拉格雷、替格瑞洛；③GPⅡb/Ⅲa受体拮抗剂：阿昔单抗、依替巴肽、替罗非班。

使用阿司匹林和口服P2Y12抑制剂的双联抗血小板治疗（DAPT）仍然是预防经皮冠状动脉介入治疗血栓并发症的基石。在经皮冠状动脉介入治疗的早期，阿司匹林被发现可以有效地通过球囊血管成形术减少冠状动脉血栓形成，阿司匹林一直是慢性血管疾病患者的关键药物。

1. STEMI患者PCI围术期抗血小板治疗的推荐

（1）立即嚼服阿司匹林300mg，长期维持剂量75～100mg/d。禁忌应用阿司匹林的患者，可用氯吡格雷替代。

（2）使用阿司匹林的基础上：①接受溶栓治疗的患者，尽快口服氯吡格雷负荷量150mg（年龄≤75岁）或75mg（年龄＞75岁），维持量75mg/d；接受直接PCI患者，口服氯吡格雷负荷量300～600mg，维持量75mg/d，至少12个月；②发病12小时后接受PCI的患者，口服氯吡格雷负荷量300～600mg，维持量75mg/d，至少12个月；③接受溶栓的PCI患者，溶栓后24小时内口服氯吡格雷300mg负荷量，维持量75mg/d，至少12个月；④未接受再灌注治疗的患者，口服氯吡格雷75mg/d，至少12个月。

（3）需用血小板GPⅡb/Ⅲa受体拮抗剂的情况有：①冠状动脉造影示有大量血栓，慢血流或无复流和血栓形成的并发症；②高危险或转运PCI患者。

2. NSTE-ACS患者PCI围术期抗血小板治疗的推荐

（1）所有患者立即口服阿司匹林300mg，75～100mg/d长期维持。在禁忌应用阿司匹林的患者，可用氯吡格雷替代。

（2）使用阿司匹林的基础上，尽早给予氯吡格雷负荷量300mg（保守治疗患者）或600mg（PCI患者），然后75mg/d，至少12个月。

（3）需用血小板GPⅡb/Ⅲa受体拮抗剂的情况有：①冠状动脉造影示有大量血栓，

慢血流或无复流和新的血栓并发症；②拟行PCI的高危而出血风险较低的患者。

接受BMS（金属裸支架）置入的NSTE-ACS患者术后合用氯吡格雷75mg/d双联抗血小板治疗，至少1个月，最好持续12个月；接受DES（药物洗脱支架）植入的患者术后双联抗血小板治疗12个月。

3. 稳定性冠心病（SIHD）患者PCI围术期抗血小板治疗的推荐（图2-3）

（1）若无阿司匹林禁忌证，推荐长期口服阿司匹林75～100mg/次、1次/日。

（2）接受PCI治疗的患者，建议给予双联抗血小板药物治疗，即阿司匹林基础上合用P2Y12受体拮抗剂6个月。

（3）PCI或ACS后病情稳定的稳定性冠心病患者，可根据临床危险因素或风险评分评价缺血和出血风险，如存在较高缺血和（或）出血风险，可考虑延长或缩短双联抗血小板药物治疗疗程。

（4）既往1～3年有心肌梗死病史的缺血高危患者，也可考虑采用阿司匹林联合替格瑞洛（90mg/次、2次/日）长期治疗。

因存在禁忌证或不能耐受而不能服用阿司匹林者，可用氯吡格雷（75mg/d）替代。

4. 静脉注射P2Y12抑制剂　对拟行冠脉介入治疗且未使用P2Y12受体阻滞剂的患者，静脉注射坎格瑞洛可能是减少围术期缺血性事件的合理方案（2b，B-R），以减少围术期的缺血事件，坎格雷拉是一种有效的、直接的、可逆的、短效的静脉注射P2Y12抑制剂，在停药后1小时内迅速出现血小板抑制并恢复血小板功能。因此，坎格雷拉可以快速、可预测和深刻地抑制血小板。它可以有效地预防支架血栓形成，并可考虑用于未经P2Y12抑制剂预治疗的患者、口服药物吸收可能受到抑制的患者或无法服用口服药物的患者。

5. 静脉注射糖蛋白Ⅱb/Ⅲa抑制剂　糖蛋白Ⅱb/Ⅲa受体抑制剂是针对糖蛋白Ⅱb/Ⅲa血小板受体的直接作用的抗血小板药物。许多糖蛋白Ⅱb/Ⅲa抑制剂在急性冠脉综合征中的试验是在使用有效的P2Y12抑制剂之前或常规支架植入之前的时代进行的。在血管重建时间缩短和使用有效的DAPT的当今时代，糖蛋白Ⅱb/Ⅲa受体抑制剂的好处减少了。对于血栓负荷大、无复流或血流缓慢的急性冠脉综合征患者，静脉注射糖蛋白Ⅱb/Ⅲa抑制剂是合理的，以提高手术成功率。

在接受经皮冠状动脉介入治疗的稳定型缺血性心脏病患者中，不推荐常规使用静脉注射糖蛋白Ⅱb/Ⅲa抑制剂（表13-6）。

表13-6　接受经皮冠状动脉介入治疗患者的口服和肠外抗血小板药物

药物	负荷剂量	维持量
口服抗血小板药物		
阿司匹林	口服负荷量 162～325mg 咀嚼阿司匹林可以起到更快的作用	每日口服维持量 75～100mg

续表

药物	负荷剂量	维持量
氯吡格雷	口服负荷量 600mg 纤溶治疗后患者应考虑较低负荷量 300mg	每日口服 75mg 维持量
普拉格雷	口服负荷量 60mg	每日口服维持量 10mg 对于体重＜60kg 的患者，建议每天口服 5mg 的维持量 对于 75 岁的患者，如果认为有必要，可以每天口服 5mg
替格瑞洛	可以咀嚼负荷量的 180mg 口服替格瑞洛以达到更快的作用	维持量 90mg，每日两次口服
静脉注射抗血小板药物		
阿昔单抗（GPI）*	推注 0.25mg/kg	维持 0.125μg/（kg·min）输液（最多 10g/min），持续 12 小时
依替非那肽（GPI）	双倍注射 180μg/kg（每隔 10 分钟给药）	维持性输液 2.0μg/（kg·min），最长 18 小时
替罗非班（GPI）	推注 25μg/kg，持续 3 分钟	维持性输液 0.15μg/（kg·min），最长 18 小时
坎格雷拉	推注 30μg/kg	维持性输液 4μg/（kg·min），持续至少 2 小时或手术持续时间，以较长者为准

GPI 指糖蛋白Ⅱb/Ⅲa 抑制物。

二、抗凝药在经皮冠状动脉介入治疗中的应用

抗凝指通过应用抗凝药物，减少内源性途径和外源性凝血途径的过程，减少纤维蛋白血栓形成的过程。抗凝治疗是接受经皮冠状动脉介入治疗患者的主要治疗方法。PCI围术期常用的抗凝药物有：①普通肝素；②依诺肝素；③比伐卢定；④磺达肝葵钠（不再被推荐作为介入治疗中唯一的抗凝剂，因为导尿管血栓的发生率更高）。

考虑患者的临床表现（例如，稳定性冠心病、NSTE-ACS或STEMI）和出血风险描述可能会影响最佳抗凝剂类型的选择。

1. STEMI患者PCI围术期抗凝治疗的推荐（图13-8）。

2. NSTE-ACS患者PCI围术期抗凝治疗的推荐（图13-9）。

3. 稳定性冠心病患者PCI围术期抗凝治疗的推荐（见表13-7）。

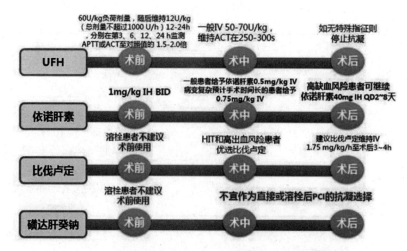

图13-8 STEMI患者PCI围术期抗凝治疗的推荐

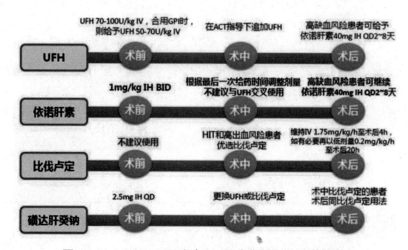

图13-9 NSTE-ACS患者PCI围术期抗凝治疗的推荐

表13-7 稳定性冠心病患者PCI围术期抗凝治疗的推荐

经皮冠状动脉介入治疗中肠外抗凝药物的应用		
药物	有接受过抗凝治疗的患者	没有接受过抗凝治疗的患者
普通肝素	根据需要额外增加超高频（如 2000 ~ 5000U），ACT 达到 250 ~ 300 秒	首剂推注 70 ~ 100U/kg，ACT 可达到 250 ~ 300 秒
依诺肝素	如果最后一次依诺肝素是在 8 ~ 12 小时前给药，或者如果只给过一次剂量，则应该静脉注射 0.3mg/kg 的依诺肝素 如果最后一次是在前 8 小时内给药，则不应再静脉推注 0.5 ~ 0.75mg/kg 的依诺肝素	一般患者可单次给予 0.5mg/kg 静脉注射，手术复杂预计时间长这可给予 0.75mg/kg 静脉注射
磺达肝癸钠	不推荐磺达肝癸钠作为择期 PCI 中单药抗凝使用	

续表

| 比伐卢定 | 对于接受过普通肝素的患者，重复 ACT 如果 ACT 不在治疗范围内，则静脉推注 0.75mg/kg，然后静脉滴注 1.75mg/（kg·h） | 一般患者静脉推注 0.75mg/kg，静脉滴注 1.75mg/（kg·h）
如有肝素诱导的血小板减少症（HIT），使用比伐芦定（一次性静脉注射 0.75mg/kg，随后 1.75mg/（kg·h）维持至术后 3～4 小时），用药 5 分钟后监测 ACT，术中维持 250～300 秒，术后 4 小时如有必要再以低剂量 0.2mg/（kg·h）至术后 20 小时
高出血风险患者，使用比伐芦定［一次性静脉注射 0.75mg/kg，随后 1.75mg/（kg·h）维持至术后 3～4 小时］
如果比伐芦定一次性静脉注射 0.75mg/kg 后 5 分钟活化凝血时间（ACT）< 225 秒，追加比伐芦定 0.3mg/kg |
| 阿加曲班 | 静脉推注 200μg/kg，然后静注 15μg/（kg·min） | 350μg/kg，然后静脉滴注 15μg/（kg·min） |

ACT：激活全血凝固时间。

三、血管扩张药物推荐指征

PCI术中为了正确测量真实血管直径并减少血管痉挛反应，建议常规冠状动脉内注射硝酸甘油，可根据患者血压在术中或手术结束时重复注射。少数对硝酸甘油无反应的患者，可用维拉帕米代替。对无/慢复流现象，建议应用腺苷、维拉帕米和硝普钠。

四、β受体阻滞剂

β受体阻滞剂通过降低心肌耗氧量、改善缺血阈值和阻止适应性不良的左室重构发挥其临床作用。在确定使用β受体阻滞剂治疗的适应证时，应考虑既往有或无心肌梗死、左心室收缩功能不全。β受体阻滞剂治疗对急性冠脉综合征的益处最强的数据是针对左心室收缩功能不全的患者，但对于无左室收缩功能障碍的患者则不太清楚。β受体阻滞剂的其他主要适应证可能包括用于心绞痛、高血压或心律失常。

1. 对于有或没有既往心肌梗死的慢性冠脉综合征和左心室射血分数≤为40%的患者，建议使用β受体阻滞剂治疗以降低未来MACE的风险，包括心血管死亡。慢性冠脉综合征和LVEF<50%的患者，推荐使用琥珀酸美托洛尔、卡维地洛或比索洛尔缓释剂，并滴定到目标剂量，而不是其他β受体阻滞剂。

2. 对于既往无左室射血分数≤50%病史、心绞痛、心律失常或未得到控制的高血压而开始接受β受体阻滞剂治疗的慢性心力衰竭患者，重新评估长期（>1年）使用β受体阻滞剂治疗以降低MACE的适应证可能是合理的。

3. 对于既往无心肌梗死或左心室射血分数≤为50%的慢性冠脉综合征患者，在缺乏其他主要适应证的情况下，使用β受体阻滞剂治疗无益于减少MACE。

五、肾素—血管紧张素—醛固酮抑制剂

1. 对于同时伴有高血压、糖尿病、左心室射血分数≤40%或慢性肾脏病的慢性冠状动脉疾病患者，建议使用血管紧张素转换酶抑制剂（ACE）或血管紧张素受体抑制剂（ARBS），以减少心血管事件。

2. 除了降低血压，肾素—血管紧张素—醛固酮系统抑制剂（RAASI）还能降低慢性冠脉综合征高危患者的MACE。

3. RAASI的疗效在LVEF＞40%且没有合并高血压、糖尿病或慢性肾病的人群中不太确定。

4. 对于ACE不耐受的患者，应使用ARBS作为替代方案。

六、秋水仙碱

炎症是动脉粥样硬化形成的关键因素。因此使用精选的抗炎药可能会在改善心血管预后方面发挥作用。然而，到目前为止，评估药物的研究结果喜忧参半。秋水仙碱通过改变炎症细胞的趋化作用和抑制微管聚合的吞噬作用而显示出抗炎特性。秋水仙碱还减少黏附分子的表达，并对细胞因子的产生产生影响。秋水仙碱被认为是一种治疗指数很窄的药物，这意味着有效的剂量和可能导致严重或毒性不良反应的剂量略有不同。对于CCD患者，可以考虑增加秋水仙素的二级预防，以减少复发的ASCVD事件，在美国，秋水仙碱用于ASCVD患者二级预防的剂量为每天0.6mg，尽管已发表的研究使用的剂量为每天0.5mg。

此外，秋水仙碱是由细胞色素P_{450} 3A4和P-糖蛋白代谢的，因此容易与药物相互作用。因此，监测不良反应至关重要。鉴于此，治疗方法需要个体化。

（闫少迪　苏荣琴）

第三节　复杂病变和特殊人群的治疗策略

一、复杂病变的治疗策略

1. 左主干病变　在行冠脉造影的患者中，左主干病变（left main disease，LMD）占4%～9%。对于右优势型冠状动脉，左主干供血约占到心肌总供血量的60%，而在左

优势型冠状动脉可高达90%以上。考虑到左主干的重要性，冠脉造影判定严重狭窄的阈值为50%，而非其他血管的70%（左前降支近端除外），在早期的研究中，对于狭窄程度在50%~70%的患者，CABG被证实可改善患者的生存率。

早期的一系列研究均证实，相比于传统的药物治疗，CABG可显著改善LMD患者的临床预后。纳入随机对照研究（RCTs）的荟萃分析表明，CABG可显著降低LMD患者的5年死亡率达70%。因此，基于来自RCTs的证据，CABG仍然是指南中首先推荐的治疗方案。

虽缺乏大型的RCT研究，但一些注册研究及荟萃分析的结果均表明，PCI对改善LMD患者的生存获益优于药物治疗。至少有4项RCTs研究比较了PCI和CABG对于LMD患者的长期获益，其中在EXCEL和NOBLE研究中，PCI取得了不劣于CABG的治疗效果。PCI的远期治疗效果与冠脉解剖的复杂程度密切相关，对于低到中度的患者（如SYNTAX评分＜33分），PCI可作为CABG的一种有效替代方案。CABG的长期获益可能是以更高的急性不良事件发生率为代价，尤其是对于高危、老年或体弱的患者，因此，血运重建方案的选择还需考虑年龄、左心功能、外科手术风险等（图13-10）。

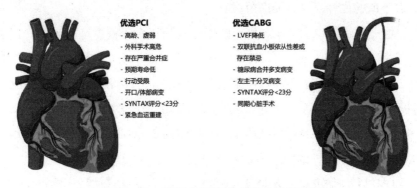

图13-10　选择血运重建方案的参考指征

J Clin Med, 2022, 11（19）：5745.

近期的一些研究均表明，腔内影像指导可显著改善LMD患者PCI治疗的即时效果和长期预后，在证实PCI不劣于CABG的EXCEL和NOBEL研究中，均推荐使用IVUS指导PCI治疗。生理学指导是当代PCI策略的重要组成部分，但LMD通常被排除在此类试验之外，从可获得的资料来看，目前尚缺乏高质量的证据支持生理学评估指导LMD的PCI治疗。

此外，对于解剖复杂、钙化严重、左心功能降低等高危LMD患者，行PCI时应考虑短期的机械循环支持，这在理论上有利于减小手术风险，且可以提供更充足的时间来实现最佳的冠脉血运重建。

2. 多支病变

（1）稳定型冠心病（或称慢性冠状动脉综合征/慢性冠状动脉疾病，SCAD）：患者的治疗目的包括两个方面：缓解症状和改善预后。从缓解症状的角度，所有药物治疗效果不满意或者无法耐受药物治疗的患者均是行血运重建的适应证，负荷试验、冠脉解剖、腔内影像和功能学评估等对于决定血运重建方式和术中策略具有重要价值。

对于伴有严重左心室收缩功能障碍（左心室射血分数<35%）和多支病变的SCAD患者，早期的STICH研究表明CABG相较于药物治疗可显著改善患者的临床预后，因此在现行指南中均推荐（Ⅰ类推荐）对该类患者行CABG治疗。近期的RCT研究并未能证实PCI可改善该类患者的10年生存率，在临床实践中对于不适合行CABG的该类患者，可考虑由心脏团队共同评估PCI指征，并在生理学和腔内影像的指导下决定PCI策略。对于其他有多支病变的SCAD患者，最新的美国慢性冠状动脉疾病指南基于现有的证据推荐对该类患者行血运重建是合理的，可降低患者自发心肌梗死、非计划紧急血运重建或心脏死亡等心血管事件的风险（Ⅱa类推荐）。在降低患者主要心血管事件（major adverse cardiovascular events，MACE）发生率方面，FFR指导优于冠脉造影指导的PCI，iFR被证实与FFR具有类似的优势，且更加高效。

（2）急性冠脉综合征：对ACS患者的罪犯血管行血运重建是明确的，但一直以来是否对非罪犯病变行常规血运重建或保守治疗一直存在争议。非罪犯病变的管理包括是否行完全血运重建以及如何选择非罪犯病变、干预的时间和方式等，最近在随机临床试验和观察性研究中得到了解决，为临床医生的决策提供了支持。

对于STEMI患者，PRAMI、CvLPRIT和COMPARE-AUTE等研究的结果均表明，无论是冠脉造影还是FFR指导的完全血运重建均优于仅干预罪犯血管，可减少患者MACE的发生率。COMPLETE研究进一步证实了完全血运重建在临床"硬"终点（心血管死亡和心肌梗死）方面的获益，并指出在45天之内无论是首次PCI住院期间或出院后行完全血运重建均可获益。因此，最新的欧洲急性冠状动脉综合征指南推荐可以在首次手术期间，也可以在首次手术后45天内的任何时间进行完全血运重建（Ⅰ类推荐）。FFR指导是否优于造影指导的完全血运重建目前尚无定论，解剖或功能性完全血运重建策略似乎都是有益的，而未经治疗的残余病变程度越高，后续事件的风险就越高。

与STEMI患者相比，NSTE-ACS的患者通常年龄更大、冠状动脉疾病更为弥漫，有时没有明确的罪犯血管。CABG可能是相对稳定患者的另一种血运重建方式，适用与SCAD患者相同的标准。在早期研究中，与药物治疗相比，完全血运重建已被证明在减少心血管死亡和复发性心肌梗死（myocardial infarction，MI）方面更为优越。在ACUITY研究中，与接受完全解剖血运重建的患者相比，残余SYNTAX评分≥9的患者MACE发生率更高。在一项观察性队列研究中，与仅接受罪犯病变PCI的患者相比，接受完全血运重建手术的患者死亡率较低。只有一项RCT探讨了NSTEACS患者的血运重建时间，SMILE研究的结果显示，与分阶段行完全血运重建相比，在首次住院期间行完全重建可显著减少患者的MACE事件。目前认为，生理学评估可能是一种合理的方法，在FAME试验的亚组分析中，与造影指导相比，FFR指导的PCI可使MACE的风险降低5.1%；在另一项研究中，FFR指导的冠状动脉血运重建策略可显著降低再次血运重建率。进一步阐明生理指导在ACS合并多支病变患者中作用的研究仍在进行中（如：FIRE研究NCT 03772743，SLIM研究NCT 03562572）。

（3）心源性休克（cardiogenic shock，CS）：是一个具有挑战性的临床场景，关于多支病变的证据主要来自于CULPRIT-SHOCK研究的结果，指南推荐对于ACS合并CS的患者，直接PCI仅限于罪犯血管（Ⅰ类推荐），对于CS控制良好的患者分次完全血运重建是合理的（Ⅱa类推荐）。

3. 慢性闭塞病变　慢性完全闭塞（chronic total occlusion，CTO）病变是指冠状动脉造影可见病变处TIMI血流分级0级、无血栓、近端纤维帽未染色、有成熟的侧支循环以及有明确证据表明闭塞时间≥3个月。在接受冠状动脉造影的冠状动脉疾病患者中，有16%~20%的患者存在CTO病变。

近期的RCTs和前瞻性登记研究，如DECISION-CTO、EuroCTO、OPEN-CTO等，均未能证实PCI可改善CTO患者的临床硬终点，但在适当选择的患者中行PCI可改善心绞痛症状、生活质量和抑郁状态。希望设计更充分的在研RCTs（如NCT03563417），可以在这一方向提供更明确的答案。

CTO解剖复杂性的评估对于PCI成功率以及手术策略的选择至关重要（例如，更复杂的闭塞通常需要逆行入路或夹层再进入策略，并应由经验丰富的术者尝试）。第一个也是临床最常用的是来自日本多中心CTO注册研究的J-CTO评分，包括4个造影特征（钝头样闭塞残端、严重钙化、闭塞段成角≥45°、闭塞段长度＞20mm）以及既往尝试开通失败。其他可供临床参考的CTO评分模型还包括RECHARGE、CASTLE、CL、ORA、PROGRESS-CTO、CTRECTOR评分等。

在我国的内外科专家共识中总结了冠状动脉CTO-PCI的7条治疗原则：①改善缺血症状仍是CTO-PCI的主要指征；②双侧冠状动脉造影和深入、系统地复习血管造影图像（如可能，还需复习冠状动脉CT血管成像结果），对于计划及安全实施CTO-PCI非常关键；③应用微导管对于优化导丝操作和交换非常必要；④CTO开通策略：前向导丝升级技术、前向内膜下再进入技术和逆向导丝升级技术、逆向内膜下再进入技术是互补、必需的导丝通过策略，前向导丝升级技术是最常用的初始策略，逆向技术和前向内膜下再进入技术通常用于比较复杂的CTO病变；⑤如果初始选择的导丝通过策略失败，高效换用另一种替代导丝通过技术可提高PCI的最终成功率，缩短手术操作时间，减少辐射及对比剂的应用；⑥拥有专长于CTO-PCI的专家、达到一定的手术量及具备专用的相关设备，可提高导丝通过成功率，有利于预防和管理冠状动脉穿孔等并发症；⑦做好病变准备（预处理）和支架技术，通常需要进行冠状动脉腔内影像评估，以确保支架扩张到最佳程度，将短期和长期不良事件的发生风险降至最低。

何时终止操作也是CTO-PCI治疗的重要方面，通常PCI因两个原因而终止：并发症和进一步操作成功的可能性低。术者应意识到，即使成功开通病变，严重的并发症也可能威胁患者的生命。当进一步的操作不太可能成功再通时，PCI也应该终止，一些客观的阈值有助于术者判断是否终止操作，包括手术时间>3小时、造影剂用量>3倍肾小球滤过率以及空气比释动能（air kerma）>5Gy。达到这些阈值时术者应考虑中止操作，除非正在取得重大进展，并且能以较少的造影剂用量和辐射剂量达到目标。

二、特殊人群的治疗策略

1. 糖尿病患者　糖尿病和多支冠状动脉病变患者的血管重建决策是复杂的，需考虑到左心功能、患者的偏好、症状、临床表现、合并症和预期生存，并通过心脏团队讨论确定最佳血管重建决策。糖尿病合并心脏病死亡风险增加2~4倍。对糖尿病合并多支冠状动脉病变患者的临床试验表明，经皮冠状动脉介入治疗相关的5年死亡率高于冠脉搭桥术（CABG）。CABG与持续5年的中风风险增加有关。CABG的生存优势在2年后变得明显，8年后减弱。

（1）对于糖尿病合并包括前降支受累在内的多支病变患者，CABG（LIMA至LAD）优先于经皮冠状动脉介入治疗，以降低死亡率和重复血管重建（1类推荐，证据水平A）。

（2）对于冠脉多支病变、适合PCI而不适合CABG的糖尿病患者，PCI可降低长期缺血性事件的发生率（2a类推荐，证据水平B）。

（3）对于左主干病变及其余冠脉狭窄为低中度复杂病变的糖尿病患者，PCI作为CABG的替代方案，能减少主要不良心血管事件的发生风险（2b类推荐，证据水平B）。

2. 既往冠脉旁路移植术术后患者　对于冠脉搭桥术后需要再次血运重建的患者，心脏团队的共同决策是重要的。在既往有冠状动脉搭桥术的患者中，没有随机试验比较药物治疗和血运重建预后。有冠状动脉旁路移植术和重复冠状动脉旁路移植术的患者的操作失败和并发症的发生率更高、预后更差。

（1）对于CABG术后内乳动脉桥血管通畅且需再次血运重建的患者，如果PCI可行，选择PCI优于冠状动脉旁路移植术是合理的（2a类推荐，证据水平B）。

（2）对于既往有冠状动脉旁路移植术并因左前降支疾病导致的GDMT难治性心绞

痛的患者，当内乳动脉（IMA）可用作左前降支的管道时，选择冠状动脉旁路移植术而不是经皮冠状动脉介入治疗是合理的（2a类推荐，证据水平C）。

（3）对于既往有CABG和复杂CAD的患者，当IMA可以用作LAD的管道时，选择CABG而不是PCI可能是合理的（2b类推荐，证据水平B）。

3. 双联抗血小板治疗（DAPT）依从性较差的患者　在接受冠状动脉血运重建术的患者中，应仔细考虑可能影响药物依从性的因素，包括患者的偏好和合并症、社会经济状况和生活方式因素。经皮冠状动脉介入治疗后DAPT的提前终止与支架血栓形成和不良预后相关，包括死亡。因此，对于存在依从性差的危险因素的患者，经皮冠状动脉介入治疗不适合作为血运重建的模式。

对于冠脉多支病变，且在疗程内无法耐受DAPT的患者，在适当的治疗时间内不能接触、耐受或坚持DAPT，冠状动脉旁路移植术比经皮冠状动脉搭桥术更合理（2a类推荐，证据水平B）。

4. 妊娠患者的血管重建术　在妊娠患者中，考虑到患者的喜好、合并症和临床状态，通过多学科心脏团队来确定适当的冠状动脉血运重建治疗。必须考虑到对未出生胎儿的风险，以及对母亲的风险和好处。孕妇通常被排除在临床试验之外，因此关于怀孕期间抗血小板药物的安全性的证据有限，特别是在妊娠晚期。人们普遍认为小剂量阿司匹林在整个怀孕期间是安全的。如果需要氯吡格雷，应在尽可能短的时间内使用并密切监测。

（1）对于非自发性冠状动脉夹层（SCAD）引起的妊娠期STEMI患者，可以将直接PCI作为首选的血运重建策略（2a类推荐，证据水平C）。

（2）对于妊娠期的NSTE-ACS患者，如果药物治疗对危及生命的并发症无效，可以进行侵入性治疗（2a类推荐，证据水平C）。

5. 老年患者的血运重建　大多数临床试验都将老年患者定义为≥75岁的患者。老年患者表现更复杂，合并并发症的患病率更高。此外，他们发生PCI术后出血并发症和中风的风险增加。然而，对于有血管重建指征的老年患者的最佳治疗方案仍然不明确，因为大多数研究排除了老年患者。

对于老年患者，与所有患者一样，CAD的治疗策略应基于患者的偏好、认知功能和预期寿命（1类推荐，证据水平B）。

6. 慢性肾脏病（CKD）患者的血运重建　慢性肾功能不全患者在人群中的比例越来越高，并且被发现在急性心肌梗死或经皮冠状动脉介入治疗后预后更差，肾功能受损是心血管风险的独立预测因素。虽然在所有接受冠状动脉介入治疗的患者中，有30%～40%伴有慢性肾功能不全，但在这一人群中有关最佳治疗策略的数据仍然很少，因为大多数随机对照试验传统上排除了患有严重慢性肾功能不全的患者。与肾功能正常的患者相比，合并有急性冠脉综合征的CKD患者接受有创血管造影术的可能性较小，并且随着CKD严重程度的增加，接受心血管干预的可能性降低。在进行冠状动脉造影术之前，应仔细考虑AKI的风险和明确诊断的必要性。既往CKD是急性肾损伤（AKI）发生的最强独立危险因素，CKD分期越高，风险越高。

（1）对于接受造影剂注射进行冠状动脉造影的慢性肾病患者，应采取措施将造影剂诱发的急性肾损伤的风险降至最低（1类推荐，证据水平C）。

（2）对于STEMI伴慢性肾病患者，建议进行冠状动脉造影和血运重建，并采取充分措施降低急性肾损伤风险（1类推荐，证据水平C）。

（3）对于NSTE-ACS伴慢性肾病的高风险患者，可以进行冠状动脉造影和血运重建，并采取充分措施降低急性肾损伤风险（2a类推荐，证据水平B）。

（4）对于NSTE-ACS伴慢性肾病的低风险患者，应权衡冠状动脉造影和血运重建的风险与获益（2a类推荐，证据水平C）。

（5）对于稳定型CAD伴慢性肾病的无症状患者，如果没有明确的适应证，则不建议常规进行血管造影和血运重建（3类推荐，证据水平B）。

7. 非心脏手术前患者的血运重建　接受高风险手术的严重冠心病患者，如实体器官移植或血管手术，围术期心血管事件的发生率增加。常规的预防性血管重建术并不能降低死亡或心血管事件的风险。临床研究排除或随机选择少数冠状动脉解剖高危患者，如左主干和多支冠状动脉病变。此外，这些研究不包括转诊为实体器官移植的患者。在有症状的患者或有其他临床指征的患者中，冠状动脉血运重建术应根据其他情况下的建议进行，但不应仅为减少围术期并发症而进行血运重建术。

对于接受非心脏手术的非左主干病变或非复杂性CAD患者，不建议仅为了减少围术期心血管事件而常规进行冠状动脉血运重建（3类推荐，证据水平B）。

8. 室性心律失常患者　在室性心律失常患者中，评估潜在的缺血性CAD从而指导相关的治疗，包括冠状动脉血运重建。《2017年AHA/ACC/HRS室性心律失常患者管理和预防心脏性猝死指南》描述了CABG或经皮冠状动脉介入治疗可能使缺血性心脏病患者受益的情况。观察研究表明，危及生命的室性心律失常患者和心搏骤停幸存者的血管重建与心律失常的减少和存活率的提高有关。单形性室速可见于急性心肌梗死面积较大的患者，但它通常归因于瘢痕所致的折返机制而非急性缺血，所以关于单纯的血运重建能否改善此类患者的预后尚不明确。

（1）心室颤动、多形性室速或心搏骤停患者如果存在严重的冠脉病变，建议行血运重建以提高生存率（1类推荐，证据水平B）。

（2）对于冠心病和疑似瘢痕介导的持续性单形性室速患者，不建议单纯为预防室性心律失常复发而进行血运重建（3类推荐，证据水平C）。

9. 心脏移植患者的血运重建　在原位心脏移植后的患者中，同种异体血管病变的发生是一个具有挑战性的治疗难题。移植心脏血管病变是同种异体心脏移植后第一年死亡的主要原因。移植心脏血管病变通常是弥漫性的，向心性和快速进展。多种免疫和非免疫危险因素与疾病的加速进展有关。治疗选择有限，再次移植是移植心脏血管病变的唯一确定的治疗方法。然而，供体器官的稀缺和与初次移植相比更差的结果仍然是重要的限制。经皮冠状动脉成形术作为局部疾病的姑息治疗选择。研究表明，支架植入术的围术期和中期死亡率低于球囊血管成形术。

对于心脏同种异体移植患者，若合并冠脉近段、局灶性、严重病变的患者，选择PCI进行血运重建（2a类推荐，证据水平C）。

10. 经导管主动脉瓣置换术（TAVR）前的血运重建　2020年瓣膜心脏病指南中纳入TAVR术前患者血运重建的建议，本文不再赘述。

11. 冠状动脉畸形患者的血运重建　冠状动脉畸形是最常见的先天性心血管畸形之一。这些包括冠状动脉的主动脉起源异常、冠状动脉瘘和心肌桥。心脏性猝死和心肌缺血仍然是主要的临床问题。《2018年AHA/ACC成人先天性心脏病治疗指南》对这些患者的最适当的治疗进行了详细的描述，本文不再赘述。

（闫少迪　苏荣琴）

第四节　冠状动脉介入治疗并发症及其处理

自四十多年前开展第一例PCI以来，相关器械和技术取得了长足的发展，手术安全性得到了极大的提高，不再需要每次PCI手术时都有心脏外科医生在场，但PCI相关的并发症仍不能完全避免，尤其是高危患者越来越多、介入操作越来越复杂，高龄、严重钙化病变、慢性闭塞病变等均是出现并发症的高危群体。因此，能够快速识别和处理并发症始终是冠脉介入医师必须具备的知识和技能。

根据发生部位和具体原因，这里将PCI相关并发症分为四类：血管入路相关并发症、导管相关并发症、冠脉内操作相关并发症和其他并发症。

一、血管入路相关并发症

1. 桡动脉入路

（1）桡动脉闭塞（radial artery occlusion，RAO）：是经桡动脉途径最常见的并发症，虽多无临床症状，但限制了该条桡动脉未来作为介入诊疗的入路以及冠状动脉旁路移植术的桥血管。在不同研究中，RAO的发生率为1%～30%，整体上RAO的早期（<24小时）发生率约为7.7%，1个月后有10%～65%的闭塞桡动脉会再通。因此，推荐24小时或出院前行早期评估，如果有RAO，1个月后再进行晚期评估。

RAO的高危因素包括：女性、低体重、年龄、糖尿病、多次行桡动脉入路、抗凝/抗血小板不足、鞘/动脉比例＞1、反复桡动脉穿刺、痉挛、止血时间延长等。

国际共识中关于预防或减少桡动脉闭塞的有效措施包括：①尽可能减少鞘管/血管直径比，高危患者可用薄壁鞘或无鞘导管操作技术；②术中充分抗凝，建议所有经桡动脉入路病例均抗凝，可予以普通肝素剂量≥75U/kg，肥胖患者最大剂量可达10 000U，如果用低分子肝素，应考虑0.5mg/kg；③"非阻塞性止血"很重要，可考虑采取同侧尺动脉的压迫以增加桡动脉血流，预防桡动脉闭塞（图13-11）；④压迫力度适度小、缩短压迫时间（≤120分钟）；⑤穿刺前和穿刺后使用硝酸甘油，穿刺前可以在穿刺点皮下注射0.5ml（0.1%）的硝酸甘油，操作结束后可以动脉内注射500μg，有助于降低桡动脉闭塞的发生；⑥接受经桡动脉入路操作的患者应在出院前进行桡动脉闭塞的系统评估，判断桡动脉闭塞指氧仪优于触诊，超声是金标准；⑦建立医疗质量评估体系，以便将RAO控制在5%以内。

共识推荐的桡动脉止血步骤：①压迫前先拔出动脉鞘2～3cm；②压迫器置于穿刺点近端皮肤2～3mm，旋紧或充气可让鞘拔出；③略旋松或放气减压直至有看到穿刺点出血；④重新旋紧或充气加压到刚好能止血的程度；⑤用反Barbeau's方法测试是否桡动脉开放（当压住尺动脉时，指氧仪能看到指端动脉波形就证明桡动脉有前向血流）。

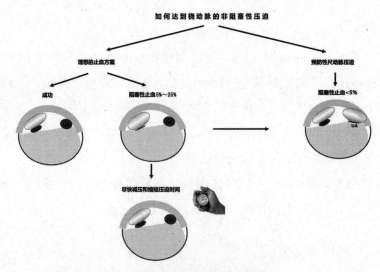

图13-11　如何达到非阻塞性止血

JACC Cardiovasc Interv，2019，12（22）：2235.

（2）前臂血肿：发生前臂血肿的高危因素包括：高龄、女性、低体重、穿刺部位血管明显钙化，桡动脉细小/径路扭曲、术中使用大直径鞘管/导管、围术期应用大量抗凝和抗栓药物等。

预防和早期识别至关重要，对于所有术后患者，尤其是高危患者，在术后4小时内要密切关注有无上臂血肿，如有血肿发生，及时处理；对于可预见的血肿（如术中导管通过困难、明确的血管损伤等），需提前采取局部加压包扎等措施。

合理有效的压迫是治疗血肿的关键，图13-12总结了前臂血肿的分级和处理原则。所有措施的目的均是为了控制血肿的进展，避免进展为骨筋膜室综合征。

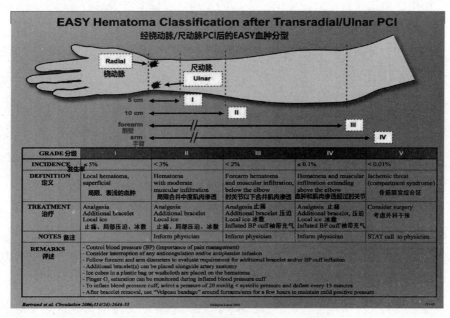

图13-12　前臂血肿的分级和处理原则

Curr Cardiol Rep, 2013, 15（4）：350.

（3）骨筋膜室综合征：是由骨、骨间膜、肌间隔、深筋膜形成的骨筋膜室内的肌肉和神经因为急性缺血、缺氧而产生的一系列早期的症状和体征，多见于前臂掌侧和小腿。PCI相关的骨筋膜室综合征几乎都是由于桡动脉穿刺点周围出血或桡动脉/桡动脉分支血管损伤出血未能得到有效处理所导致。

疼痛为本征最早期的症状，持续性剧烈疼痛，且进行性加剧；指呈屈曲状态，肌力减弱，被动牵伸手指时，可引起剧烈疼痛，为肌肉缺血的早期表现；表面皮肤略红，温度稍高，肿胀，有严重压痛，触诊可感到室内张力增高，但远侧脉搏和毛细血管充盈时间可能正常，肢体远侧动脉搏动存在，并不是安全的指标。随着缺血加重，可发展为缺血性，肌挛缩和坏疽，可出现5P征：即无痛（Painlessness）、苍白或大理石花纹（Pallor）、感觉异常（Paresthesia）、麻痹（Paralysis）、无脉（Pulselessness）。

怀疑本征时需要及时请相关科室会诊，一经确诊，则立即切开筋膜减压。早期彻底切开筋膜减压是防止肌肉和神经发生缺血性坏死的唯一有效方法。

（4）假性动脉瘤：是桡动脉入路的少见并发症，发生率为0.03%～0.09%。通常在术后几天到几周出现前臂的搏动性肿胀，可以通过多普勒超声来确诊。治疗方案通常包括使用桡动脉止血装置压迫、超声引导压迫、凝血酶注射或外科手术修复。

（5）动静脉瘘：由于桡动脉附近缺少大的静脉伴行，因此极少发生动静脉瘘，其发生率<0.08%。动静脉瘘通常表现为局部肿胀或可触及的震颤，在超声检查中可见到动静脉分流并随着压迫而消失。外科干预是动静脉瘘的标准治疗方式，此外也可考虑保守治疗、使用止血带进行长时间压迫或介入治疗使用覆膜支架等进行干预。

2. 股动脉入路

（1）腹股沟血肿：是经股动脉入路最常见的并发症，高危因素包括高龄、低体重、肥胖、强化抗凝、使用大直径鞘管、术肢过早活动和外周血管疾病等。由于判断标准的不同等原因，既往文献中对于其发生率的报道差异很大，但总体而言由于术后不再常规使用抗凝药物以及封堵器械的合理应用等，腹股沟血肿的发生率呈显著下降趋势。来自梅奥诊所的回顾性数据显示，PCI后严重腹股沟血肿在近十多年的发生率从20世纪90年代中期的7%大幅下降到了2.8%。

理想的股动脉穿刺和有效的止血是预防腹股沟血肿等股动脉入路并发症的关键。理想的股动脉穿刺至少包括合理的进针位置（图13-13）、减少穿刺次数和避免穿透股动脉后壁。如采用人工压迫止血，通常在PCI术后4小时拔出股动脉鞘管，推荐在拔管前测量活化凝血时间（activated clotting time，ACT），ACT低于180秒后拔管更安全，压迫点应在皮肤穿刺点近心端数厘米的股动脉入口，即动脉鞘硬段消失处，对于6F的鞘管建议人工压迫15～20分钟局部加压包扎8～12小时，如为7F或更大直径的鞘管还需适当增加时间。血管闭合装置具有不劣于人工压迫止血的效果，并可显著减少止血和制动时间，对于有平卧制动困难等情况的患者可优先考虑使用。

一旦发现血肿应及时予以局部按压后加压包扎，通过早期的积极处理，腹股沟血肿多可自行吸收，但如发现不及时或局部压迫效果不佳，使血肿进展、扩大，也可能导致严重后果。对于范围较大的血肿需要密切关注失血量，观察患者生命体征的变化和动态复查血常规，必要时予以补液、输血等治疗；此外，还需评估其对周围结构的压迫，如出血持续进展，或导致深静脉血栓、神经损伤、周围皮肤坏死等情况，均需考虑外科干预。

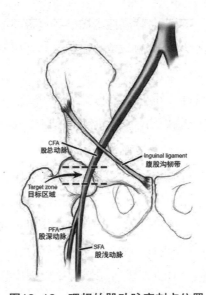

图13-13 理想的股动脉穿刺点位置
Interventional Cardiology，2011，3（4）：503.

（2）假性动脉瘤：当动脉出现破口后，血液经动脉破口进入周围组织，由于外界组织的包裹，产生了纤维蛋白和软组织包绕的空腔，起源动脉未能闭合的破口和由此产生的相邻空腔之间存在持续的连通，形成类似于动脉瘤的结构，但瘤体的管壁并不是真正的动脉壁，而是由动脉周围软组织和纤维蛋白所构成，所以称之为假性动脉瘤（图13-14）。

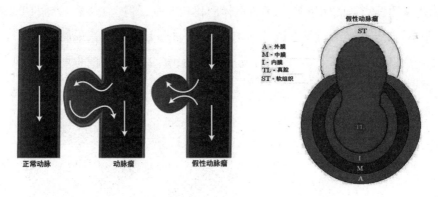

图13-14 假性动脉瘤示意图
Vasc Surg，2007，46（6）：1227.

既往研究关于冠脉介入诊疗术后假性动脉瘤发生率的差异很大（0.2%~3.8%），这可能与评估方法的不同有关。除高龄、低体重、肥胖、强化抗凝、使用大直径鞘管、外周血管疾病等股动脉穿刺并发症的常规高危因素外，穿刺位点过低（股动脉分叉以远）时周围软组织不方便压迫更容易导致假性动脉瘤。

穿刺处附近的肿痛和搏动性肿块是假性动脉瘤最重要体征，听诊可闻及血流通过狭窄瘤颈的杂音，查体对于诊断股动脉假性动脉瘤具有极高的准确率。超声是确诊假性动脉瘤最常用的方法，除将假性动脉瘤与单纯血肿、局部感染、动静脉瘘区分开以外，还可以为下一步治疗提供指导。

患者术后数天内均有可能发生假性动脉瘤，多出现于下床负重活动或用力排便时，因此叮嘱患者避免腿部大幅运动、腹腔加压等情况。对于直径小于3cm的假性动脉瘤，多可无须干预而于瘤体内自行形成血栓而闭合，平均闭合时间为23天。局部压迫是治疗假性动脉瘤最常用的方法，超声引导压迫（ultrasound guided compression therapy，UGCT）的成功率远高于非超声引导的徒手压迫，在使用多普勒超声确定假性动脉瘤的瘤颈后，可以直接使用超声探头压迫瘤颈，边压迫边观察血流以保证完全压闭，隔10～20分钟缓慢拿开探头以观察是否仍存在血流，如果仍存在血流则重复压迫，UGCT成功的平均压迫时间30～40分钟，UGCT对患者的影响主要为疼痛和迷走神经反射，很罕见的情况包括假性动脉瘤破裂、下肢动静脉血栓，UGCT后继续加压包扎6～24小时并限制患者腿部活动可以进一步巩固治疗效果。

如果UGCT失败可考虑超声引导注射凝血酶（ultrasound-guided thrombin injection，UGTI），UGTI的成功率可达90%以上，使用多普勒超声找到假性动脉瘤瘤腔，注射生理盐水确定针尖位于远离瘤颈的位置，随后向瘤体内注射0.1～0.2ml等分试样的1000U/ml局部凝血酶直至血栓形成，从凝血酶注射到假性动脉瘤内血栓形成仅需数秒，血栓形成后要继续用超声评估股动脉的血流情况，UGTI后不需要加压绷带包扎，但需要让患者卧床休息数小时（图13-15）。UGTI总体上比较安全，但也有1%～2%的患者可以出现远端动脉血栓与凝血酶过敏，因此UGCT后要关注过敏表现与远端肢体脉搏、皮温。UGTI不适合在较小（<2.5cm）的假性动脉瘤中使用，在瘤颈短时也要谨慎，因为出现远端动脉栓塞的风险会增加。

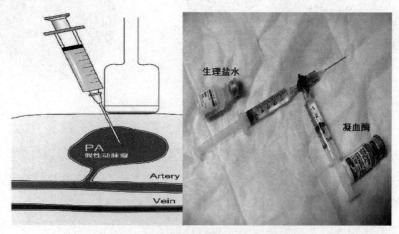

图13-15　超声引导注射凝血酶示意图

J Vasc Interv Radiol, 2003, 14（6）：697-710.

如果患者出现血压无法维持、急性肢体缺血、压迫神经等急性事件或合并感染、解剖结构复杂时仍要考虑手术。对于UGCT/UGTI不适合或失败的患者，也有报道介入手段封堵假性动脉瘤。

（3）腹膜后血肿（retroperitoneal hematoma，RPH）：是指出血进入腹膜后间隙，冠脉介入治疗所致的RPH是由髂/股动脉或分支系统的创伤性损伤引起。RPH被认为是股动脉入路相关最严重的并发症，由于腹膜后组织疏松，出血容易在腹膜后间隙广泛扩散，而形成巨大血肿，还可渗入肠系膜间因其部位隐蔽，常在出现低血压或低血容量性休克时才发现，故危险性极高，甚至导致患者死亡。因此，尽早发现RPH并给予快速处理，对改善患者预后及减少患者死亡具有重要意义。

既往报道中关于RPH的发生率为0.025%～0.9%，高位穿刺和穿透血管后壁是股动脉入路发生RPH的最常见原因，其他高危因素还包括肥胖、低体重、女性、急诊手术、术前应用肝素、术前应用Ⅱb/Ⅲa受体拮抗剂、大于8F的鞘管等。

RPH早期可无症状或症状轻微，随着出血量的增多可出现心悸、出汗，临床上可表现为类似迷走神经反射的症状，而常常延误诊断，但还常伴随有腹痛、背痛、膀胱刺激征或股神经压迫症状（如腰腿麻木、疼痛）。如发现不明原因的血红蛋白或血压进行性下降，应高度警惕RPH的发生，及时进行排查。如果患者仍在手术台上，前后位透视见膀胱压痕时，强烈怀疑腹膜后血肿。如果患者稳定，行腹部CT检查和动态血常规检查在检测腹膜后活动性出血方面非常有用。

如果患者血流动力学稳定，没有活动性出血征象，可考虑采取保守治疗，包括生命征监测、停用抗凝剂、纠正凝血功能紊乱、补液和支持治疗。如果患者存在活动性出血的证据并且短时内大量输血血流动力学仍不稳定，应考虑介入治疗，可采取的方法包括：球囊封堵、血管栓塞和带膜支架植入。如果患者经过输血、大量补液等保守治疗血流动力学仍不稳定并且栓塞失败时，可以考虑外科手术治疗

（4）动静脉瘘（AVF）：其发生是由于动脉和静脉同时穿刺/置管并形成通路，其发生率约小于1%。股静脉属支常走行于股浅动脉上方，因此在股动脉分叉以下的低位穿刺会明显增加动静脉瘘的风险，其他高危因素还包括女性、左侧腹股沟区穿刺、强化抗凝等。主要临床表现为持续性的血管震颤和血管杂音，超声检查可予以确诊。由于大多数患者并无症状，因此多可采取长期随访观察，有1/3～2/3的AVF可自行闭合，这可能与瘘管的直径和长度等因素有关。有少部分AVF会逐渐扩大而出现症状，需要予以治疗，治疗方法包括局部压迫、介入治疗（栓塞或带膜支架覆盖）和外科治疗。

二、导管相关并发症

1. 冠脉气体栓塞（coronary air embolization，CAE）　是由于管路中的空气进入到

冠脉内而引起，既往报道的发生率为0.1%~0.3%。CAE被认为是一种可通过规范操作而避免的并发症，导致CAE的原因包括介入导管没有充分的冲洗/排气、撤出器械时空气进入导管以及含有气体的球囊系统发生破裂。

CAE引起的临床症状与气体量以及栓塞的血管有关，如有大量气栓可能导致严重的临床后果，患者出现严重的胸痛、监护导联ST段抬高，并且很快就进入血压下降和恶性心律失常。在犬类动物模型中，冠脉内注射0.02ml/kg的空气可导致28%的死亡率。

大量气栓发生时的紧急处理措施包括两个方面，一方面是类似于急性心肌梗死的紧急处理：包括控制症状、维持血流动力学和电活动稳定，如静脉注射吗啡、予以血管活性药物/抗心律失常药物、电除颤、植入临时起搏器等；另一方面是尽快恢复冠脉血流，根据Epstein等人推导出的数学模型，影响气栓吸收速度的因素包括：气泡的大小、气泡面积和体积之比、组织的血流灌注量、气泡内与周围组织的气压差，目前临床上采取的措施均是针对上述几个方面尽快清除冠脉内的气栓，包括：①冠脉内抽吸，减少气体总量；②经过导管向冠状动脉内用力推注动脉血液或者生理盐水，增加血流灌注，同时将气体推向远端血管床形成众多小的气泡从而加快吸收；③血压允许的情况下在冠脉内应用硝普钠等扩血管药物，从而有助于小气泡进入远端血管床；④予以高浓度吸氧（如100%氧浓度的机械通气），通过气体的扩散梯度加快栓子的吸收（图13-16）。

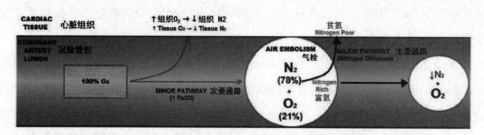

图13-16　高浓度吸氧有利于空气再吸收的扩散梯度
Cath Lab Digest，2017，9（25）：100-110.

2. 导管所致的夹层　导管引起的夹层往往最初影响冠脉开口或近段，但也可能延伸到主动脉根部或远端冠状动脉，少数情况可能直接损伤主动脉根部。冠脉开口病变和强支撑导管，会增加夹层的风险，尤其是对于主动脉根部尺寸较小的患者。在术中需要特别注意导管与冠脉的同轴性，并监测动脉波形是否发生嵌顿（图13-17）。如果冠脉开口病变，往往会采用做侧孔的方法来减少冠脉缺血的情况，但是会影响了压力曲线的正常反馈，从而可能会增加夹层的风险。应尽可能避免指引导管的深插，同时从动脉内撤出任何介入器械时要将导管稍微回撤。在每次造影剂注射之前应检查压力波形，如果看到阻尼波形，则应将导引导管从窦口稍微拉回或调整直至出现正常的动脉压力波形。

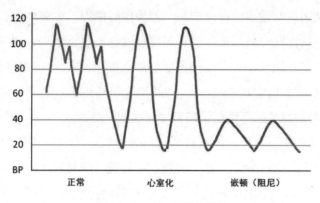

图13-17　动脉压力曲线

　　夹层发生时可能没有任何临床症状，直至夹层进展导致冠脉口严重狭窄时才会出现典型的心绞痛/心肌梗死表现，如果夹层导致冠脉口血管突然闭合，尤其是左主干开口受累时会在短时间出现严重的血流动力学崩溃。在此情况下，当务之急尽快开通血管，及时的对症支持治疗对于为术者赢得时间至关重要，必要时果断的启动ECMO团队和外科团队介入。

　　早期识别对于避免夹层的进展至关重要，此时应尽量减少进一步的造影剂注射，如已有导丝位于冠脉真腔内，要务必注意该导丝不要脱离冠状动脉，如发生夹层时冠脉内尚无工作导丝或导丝不慎脱出，在送入导丝时要考虑到指引导管的尖端可能处于夹层内，可考虑谨慎地适当后撤指引导管，但应注意不要使导管脱出，因为这可能是导丝通过真腔的最佳机会。血管内超声在确认导丝位置和指导后续介入操作方面具有重要作用。支架植入可以封闭撕裂的内膜片，防止血管急性或突然闭合，如果夹层涉及冠脉开口附近的主动脉根部，用适当扩张的支架充分密封冠脉口对于最大限度地降低逆行进展的风险非常重要。Dunning等对医源性主动脉夹层进行了分型：Ⅰ型：局限在同侧主动脉窦；Ⅱ型：夹层在升主动脉40mm以内；Ⅲ型：夹层达到了升主动脉弓。对于Ⅰ型夹层，多可采取保守治疗，Ⅱ型和Ⅲ型夹层，需要考虑介入或外科手术干预。

　　3. 导管相关的血栓栓塞　该类血栓栓塞是由于因抗血栓效果不理想而于导管内形成的血栓，在操作过程中由导管内注射入冠脉内。术中抗血栓治疗不足是发生该并发症的主要原因。可以通过细致的抽吸或允许指引导管中的内容物"回流"来避免引导导管中血栓的栓塞。此外，在注射造影剂之前，应密切注意动脉波形，类似嵌顿的波形可能提示导管中有血栓。如血栓已经进入冠脉内，其处理方案与冠脉内血栓一致，详见相关章节。

三、冠脉内操作相关并发症

　　1. 冠状动脉夹层　冠脉内夹层由动脉壁的机械损伤引起，通常由操作导丝或球囊扩张所致，或支架边缘有过多的斑块破裂，导致内膜撕裂、中部夹层，甚至可能延伸穿过外膜，导致明显的穿孔。其后果可能从对冠状动脉血流无影响，到导致完全冠状动脉闭塞。目前在临床上广泛使用的是美国国家心肺和血液研究所（NHLBI）根据血管造影表现对夹层进行的分级（图13-18），A型和B型夹层在临床上是良性的，冠脉急性闭塞率<3%，而其他类型夹层的急性血管闭塞率高达9%~30%。

冠状动脉夹层的外观是管腔内的皮瓣，通常被描述为"模糊"，或者是造影剂的腔外线性或螺旋外渗，呈"线性"或"螺旋状"外观，需与冠脉内湍流、血栓、冠脉痉挛、平行的冠脉分支、"手风琴现象"、无复流等相鉴别，必要时可考虑使用腔内影像技术协助诊断。

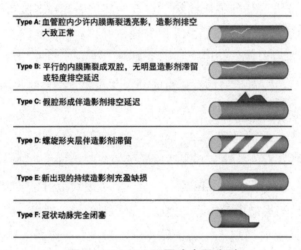

图13-18　NHLBI冠脉夹层分型

冠状动脉夹层的血管造影相关预测因子包括钙化病变、长病变、偏心病变和血管迂曲等，使用较硬的导丝、球囊动脉比大于1.2和操作者缺乏经验都与夹层风险增加有关。最佳预防方法是规范细致的导丝和其他介入器械来防止其发生，除非有严重的钙化病变，通常应在低压下预扩张，在支架植入前充分"预处理"，尽量不要使用超大支架，支架植入后应仔细检查血管情况。

冠状动脉夹层的处理取决于夹层的严重程度、对血流的影响以及患者的临床状态。不引起缺血的轻微夹层不需要治疗，通常在没有临床后遗症的情况下愈合。对于直径小于2.5mm的血管，反复长时间低压球囊扩张的方法通常是有用的，但对于那些影响冠脉血流的夹层，特别是在直径大于2.5mm的血管中应该迅速进行支架植入术，对于合并较大的壁内血肿，可考虑在支架植入前使用切割球囊释放血肿。

对于需要处理的冠脉内夹层，最重要的是要确保并保持整个导丝在血管真腔内，然后进行球囊扩张和支架植入，并尽量减少造影剂的注射，尤其是避免大力注射造影剂，以防止夹层进一步扩大。如果导丝脱出或已进入假腔，则应使用软导丝重新通过病变，然后才能移除第一根导丝。如果有疑问，应使用交叉垂直体位血管造影或使用微导管轻柔注射造影剂来检查导丝的位置。如果难以进入真腔，可以使用IVUS，并用平行于IVUS导管的第二根导丝重新穿越夹层以便可以在直接IVUS引导下进行。夹层表现为内膜片隔开的两个管腔，真腔可以通过注射造影剂和侧枝存在来确认。专门进行CTO手术的术者会遇到更多夹层事件，有时会有意地利用夹层再入技术。图13-19是西雅图PCI并发症会议提出的冠脉夹层处理流程。

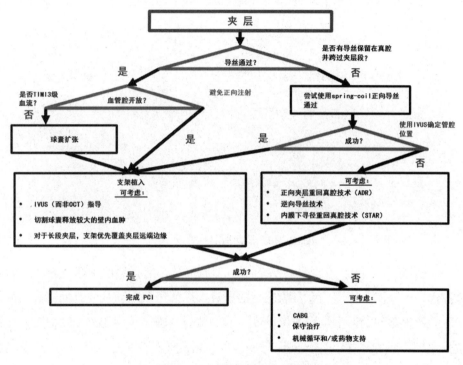

图13-19 冠脉夹层处理流程

大血管突然闭塞可能导致血流动力学不稳定、心律失常和心源性休克。因此，处理原则是使患者状态稳定同时尝试导丝通过血管。在缓慢性心律失常时，可能需要阿托品和（或）临时起搏，在给予正性肌力药和麻醉剂支持的情况下植入IABP，必要时果断的启动ECMO团队和外科团队介入。

2. 冠状动脉穿孔 是由各种器械引起的血管壁破裂，如球囊扩张、支架置入、冠脉旋磨等，也可由冠状动脉导丝至分支远端引起。高危因素包括：女性、高龄、钙化病变、球囊/支架与血管直径比例大于1.2、联合使用GPⅡb/Ⅲa抑制剂以及慢性闭塞（CTO）病变。

冠状动脉穿孔的临床后果显然取决于破裂的程度和位置。Ellis分类是最常用于临床指导治疗和预测临床预后的冠脉穿孔分类系统（图13-20）。其中Ⅰ型穿孔通常不引起严重的临床后果，可以自行愈合，Ⅱ型穿孔大多可以通过球囊扩张来处理，很少需要额外的心包穿刺，Ⅲ型冠状动脉穿孔和导丝出口穿孔（也被称为Ⅴ型穿孔）是我们需要重点关注的穿孔类型。

发生Ⅱ型及以上穿孔的患者应对其连续行超声心动图检查，以动态评估心包积血和心脏压塞。即使在没有活动性出血的情况下，超声心动图也可识别可能导致血流动力学损害的心肌血肿。既往接受过心脏手术的患者，由于外渗的血液可能会被包裹并难以排出，因此即使少量的心包积液也可能导致心脏结构的血流动力学显著压迫。从冠状动脉取出所有器械后，应考虑使用鱼精蛋白完全或部分中和肝素。

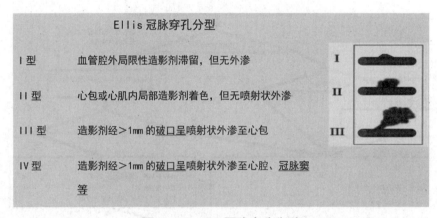

图13-20　Ellis冠脉穿孔分型

（1）主支血管穿孔：发现穿孔后的第一步通常是在穿孔部位用球囊封堵血管，以阻止血液进一步外渗。选用一个半顺应性的球囊，以低压贴附动脉壁，如果破裂的位置不是位于动脉很远端的话，应当选用长度足够的球囊，确保对穿孔位置的覆盖；如果破裂的位置是位于血管末端，应当确保球囊能够覆盖血管远端的1/3。灌注式球囊在大多数导管室并不常见，因此球囊需要定时放气（如每3～5分钟），同时评估对球囊的反应以及远端心肌的灌注情况。

在球囊封堵的同时，应立即评估血流动力学状态。如果心脏压塞明显的患者需要进行心包穿刺，并行紧急超声检查，尽快建立深静脉通路，必要时进行液体复苏、输血（可以考虑自体输血）。此外，还需评估抗栓药物的使用，大多数情况下可立即停用GPⅡb/Ⅲa抑制剂，是否需要逆转抗凝药物需要慎重，尤其是冠脉内仍有导丝、球囊等器械或计划植入带膜支架时，应意识到冠脉内弥漫血栓的形成往往带来比冠脉穿孔更加严重的临床后果。对于ACT很高的患者可考虑使用鱼精蛋白部分中和肝素或减量比伐卢定，比伐卢定没有拮抗剂，但是其半衰期相对短，约20分钟，在停止用药60分钟后其体内的抗凝作用基本消失。

如果经过长时间的球囊封堵但仍有造影剂持续外渗，或者（由于缺血）不耐受，可以考虑进行覆膜支架植入。这类支架体积偏大，在钙化或迂曲的动脉中快速输送存在困难，且可能需要7Fr的指引导管，植入后都需要高压扩张以达到充分扩张。为减少球囊交换或重新更换指引系统过程中的血液外渗，可使用"乒乓"引导技术，通过第二套指引导管系统输送带膜支架。

血管栓塞也是可以考虑的一个选择，但是血管栓塞会导致心肌梗死，除非病变本身是完全的CTO，远端心肌有良好的侧支循环供应，或者破裂口位于血管远端，否则都应该避免使用血管栓塞。对于介入手段不能解决的穿孔，应当急诊转外科手术修补穿孔，并可绕过穿孔血管另行搭桥。

西雅图PCI并发症会议提出的冠脉夹层处理流程见图13-21。

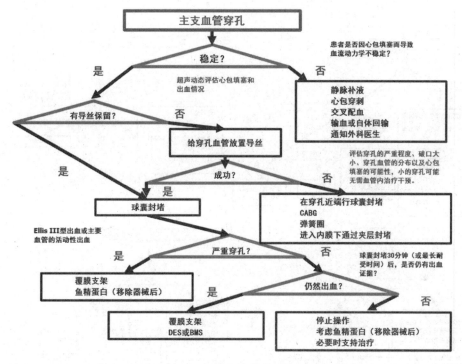

图13-21　主支血管穿孔处理流程

（2）远端导丝穿孔：复杂病变和使用亲水涂层导丝是导致冠脉远端导丝穿孔最常见的原因。在复杂病变的处理过程中，导致指引导管常有较大的位移，尤其是器械进出高阻力病变时，也常会导致大的导丝的平移运动，可能导致明显的远端导丝移位。理想情况下，透视下应该可以同时看到指引导管和远端导丝。在导丝通过病变之后应适时将硬、滑的导丝更换成工作导丝。医生必须经常细心地检查远端导丝的位置，并且在手术结束撤出导丝时进行造影，以便观察远端的血管床情况。

许多小的远端导丝穿孔仅在远端血管1/3处进行低压长时间球囊扩张即可。尽管应该尽量少进行造影，但此时需要反复进行短时造影以确认渗漏是否停止。即使这些冠脉穿孔的严重程度为Ⅲ级，延长球囊扩张时间也可成功封堵50%以上的冠脉穿孔。

对于最初策略无法制止的出血，唯一可靠的治疗方法仍然是闭塞远端血管。尽管这将导致一定程度的心肌梗死，但酶的升高可能相对较小，并且比进展为心脏压塞的后果更可取。目前可用的微导管和OTW球囊导管能够达到远端血管和扭曲的小血管，并且可以选择注射某种药物或送入封堵器材，包括：微弹簧圈、聚乙烯醇颗粒、明胶海自体血凝块、皮下组织等。

3. 器械嵌顿　各种介入器械的嵌顿是PCI术中罕见但重要的一类并发症，支架、导丝、旋磨头、球囊等均有可能嵌顿于冠脉内，发生嵌顿的机制也各有不同，目前没有哪一种技术适用于所有的情况，图13-22中给出了各类器械的处理流程供临床实践中参考。

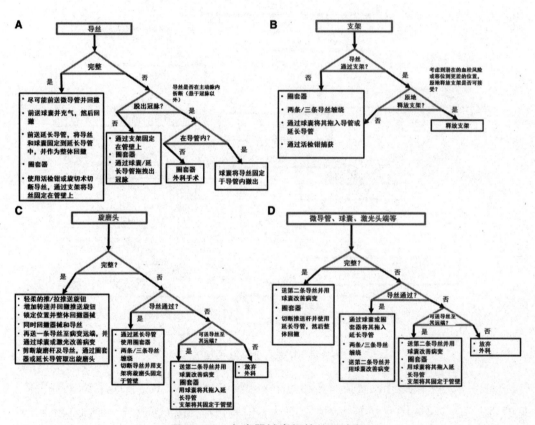

图13-22　各类器械嵌顿的处理流程

导丝发生嵌顿的可能原因包括：分支导丝被高压球囊扩张后的主支支架嵌顿、导丝在小血管不能旋转而在末端形成一个小结、斑块旋磨术中由于导管移位致导丝扭折断裂等。①对于导丝嵌顿但未断裂的这种情况，常发生在PCI分叉病变中，导丝被"夹在"支架体部和血管壁钙化之间，通过牵拉导管内的导丝（避免对冠脉口造成损伤）撤出，或把导管/微导管深入到夹持部位以增强牵引导丝的支撑力（具有血管损伤或导丝断裂风险）撤出导丝；如果这些操作失败，只要导丝保持完好，用一个小球囊通过被拘禁的导丝穿过支架的外面，球囊加压并释放压力后，再轻轻地移动被嵌顿的导丝，有时可以顺利撤出导丝。这种操作的风险是纵向压缩支架，一旦撤出了嵌顿导丝，必须对主支血管支架进行充分的后扩张；②对于已断裂的导丝，可考虑的方式包括：a.在支架植入术中，最常见的导丝折断部位是在钢丝远端不透射线部位，多是由于在远端钙化和迂曲血管处过度操作所致，在这种情况下，用支架将断裂的导丝固定在血管壁上可能是最简单和最有效的策略。因此，如果血管直径足够粗，可以在导丝断落处植入支架。因为有时可能难以在透视下看到，因此一旦取出导丝的剩余部分，将其长度与完整的导丝进行比较，以准确了解剩余断裂导丝的长短，OCT或IVUS可以确认所有保留的导丝都被支架覆盖；b.导丝缠绕技术，通过将两根（甚至三根）导丝推送到导丝断裂的部位，导丝一并通过torque，并借助torque反复旋转以缠绕断裂的导丝末端，将其取出（图13-23）；c.对于在大血管近端或延伸到主动脉根部的断裂导丝，可使用商用圈套器，将圈套器绕在断裂导丝的末端，圈套上后再后撤顶住导管，然后将其与导管作为一个整体取出，对于不同的参考血管直径，选择不同的尺寸。导丝断裂近端可能会造成锋利的尖头，当试图从冠脉血管中取出长的断裂导丝时必须小心，在拔出过程中有冠脉损伤、甚至升主动脉穿孔的案例，因此应在撤出断裂导丝的血管管腔内保留另一导丝，以便在出现此类并发症时进行紧急支架植入。

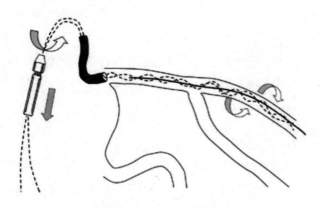

图13-23　导丝缠绕技术

Cathet Cardiovasc Diagn，1990，19（4）：251-256.

　　对于支架发生嵌顿脱载的情况，要么选择把支架在冠脉内释放，要么运用多种技术撤回支架。选择采用哪种策略取决于支架脱载的位置，以及导丝是否依旧在支架上。①支架在冠脉内脱载而导丝仍然在支架上时：如果可以安全地将支架释放于冠脉内那就可以就地放置，若释放不安全就将其取出。为了释放脱载的支架，可以将小球囊送入支架中并进行扩张，然后，可以用直径逐渐增大的球囊依次扩张支架，一直扩张到最大限度；如果支架脱载位置不适合就地释放，则应尝试取回，可采取的技术包括：a.球囊取回技术：这是最常用的取回技术，但仅在脱载的支架留在导丝上时才适用，将小直径

（<2mm）球囊推进通过脱载的支架，于支架远端扩张，然后后撤球囊把支架带回到导管中，所使用的球囊必须直径够大以"捕获"支架并可以被拉回到引导导管；b.导丝缠绕技术：导丝仍在脱载的支架内时，可以用第二根导丝从支架外面穿过支架或穿过支架网眼，第二根导丝到达支架远端时，用同一torquer共同旋转两根钢丝，使钢丝在支架以远彼此缠绕，将脱载的支架困在导丝之间，从而可以把支架拉回到导引导管之中；②支架在冠脉内脱载但导丝脱出支架的情况：如果可以在冠脉内运用第二个支架安全地将脱载支架挤压到血管壁，那就可以考虑就地挤压，用新的导丝通过脱载的支架外面到达血管的远端球囊扩张以将脱载支架挤到一边之后，然后可以用新支架送到脱载的支架附近，在那里可以用新支架将脱载的支架挤压到血管壁上；如果支架脱载的位置不能用第二个支架挤压，则应考虑取出支架，可采取的技术包括：a.冠脉内圈套：将圈套器沿导丝送到冠脉中，脱载的支架被线圈捕获并被拉到输送导管的远端头端，然后可以将圈套线圈和支架一起从冠脉回撤到导引导管中；b.缠绕技术：导丝脱出支架时也可以采用这种技术，这种技术需要用新的导丝从支架内穿过或至少穿过支架网眼，然后用第二导丝沿支架外面通过到达血管的远侧，扭动导丝使钢丝缠绕在一起有望捕获脱载的支架，然后可以一起回撤。

当旋磨头发生嵌顿时，可考虑的方法包括：①先尝试将旋磨头前送及后退撤出或重新启动低速或高速旋转退出，可以尝试把旋磨导丝和旋磨头一起拉出；②将旋磨头推送至病变远端，重新再送一根导丝至病变远端，送球囊至嵌顿处及病变近端扩张，然后尝试将旋磨头拉出；③将旋磨杆及旋磨导丝剪断，通过剪断的旋磨杆和导丝送入导管至病变处或旋磨头近端，将旋磨导丝和旋磨头一起取出。

四、其他并发症

1. 血管迷走反应（vasovagal reflex，VVR） 可发生于动脉穿刺至术后的任何时段，以拔鞘时最为常见，通过适时的处理，VVR大多可很快缓解，但如合并有严重的冠脉病变、主动脉狭窄等临床情况也可能产生严重的后果，并应与大量失血、心脏压塞、造影剂过敏等严重并发症相鉴别。

VVR的相关危险因素包括：女性、股动脉入路、高血压、急诊PCI、前降支多枚支架植入、低体重、股动脉入路、焦虑紧张、疼痛阈值低、饥饿、血容量不足等。

VVR的临床表现为头晕、胸闷、大汗、打哈欠、恶心、呕吐、目光呆滞、意识模糊、面色苍白等。按发病时症状类型可分为三类。①血管抑制型：以血压下降为主，血压可迅速下降至90/60mmhg以下，甚至直接发生休克；②心脏抑制型：心率明显减慢，可出现房室传导阻滞、交界性或室性逸搏心律，严重时发生窦性停搏；③混合型：最常见，表现为全身大汗、面色苍白、打哈欠，伴心率减慢、血压下降，严重时可出现识模糊或昏迷，血压测不出，甚至心搏骤停。

为减少VVR的发生，应避免患者在术前处于饥饿或脱水状态，必要时予以静脉补液；对于焦虑紧张的患者要给予充分的关注和安抚，术前可予以米达唑仑（1～2mg）、地西泮（2.5～5mg）镇静；穿刺和拔鞘前应予以充分的局部麻醉，桡动脉入路时可于动脉内或周围注射血管扩张剂（如硝酸甘油100～200μg）。发生VVR时，应让患者平卧并将头偏向一侧，以免呕吐时产生误吸，同时快速补液，扩充血容量；心率明显减慢时，静脉注射阿托品0.5mg，如1～2分钟心率无明显增快，再追加0.5mg；如血压显著降低同时静脉注射多巴胺3～5mg，必要时追加同样剂量，如血压仍不稳定多巴胺持续静脉滴注或静脉泵入，也可给予肾上腺素注射。对顽固性心动过缓伴血流动力学障碍的患者，有时需要临时起搏治疗。对于初始药物治疗无效的患者，应当寻找是否有其他导致持续低血压及心动过缓的严重并发症。

2. 造影剂肾病（contrast-induced nephropathy，CIN）　是指在排除其他原因的前提下，由于使用造影剂而导致的肾功能损害。曾有多个组织曾提出过不同的CIN定义，其中KDIGO标准是临床上最广泛接受的CIN定义，即术后48小时内血肌酐升高大于0.3mg/dl（26.5μmol/L）或者7天内血肌酐升高超过50%。PCI后CIN的发生率为3.3%～14.5%，显著影响患者的临床预后，且目前对于CIN尚无针对性的治疗方法，因此识别高危患者和采取积极的预防措施，是临床处置的关键。

CIN最主要的高危因素是术前已存在的慢性肾功能不全，此外既往研究已提出了多个可供临床参考的危险评分，共同的高危因素还包括高龄、糖尿病、贫血、低血压、心功能不全、急诊PCI等。

减少造影剂用量、使用等渗或低渗造影剂以及围术期充分水化是CIN最主要的预防措施。在欧洲冠脉血运重建指南中推荐对于CKD 3b期/4期且预计造影剂用量大于100ml患者采取水化治疗（推荐级别：Ⅱa），推荐方案为：术前12小时至术后24小时以速度1ml/（kg·h）的速度静脉滴注生理盐水，如存在心功能不全，剂量可调整为0.5ml/（kg·h）。对于行急诊PCI的患者，还可考虑术前1～3小时至术后6小时的水化方案。还有研究表明，根据患者的左室舒末内压或左房压指导水化方案可以产生更好的肾脏保护效果；此外，商品化的CIN预防系统（如RenalGuard™ System）被证实可以为CIN高危患者带来进一步的临床获益。指南中推荐的CIN预防措施还包括：使用高强度他汀（瑞舒伐他汀20～40mg或阿托伐他汀80mg）和优先选择桡动脉入路。既往研究表明可能具有CIN预防效果的措施还包括：静脉或口服N-乙酰半胱氨酸、冠状静脉窦抽吸（coronary sinus aspiration）、远端缺血预适应等。

3. 造影剂过敏　与离子型造影剂相比，非离子型造影剂的毒副反应发生率低、生物安全性高，因此目前临床使用的造影剂大多为非离子型造影剂。非离子型造影剂的过敏发生率为0.37%~0.99%，严重过敏反应的发生率为0.02%~0.04%，总体死亡率小于1/17万。

发生过敏反应的高危因素包括：既往造影剂过敏史、过敏体质、支气管哮喘、免疫系统疾病、病毒感染等。值得一提的是，虽然造影剂是碘与苯环结合的衍生物，但是碘分子并不具有免疫原性，对含碘药物过敏的患者是对聚合化合物分子的反应，而不是对分子中碘元素过敏。此外，进食海产品过敏的患者也与造影剂过敏无相关性，并非使用ICM的禁忌证。

根据过敏反应发作的时间，将1小时内发生的称之为速发型超敏反应（immediate hypersensitivity reaction，IHR），1小时之后发生的称之为迟发型超敏反应（non-immediate hypersensitivity reactions，NIHR）。IHR多发生于使用造影剂20分钟之内，尤其是5分钟之内，而NIHR多发生于3小时至2天，并在1周内缓解。IHR多表现为荨麻疹、血管性水肿、呕吐、腹痛、腹泻、呼吸困难、支气管痉挛和血压下降，最严重的形式是危及生命的过敏性休克，伴有低血压和意识丧失。NIHR的主要表现为斑丘疹，也出现迟发性荨麻疹和血管性水肿，严重者还可表现为Stevens-Johnson综合征、嗜酸性粒细胞增多症和全身症状的药物反应，甚至中毒性表皮坏死松解症。

造影剂皮试在预防或降低过敏方面的价值仍不明确，因此对于既往无造影剂不良反应的人群，皮试并不推荐作为造影剂过敏的常规筛查方法。造影剂皮试的适应证为近期使用造影剂后发生严重的速发型反应，且今后有再次应用造影剂需求的患者。2018年欧洲药物过敏意见书（european position paper on drug allergy）及美国过敏临床免疫学会（american academy of allergy and clinical immunology）推荐皮试可用于造影剂过敏反应的诊断，认为皮试有助于区分过敏及非过敏机制的不良反应，并且皮试阴性的其他造影剂可作为再次使用造影剂的安全替代选择。当患者既往出现的症状为较单一的轻症，建议使用造影剂前给予预防性用药或者直接更换另一种造影剂，可不必进行诊断试验。不同ICM之间可发生交叉反应，其机制尚不明确，但更换造影剂后更换造影剂后再发IHR的概率可下降约2/3。

虽然对于预防性使用抗过敏药物能否带来临床获益的证据仍然有限，但临床中对于过敏高危的患者仍会常规予以预防性用药。具体给药方案尚无统一标准，在2023年美国影像医学学会造影剂使用手册（ACR Manual on Contrast Media）中，关于预防性用药的推荐为：

（1）择期给药方案：①在造影剂使用前12小时、7小时和1小时分别口服50mg泼尼松，前1小时联用50mg苯海拉明（口服、肌内注射或静脉注射）；或者②在造影剂使用前12小时和2小时分别口服32mg甲基强的松，前1小时使用50mg苯海拉明（口服、肌内注射或静脉注射）。

（2）快速给药方案：①甲基强的松40mg或氢化可的松200mg静脉注射，然后每4小时注射一次，直到使用造影剂前1小时联合静脉注射苯海拉明50mg；②地塞米松7.5mg，静脉注射，然后每4小时注射一次，直到使用造影剂前1小时联合静脉注射苯海拉明50mg；③使用造影剂前1小时静脉注射甲基强的松40mg或氢化可的松200mg，联合静脉注射苯海拉明50mg。

对于所有出现过敏反应或可疑过敏反应的患者均应立即停用造影剂。如患者表现为局部荨麻疹等轻度过敏样反应，可予以观察也可考虑使用抗组胺药物（如苯海拉明25～50mg），之后观察至少30分钟，直至症状消退。对于中度或严重过敏反应的患者，应密切监测生命体征和呼吸道情况，尽快建立静脉通道，并予以抗组胺药物（如静脉或肌内注射苯海拉明25～50mg）和（或）糖皮质激素（如地塞米松5～10mg静脉注射）抗过敏；如出现气道受累（反复咳嗽、哮鸣、声音嘶哑）或者出现过敏性休克甚至意识丧失，应立刻予以肾上腺素肌内注射（首选1mg/ml的肾上腺素0.3ml）或静脉注射（慎用0.1mg/ml肾上腺素0.5～1ml），并予以大量补液，酌情联用其他血管活性药物和（或）抗心律失常药物，必要时予以气管插管/切开、循环支持等措施。

小结：每一例并发症的临床表现都可能是独特的，如何识别和处理对于每一位介入术者都是一次挑战，冷静的判断和适时的求助对于并发症的处理至关重要。在西雅图PCI并发症会议上，与会专家提出了"60秒原则"，即在某个操作步骤高度怀疑某种并发症时，首要的任务是判断立即采取行动还是暂停操作来评估情况？如果是前者，例如在急性血流动力学崩溃或室性心动过速的情况下，必须立即对可能的问题进行管理，以在进一步评估和管理之前稳定患者。如果是后者，则建议在接下来的60秒内完成：①评估患者；②将疑似并发症告知团队成员；③确认并发症的诊断或评估替代方案；④考虑多种治疗方案；⑤请求同事提供帮助。这样的处理流程可能会比匆忙行动取得更好的效果。该会议共识还特别强调了寻求帮助的重要性：在高风险情况下，尤其是开展新技术时，PCI术者和团队成员应该联系其他有经验的术者、心脏外科医生等，求助于曾有过类似经历的同事，可以提供挽救病例所需的知识和信心。

（闫少迪　苏荣琴）

参考文献

[1]Lawton JS, Tamis-Holland JE, Bangalore S, et al.2021 ACC/AHA/SCAI guidelines for coronary artery revascularization[J].Circulation and J Am Coll Cardiol, 2021.

[2]血管内超声在冠状动脉疾病中应用的中国专家共识专家组.血管内超声在冠状动脉疾病中应用的中国专家共识（2018）[J].中华心血管病杂志，2018，46（5）：344-351.

[3]Lina Ya'Qoub, Mir B Basir, Krishan Soni, et al.Intracoronary Imaging and Physiology to Guide

PCI:Are We Ready for a Class I Guideline Recommendation? [J].Current cardiology reports, 2023, 25(7):725-734.

[4]Virani SS, Newby LK, Arnold SV, et al.2023 AHA/ACC/ACCP/ASPC/NLA/PCNA Guideline for the Management of Patients with Chronic Coronary Disease:A Report of the American Heart Association/American College of Cardiology Joint Committee on Clinical Practice Guidelines. [J] Circulation, 2023, 148(9):e9-e119.

[5]复杂冠心病血运重建心脏团队决策研究协作组.复杂冠心病血运重建策略内外科专家共识[J]. 中国循环杂志，2022，37（11）：1073-1085.

[6]Byrne RA, Rossello X, Coughlan JJ, et al.2023 ESC Guidelines for the management of acute coronary syndromes[J].Eur Heart J, 2023.doi:10.1093/eurheartj/ehad191.

[7]Bernat I, Aminian A, Pancholy S, et al.Best Practices for the Prevention of Radial Artery Occlusion After Transradial Diagnostic Angiography and Intervention:An International Consensus Paper[J]. JACC Cardiovasc Interv, 2019, 12(22):2235-2246.

[8]Doll JA, Hira RS, Kearney KE, et al.Management of Percutaneous Coronary Intervention Complications:Algorithms From the 2018 and 2019 Seattle Percutaneous Coronary Intervention Complications Conference[J].Circ Cardiovasc Interv, 2020, 13(6):e008962.

[9]Writing Committee Members, Lawton JS, Tamis-Holland JE, et al.2021 ACC/AHA/SCAI Guideline for Coronary Artery Revascularization:A Report of the American College of Cardiology/American Heart Association Joint Committee on Clinical Practice Guidelines[J].J Am Coll Cardiol, 2022, 79(2):e21-e129.

第十四章
冠状动脉搭桥手术的围术期管理

第一节　冠状动脉搭桥的术前准备

术前准备是冠状动脉搭桥手术治疗的重要环节。充分的术前准备是保证手术能够成功进行和术后顺利恢复的必要前提，需要心血管内外科医师、麻醉医师、护理团队和患者及家属互相很好地配合来完成。

一、入院时间

择期进行的冠脉搭桥手术，患者可于手术前3~5天入院，完成术前化验检查和必要的特殊检查。在有条件的心脏中心，可于门诊完成术前检查，甚至可在门诊通过桡动脉进行诊断性冠状动脉造影，而不必住院后再进行检查，这有助于缩短术前住院时间、降低住院花费并加快床位周转。

对于不稳定性心绞痛患者或急诊患者，则由心脏内科转至外科或由导管室或监护室直接进手术室，实施急诊冠状动脉搭桥手术。

二、患者的准备

1. 心理准备　冠心病患者大多经历过心绞痛或心肌梗死发作，等待手术时既有对手术成功的满满期待，也难免因为对手术有着种种未知而心生忐忑造成紧张不安。医护应使患者在术前对冠脉搭桥手术有必要的了解，并和家属共同努力进行患者心理建设，帮助患者树立对手术治疗的信心和对医护团队的信任，建立积极配合诊疗进程的心态，乐观地面对手术。

2. 生理准备

（1）日常生活的调整

1）合并糖尿病患者不能随意进食，以利血糖控制；为减少心绞痛发作，术前患者宜适当控制饮食量，不要过饱；避免过多体力活动，以休息为主，仅保持日常所需的最低活动量，比如在病房里慢慢散步；如果病情需要，根据医生建议甚至应避免下床活动。

2）保持大便通畅：如有便秘可口服润肠通便药物，防止大便时用力过度引发心绞痛。

3）务必戒烟：吸烟既可能诱发冠状动脉痉挛，也会使患者术后呼吸道分泌物增加，延缓脱离呼吸机，严重影响术后恢复。

4）呼吸功能锻炼：术前应当使用医用呼吸功能训练器或者吹气球进行呼吸锻炼，尤其是肥胖、高龄的患者；练习腹式呼吸，这有助于在术后咳嗽排痰时增强咳嗽力量，改善排痰效果，减少呼吸系统并发症。

（2）药物治疗调整：依从医嘱用药，除非得到医生的同意，否则暂停自行服用住院前的药物；如有心绞痛发作，应在第一时间告知当班护士，通知医生进行处理，而不是自行服药；如果病情允许，应于术前5～7天停止使用阿司匹林、氯吡格雷等可能增加术中出血的药物。

三、心血管内科医师的准备

心内科医生实施冠状动脉造影检查，明确患者冠脉病变不适合介入手术治疗，请心血管外科会诊后，患者转至外科进行冠状动脉搭桥术前准备。

四、心血管外科医师的准备

1. 询问病史　患者入住心血管外科病房后，外科医生应详细询问患者的现病史、既往史、药物过敏史和用药情况。尤其注意询问患者有无合并症，包括高血压、心肌梗死、糖尿病、脑卒中、肝肾功能不良、慢性阻塞性肺病、消化道溃疡/出血、心脏手术史及大隐静脉剥脱史等。

2. 体格检查　对患者进行全面的体格检查，尤其注意患者的精神状态、营养状况、有无颈动脉杂音、心脏杂音、肺部啰音、下肢曲张静脉、桡动脉搏动情况以及Allen试验。

3. 完善术前检查

（1）常规化验检查：血尿粪三大常规、肝肾功能、电解质、血糖、血脂、凝血四项、心肌酶谱、肌钙蛋白和动脉血气等。

（2）常规特殊检查：心电图、X线胸片、超声心动图和冠状动脉造影，必要时进行胸部CT和颅脑CT等检查。

（3）肺功能检查：高龄、长期吸烟和有慢性阻塞性肺病患者需做肺功能检查评估肺功能。

（4）心功能评价：超声心动图、核素心血池显像、漂浮导管和左心室造影均可进行心功能评价。其中，前两者均为无创检查。核素心血池显像不受心脏几何形态影响，所测心功能较为准确，并可同时评估左、右心室功能；三维超声心动图与漂浮导管所测左心室收缩功能有良好相关性。

（5）梗死区存活心肌评估：心肌梗死面积较大伴左心室射血分数（LVEF）严重低下的患者，需明确梗死区有无存活心肌，以鉴别是心肌缺血所致还是心肌梗死导致缺血性心肌病。目前，^{18}F-FDG PET代谢显像仍是估测存活心肌的"金标准"。

（6）颈动脉检查：高龄、长期高血压史、脑卒中史、一过性脑缺血史（TIA）、升主动脉钙化和左主干病变患者，术前均应进行颈动脉超声或颈动脉CTA检查，了解有无合并颈动脉狭窄及其程度。

（7）主动脉CT检查：X线胸片提示主动脉有钙化的患者，术后易发生脑卒中和主动脉夹层等致命并发症，术前应进一步行主动脉CT检查，根据主动脉病变情况选择合适的手术方案，如改变动脉灌注插管部位和近端吻合口部位或进行不停跳冠状动脉搭桥。

4．进行术前准备

（1）限制活动：不稳定性心绞痛、左主干病变、心肌梗死急性期患者术前应严格卧床休息，并持续心电监测。

（2）饮食调整：术前应低脂、低盐饮食，糖尿病患者则为糖尿病饮食。术前晚十时后开始禁食，灌肠和术日晨放置胃管并非必需。

（3）呼吸锻炼：冠心病患者多数为高龄患者，或有长期吸烟史和慢性阻塞性肺病史，术前要指导和训练应用呼吸锻炼器，练习深呼吸、咳嗽、咳痰。

（4）药物治疗的调整

1）抗血小板药：常用药物阿司匹林和氯吡格雷，由于不可逆地持续抑制血小板聚集，均应在术前一周停用，改用低分子肝素抗凝，以减少术中出血。阿司匹林虽然在体内停留时间短，但其作用可持续7～10天，接近血小板平均生存周期（9～10天），停药后5～7天新生的血小板足够多时才能产生正常的凝血效能。GPⅡb/Ⅲa拮抗剂如替罗非班快速起效，快速失活，停药24小时后血小板活性即可恢复至50%水平，也可用于术前停药替代。

2）硝酸酯类：常用药物硝酸甘油、硝酸异山梨酯等，不需要术前停药，应继续使用至手术当日晨。对于不稳定型心绞痛患者，还应静脉持续泵入硝酸酯类药物。

3）β受体阻滞剂：常用药物包括美托洛尔、比索洛尔、阿替洛尔等，术前仅短期使用者可提前24小时停药，一般仍用药至手术日晨，以防止患者心理紧张引起的心率加快，且有利于术中心率平稳；长期使用者术前不可停药，应继续服用至手术当日晨。长期用药者突然停用β受体阻滞剂会出现撤药综合征，并可伴随高肾上腺素能状态，从而增加心肌耗氧量，严重时可危及生命。但β受体阻滞剂引起的低血压和心动过缓效应与麻醉药物对心血管系统的抑制有叠加效应，因此术中可能需要给予β激动剂和抗胆碱能药物升高血压和心率。

4）钙通道阻滞剂：包括二氢吡啶类及非二羟吡啶类，常用硝苯地平、尼卡地平、地尔硫䓬、维拉帕米等，不需要术前停药，应继续使用至手术当日晨。心肌缺血者突然停用钙通道阻滞剂可发生撤药综合征，出现心率及血压上升，严重者可继发急性冠脉综合征。因此，钙通道阻滞剂与吸入麻醉药和其他术中用药虽有相互作用，但术前无须停药，在麻醉及手术中注意调整吸入麻醉药和肌松剂的剂量即可。

5）血管紧张素转换酶抑制剂（ACEI）和血管紧张素受体拮抗剂（ARB）：通常应在手术当日早晨停用。麻醉状态下交感神经系统受抑制，术前持续使用ACEI/ARB药物如同时合并低血容量，则调节血压的几个因素均被抑制，极易发生顽固性低血压；合用ACEI/ARB及其他两种以上抗高血压药物，且收缩压在正常偏低范围的患者，麻醉诱导时极易发生低血压，术前24~48小时即应停用ACEI/ARB。

6）利血平：应于术前停药1周，改用其他抗血压药物。利血平为肾上腺素能神经抑制药，可阻止肾上腺素能神经末梢内介质的储存，将囊泡中有升压作用的介质耗竭。如果术中出现大出血或低血压，很难用药物提升，从而导致严重后果。

7）华法林：术前一般停用3~5天。华法林半衰期为40~60小时，作用维持2~5天。因此需于术前3~5天停用，并监测国际标准化比值（INR值），降至1.5以下即可手术。血栓高危患者，术前停华法林治疗时，常用依诺肝素皮下注射短时桥接替代。

8）利伐沙班：是一种高选择性凝血Xa因子抑制药，半衰期5~13小时，术前需至少停药24小时。

9）他汀类药物：常用药物包括阿托伐他汀、瑞舒伐他汀、匹伐他汀、氟伐他汀、辛伐他汀以及普伐他汀等，不需要术前停药，可继续使用至手术当日晨。

10）降甘油三酯类药：常用药物有贝特类、烟酸等，应在手术当日早晨停用。贝特类药物可将其他药物从血浆蛋白结合位点替换下来，导致麻醉药物作用增强的风险；烟酸具有扩张血管作用，麻醉期间有诱发低血压的风险。

（5）皮肤准备：备皮范围包括颈、胸、腋下、腹、会阴和双下肢。如取用桡动脉为桥血管，则前臂皮肤也应准备。术前晚用抗菌皂洗澡，有助于减少切口感染机会。

（6）备血：除常规备红悬液外，如手术需同期处理心肌梗死并发症（室间隔穿孔、室壁瘤）、术前有凝血功能障碍（尤其是肝肾功能不全者）或再次手术，需提前准备新鲜冰冻血浆（FFP）、冷沉淀和血小板等。

（7）镇静药物：术前晚给予安眠药，保证良好睡眠并有助于缓解焦虑。

（8）术前讨论和知情同意：阅读冠状动脉造影，讨论制订手术方案并安排手术时间，与患者及家属谈话告知手术必要性和有关风险，术前获得知情同意并签字存档。

五、麻醉医师的准备

在手术前一天访问患者，了解患者的现病史、既往史以及药物过敏史，对麻醉诱导和术中可能出现的情况做好预案，完善麻醉计划单，并开出术前麻醉用药医嘱。

六、护理团队的准备

护理团队向患者及家属介绍医院环境和规章制度；负责按医嘱及时完成各项术前检查和术前用药；对次日手术患者进行术前宣教，使患者对手术和术后恢复过程有所了解，帮助消除术前紧张心理，更好地配合医护人员。

（杨晓涵）

第二节　冠状动脉搭桥手术的心肌保护

一、体外循环开始前的心肌保护措施

1. 血压控制　合理的血压水平是保持心肌氧供/氧需平衡的重要因素。体外循环开始前应避免持续的低血压或高血压过程。低血压会引起心内膜下心肌灌注不足，用儿茶酚胺类药物升压则因会同时增加心肌氧耗，可能加重心肌缺血。遇低血压情况要尽早开始体外循环，卸载心脏负荷，降低心肌氧耗；高血压加重后负荷，使左室心肌耗氧量显著增加，同时也会使左室排空受阻，增高左室舒张末压，共同导致心内膜下心肌缺血性损伤。

2. 心率控制　合理的心率是保持心肌氧供/氧需平衡的另一重要因素。在体外循环开始前发生的心动过速，可引起急性心肌缺血。尤其是合并主动脉瓣狭窄的患者，更应避免心率过快，以减少心肌氧耗，防止心肌发生缺血性损伤；对于合并主动脉瓣关闭不全的患者，心率过慢固然降低了心肌氧耗，但同时因舒张期延长，主动脉瓣反流量增多，使得前向血流减少而左心室舒张末压增高，也可引起心内膜下心肌缺血性损伤的发生。

二、体外循环中的心肌保护措施

1. 心脏停跳液的应用　阻断主动脉后，立即灌注心脏停跳液使心脏尽快停跳，结合低温将心肌代谢水平迅速大幅度降低是手术中强有力的心肌保护办法。

（1）心脏停跳液的温度：常规的含血或晶体心脏停跳液温度是6~10℃，通过灌

注冷停跳液可使心肌降温，使心肌代谢率进一步降低。在心脏停跳状态下，当心肌温度降至15～20℃，心肌氧耗量可减至每分钟（0.3±0.1）ml/100g。但心肌温度也并非降得越低越好，过低的心肌温度并不必要。因为进一步降低心肌温度时，其降低心肌代谢率的作用开始减弱，而且过低的心肌温度还可延迟复跳后心肌代谢和心室功能的恢复，并不能更多地获益。

（2）晶体停跳液与含血停跳液：与晶体停跳液相比，含血停跳液具有同时携带氧的优点，能够保持心脏停跳时心肌的有氧代谢，可减轻心肌再灌注损伤，心肌保护效果确切，一般30～40分钟需追加灌注一次。目前认为含血停跳液的血液与晶体停跳液比例以4∶1较为理想。

（3）心脏停跳液的灌注压力：适宜的心脏停跳液灌注压力对于保证满意的心肌保护效果至关重要。灌注压力过低时，不能产生有效的灌注并延长灌注时间；灌注压力过高易则导致心肌水肿，还可能因压力过大造成主动脉瓣反流使左心室胀满，引起心肌机械损伤，更为有害。在首次心脏停跳诱导期间，心脏的电-机械活动仍存在，心脏停跳液从主动脉根部灌注的压力为80～100mmHg是有效且安全的；在之后的追加灌注时，保持灌注压≤50mmHg已足够，并且可以防止心肌水肿。此外，不同的灌注途径对灌注压的要求也不尽相同。

（4）心脏停跳液的灌注途径：研究表明如果停跳液能够有效灌注所有心肌组织，则心脏可以安全阻断2～4小时；而如果心脏停跳液未能有效灌注心肌组织，即使停跳30分钟也是不安全的。因此，选择适宜的停跳液灌注途径也是重要的心肌保护措施之一。

1）正向灌注：主动脉阻断后，经主动脉根部顺行灌注心脏停跳液是经典的灌注途径。也是大多数外科医生主要采用的方法。正向顺灌通常是在主动脉阻断的近心端安放停跳液灌注针，经此灌注停跳液到主动脉根部。当主动脉瓣合并关闭不全时，可将主动脉切开，于左、右冠状动脉开口直接插管灌注。但当冠状动脉近段存在严重狭窄时，可能存在狭窄远端区域心脏停跳液有效灌注不足而其他冠状动脉狭窄较轻区域灌注过度的问题。此时，可采用逆向灌注途经灌注心脏停跳液。

2）逆向灌注：心脏停跳液的心肌灌注效果不过分受冠状动脉狭窄情况的影响，主要用于解决部分患者正向灌注心脏停跳液时不能均匀分布的问题。逆向灌注通过冠状静脉窦插管进行，通常在右心房缝荷包，经此荷包将一个特制的低压球囊灌注管安放到冠状静脉窦内，将灌注管头端尽量插到远端，然后缓慢撤管至后室间隔静脉膨胀处，这是一种简单、安全、可行的冠状静脉窦插管灌注方法。逆向灌注心脏停跳液时，灌注压力不宜超过40mmHg，流量以200ml/min较为理想。高流量逆向灌注可导致冠状静脉窦内的压力增高，易引起血管周围出血、水肿和冠状静脉窦的直接损伤。

冠状静脉系统是一个无静脉瓣的管道系统，静脉通过毛细血管及窦状隙与心肌细胞交通。逆向灌注时，心脏停跳液一部分经毛细血管床逆向走行，最终从冠状动脉开口（主要是左冠状动脉开口）流出；另一部分心脏停跳液则经Thebesian静脉及窦状隙血管系统直接引流至右心腔，这使得部分心肌灌注不足，主要是右心室和后室间隔区域。因此，逆向灌注不能很好地实现右心室和后室间隔区域的心肌保护。

　　3）正向灌注结合逆向灌注：正向灌心脏停跳液可能由于近段冠状动脉狭窄而影响灌注效果，而逆向灌注心脏停跳液对右室和后室间隔可能灌注不充分。在正向灌注基础上结合交替应用经桥血管灌注和逆向灌注，不失为更好的解决方案。这种整体策略可以保证心脏停跳液的均匀分布，获得最大的心肌保护效果，特别适合于应用动脉桥血管材料的高危患者。

　　4）经桥血管灌注：在主动脉阻断期间，每完成一个血管桥的远端吻合口，均可经桥血管进行心脏停跳液灌注。经桥血管灌注停跳液也属正向灌注，该方法可改善冠状动脉严重狭窄远端区域的心肌保护效果。经桥血管灌注应采取低压、低流量灌注策略，流量50ml/min，灌注压力<50mmHg。

　　2. 心包腔低温辅助　心包腔局部低温可通过使心肌温度降低而延缓电机械活动复发，从而改善心肌保护效果。心表冰屑或心内膜冰盐水局部降温早期曾常规应用，目前仅作为一种有用的辅助措施。在右冠闭塞病变，预计心脏停跳液对右冠状动脉灌注不满意，或同时伴有右室肥厚、手术时间较长需要多剂量心脏停跳液灌注时应用。

　　3. 心脏复跳后辅助　心脏复跳早期通常充分引空左心室，使心脏空跳、慢跳以偿还心肌细胞在心脏停跳期间的氧债，待心跳有力、心电图波形正常后逐渐减少体外循环流量，停止体外循环。这对于心功能差或转机时间长的高危患者尤为重要，如果体外循环后并行辅助时间过短，心脏还血过快，则易引起左室过度膨胀，产生心肌机械损伤，导致心功能下降、左房压力骤增、肺淤血和肺动脉压升高等情况发生。

三、体外循环停机后的心肌保护措施

　　1. 再次转机辅助循环　不满意的心肌保护往往在体外循环减低流量准备停机时才表现出心脏功能低下。出现左心室胀满、收缩乏力、左房压增高、血压低难以维持等情况，应立即恢复体外循环，全流量转机，充分引空左心室，同时可通过增加主动脉压和红细胞压积改善心肌氧供。

　　如果进行足够时间的体外循环辅助后，左心室仍室壁张力高，左房压高，表明左心室功能仍然低下，此时可考虑再次灌注心脏停跳液。

　　2. 再次灌注心脏停跳液　是重新阻断主动脉，应用含天门冬氨酸和谷氨酸的温血心脏停跳液灌注心脏，使心脏充分休息，在降低氧耗的同时使心肌细胞修复由于缺血-再灌注损伤导致的功能损害，恢复能量储备。研究显示缺血再灌注后的心肌有氧代谢功

能下降与损失三羧酸循环中间物质天门冬氨酸和谷氨酸有关。再次心脏停跳液灌注可使心脏的有氧代谢功能得以恢复，有助于心脏功能的改善。在采用该方法之前，应先判定心肌再血管化是否完善，桥血管流量是否满意，有无再冠脉搭桥的指征。

如果该方法仍不能改善心脏功能，则提示心肌损伤严重，应考虑机械循环辅助。

3. 机械循环辅助（mechanical circulatory support，MCS） 在20世纪50年代开始应用于临床，经过60多年的发展，现在已经成为心脏急性事件及终末期心力衰竭等患者的重要"桥梁"治疗。MCS可以在部分替代心室泵血功能的同时，使心脏处于休息状态，为心脏急性损伤的恢复创造有利条件和争取时间。

当前临床常用的MCS有主动脉内球囊反搏（intra-aortic balloon pump，IABP）、体外膜肺氧合（extracorporeal membrane oxygenation，ECMO）和心室辅助装置（ventricular assist device，VAD）。常用的VAD有Impella、TandemHeart和磁悬浮人工心脏等。在我国，目前临床应用最多的是IABP，其次是ECMO，有少数中心开展Impella机械循环辅助和磁悬浮人工心脏植入。

（1）IABP：是短期MCS装置中最常用的选择，具有费用低且易得性好的特点。IABP通过经皮股动脉穿刺，安放反搏球囊在降主动脉内，根据心动周期同步充放气。心脏收缩期球囊放气，通过流体吸引作用降低左心室后负荷，减少左室氧耗，增加每搏输出量；心脏舒张期球囊充气，将动脉血液推送回冠脉循环增加心肌血供。IABP不仅能够改善心肌氧供需平衡，同时也产生血流动力学的改善。较之应用正性肌力药，IABP更符合生理，是在体外循环停机后，心肌功能受损时更有效的治疗方法，应及早应用。使用IABP仍效果不佳时，应考虑应用ECMO或VAD。

（2）ECMO：静脉-动脉体外膜肺氧合（venoarterial extracorporeal membrane oxygenation，VA-ECMO）能同时进行短期的心肺支持，为心脏功能恢复创造机会和争取时间，特别适用于心肺功能都严重受损的患者。ECMO装置由离心泵和膜式氧合器组成，VA-ECMO一般经股静脉穿刺并将插管置入右心房，将血液引出至膜式氧合器进行氧合，再经股动脉插管泵入至主动脉。与IABP相比VA-ECMO增加心输出量更为显著。使用VA-ECMO的缺点在于逆行灌注的主动脉血流会增加左心室后负荷，不利于左心室射血，可能引起左心室扩张、左心淤血甚至肺水肿。研究表明，将IABP与VA-ECMO联合使用可减轻这种影响，部分重症患者尚需进一步经皮房间隔穿刺置管进行左房减压。

（3）Impella：是VAD的一种，由一个安装在导管上的微型轴流泵组成，可以经皮植入心脏，提供短期左心室或右心室辅助。进行左心室辅助时，经股动脉穿刺将导管送至左心室，轴流泵跨越主动脉瓣，从左心室直接抽吸血液泵入升主动脉，部分替代左心室功能，起到左心室辅助作用。能够辅助增加心输出量，升高主动脉压和冠状动脉灌注压，改善平均动脉压、冠状动脉血流量；同时降低左心室前负荷和肺动脉楔压，降低室壁张力，减少心肌耗氧量。相较于ECMO，Impella的设备相关并发症会更少。

Impella根据管道直径的不同分为三种型号：12Fr（Impella 2.5）、14Fr（Impella CP）和21Fr（Impella 5.0），最大输出流量分别为2.5L/min、3.0～4.0L/min和5.0L/min。Impella 2.5增加心输出量的作用强于IABP，Impella CP和Impella 5.0的作用与TandemHeart相当。

（4）TandemHeart：是一种左心室辅助装置（left ventricular assist device，LVAD），可以经皮插管实施，提供短期左心室辅助。通过经皮房间隔穿刺置管于左心房，引流左心房血液至体外离心泵，通过离心泵将血液泵入股动脉，流量可达4.0L/min。与ECMO相比，TandemHeart工作时直接在左心房置管引流，具有左房减压作用，并且不连接膜式氧合器，设备相关并发症会更少，但不具有呼吸支持作用，适用于肺功能尚好的患者。

（5）磁悬浮人工心脏：是长期LVAD的代表产品。长期LVAD的发展大致可分为三个阶段。第一代LVAD为搏动泵，通过活动的隔膜控制血囊舒张、收缩，模拟心脏生理搏动，提供搏动性血流。存在体积大、可植入性差、耐用性差和感染率高等严重问题，现已不再临床应用。第二代LVAD为连续血流轴流泵，泵体积明显减小，可植入性改善，并发症也大为减少，但长期使用仍有较高的发生率。随着第三代LVAD产品的问世，临床现已很少使用。第三代LVAD为离心泵，其中磁悬浮离心泵是LVAD领域的最新进展，其转子通过磁力悬浮实现无轴承旋转，从而消除了轴流泵存在的机械轴承磨损和发热问题。体积也大为缩小，具有良好的可植入性。文献报道磁悬浮离心泵生存曲线优于轴流泵，不良事件发生率也更低，并且因可植入性更好也适用于年龄较大的儿童。可以作为心脏移植的桥接支持（bridge-to-transplant，BTT），也可以作为桥接到恢复（bridge-to-recovery，BTR）或决策（bridge-to-decision，BTD）的治疗，以及终末替代治疗（destination therapy，DT）。

（杨晓涵）

第三节　冠状动脉搭桥手术的术后处理

一、术后转运及床旁交接班

冠状动脉搭桥手术完成后，由麻醉师通知术后ICU，告知患者转送时间、呼吸机参数、血管活性药物种类及浓度等。

患者由麻醉医生和外科医生联合转运至术后ICU，转送途中使用简易呼吸器和便携式监护仪。患者入ICU后，先连接好呼吸机、主动脉内球囊反搏机（如有），然后连接桡动脉有创血压监测、心电监测，再连接血管活性药物微量注射泵、中心静脉压监测、Swan-Ganz导管（如有）等，最后整理胸腔引流管、导尿管，安放胃管等。

由外科医生、麻醉医生向ICU医生和护士床旁交班，并介绍术中情况、术后关注点。然后，做标准导联心电图检查，拍摄床旁胸片，抽血检测动脉血气、血常规、电解质、肝肾功能、心肌酶谱和肌钙蛋白等。

二、术后呼吸管理要点

患者返术后ICU后，呼吸机模式通常设置为容量控制，潮气量8~12ml/kg，频率10次/分，加呼气末正压（PEEP）5cmH$_2$O，以预防肺不张。对于可早期清醒拔管的患者，也可应用同步间歇指令通气（SIMV）。吸入氧气浓度（FiO$_2$）逐渐下调至50%以下，每次调整呼吸机后30分钟，均应复查动脉血气。

冠状动脉搭桥术后患者应尽早脱离呼吸机，对于绝大多数患者，脱离呼吸机过程时间过长是不妥的。早期拔除气管插管有诸多益处：①可改善静脉回流，降低右心后负荷，并增加左心室充盈，增加心排血量；②患者能更早自主咳痰，排出呼吸道分泌物，减少肺部并发症；③患者可早期下床活动和开始饮食，减少术后并发症，缩短ICU停留时间。

当患者神志清醒，肌力恢复，即可考虑脱机，进一步评估符合指征即可脱离呼吸机拔除气管插管。通过逐步减少通气频率、延长通气间歇的脱机方法仅适合于合并严重呼吸衰竭的患者。

气管插管拔管指征包括：①神志清醒、配合指令动作无误、评估无脑卒中并发症；②血流动力学稳定，无出血并发症；③无酸中毒及电解质紊乱；④自主呼吸频率8~20次/分，PaO$_2$>80mmHg（FiO$_2$≤50%），PaCO$_2$≤55mmHg，吸气负压≥-25mmH$_2$O；⑤无胸腔积液、积气、大面积肺不张。

三、容量负荷管理

术后应根据患者的监测指标优化容量负荷，维持合适的血容量，保证灌注压（平均动脉压MAP>50mmHg）和心排血指数［CI>2.5L/（min·m^2）］满足心、脑、肾及其他重要器官的灌注。对于CI正常的患者，混合静脉血氧饱和度（SvO$_2$）低于65%常提示组织灌注不足；避免容量不足的同时，也需注意避免容量负荷过多，以免引起组织水肿和增加心脏做功，尤其是高龄和心功能下降的患者。

一般以中心静脉压（CVP）作为评价心脏容量负荷的参数，也可以作为补充血容量的参考指标，CVP一般维持在6~12cmH$_2$O。当患者存在右心衰竭、肺动脉高压、二尖瓣或三尖瓣反流时，CVP并不能真正反映左心充盈情况。此时，应用Swan-Ganz气囊漂浮导管测量肺动脉楔压（PAWP）是反映左心室容量负荷的更好指标。测量PAWP时，通过将头端气囊经血流漂浮并楔嵌到肺小动脉，阻断该处的前向血流，此时导管头端所测得的压力即是PAWP。原理是当肺小动脉被楔嵌堵塞后，堵塞的肺小动脉段及与其相对应的肺小静脉段内的血液停滞，成为静态血流柱，持续静态的血流柱连通嵌顿的导管顶端与连接左心房的肺静脉，其内压力相等。由于大的肺静脉血流阻力可以忽略不计，PAWP等于肺静脉压即左房压。在无二尖瓣狭窄存在时，舒张中、晚期左房压与左室压相等。肺静脉压在多数情况下与左房压相等（不合并肺静脉狭窄时），平均肺动脉楔压可用于临床估测平均左房压和左室充盈压。PAWP 16~18mmHg表明有效的循环血量充足；PAWP 18~20mmHg，开始出现肺淤血；PAWP 20~25mmHg，出现中度肺淤血；PAWP 25~30mmHg，出现重度肺淤血；PAWP＞40mmHg，即出现急性肺水肿。

四、维持水电解质平衡

冠状动脉搭桥术后维持电解质平衡对于预防心律失常非常重要。常规每4小时查一次电解质，如有异常应1~2小时查一次电解质。血清钾浓度应维持在4.0~5.0mmol/L。低钾血症应尽快纠正，成人每给2mmol氯化钾可提高血钾0.1mmol/L，经中心静脉每小时最大可输注20mmol氯化钾。在肾功能不全和尿量较少时，应适当减量和减慢速度，以避免医源性高钾。血钾高于6.0mmol/L有心搏骤停的危险，应给予利尿剂、高渗葡萄糖加胰岛素、钙剂、碳酸氢钠等药物，使血钾迅速降至正常水平。关注钾离子浓度的同时也应关注镁离子浓度，它对室性心律失常有抑制作用，并能扩张冠状动脉。血清镁维持在1.3~2.1mmol/L，在术后2~4小时可以补充硫酸镁5g。

五、术后镇痛

术后止痛药物的应用因人而异。对于年龄大于70岁的患者，口服止痛药更为安全。较年轻患者可使用自控制止痛泵（PCA）。非甾体类抗炎药物也有止痛效果，但应避免在肾功能不全、有消化道溃疡史、血小板功能减退和出血患者中使用。早期拔除胸腔引流管可以减少PCA或止痛药物的剂量。

（杨晓涵）

第四节　冠状动脉搭桥手术的常见并发症及防治

一、寒战

寒战通常与患者体外循环术后中心温度过低有关。由于寒战时机体耗氧量为正常时的300%～500%，可引起乳酸增多，进而影响凝血机制等。为减少寒战发生，术中体外循环停机前肛温应复温至36℃并予保持。到达术后ICU应继续监测中心温度，输液注意加温并给予保暖措施，必要时应用医用暖风机，机械通气的患者可同时给予肌松药消除寒战。

二、出血

围术期出血是冠状动脉搭桥术后最常见的并发症之一，发生率为1%～5%。出血多会增加输血及相关并发症发生率，甚至引起死亡，是心血管手术患者并发症发生率和死亡率升高的独立危险因素，需要术后严密观察并及时处理。术后胸腔引流量≥200ml/h，持续3～4小时，临床上即可认为有出血并发症。

1. 术后出血的原因

（1）手术止血不彻底：术后发生出血问题，首先应当考虑是否外科因素出血？如果需要二次开胸手术止血，应及时进行，否则可以发展为凝血功能障碍。常见的出血部位有冠状动脉吻合口、桥血管近端吻合口、乳内动脉桥血管小分支、大隐静脉桥血管小分支和乳内动脉床、胸骨后骨膜、钢丝眼，以及心包粘连分离面等。

（2）凝血功能障碍：导致的出血通过再次手术无法止血，必须进行纠正凝血功能的治疗。冠脉搭桥术后常见的引起凝血功能障碍的原因有：

1）体外循环的影响：在二次手术和长时间体外循环患者尤为显著。①凝血因子消耗：血液与体外循环管道等人工材料表面接触，通过激活内源性和外源性凝血途径，导致凝血因子消耗；②血小板数量减少和功能损伤；③纤溶活性升高：血管内皮细胞释放t-PA，激活纤溶酶原；④血液稀释：体外循环血液稀释可使凝血因子的浓度降低，尤其是纤维蛋白原浓度明显下降；⑤体外循环术后肝素中和不完全或肝素反跳，凝血时间延长；⑥鱼精蛋白中和过量：鱼精蛋白也有抗凝作用，过量的鱼精蛋白可以抑制血小板功能，损伤凝血因子功能，并激活纤溶系统，增加出血。

2）低体温：直接影响凝血系统级联反应，引发凝血功能障碍，其原因包括凝血因子活性降低、血小板黏附和聚集力下降、纤溶反应活跃、肝脏合成功能下降等。

3）酸中毒：此时凝血因子活性和血小板功能均下降。

4）药物作用：如阿司匹林、氯吡格雷、低分子肝素以及华法林等。

5）其他：肝功能不全和右心衰竭可使凝血因子合成不足，慢性肾功能不全可引起血小板数量和功能受抑制。

2. 术后出血的防治

（1）对于外科性出血应尽早再次开胸手术止血。再次开胸手术的指征有：胸腔引流量≥200ml/h持续3~5小时或12小时内出血≥1500ml或出血突然增加300~500ml。

（2）改进外科方法和手术技术

1）采取微创外科技术，如非体外循环冠状动脉搭桥、小切口冠状动脉搭桥等。

2）精细手术操作，彻底止血，可有效减少手术失血。

（3）术中预防应用抗纤溶药：体外循环心脏手术预防使用抗纤溶药可显著减少心脏手术期间总失血量、异体输血量和输血率。预防应用抗纤溶药须在体外循环开始前达到有效血药浓度，体外循环中维持有效血药浓度。常见的合成抗纤溶药有氨甲环酸（TXA）、氨甲苯酸（PAMBA）和氨基己酸（EACA），以氨甲环酸最为常用，可竞争性阻抑纤溶酶原在纤维蛋白上吸附，防止其激活，从而抑制纤维蛋白凝块分解，产生止血作用。

2017年《新英格兰医学杂志》（NEJM）发表的ATACAS研究结果证明与安慰剂相比，在冠状动脉搭桥手术后30分钟静脉给予患者氨甲环酸可降低出血风险，并且术后30日内的死亡或血栓并发症风险并未升高。英国国家卫生医疗质量标准署（national institute for health and care excellence，NICE）在2016年建议对于出血可能超过500ml的手术患者预防使用氨甲环酸，可以减少手术相关的输血。《中华医学杂志》在2020年发表的《中国老年患者围手术期麻醉管理指导意见》中指出，氨甲环酸可以部分减少输血，特别适用于骨科、心血管等手术。国内围术期出凝血管理麻醉专家共识（2020版）推荐冠状动脉搭桥手术预防使用时，氨甲环酸的负荷量为10mg/kg，维持量1~2mg/（kg·h）。

（4）围术期的合理用药：也是减少出血的重要方法之一。为了减少术中、术后出血，对于稳定性心绞痛患者，可于术前5~7天停用抗血小板药物；对于左主干病变和不稳定性心绞痛患者，可改用低分子肝素抗凝，其作用时间约为12小时，术晨一次停用；对于服用抗血小板药物或抗凝药未停药又需要紧急手术的患者，需要准备血小板、新鲜冰冻血浆和冷沉淀等。对于与阿司匹林或氯吡格雷明确相关的术中或术后出血，考虑输注血小板。

（5）去氨加压素（DDAVP）：是合成的精氨酸加压素类似物，可提高血浆凝血因子Ⅷ和血管性血友病因子（vWF）的水平，并改善血小板黏附功能。DDAVP是目前唯一能够改善体外循环心脏手术后因血小板功能异常导致出血的药物。国内围术期出凝血管理麻醉专家共识（2020版）推荐术前7天内服用抗血小板药物或体外循环时间超过140分钟的冠脉搭桥患者使用。DDAVP用药剂量为0.3μg/kg，体重<100kg建议剂量不超过15μg。DDAVP静脉注射后1小时起效，作用时间约6小时，在体外循环手术停机前1小时左右给药，通常在复温前或复温时给药。重复给药效果减低，在手术开始前给药无效。

（6）肝素抗凝与鱼精蛋白中和：在首次中和后需要间断补充或持续输液泵静脉注射鱼精蛋白，在手术结束时鱼精蛋白总量与肝素总用量之比达到1:1左右。从给鱼精蛋白开始到术后6小时内，应随时评估是否存在肝素残留或反跳，并及时补充鱼精蛋白。

（7）纠正术后低体温，使患者体温恢复至36~37℃。

（8）纠正酸中毒。

（9）即时检验（point of care testing，POCT）：目前可用的POCT有激活全血凝固时间（ACT）、血栓弹力图（TEG）和旋转血栓弹力图（ROTEM）等。对异常出血或疑似存在凝血功能障碍的患者，应用TEG、ROTEM等血栓粘弹性检测，有助于明确出血原因和指导治疗，以减少围术期异体血输注量和改善患者预后。

（10）术后出血患者严格控制血压在90~100mmHg，有助于减少创面出血。

三、心脏压塞

心脏压塞是心脏外科术后低血压、低心排综合征和心搏骤停最常见的原因之一。心脏压塞造成心脏受压迫，导致回心血流受阻、静脉系统压力增高，同时心室也因受压而舒张受限、心室舒张末充盈不足，引起心脏搏出量下降，心脏受压严重时可诱发恶性心律失常和心搏骤停。

术后早期发生的心脏压塞往往由心包腔内积血引起。当心包引流不充分或引流管因血凝块堵塞引流不畅时，可使心包腔内积液、积血或血凝块堆积。在心包缝合的状态下，心包腔内只需150ml积血即可引起心脏压塞。

因临床表现不典型，常被术后其他情况所掩盖，心脏压塞早期往往不易被发现。心脏压塞通常表现为心率增快、中心静脉压升高、血压低、少尿、脉压变小和奇脉。在心包缝合的患者中，心肌水肿、容量超负荷导致心脏过胀也可表现为心脏压塞症状。当患者返回术后ICU后，出现先是胸腔引流增多，应用止血药后引流量减少，床旁胸片心影较前增大，应高度警惕心脏压塞。

心脏压塞应与体外循环术后心肌损伤、围术期心肌梗死、应激性心脏病和左心室流出道梗阻等相鉴别，需进一步行床旁经胸或经食管超声（TEE）检查确诊。

由于心脏压塞发展迅速，极易造成循环难以维持和心搏骤停，因此需要尽快进行心包减压。一旦确诊，需急诊将患者转运到手术室实施开胸探查，清除心包内凝血块和血液，严密止血，并妥善引流；对于已出现循环难以维持的患者，很快将发生心搏骤停，需紧急床旁打开剑突下切口进行心包减压，为转入手术室开胸探查争取时间。特别紧急情况下，可在监护室床旁开胸解除心脏压塞并止血。

四、低心排血量综合征

低心排血量综合征（low cardiac output syndrome，LCOS）是因心排血量下降和外周脏器灌注不足引起的一组临床综合征。临床上将心脏指数（CI）低于2.0L/（min·m^2）定义为低心排，常伴以下表现：低血压（平均动脉压<60mmHg），心动过速（心率>90次/分），少尿［<1ml/（kg·h）］，代谢性酸中毒（pH<7.4、乳酸>3.0mol/L、碱剩余<–2mmol/L），混合静脉血氧饱和度下降（SvO$_2$<65%），皮肤苍白、潮湿、肢体末梢湿冷，肺淤血、低氧血症等。

冠状动脉搭桥术后LCOS是十分危险的并发症。LCOS时平均动脉压下降会引起血管收缩或桥血管痉挛，同时也会导致桥血管血流量减少，从而加重心肌缺血损伤，进一步使心排血量降低，最终将造成难以纠正的低血压状态，显著增加术后并发症发生率，如呼吸衰竭、肾衰竭、神经系统并发症等，是增加手术死亡率的危险因素。

1. 冠状动脉搭桥术后低心排的原因

（1）前负荷原因：血容量不足是造成术后心排血量下降最常见的原因。体外循环术后血管内液体渗出至第三间隙、过度利尿、术中术后失血和外周血管过度扩张均可引起有效循环血量不足；容量负荷过度也会导致心排量降低。根据Frank-Starling定律，前负荷增加时心肌初长度增加，心肌收缩力增强，每搏量增加。但如果前负荷过度增加，超过心肌纤维最适初长度，则反而使心肌收缩力减弱，每搏量减少。前负荷过度还造成心室舒张末室壁张力增加，引起心内膜下心肌缺血，进一步加重心肌收缩力减弱。

（2）后负荷原因：外周血管阻力增高加重心脏后负荷，增加心脏排血阻力，从而降低心排血量。血管收缩、术后低体温、血中儿茶酚胺浓度过高及血容量不足均可引起外周血管阻力增高。

（3）心肌收缩功能不良：心肌保护不足、心肌再血管化不完全、围术期心肌梗死、酸中毒、电解质紊乱等均可引起心肌收缩功能降低。

（4）其他原因：肺动脉高压、心律失常、心脏压塞和张力性气胸等。

2. 冠状动脉搭桥术后低心排的诊断　当考虑存在低心排时，首先应明确导致低心排的原因，进行超声心动图检查并通过体格检查和化验检查评估器官灌注情况。动脉血乳酸水平可以作为低心排严重程度的判断指标，动脉血乳酸水平的变化趋势可以作为预后的判断指标。对于病情危重或经过初始优化治疗后低心排不改善或改善不明显的患者，应进行心排血量监测。

3. 冠状动脉搭桥术后低心排的治疗　分析原因，立即纠治，调整决定心排血量的四要素：心率、前负荷、后负荷和心肌收缩力。每隔30~60分钟重复测定血流动力学指标并观察其发展趋势。

（1）优化容量负荷，维持前负荷处于最佳水平。低心排患者容量负荷的评估，应当结合CVP、超声心动图、Swan-Ganz气囊漂浮导管等多种监测数据及临床表现才更为准确，而不是仅根据单一指标来进行评估。根据容量负荷评估状况进行处理，容量不足者补充血容量，容量负荷过度患者限制入量，给予利尿剂。对于利尿效果不好的患者可考虑血液超滤治疗。血液超滤与肾小球滤过原理类似，通过滤器半透膜两侧建立的压力梯度滤出水分及中小分子物质。超滤较利尿剂能更快速、可控地降低容量负荷，并且不引起电解质紊乱。

（2）使用正性肌力药物：低心排患者出现脏器灌注不良时可选用不增加心肌耗氧的正性肌力药物。

（3）维持窦性心律，稳定心率及心律，起搏器依赖者保证房室同步。除非其他药物控制心房颤动心室率不理想，否则不推荐应用洋地黄治疗低心排。

（4）在优化前负荷、增加心肌收缩力治疗后，仍有低血压的患者可使用缩血管药物提高血压；对于后负荷增高者应用扩血管药物。

（5）纠正贫血：血红蛋白低于80g/L者，输注红细胞，维持红细胞压积＞25%。

（6）药物治疗效果不理想者，应尽早使用机械循环辅助。机械循环辅助（MCS）可以对循环系统提供有效辅助，纠正血流动力学紊乱状态，改善器官组织灌注，提高患者的生存率。首先，给予主动脉内球囊反搏（IABP）辅助；在此基础上可根据病情增加更强力的短期机械循环辅助，如VA-ECMO、Impella等，心脏功能短期内不可恢复的患者可考虑应用长期机械循环辅助，如磁悬浮人工心脏等。

（7）合并急性肾衰竭者行血液透析治疗。

（8）如果标准导联心电图提示有心肌缺血，床旁超声心动图提示心脏新出现节段收缩功能减弱或消失，则说明该区域桥血管不通畅或未完全再血管化，应急诊行冠脉造影，明确情况，决定患者是否需返回手术室重建冠状动脉吻合口，或对条件尚可而未搭桥的目标心肌区域血管进行冠状动脉搭桥术。

五、高血压

冠状动脉搭桥术后20%~30%的患者会出现高血压，术前有原发性高血压史、术后疼痛、寒战、低氧血症和高二氧化碳血症等均可引起术后高血压。高血压可引起心脏后负荷增加、创面出血、血管吻合口缝线切割撕裂等不利后果。需要静脉用药控制血压。

冠状动脉搭桥术后早期收缩压控制在90~120mmHg，术后超过8小时如无出血并发症，可放宽至140以下。适当使用镇静药如丙泊酚和右美托咪定结合静脉泵入降压药物如乌拉地尔往往可以比较满意地控制患者高血压；对于心率较快的高血压患者，可以静脉泵入短效β受体阻滞剂如拉贝洛尔或艾司洛尔，也可应用钙离子拮抗剂尼卡地平或地尔硫䓬。

六、心房颤动

术后心房颤动（postoperative atrial fibrillation，POAF）是冠状动脉搭桥术后常见的并发症。在单独行冠状动脉搭桥手术患者的发病率为15%~40%，冠脉搭桥联合瓣膜手术的患者发病率更可高达60%。POAF的发病高峰常在术后48小时内，大多数患者可自行终止，转复为窦性心律。虽然POAF是一种短暂的、自限性的术后并发症，但仍可继发较严重的问题，包括血流动力学不稳定、急性肾损伤、急性心力衰竭、脑卒中，甚至死亡。研究表明，出现POAF的患者发生永久性房颤的风险也相应增加。POAF的发病机制目前尚未明了，可能与术后交感神经激活、氧化应激、全身炎症反应等有关。

1. POAF的危险因素

（1）年龄：是目前公认的POAF独立危险因素。老年患者心脏结构和电生理方面的退行性改变是一个基础因素，55岁以上患者POAF的发病率远高于55岁以下的患者。

（2）性别：男性患者POAF发病率比女性高，产生这种性别差异的原因目前尚不明确。

（3）肥胖：是POAF的独立危险因素。肥胖患者更易发生POAF，且持续时间更长。

（4）心血管系统基础疾病：高血压、心肌梗死、心力衰竭、心律失常都是POAF的独立危险因素。

（5）呼吸系统疾病：慢性阻塞性肺疾病（chronic obstructive pulmonary disease，COPD）是POAF的重要危险因素，且重度COPD患者比轻度、中度COPD患者POAF的发作频率高，术后肺部感染也会导致POAF风险增加。

（6）慢性肾功能不全：术前合并慢性肾功能不全的患者POAF风险增加，通过肾小球滤过率下降程度可以预测发生POAF的风险。

（7）睡眠呼吸暂停综合征（obstructive sleep apnea syndrome，OSAS）：术前合并OSAS的患者发生POAF的风险较无OSAS的患者增高。

（8）外科手术因素：二次手术、手术时长、主动脉阻断时间和体外循环时间过长均是POAF的独立危险因素。

（9）电解质紊乱：低钾会诱发POAF，血清钾<4.5mmol/L与POAF风险增加相关，

其病理生理机制可能是低钾引起细胞超极化，静息电位升高，增加了心肌细胞兴奋性。临床上通常将血清钾维持在正常值上限（4.5～5.5mmol/L）以预防POAF。

（10）术后停用β受体阻滞剂：一些研究表明，与术后继续服用β受体阻滞剂的患者相比，术后停用β受体阻滞剂的患者POAF发生率更高。

2. POAF的药物预防

（1）β受体阻滞剂：可对抗交感神经张力增高和降低心肌细胞兴奋性，从而预防POAF的发生。文献Meta分析表明围术期使用β受体阻滞剂可以有效预防POAF。长期服用β阻滞剂的患者术前可不停用β受体阻滞剂，术日晨继续服药，术后第一天即恢复用药。

（2）胺碘酮：属于Ⅲ类抗心律失常药，通过阻滞钠、钾、钙通道预防心房颤动发生。但在实际临床应用中，胺碘酮可能导致心动过缓、继发甲状腺功能亢进、血清转氨酶升高等不良反应，因此并不常规用来预防POAF。

（3）他汀类药物：具有抗炎抗氧化的特性，对POAF可能有预防作用。

3. POAF的治疗　首先是控制心室率，其次为复律治疗。β受体阻滞剂控制心室率的疗效肯定，但对左心功能不全的患者应慎用；左心功能不全或血流动力学不稳定的患者首选洋地黄控制心室率；非二氢吡啶类钙离子拮抗剂对控制心室率亦有效，但维拉帕米和地尔硫䓬易引起低血压反应，以维拉帕米尤其明显。上述药物治疗如果一种无效可改用另一类药物，但至少应间隔30分钟以上，以免造成三度房室传导阻滞或心脏骤停。

心室率不快或心室率控制后可考虑进行药物复律治疗，尽量恢复并维持窦性心律。如果POAF反复发作，而且引起血流动力学紊乱，药物复律无效，则可考虑直流电复律。对于不能复律的心房颤动，应及时抗凝治疗，预防心房血栓和卒中发生。

七、急性肾损伤（acute kidney injury，AKI）

急性肾损伤（AKI）是体外循环心脏手术的常见并发症，可增加手术死亡率，并延长住院时间。根据不同的诊断标准，心脏手术患者术后AKI的发生率在20%～40%。改善全球肾脏病预后组织（KDIGO）提出的诊断标准是48小时内血肌酐水平升高≥26.5μmol/L或7天内升高超过基础值的1.5倍以上，或尿量减少［<0.5ml/（kg·h）］且持续6小时以上。

体外循环冠状动脉搭桥术后的AKI原因复杂，体外循环过程的影响，包括术中灌注压低、非搏动性血流、血细胞破坏、炎性介质释放等均是AKI发生的影响因素，因此，体外循环时间过长是独立危险因素。术后低血压、应用肾毒性药物和LCOS等也是重要的影响因素。其他的危险因素，有术前肾功能不全、近期心血管造影检查、高龄、糖尿病、严重左心室功能不全等。

1. **AKI的预防**　无特异性预防药物。对于那些有肾衰竭危险因素的患者，围术期应避免使用肾毒性药物；冠状动脉造影后血肌酐升高者，如病情允许，应适当延迟手术时间；正确的术中术后处理，有创监测心脏前负荷、心排血量、平均动脉压并及时调整至合理水平，改善LCOS和充血性心力衰竭，有助于防止肾脏损害。

2. **AKI的治疗**　主要是避免应用肾毒性药物、改善肾脏灌注、利尿剂和血液透析治疗。对有肾衰竭危险因素的患者，术中及术后使用小剂量多巴胺2～4μg/（kg·min）扩张肾动脉，改善肾脏灌注。尽管其利尿作用已十分明确，但尚无证据表明可保护肾脏免受损伤。对肾衰竭、严重LCOS等重症患者，血液透析是有效的替代方法。血液透析治疗应及早进行，不能待出现内环境紊乱、血流动力学失调以及多脏器功能衰竭才启动。

八、围术期心肌梗死

冠状动脉搭桥术后围术期心肌梗死是术后严重的并发症，一旦发生死亡率明显升高。随着手术和心肌保护技术的日益成熟，目前多数心脏中心的冠脉搭桥术死亡率在1%以下，围术期心肌梗死已不多见。其发生原因可能与以下因素有关：心肌再血管化不彻底；心肌血运重建不满意，如桥血管痉挛、血栓栓塞、闭塞及吻合口狭窄等；术后LCOS，两者常互为因果，需分析和鉴别首因；术后心律失常，如POAF或心动过速等。

1. **冠脉搭桥术后围术期心肌梗死的诊断**　由于手术因素的影响，冠脉搭桥术后诊断围术期心肌梗死比较困难。心肌梗死的定义是由心肌缺血引起的有明确心肌损伤或坏死的证据，心肌标志物升高和（或）伴随典型症状、心电图改变、新出现的存活心肌减少或新出现的室壁运动异常。由于手术引起的心脏损伤及心肌保护不好也可引起心肌标志物升高，术后心包的炎症反应也可出现心电图改变，因此术后ST-T段改变和心肌标志物升高并非都存在心肌梗死。但如果心肌酶升高超过上限的10倍以上，同时出现新发病理性Q波或新发左束支传导阻滞，或冠脉造影提示桥血管或冠脉闭塞，或有存活心肌减少/新发室壁节段运动异常的影像学证据，则对诊断有重要意义。

（1）心肌标志物升高：心肌标志物明显升高是诊断围术期心肌梗死的必要条件。常规冠脉搭桥术后62%～90%的患者术后可能会出现心肌酶不同程度升高，但一般在正常上限的10倍以内。冠脉搭桥术后心肌标志物升高程度还与术后30天死亡率呈正相关。

肌钙蛋白是比肌酸激酶同工酶（CK-MB）更敏感的冠脉搭桥术后围术期心肌梗死诊断指标。术后早期心肌标志物明显升高，需考虑桥血管不通畅，或术中术后心肌保护不满意，或冠状动脉远端栓塞等原因。

（2）新发Q波：围术期心肌梗死患者中新发Q波仅出现于4%～5%的患者，在心脏扩大、长时间体外循环、再次冠状动脉搭桥、冠状动脉搭桥同期合并其他手术的患者发生率较高。新发Q波通常提示新发心肌梗死，多是由于冠脉远端心肌灌注差所致。新发Q波心肌梗死强烈提示患者预后差、围术期死亡率高，而其他心电图改变如ST段抬高/压低或T波改变等对死亡率并无影响。

（3）急诊冠脉造影：当临床表现明显提示心肌缺血，如明显缺血性心电图改变、血流动力学不稳定、新发室壁节段运动异常、频发室性心律失常等，均高度提示可能存在大面积围术期心肌梗死，需紧急冠脉造影检查明确是否冠脉原因并进行处理。

2. 冠脉搭桥术后围术期心肌梗死的治疗　进行规范的抗血小板治疗、血流动力学支持、标准的药物治疗、纠正电解质紊乱和心律失常。同时密切监测心肌标志物，怀疑大面积围术期心肌梗死时尽早行冠脉造影检查，必要时进行经皮球囊扩张/支架置入或再次行冠状动脉搭桥以改善预后。

九、脑卒中

脑卒中包括缺血性和出血性卒中，缺血性卒中的发病率高于出血性卒中。缺血性脑卒中是指因缺血所致的脑细胞死亡，主要根据神经病理学、神经影像学和（或）永久性神经损伤的临床症状进行诊断。大面积脑梗死可致残、致死，而小的脑梗死可能没有临床表现（隐匿性卒中）。John等回顾分析19244例患者，发现冠状动脉搭桥术后卒中发病率为1.4%，卒中后死亡率为24.8%。德国学者报道，单独冠脉搭桥手术患者的术后脑卒中发病率为1.7%，同期施行心脏瓣膜手术时术后脑卒中发病率上升至3.3%。缺血性卒中的主要原因包括栓塞、血栓形成和脑灌注不足。术后患者意识恢复差，应警惕脑损伤，进一步脑电图、脑CT、眼底检查等有助于明确诊断。

1. 冠状动脉搭桥术后脑卒中的危险因素

（1）年龄：高龄是心脏外科围术期脑损伤的独立危险因素。

（2）升主动脉粥样硬化和钙化：动脉粥样硬化尤其是主动脉粥样硬化的病变程度与脑损伤呈正相关。手术中涉及主动脉的操作，如主动脉插管、阻断钳的开放、闭合和血管吻合等，均可能引起主动脉内膜下斑块碎裂或脱落，随血流栓塞脑血管则引起缺血性脑卒中。

（3）颈动脉狭窄：是脑损伤的独立预测性因素。颈动脉狭窄患者心脏手术围术期脑损伤的发生率为22%。

（4）体外循环时长：微栓子、气栓、低灌注被认为是体外循环相关脑损伤的主要原因。尸检的病理结果证实，体外循环心脏术后患者的脑血管中存在直径$<200\mu m$的微小栓子，其主要成分为脂滴。术中手术野内的游离脂滴经回收血液的吸引器进入体外循环管路，因体外循环过滤保护装置对此类栓子滤过作用有限，进入血液循环后可直接导致脑部细小毛细血管动脉堵塞。

（5）术后心房颤动：是脑卒中的高危因素。Zimmer等对1783例心脏手术患者的回顾性研究显示，1569例接受冠状动脉搭桥手术患者在术后给予药物等干预使心房颤动发生率降低50%，围术期脑卒中发生率随之降低。

（6）既往卒中史：对于新近有脑血管意外的患者，预防术后脑卒中的措施是推迟手术，如果冠状动脉狭窄程度和症状允许最好延迟4周后手术。

2. 冠状动脉搭桥术后脑卒中的防治

（1）术前检查X线胸片、胸部CT均可提示升主动脉有钙化斑块；经食管超声心动图（TEE）以及术中触诊有助于排查到术前漏诊的主动脉内大的非钙化斑块；主动脉外膜超声（EAS）排查动脉壁内的斑块较触诊和TEE有更好的优越性，但目前尚未成为临床常规。升主动脉插管、钳夹和血管吻合时避开厚度超过3mm的粥样硬化斑块区域；对于严重钙化的升主动脉，可不停跳完成远端吻合口，在乳内动脉近端或无名动脉近端做吻合口。

（2）术前对于年龄大于65岁，有长期高血压史、脑卒中史，颈动脉有杂音、左主干病变患者，常规进行颈动脉超声检查，明确有无颈动脉狭窄及其程度。对于无临床症状，双侧颈动脉狭窄超过75%的患者，以及有症状的单侧颈动脉狭窄患者，术前予以干预性治疗。

（3）体外循环应用膜式而非鼓泡式氧合器，动脉管路应用40μm微栓过滤器，术中注意保持平均动脉压（MAP）>50mmHg，以维持足够的脑灌注流量；术中常规监测脑氧饱和度，有助于及时发现和处理脑灌注不足；术野充布CO_2等，上述措施均有助于减少体外循环相关的脑卒中发生率。

（4）术后积极防治POAF，及早开始抗凝治疗是预防术后脑卒中的有效手段。

（5）治疗上控制体温，头部低温保护（水毯、冰帽），降低脑氧消耗；根据具体情况采取镇静、脱水、激素、降颅压等措施；要特别注意防止过度换气，以免引起颅内压升高，加重脑损伤；适当应用改善脑细胞营养代谢的药物；全身营养支持；适度给予镇静剂和肌松剂抑制抽搐；防止肺部感染和褥疮等并发症；必要时及时采取高压氧治疗。

（杨晓涵）

参考文献

[1]Paul S.Myles, Julian A.Smith, Andrew Forbes, et al.Tranexamic Acid in patients undergoing coronary-artery surgery[J].N Engl J Med, 2017, 376(2):136-148.

[2]围术期出凝血管理麻醉专家共识协作组.围术期出凝血管理麻醉专家共识[J].中华麻醉学杂志，2020，40（9）：1042-1053.

[3]Meesters MI, von Heymann C.Optimizing perioperative blood and coagulation management during cardiac surgery[J].Anesthesiol Clin, 2019, 37(4):713-728.

[4]中国医师协会心力衰竭专业委员会，国家心血管病专家委员会心力衰竭专业委员会，中华心力衰竭和心肌病杂志编辑委员会.经皮机械循环辅助临床应用管理中国专家共识[J].中华心力衰竭和心肌病杂志，2020，4（3）：145-158.

[5]Sunil K.Sahai, Konstantin Balonov, Nathalie Bentov, et al.Preoperative management of cardiovascular medications:A Society for Perioperative Assessment and Quality Improvement(SPAQI)consensus statement[J].Mayo Clin Proc, 2022, 97(9):1734-1751.

[6]Extracorporeal Life Support Organization.ELSO interim guidelines for Venoarterial Extracorporeal Membrane Oxygenation in adult cardiac patients[J].ASAIO J, 2021, 67(8):827-844.

[7]David Conen, Wang MK, Devereaux PJ, et al.New-onset perioperative atrial fibrillation after coronary artery bypass grafting and long-term risk of Adverse Events:An Analysis from the CORONARY Trial[J].Journal of the American Heart Association, 2021, 10(12):e020426.

[8]Meersch M, Zarbock A.Prevention of cardiac surgery-associated acute kidney injury[J].Curr Opin Anaesthesiol, 2017, 30(1):76-83.

[9]Tim Montrief, Alex Koyfman, Brit Long.Coronary artery bypass graft surgery complications:A review for emergency clinicians[J].Am J Emerg Med, 2018, 36(12):2289-2297.

[10]Phillip E Vlisides, Laurel E Moore.Stroke in surgical patients[J].Anesthesiology, 2021, 134(3):480-492.

第十五章
影像医学在冠心病中的应用

目前应用于指导冠心病诊治的无创性影像学技术主要包括超声心动图、核素心肌显像、冠状动脉CT血管成像（coronary computed tomography angiography，CCTA）及心脏磁共振成像（cardiac magnetic resonance，CMR），本章就后面三种进行介绍。

第一节　核素心肌显像

核素心肌显像是较早应用于心血管疾病的无创性影像学检查方法，早在20世纪70年代，负荷/静息心肌灌注显像就开始广泛用于临床评估局部心肌灌注，发展到今天，已积累了大量的循证医学数据。

随着心血管疾病循证医学的发展和相关理念的更新，对冠心病的诊断和治疗从以解剖狭窄为中心逐渐转向解剖狭窄＋功能异常的精准化、个体化治疗，核素心肌显像作为一种重要的无创功能分子影像技术日益受到重视。

核素心肌显像包括核素心肌灌注显像、心肌代谢显像、心脏受体显像等，目前国内临床最常用的是心肌灌注显像（myocardial perfusion imaging，MPI）和^{18}F-脱氧葡萄糖（fluorodeoxyglucose，FDG）心肌代谢显像。大量循证医学证据表明，核素心肌显像在冠心病的诊断、危险分层、存活心肌检测、治疗决策制订、疗效评价、预后评估中具有重要的临床价值。其中，核素心肌灌注显像是诊断冠心病患者心肌缺血准确且循证医学证据最充分的无创性方法，核素心肌葡萄糖代谢显像是目前评价存活心肌的"金标准"，PET心肌灌注显像是目前临床无创测定心肌血流量的"金标准"。

一、心肌灌注显像

1. 显像原理　心肌灌注显像是利用正常或有功能的心肌细胞选择性摄取某些碱性阳离子或核素标记化合物的作用，应用SPECT（CT）或PET（CT）进行断层显像，可使正常或有功能的心肌显影，而坏死的心肌以及缺血心肌则不显影（缺损）或影像变淡

（稀疏），从而达到诊断心肌疾病和了解心肌供血情况的目的。由此可见，心肌显影需同时满足两个条件：①有血流灌注；②心肌存活。因此，心肌灌注显像除能准确反映心肌局部的血流情况外，心肌对显像剂的摄取也是反映心肌细胞存活与活性的重要标志。

诊断冠心病心肌缺血需要同时进行静息心肌灌注显像和负荷心肌灌注显像。这是因为冠状动脉具有很好的储备功能，静息状态下，即使冠状动脉明显狭窄，心肌血流仍可无明显异常；而负荷（运动或药物）时病变血管可由于冠状动脉储备功能障碍，心肌血流增加受限，表现为相应心肌区域显像剂分布稀疏或缺损。因此，心肌缺血的诊断通常应进行负荷心肌灌注显像和静息心肌灌注显像并进行对比（图15-1）。

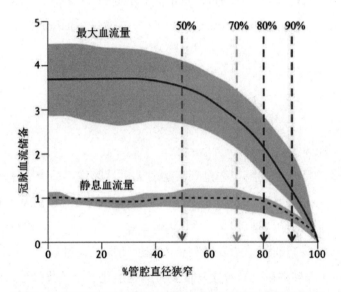

图15-1　冠状动脉管腔狭窄程度与冠状动脉血流量关系图

注：冠状动脉血流储备丰富，最大血流量可达静息时的 3～4 倍。静息血流量可在很大范围内保持稳定，只有当冠状动脉狭窄达到 80% 以上时，静息血流量才开始下降，但最大血流量在冠脉狭窄达 50% 时就开始下降。

引自：Gould KL，Lipscomb K，Hamiton GW.Physiologic basis for assessing critical coronary stenosis. Instantaneous flow response and regional distribution during coronary hyperemia as measures of coronary flow reserve[J].Am J Cardiol，1974，33（1）：87-94.

2. **显像剂**　理想的心肌灌注显像剂应具备下列条件：①首次通过心肌组织的摄取率高，并有适宜的心肌滞留，能获得稳定的心肌图像；②心肌摄取与心肌血流量呈现良好的线性关系；③肝、肺等临近心脏的靶器官摄取较低或清除较快，避免对心脏图像的干扰；④制备方法简便，成本低廉，适于商业配送。

目前用于心肌灌注显像的药物较多，常用的有两类：一是单光子发射显像的药物，用于SPECT（CT）心肌灌注显像，如 ^{201}Tl、^{99m}Tc-甲氧基异丁基异腈（^{99m}Tc-sestamibi，^{99m}Tc-MIBI）、^{99m}Tc-Tetrofosmin等。另一类是正电子发射显像的心肌灌注显像药物，用于PET（CT）心肌灌注显像，如$^{13}N-NH_3$、^{82}Rb、$^{15}O-H_2O$等。

（1）单光子发射显像药物（表15-1）

1）^{201}Tl：临床使用最早的心肌灌注显像剂，由回旋加速器生产，物理半衰期73小时。因图像质量不理想，现在临床已较少使用。

2）^{99m}Tc-甲氧基异丁基异腈（^{99m}Tc-MIBI，国外商品名Cardiolite）：1990年被美国FDA批准用于心脏显像，目前仍是国内心肌灌注显像的一线用药。

3）^{99m}Tc-Tetrofosmin（P53，替曲膦）：1996年被FDA批准用于心脏显像，是国外常用心肌灌注显像剂。

表15-1　^{201}Tl、^{99m}Tc-MIBI、^{99m}Tc-Tetrofosmin特性比较

特性	^{201}Tl	^{99m}Tc-MIBI	^{99m}Tc-Tetrofosmin
制备	回旋加速器	发生器/药盒	发生器/药盒
主要能量（keV）	70、167	140	140
半衰期（小时）	73	6	6
化学类别/电荷	元素阳离子	异腈阳离子	二膦阳离子
摄取机制	Na/K泵主动转运	被动扩散、负电位	被动扩散、负电位
心肌细胞定位	细胞质	线粒体	线粒体
细胞内状态	游离	结合形式	结合形式
使用剂量（MBq）	74～111	740～925	740～925
首过摄取率	85%	65%	50%
再分布	有	无	无
机体清除途径	肾脏	肝脏	肝脏
注射后显像时间			
负荷	10分钟	45～60分钟	5～15分钟
静息	3～4小时	60～90分钟	30分钟

（2）正电子发射显像药物：PET（CT）心肌灌注显像与SPECT（CT）心肌灌注显像相比，时间和空间分辨率更高、图像衰减校正技术更完善，图像质量更优，且能同时进行心肌血流绝对定量，即通过基础和最大充血状态下心肌血流获得心肌血流储备（myocardial flow reserve，MFR）或称冠状动脉血流储备（coronary flow reserve，CFR），PET（CT）是公认的无创检测CFR的"金标准"。目前，随着PET（CT）显像仪器逐渐普及、回旋加速器安装增多，使得PET（CT）心肌灌注显像的应用日益增多。目前用于PET（CT）心肌灌注显像的放射性药物特性如下（表15-2）：

表15-2 $^{13}N-NH_3$、$^{82}RbCl$、$^{15}O-H_2O$特性比较

特性	$^{13}N-NH_3$	$^{82}RbCl$	$^{15}O-H_2O$
制备	回旋加速器	$^{82}Sn/^{82}Rb$ 发生器	回旋加速器
半衰期	10 分钟	1.3 分钟	2.1 分钟
能量（MeV）	1.09	3.15	1.73
软组织中的射程	5.4mm	15.0mm	7.3mm
使用剂量（MBq）	370 ~ 740	1480 ~ 2220	–
摄取机制	被动扩散	Na/K 泵主动转运	自由扩散
首过摄取率	70% ~ 80%	60%	95%
临床应用	心肌血流灌注+定量	心肌血流灌注	心肌血流定量，用于研究

3．负荷试验　是负荷心肌灌注显像不可缺少的组成部分，根据负荷方法的不同分为运动负荷试验和药物负荷试验两种，前者可以选择平板或踏车，后者可采用血管扩张类药物（例如腺苷、ATP、瑞加诺生）或增加心肌耗氧类药物（例如多巴酚丁胺）。运动和药物负荷效果基本相同，诊断冠心病的准确性和安全性相近。

（1）运动负荷试验：对于可以运动且能达到运动终点者，运动负荷试验是首选的负荷试验方式。运动负荷时，冠状动脉血流量可较静息时增加2~3倍。

1）试验前准备：①检查前停用β受体阻滞剂48小时，根据负荷试验目的（如用于诊断或疗效评估）不同，选择性停用硝酸盐和钙通道阻滞剂12~48小时；②检查前禁食4~6小时或饭后2小时为宜，防止出现胃部不适并尽量减少内脏血液分布；③连接12导联心电图及血压，记录患者情况，并向患者说明检查方法；④建立静脉输液通道。

2）运动负荷试验：可采用活动平板或自行车功量计，并按运动量分级方案逐级实施。运动过程中，密切观察病情，注意心电图及血压变化，并每3分钟记录心率及血压。待到达所需要运动量或终止指标时静脉注入放射性显像剂，并鼓励患者继续运动30~60秒。运动试验结束后继续监测心电图和血压3分钟，患者平稳后结束运动试验。

终止运动的指标：①达到次级量心率［（220－年龄）×85%，约195－年龄］；②心绞痛发作；③收缩压超过240mmHg或舒张压超过120mmHg；④与基线相比收缩压下降≥10mmHg；⑤心电图ST段呈水平型或下斜型压低≥0.1mV；⑥严重心律失常，如频发室性期前收缩、多元性室性期前收缩、室上性或室性心动过速；⑦疲劳、呼吸困难等无法继续运动。

运动试验阳性评定标准：①运动试验中出现典型心绞痛；②运动试验中或运动试验后心电图出现ST段水平或下斜型压低≥0.1mV，或原有ST段下降者，运动试验后在原有基础上再下降0.1mV；③运动试验中血压下降者。

3）运动负荷试验禁忌证：①高危不稳定型心绞痛。但目前病情稳定，且心电图未显示缺血，血清标志物未显示心肌损伤的胸痛综合征患者可以进行运动负荷试验；②失代偿性或未充分控制的充血性心力衰竭；③静息时，收缩压>200mmHg，或舒张压>110mmHg；④不受控制的心律失常（引发症状或血流动力学改变）；⑤严重症状性主动脉瓣狭窄；⑥急性肺栓塞；⑦急性心肌炎或心包炎；⑧急性主动脉夹层；⑨重度肺动脉高压；⑩急性心肌梗死（小于2~4天），即使临床情况稳定；⑪急性症状性疾病。

（2）药物负荷试验：对于不能运动或年老体弱预期不能达到次级量心率的患者，起搏器植入的患者，行心肌血流定量显像的患者，可选择药物负荷试验。

临床实践发现，约有50%的门诊患者和75%的住院患者，包括约30% 75岁以下以及约50% 75岁以上的患者达不到运动量。而运动量不足容易低估心肌缺血的程度和范围。因此对于不能充分运动和因非心脏原因或受心理因素限制无法运动的患者，药物负荷试验是一种有效的替代方法。

目前临床上常用的扩血管类负荷药物有腺苷、ATP、瑞加诺生，药理作用类似。静脉注射腺苷或其类似物ATP、瑞加诺生后，腺苷在组织或血液中的浓度增高，可激活四种腺苷受体亚型：A_1、A_{2A}、A_{2B}和A_3。只有激活冠状动脉平滑肌细胞膜上的A_{2A}受体会产生冠状动脉舒张作用，使相应部位心肌血流量增加，而狭窄冠状动脉扩张受限或不能扩张，相应部位心肌血流量无明显增加，可借此检测出心肌血流灌注异常。外源性腺苷激活其他受体会造成药物负荷试验的不良反应，如头痛、面部潮红、胸闷、胸痛、气促、腹部不适等，因腺苷、ATP半衰期极短（<10秒），停药后上述症状很快消失，很少需要注射拮抗剂氨茶碱。瑞加诺生对A_{2A}受体的亲和性高于其他受体，可减少不良反应的发生。

对于无法运动并有血管扩张药使用禁忌证（如有症状的哮喘）的患者，可以使用多巴酚丁胺作为替代药物。多巴酚丁胺是一种增强心肌收缩力的药物，通过作用于心肌β_1受体，使心率增快、收缩压升高、心肌收缩力增强、心肌耗氧量增加，达到与运动负荷试验相类似的作用。

1）试验前准备：检查前停用含有甲基黄嘌呤的药物和食物（如茶碱和咖啡因）12~24小时，余同运动负荷试验。

2）药物负荷试验：不同负荷药物药理作用及使用方法见表15-3。

表15-3 腺苷、ATP、瑞加诺生、多巴酚丁胺药理作用及使用方法

	腺苷	ATP	瑞加诺生	多巴酚丁胺
药理作用	激活 A_1、A_{2A}、A_{2B}、A_3 受体	分解为 ADP、AMP 及腺苷起作用	激活 A_{2A} 受体，亲和力较 A_1、A_{2B}、A_3 受体高 10 倍以上	作用于 β_1 肾上腺素能受体

续表

	腺苷	ATP	瑞加诺生	多巴酚丁胺
给药方式	输液泵静脉输注	输液泵静脉输注	静脉推注	输液泵静脉输注
剂量	0.14mg/（kg·min）	0.16mg/（kg·min）	0.4mg	5μg/（kg·min）逐渐增加到最大剂量40μg/（kg·min）
注射持续时间	6分钟	5分钟	10秒推注	不定
放射性药物注射时间	药物泵入第3分钟	药物泵入第3分钟	药物推注后10~20秒	达最大耐受剂量后1分钟
作用持续时间	输注停止后10秒	输注停止后13秒	2.3分钟	输注停止后2分钟
不良反应发生率	70%~80%	70%~80%	70%~80%	50%~80%

3）药物负荷试验禁忌证：腺苷类药物因其作用的非选择性，有下列疾病时禁止使用：①持续喘息并伴有支气管痉挛肺部疾病的患者或有显著反应性气道病史的患者；②二度或三度房室传导阻滞、窦房结病变，且无功能性起搏器患者；③收缩压低于90mmHg；④未加以控制的高血压（收缩压>200mmHg或舒张压>110mmHg）；⑤已知对腺苷过敏；⑥不稳定性心绞痛、急性冠脉综合征或急性心肌梗死后小于2~4天。多巴酚丁胺负荷试验禁忌证基本与运动负荷试验相同。

4. 图像解读　心肌灌注显像的图像分析可分为定性和定量两种。

（1）定性分析：即肉眼分析。断层图像通过计算机软件技术处理后得到心肌三个轴向的断层图像，即短轴、水平长轴、垂直长轴。

心肌灌注显像正常时，整个左心室（left ventricle，LV）心肌摄取显像剂相对均匀，不同室壁的放射性计数分布变化不超过20%。右心室（right ventricle，RV）静息影像显示不清，运动负荷后可以显影，摄取量明显少于左心室。RV肥大会导致摄取增加。心房常不可见（图15-2）。

心肌灌注显像异常时，根据静息与负荷时心肌灌注图像对比分析，可有以下异常表现（图15-3至图15-5）。

1）可逆性灌注缺损：负荷显像时出现放射性稀疏或缺损，静息显像原放射性稀疏或缺损区可见放射性充填，考虑心肌缺血。

2）不可逆性灌注缺损：负荷显像出现放射性稀疏或缺损，静息显像无变化，可见于：陈旧性心肌梗死、冬眠心肌、软组织衰减（如乳房、膈肌衰减）。

3）部分可逆性灌注缺损：负荷显像时出现放射稀疏或缺损，静息显像时有部分充填，考虑心肌梗死与心肌缺血并存。

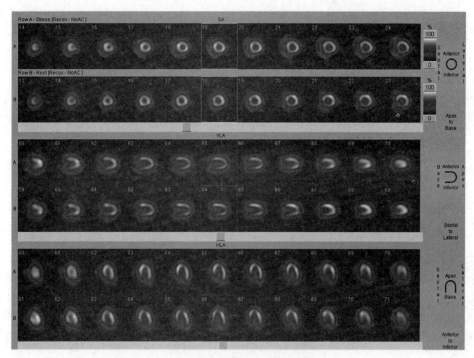

图15-2　正常心肌断层影像

第1、2横排分别为运动负荷后和静息时短轴；第3、4横排为运动负荷后和静息时垂直长轴；第5、6横排为运动负荷后和静息时水平长轴。

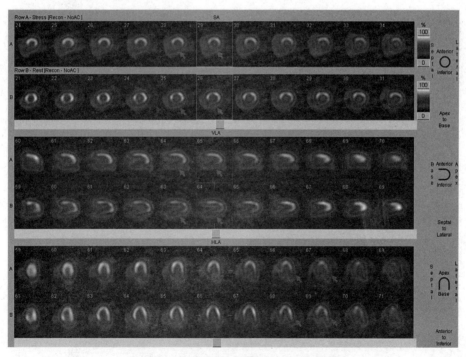

图15-3　可逆性心肌缺血心肌断层影像

第1、3、5排为运动负荷心肌灌注影像，示下壁中段和基底段、下侧壁基底段心肌放射性分布稀疏；第2、4、6排为静息心肌灌注影像，示稀疏区放射性填充，提示为可逆性缺血。

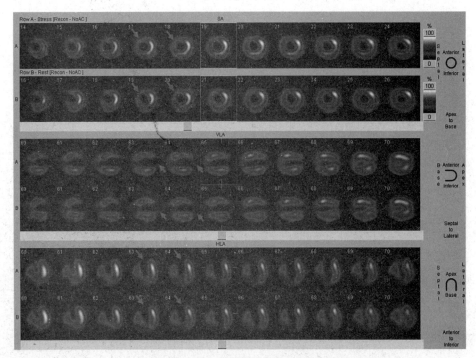

图15-4　心肌梗死心肌断层影像

　　第1、3、5排为运动负荷心肌灌注影像，示广泛心尖部、前壁中段及间隔放射性分布明显稀疏至缺损；第2、4、6排为静息心肌灌注影像，示稀疏缺损区未见明显放射性填充，提示为心肌梗死。

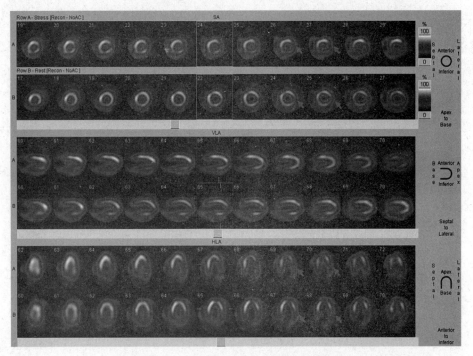

图15-5　心肌梗死＋缺血心肌断层影像

　　第1、3、5排为运动负荷心肌灌注影像，示侧壁中段、基底段放射性分布稀疏至缺损；第2、4、6排为静息心肌灌注影像，示稀疏缺损区部分放射性填充，提示为心肌梗死＋缺血。

（2）定量分析：是借助于计算机软件，将研究对象与正常数据库资料进行对比分析，获得的一组量化指标。内容包括：心肌灌注显像的定量分析、门控心肌灌注显像左心室功能的定量分析。

1）心肌灌注显像的定量分析：根据美国心脏病协会17节段区分法与5分评分法（0＝正常，1＝放射性轻度减低，2＝放射性中度减低，3＝放射性重度减低，4＝放射性缺损）对心肌灌注图像进行分析评分，最终获得：左心室负荷总积分（summed stress score，SSS），静息总积分（summed rest score，SRS）和差值总积分（summed difference score，SDS）（图15-6，图15-7）。SDS提示心肌缺血的信息，缺血面积＝SDS/68×100%。

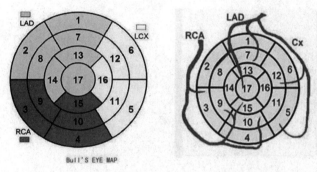

图15-6　SPECT心肌灌注图像17节段划分标准及冠状动脉解剖结构与局部心肌节段关系

17节段命名：1：前壁基底段，2：前间隔基底段，3：后间隔基底段，4：下壁基底段，5：下侧壁基底段，6：前侧壁基底段，7：前壁中段，8：前间隔中段，9：后间隔中段，10：下壁中段，11：下侧壁中段，12：前侧壁中段，13：前壁心尖段，14：室间隔心尖段，15：下壁心尖段，16：侧壁心尖段，17：心尖段。LAD：左前降支；LCX：左回旋支；RCA：右冠状动脉。

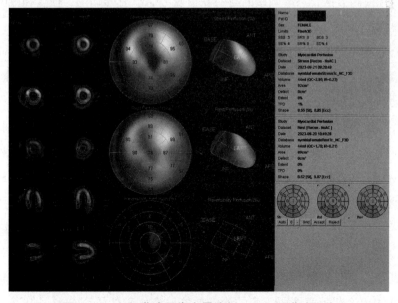

图15-7　心肌灌注显像定量分析——心肌灌注评分

2）左心室功能：心肌灌注显像同时加入心电门控，可以获得左心室功能参数，包括射血分数（ejection fraction，EF）、收缩末期容积（end-systolic volume，ESD）、舒张末期容积（end-diastolic volume，EDV）、室壁运动（wall motion，WM）、室壁增厚率（wall thickening，WT）及机械收缩同步性（图15-8）。

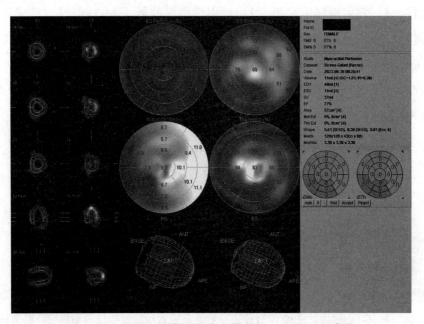

图15-8　门控心肌灌注显像定量分析——左心室功能

5. 临床应用

（1）冠心病的诊断及鉴别诊断：核素心肌灌注显像是国际公认的诊断冠心病的最可靠的无创性检测方法，可准确诊断心肌缺血及心肌缺血的部位、程度和范围，常用于稳定性冠心病（stable coronary artery disease，SCAD）的诊断及鉴别诊断。

核素心肌灌注显像的最佳适应证是验前概率（pre-test probability，PTP）15%～85%的中度危险的患者。与CCTA比较，两者虽均适用于中危患者，但又各有侧重，CCTA侧重在冠状动脉解剖形态诊断，因其具有更高的阴性预测值，更适用于冠心病低度可能、既往无冠心病病史且预期可以获得较高图像质量的患者。而SPECT侧重在心肌血流灌注功能诊断，更适用于冠心病可能性较高的患者，可以明确心肌缺血的范围及程度，指导进一步治疗；对于CCTA或冠脉造影提示临界病变（冠状动脉狭窄40%～80%）的患者、冠状动脉异常起源、心肌桥的患者，首选行心肌灌注显像，明确有无心肌缺血，以指导下一步治疗；而CCTA图像质量欠佳、冠状动脉严重钙化，或是因碘造影剂过敏、肾动脉不全等无法行CCTA检查时，SPECT MPI也是很好的替代检查方法。对于疑诊冠状动脉微血管病变患者、均衡性三支病变患者可以选择心肌血流定量检测CFR。

SPECT MPI诊断阻塞性冠心病的诊断效能已有大量的研究，根据报道，运动负荷

SPECT MPI诊断冠心病的敏感度为82%~88%，特异度为70%~88%；药物负荷SPECT MPI诊断冠心病敏感度为88%~91%，特异度为75%~90%，两者诊断效能相近，可根据各自的适应证做出恰当的选择。

与SPECT MPI相比，PET有更优的分辨率和完善的图像衰减校正技术，且显像时间短、辐射低，还可进行心肌血流定量、无创评价MFR和CFR，PET MPI诊断效能优于SPECT MPI，文献报道，PET MPI诊断冠心病的灵敏度为94%~98%，特异性为86%~100%。但是，SPECT MPI简便易行，卫生经济学更优，临床应用较PET MPI更广泛。

（2）危险分层及预后评价：对于确诊SCAD的患者，应根据临床情况、心功能、运动负荷心电图及影像学检查等进行危险分层，并根据危险分层结果制订合理的治疗策略。MPI是SCAD患者危险分层的重要无创影像学手段，缺血面积对SCAD患者危险分层具有重要意义。研究表明，MPI心肌缺血范围越大，心脏不良事件发生率越高。负荷MPI缺血面积>10%的患者心血管年死亡率>3%，缺血面积1%~10%的患者心血管年死亡率为1%~3%；无心肌缺血的患者预后大多良好，心血管年死亡率<1%。

当负荷心肌灌注显像正常时，预示着相当长的一段时间内患者发生心脏事件的概率很低，患者预后良好。在一项大于10万例患者的随访分析中发现，SPECT显像正常患者，发生年事件率（死亡或心肌梗死）为0.6%，而SPECT显像异常患者，年事件率为5.9%。

除缺血面积外，左室一过性缺血性扩大（transient ischemic dilation，TID）、LVEF降低（<35%）、负荷诱导的左室功能异常（运动负荷LVEF<45%或负荷LVEF降低≥10%）、右室心肌摄取等均提示高风险。

（3）指导治疗：冠心病的治疗分为药物治疗和血运重建治疗，包括冠状动脉旁路移植术（coronary artery bypass grafting，CAGB）和经皮冠状动脉介入治疗（PCI）。冠状动脉血运重建适用于经强化药物治疗仍有缺血症状或存在较大范围心肌缺血（缺血面积>左心室的10%）证据的SCAD患者。

冠状动脉狭窄并不等于心肌缺血。研究表明，冠状动脉狭窄50%~70%的患者，仅35%患者血流储备分数（fractional flow reserve，FFR）<0.8，而冠状动脉狭窄>70%的患者，约24%患者FFR>0.8。因此仅凭冠状动脉狭窄程度决定是否血运重建可能会导致过度治疗或治疗不足，而将冠状动脉狭窄的解剖结构与心肌缺血的功能评价结合，更有助于患者的精准诊断和治疗。

核素心肌灌注显像是国内外应用广泛、循证医学证据最充分的评价心肌缺血的无创性方法。对于SCAD患者，利用核素心肌灌注显像明确冠状动脉狭窄是否引起心肌缺血，明确缺血的部位、程度和范围，明确"罪犯血管"，对于指导血运重建治疗具有重要的意义。SCAD患者在血运重建术前利用核素心肌灌注显像指导治疗，可以显著降低心肌梗死发生率和全因死亡率。大组随机对照临床研究证明，稳定性心绞痛患者的内科药物治疗与冠状动脉介入治疗的效果比较，无统计学差异。但亚组分析表明，PCI前心肌灌注显像显示有明显心肌缺血的患者，PCI疗效优于内科药物治疗组。而且，不论是PCI组还是内科药物治疗组，治疗后SPECT检查显示正常或心肌缺血范围明显缩小的患者，其预后均好于治疗后心肌缺血范围无明显改变的患者。

（4）疗效评价及随访：通过对冠心病患者治疗前后心肌缺血部位、范围及程度的比较，可以直观的评价治疗效果。PCI术后支架再狭窄是临床面临的难题，术后4～6个月行心肌灌注显像可诊断再狭窄，且心肌缺血的程度与范围可作为再次血运重建治疗的适应证评价指标。CABG术后患者行心肌灌注显像的目的在于评价桥血管的供血功能、发现是否存在其他的缺血区域以及推测是否发生了桥血管的再狭窄。

血运重建术后行心肌灌注显像的适应证包括：①评价有症状患者是否存在心肌缺血；②不完全再血管化的无症状患者拟行再次血运重建术前的评价；③无症状患者CABG术后≥5年。

6. 心肌血流定量　SPECT心肌灌注显像虽然已得到临床的广泛应用，但传统的SPECT MPI本质上还是属于定性诊断技术，即发现心肌缺血主要依赖于相对的心肌放射性分布不均匀，因此其诊断效能还存在不足。迫切需要建立客观、可量化的指标来提高SPECT MPI对冠心病的诊断效能，传统的SPECT MPI从定性诊断向定量转变已成为临床的必然要求。

相对于其他无创性影像学技术，MPI在心肌血流定量方面更加成熟，利用正电子发射型计算机断层显像测定心肌血流量和冠脉血流储备被公认是最为准确的方法，但由于PET显像药物制备成本较高，难以普及推广。基于SPECT MPI的心肌血流定量技术是近年来的重大进展，动态采集技术和物理校正技术的完善是SPECT心肌血流定量得以实现的关键。研究表明，采用具备进行快速动态断层显像能力的传统碘化钠晶体［NaI（Tl）］SPECT/CT仪或新型碲锌镉心脏专用SPECT仪（cadmium zinc telluride-SPECT, CZT-SPECT）均可进行心肌血流定量显像。

国内外近期的临床研究已证实了SPECT心肌血流定量技术在心肌缺血诊断的灵敏度方面明显优于传统的SPECT MPI定性诊断技术，主要的优势在于克服了冠脉多支病变"均衡性缺血"造成的假阴性，以及提高了临界狭窄病变轻度缺血的诊断准确性。心肌血流定量技术对冠状动脉微循环病变也有诊断价值，当心外膜冠脉无狭窄时，CFR降低，可提示存在微血管病变。但目前该方法仍处于探索阶段。

SPECT/CT定量心肌灌注MBF和CFR可检测心外膜冠脉和微血管功能，故可早期、准确的发现冠脉异常，提供更精准的危险分层。与传统心血管预测因素（如左心室射血分数）相比，CFR预测效果更佳，CFR是冠心病患者心脏不良事件的独立预测因子。

Ruoxi Sun等对119例临界病变患者（冠脉狭窄50%～80%）中位随访时间1408天，发现CFR<2患者MACE发生率高于CFR≥2患者，多变量Cox危害分析显示，CFR是MACE的独立预测因子（HR 0.352，P=0.021）。

心肌血流定量测定是核素心肌灌注显像的一个很好的补充，具有很好的应用前景。

二、心肌代谢显像

对于冠心病合并心功能障碍患者，存活心肌评价对于血运重建治疗的决策具有重要意义。^{18}F-脱氧葡萄糖（FDG）PET心肌葡萄糖代谢显像是目前评价存活心肌的"金标准"。

1. 存活心肌的概念 存活心肌是指功能障碍的缺血心肌，当血流灌注恢复后其功能可逐步恢复。冠心病引起心肌缺血是一个动态变化的过程，在这个过程中心肌功能障碍分为三种状态，即冬眠心肌（hibernation myocardium）、顿抑心肌（stunned myocardium）和瘢痕心肌（necrosis myocardium）。

（1）冬眠心肌：慢性持续性心肌缺血时，心肌启动自我保护机制，收缩功能减低以适应心肌血流和供氧的不足，当血运重建后，可部分或全部恢复。

（2）顿抑心肌：短暂的（2～20分钟）急性缺血再灌注后，心肌细胞发生一系列生理、生化及代谢改变，收缩功能障碍，再灌注后需数小时、数天甚至数周才能恢复，缺血时间越长，心功能恢复所需时间越长。

（3）瘢痕心肌：血流灌注持续减低，心肌细胞不可逆坏死，被纤维组织取代，失去收缩和舒张功能，即使血运恢复也无法逆转。

冬眠心肌和顿抑心肌均为存活心肌。存活心肌细胞的损害是可逆的，需要尽早行血运重建术，恢复血供，改善心肌局部和左心室整体功能，逆转左心室重构，改善患者长期预后。因此存活心肌的检测，对临床治疗方案的制订、再血管化适应证的选择，评估疗效及判断预后具有重要的临床意义。

心肌灌注代谢示意图见图15-9。

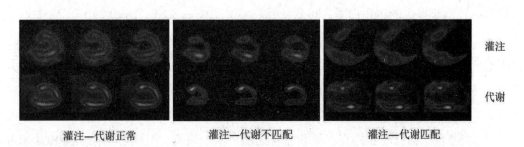

灌注

代谢

灌注—代谢正常 灌注—代谢不匹配 灌注—代谢匹配

图15-9 心肌灌注代谢示意图

2. 显像原理　正常生理情况下，心肌所需能量的70%～80%来自脂肪酸的有氧代谢。病理情况下，如心肌缺血时，心肌氧供不足，脂肪酸的有氧氧化受抑，无氧糖酵解增加，缺血心肌对葡萄糖的摄取增加。^{18}F-FDG为葡萄糖类似物，通过葡萄糖转运蛋白（glucose transporter，GLUT）主要是GLUT$_4$的作用，可被心肌细胞所摄取，进入细胞后被6-磷酸果糖激酶磷酸化成^{18}F-FDG-6-果糖，不能参与后面的代谢过程而滞留在细胞内，可以用来显影，反映局部心肌摄取和利用葡萄糖的能力。如果心肌细胞坏死，则心肌代谢活动停止，不能摄取葡萄糖和^{18}F-FDG。

通常将心肌灌注显像与葡萄糖代谢显像结合起来分析，根据血流灌注与代谢显像匹配（match）与否判断存活心肌：

（1）血流灌注与代谢显像心肌显像剂分布均匀，提示为正常。

（2）血流灌注减低，葡萄糖摄取正常或相对增加，灌注—代谢不匹配，提示冬眠心肌；血流灌注正常，葡萄糖摄取减低，灌注—代谢反向不匹配，提示顿抑心肌；冬眠心肌与顿抑心肌均为存活心肌。

（3）血流灌注与葡萄糖代谢呈一致性减低，灌注—代谢匹配，提示心肌坏死。

3. 适应证　心肌存活性评价适用于伴严重左室功能障碍（LVEF<35%）的严重冠心病患者。不适用于LVEF正常、舒张性心力衰竭、轻度冠心病伴左室功能障碍或扩张型心肌病患者。

4. 评估心肌存活性的意义　对冠心病伴左心室功能障碍患者，再血管化治疗前评估存活心肌可预测术后心功能、心室重构逆转、生活质量、运动能力及生存率的改善，从而帮助临床明确获益风险比，决定治疗决策。

多个研究表明，有存活心肌的患者行冠状动脉血运重建术较优化药物治疗好，这部分患者血运重建术后，有望改善左心室功能，缓解心力衰竭症状，促进心脏电稳定，减少心律失常发生，最终改善患者长期预后；若无存活心肌，则更适合于优化药物治疗。一项Meta分析纳入24个对照研究，比较了具有存活心肌的患者行血运重建或药物治疗后的临床获益。随访（25±10）个月，发现具有存活心肌的患者接受血运重建治疗后的年死亡率明显低于接受药物治疗者（3.2% vs 16.0%，$P<0.0001$）；而无存活心肌的患者，两种治疗方式的年死亡率之间无显著差异（7.7% vs 6.2%，$P=0.23$）。

不过近年来两项前瞻性多中心随机对照研究（PARR-2，STICH）的结果与预期的情况有所不同，并未能证明存活心肌与血运重建治疗收益间存在明显关联，也因此引起了近年来对存活心肌指导血运重建的临床意义的争议。通过对PARR-2、STICH研究的分析，不难发现这些研究设计中均存在一些问题，比如STICH研究中，仅约半数患者（601例）进行了存活心肌检查，并非完全的随机对照研究，且研究中采用SPECT MPI和多巴酚丁胺负荷超声心动图评估存活心肌，而未采用"金标准"PET心肌代谢显像；

而PARR-2研究中并非所有患者都依据PET检查存活心肌的结果决定是否行血运重建治疗。

因此，尽管存在争议，考虑到现有临床研究的局限性，目前认为PET心肌代谢显像评估存活心肌在选择更有可能从血运重建中获益的患者方面仍有重要的作用。但患者治疗决策的制定和预后的改善还要考虑多方面的因素。目前的研究认为，影响再血管化治疗后患者预后的因素包括但不限于以下几点：

（1）存活心肌量：D'Egidio等研究显示存活心肌占左室心肌≥7%时，接受血运重建治疗的患者1年后的临床获益明显高于未接受血运重建者（$P=0.015$）。Ling等对648例冠心病伴左心室功能障碍患者随访（$2.8±1.2$）年，发现随着冬眠心肌范围的增大，血运重建后患者的生存率增高，当冬眠心肌范围占左心室整体心肌≥10%时，早期接受血运重建患者的生存获益比药物治疗者更为显著；而存活心肌范围<5%时，药物治疗组的生存率更高。

（2）心室重构程度：再血管化治疗前有严重左心室重构的患者即使有存活心肌，其术后心功能可能仍无法恢复，且心室重构与远期不良预后有关。Santana等发现EDV>260ml、ESV>200ml、左心室质量>143g的冠心病患者再血管化治疗后不良心血管事件发生率较高，预后较差。

（3）肾功能不全：肾衰竭常可导致CABG术后住院时间延长，GFR是CABG术后短期及长期死亡率的独立预测因子。

（4）功能性二尖瓣反流：存在中重度功能性二尖瓣反流的冠心病心力衰竭患者往往预后较差。

综上所述，再血管化治疗前评估存活心肌是必要的，且对制订治疗决策具有重要意义。存活心肌是影响血运重建患者预后的重要因素，同时也受其他因素的影响，要进行综合判断。

（杜　艳）

第二节　冠状动脉CT血管成像

自2004年64排CT问世以来，冠状动脉CT血管成像（coronary CT angiography，CCTA）获得了快速的临床应用与发展，已成为冠心病患者的一线检查方法。

一、CCTA检查适应证

临床患者下列情况下，推荐行CCTA检查：

1. 冠心病诊断　PTP 15%～85%患者的初步筛查；易损斑块特征评估；斑块进展和演变的随访观察；观察心脏结构和功能，但不推荐以观察心脏结构和功能为目的的CCTA检查。

2. PCI术前和术后评估　筛查冠心病行PCI适应证，指导导丝通过和球囊扩张的可行性，以及支架大小尺寸的选择；PCI术后有症状患者的随访评价，适于支架直径≥3mm患者；评估导管检查失败的原因；评价冠状动脉造影或介入术后并发症。

3. CABG术前和术后评价　CABG术前评价内乳动脉解剖和升主动脉管壁粥样硬化，同时观察有无双肺及纵隔病变；CABG术后有症状患者的随访评估。

4. 非冠心病心脏和血管外科手术或介入手术前的冠状动脉评价　适用于PTP中危（15%～85%）的患者。

5. 先天性冠状动脉异常以及非动脉粥样硬化冠状动脉病变的评价　用于评价冠状动脉起源异常、走行异常及终止异常；非冠心病患者如川崎病、白塞综合征、梅毒感染、大动脉炎、IgG4相关疾病、冠状动脉纤维结构不良等评估冠状动脉受累情况及病变程度。

二、CCTA检查禁忌证及注意事项

1. 检查禁忌证　①已知严重的碘对比剂过敏史或其他过敏反应（如支气管哮喘活动期）；②甲状腺功能亢进进展中；临床确需做CCTA，需要请内分泌专家确定；③肾功能不全：肾小球滤过率（GFR）<30ml/（min•1.73m^2）；④严重的左、右心功能不全（患者不能平卧）；⑤怀孕或怀疑受孕者；⑥多发性骨髓瘤（使用碘对比剂后易发生肾功能不全）。

2. 检查注意事项　①检查前要询问患者症状、病史和本次检查目的，讲解相应的注意事项，签署知情同意书；②CCTA检查存在电离辐射和碘对比剂的潜在损伤，以及碘对比剂过敏、碘对比剂渗漏风险；③心率过快、心律失常、屏气不佳等会影响图像质量，可能会导致部分血管不能评估；④多发钙化会导致高估管腔狭窄程度，甚至会导致狭窄程度无法评价；⑤受空间分辨力限制，直径<1.5mm的血管以及<3mm的支架评估受限。

三、CCTA图像重建

1. 横断原始图像重建　根据采用的心电门控模式和采集时间窗、管电流心电调制等技术的使用情况，选择R-R间期中横断面最清晰的图像重建。

2. 三维图像重建　常用的三维后处理方法包括最大密度投影（maximum intensity projection，MIP）、曲面重建（curved planner reformation，CPR）、容积再现（volume rendering，VR）及多层面重组（multi-planar reformation，MPR）等技术。另外在病变部位获取截面图像（cross-sectional image），利于观察斑块内成分、斑块与管壁及管腔的关系。上述图像应结合起来进行评估（图15-10）。

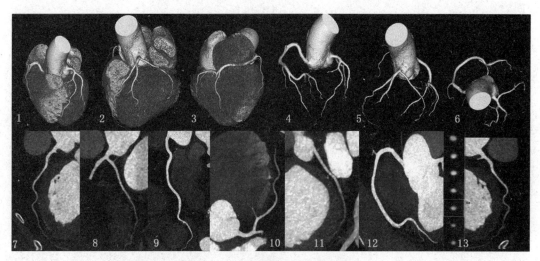

图15-10　正常冠状动脉CT图

1-3：容积再现（VR）图像；4-6：仅保留冠状动脉的VR血管树图像；7-9：曲面重建（VPR）图像；10-12：最大密度投影（MIP）图像；13：血管截面图像。

四、CCTA图像判读

1. 冠状动脉钙化积分（coronary calcium score，CACS）　一般使用Agatston钙化积分。CT值≥130HU、面积≥1mm^{2}的病变定义为钙化。CACS 0～100为轻度钙化，101～400为中度钙化，＞400为重度钙化。

2. 冠状动脉解剖分型和血管分段　根据冠状动脉对膈面左室后壁及室间隔（下部）分布供血分为右优势型、左优势型和均衡型。

根据国际心血管CT学会（SCCT）将冠状动脉分为18节段，在美国心脏学会（AHA）标准16节段分段基础上，增加中间支（17段）和左后侧支（18段），对每个节段进行描述（图15-11）。

3. 先天性冠状动脉发育异常　发生率0.3%～1%，可独立存在，也可存在于先天性心脏病中。可将该类疾病分为冠状动脉起源异常、冠状动脉走行异常和冠状动脉终止异常。

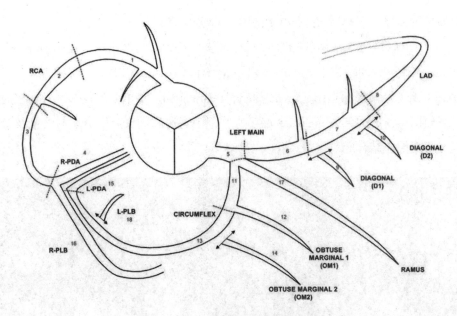

图15-11　SCCT冠状动脉分段图

1：近段 RCA，2：中段 RCA，3：远段 RCA，4：PDA-RCA，5：LM，6：近段 LAD，7：中段 LAD，8：远段 LAD，9：第一对角支，10：第二对角支，11：近段 LCX，12：第一钝缘支，13：中远段 LCX，14：第二钝缘支，15：PDA-LCX，16：PLB-RCA，17：中间支，18：PLB-LCX。RCA：右冠状动脉，LM：左主干，LAD：左前降支，LCX：左回旋支，PDA：后降支，PLB：后侧支。

冠状动脉起源异常包括：冠状动脉起源于主动脉（冠状窦外）、左冠状动脉起源异常、右冠状动脉起源异常、冠状动脉起源于肺动脉、单冠状动脉畸形、冠状动脉先天性缺如或闭锁。

冠状动脉肌桥是指心外膜下的冠状动脉走行于心肌内，又称壁冠状动脉，表面覆盖的心肌称为心肌桥，是一种常见的冠状动脉走行异常。以前降支最多见，其次为对角支、钝缘支等。根据冠状动脉被心肌包埋的程度将心肌桥分为不完全型（部分包埋）、浅表型（包埋<2mm）和深包埋型（心肌包埋≥2mm）；根据舒张期图像评估壁冠状动脉的长度和深度，根据收缩期图像评估心肌桥压迫壁冠状动脉的程度或狭窄程度。

冠状动脉瘘是指冠状动脉主干或分支与心腔或其他大血管（包括静脉或动脉系统）直接沟通，是常见的冠状动脉终止异常。单一的冠状动脉瘘最常见，10.7%～16%有多发的冠状动脉瘘，20%～45%合并其他的先天性心脏病。

4．冠状动脉狭窄评价　CCTA使用的狭窄程度诊断方法是"目测直径法"，狭窄率%＝（参考管腔直径－狭窄处管腔直径）/参考管腔直径×100%，其中狭窄处管腔直径为病变段最窄处管腔直径，参考管腔直径＝（病变近端参考管腔直径＋病变远端参考管腔直径）/2。

狭窄程度诊断分级：正常冠状动脉：无粥样硬化斑块，管腔狭窄0；轻微狭窄：有粥样硬化斑块，管腔狭窄＜25%；轻度狭窄：有粥样硬化斑块，管腔狭窄25%～49%；中度狭窄：有粥样硬化斑块，管腔狭窄50%～69%；重度狭窄：有粥样硬化斑块，管腔狭窄70%～99%；完全闭塞：有粥样硬化斑块，管腔狭窄100%。

5. 冠状动脉斑块分析　根据斑块内是否有钙化可将斑块分为非钙化斑块、钙化斑块和混合斑块。根据斑块内CT值的差别可反映斑块成分，从而将斑块分类：①致密钙化斑块，CT值＞350HU；②纤维斑块，CT值131～350HU；③纤维脂质斑块，CT值31～130HU；④坏死核心，CT值-30～30HU。

CCTA检查的另一个重要的目的是识别斑块的易损性，显示高危斑块。大量循证医学证据表明，CCTA显示的高危斑块特征与组织病理学的不稳定斑块相对应，且CCTA显示的高危斑块也与心脏不良事件的发生密切相关。高危斑块特征包括低密度斑块、正性重构、点状钙化和"餐巾环"征。①低密度斑块（low attenuation plaque，LAP）：斑块内＞1mm^{2}的区域测得CT值＜30HU；②正性重构（positive remodeling，PR）：病变段的最大血管直径（包含斑块和管腔）与斑块近端和远端的正常平均管腔直径之间的比值≥1.1；③点状钙化（spotty calcification，SC）：非钙化斑块内任意平面内长径＜3mm且平均密度＞130HU的高密度灶，且钙化长径小于血管直径的1.5倍，钙化短径小于血管直径的2/3；④"餐巾环"征（napkin-ring sign，NRS）：低密度斑块核心及其周围环绕高密度环状影。同一病变中至少同时存在两个高危斑块特征被认为是易损斑块。

利用后处理软件，CCTA还能对斑块进行定量分析，包括斑块长度、最小管腔面积、斑块体积、斑块负荷、重构指数等。斑块定量分析有利于评估病变进展，评价药物治疗疗效和冠心病风险。但受限于目前软件普及率不高、不同软件重复性较差、操作耗时等原因，斑块定量分析尚未普及。

6. 冠状动脉支架　CCTA支架成像常受部分容积效应和金属伪影的影响，推荐对直径≥3mm的支架及支架近心端和远心端各5mm范围内的冠状动脉进行评估。CCTA对支架再狭窄的诊断粗略分为以下4类：①支架通畅；②内膜增生：直径狭窄＜50%；③支架内再狭窄：直径狭窄50%～99%；④支架闭塞：管腔内完全闭塞（100%）。支架腔内观察不满意时，支架以远血流灌注减少、远段血管变细、密度变低为有意义的再狭窄间接征象。

7. 桥血管　CABG术后行CCTA检查，可随访桥血管的通畅性，评估桥血管两端吻合口和远端血管显影情况，并对固有冠状动脉进行评价。

8. 冠状动脉以外病变　CCTA除评价冠状动脉外，对心脏、大血管及周围的组织结构也应仔细观察，对异常情况做出诊断。

冠状动脉重度狭窄或完全闭塞时，病变血管供血区心肌出现心内膜下低密度影或室壁变薄，常提示已发生陈旧性心肌梗死和心肌脂肪化，此时对CCTA行3～5分钟延迟强化扫描，还可观察到心肌缺血坏死后的纤维化病变。

五、临床应用

1. 冠心病诊断　CCTA是目前无创性评价血管解剖结构的最佳影像学方法，2021年美国心脏病学会胸痛诊断指南和2019年ESC慢性冠脉综合征诊治指南均推荐在疑似冠心病患者中使用CCTA排除阻塞性冠心病。与诊断冠心病的金标准有创冠状动脉造影（invasive coronary angiography，ICA）对照，CCTA诊断冠心病的敏感性为90%~99%，特异性为88%~96%，准确率高于85%，阴性预测值高于98%，证实CCTA是筛查和诊断冠心病良好的无创技术。CCTA操作简便、省时，相对经济实用，逐步取代ICA成为首选检查，特别是CCTA的敏感性和阴性预测值高，最适合用于中低危冠心病患者排除阻塞性狭窄，从而显著减少不必要的侵入性检查，提高ICA阳性率，减少了医疗资源浪费。

CCTA在急性胸痛的鉴别诊断中也发挥着重要的作用。急性胸痛是急诊常见且极具临床挑战性的疾病，CCTA有助于早期发现阻塞性CAD和（或）心肌缺血。与传统的功能负荷试验相比，CCTA检查的优点在于可缩短检查前的时间（不需要等待第二次肌钙蛋白结果），可及早明确诊断并缩短患者的急诊诊疗时间。同时CCTA还可识别非心源性胸痛，如肺栓塞、心包积液、主动脉夹层、肺炎等导致的胸痛。

2. 指导冠心病治疗　通过CCTA进行决策指导，可能使临床治疗决策发生改变，具体总结如下：①CCTA使得预防性治疗（如阿司匹林、他汀类药物、血管紧张素转换酶抑制剂等）的应用增加；②CCTA使得抗心绞痛治疗减少；③CCTA导致更合理应用血运重建。随机对照试验结果表明，CCTA指导的治疗决策有助于改善患者的临床结局。DISCHARGE研究结果提示在具有稳定性胸痛的中危冠心病患者中，使用CCTA和ICA作为首诊的影像学方法相比，两组远期预后相仿（3.5年主要心血管不良事件发生率2.1% vs 3.0%，$P=0.1$），CCTA组的有创性手术相关并发症发生率明显较低。

3. PCI术前术后评价　PCI术前行CCTA检查，有助于术者了解患者的冠状动脉起源和解剖变异、冠状动脉主干及主要分支的病变分布、斑块特征，可以指导和评估PCI的适应证、可行性与风险，提前制订手术预案，节省手术时间。

PCI术后支架再狭窄是一个不可忽视的问题，目前已有研究证实，通过CCTA来排除左主干及冠状动脉近段支架内再狭窄是安全、可靠的，可用以替代传统的有创性血管造影。与常规血管造影评估支架内再狭窄（定义为≥50%管腔狭窄）比较，CCTA对支架内再狭窄的敏感性、特异性、阳性预测值及阴性预测值分别为88%、92%、74%及97%。

4. CABG术前术后评价　CABG术前：①评估升主动脉管壁及管腔情况，有助于术者选择正确的手术方式；②了解桥血管情况：CCTA可以观察双侧乳内动脉的情况，包括血管的走行有无变异、与拟搭桥冠状动脉的位置关系；③评估冠状动脉及心胸整体情况。

CABG术后CCTA对移植血管内显著狭窄（狭窄程度＞50%）的诊断准确性高，Meta分析显示CCTA对狭窄＞50%的移植血管诊断敏感性、特异性、阳性预测值、阴性预测值分别为99%、96%、93%、99%。对固有冠状动脉，由于大多数血管钙化严重，CCTA评价结果较差，虽然阴性预测值较高，但阳性预测值＜80%。

5. 预后评价　冠状动脉钙化积分、斑块类型及狭窄程度等均会影响患者预后。

多项研究已证实冠状动脉钙化积分在预后评估中的价值。在CACS为0、1～99、100～399分及≥400分的分层中，年度主要心血管不良事件（major adverse cardiovascular events，MACE）发生率随CACS的增加呈上升趋势，CACS≥400分的患者，相对风险率是CACS为0患者的20倍，CACS＞1000分则通常预示着非常高的风险。在校正了年龄和其他危险因素后，冠状动脉钙化积分是无症状患者全因死亡率独立的预测因子。冠状动脉钙化进展也是预测未来心血管事件的特异性标志，冠状动脉钙化积分每年增长＞15%，则死亡风险将增高4～8倍。

多项大型队列研究显示CCTA出现高危斑块特征与未来发生MACE相关。PROMISE前瞻性研究结果显示存在高危斑块特征增加了稳定性心绞痛患者70%的MACE发生风险，SCOT-HEART研究显示心源性死亡或非致死性心肌梗死患者出现高危斑块特征的概率比未发生MACE者高3倍，这些研究均提示高危斑块特征可能是患者未来发生MACE的风险因素。然而，目前研究也显示高危斑块阳性预测值较低，很多斑块虽然具有高危特征，但未来并不发展为急性冠脉综合征。如PROMISE研究随访2年结果显示，94%有高危斑块的患者未发生MACE，SCOT-HEART研究中位随访5年的结果也同样显示，96%有高危斑块的患者未发生MACE。因此，高危斑块对稳定性胸痛的预后价值仍需进一步深入研究。

多项研究显示，CCTA提示的阻塞性冠状动脉疾病患者的预后较非阻塞性冠状动脉疾病患者差，其提供的危险分层可在临床信息的基础上将2/3的患者重分类，CCTA显示正常人群的无事件生存时间可达10年以上。多项大型国际多中心研究指出，可疑CAD患者CCTA排除CAD的阴性预测值高，且年化事件发生率为0.2%，从而提供了2～5年的"保质期"，《2021年AHA/ACC/ASE/CHEST/SAEM/SCCT/SCMR胸痛评估与诊断指南》推荐CCTA阴性"保质期"两年，但尚缺乏中国人群的数据。

六、冠状动脉功能显像

基于CT的血流储备分数（CT derived flow fraction reserve，CT-FFR）和CT心肌灌

注成像（CT myocardial perfusion，CTP）的应用，标志着CCTA"功能学"诊断时代的到来。

1. CT-FFR　是一种无创性的图像后处理技术，基于冠状动脉计算机断层扫描血管成像图像建模和利用计算流体力学的原理模拟计算，不需要额外的影像学技术和负荷药物就可以模拟计算整个冠状动脉树的任意一点的血流量、压力及流速，从而测得CT-FFR。

临床试验已验证CT-FFR对冠心病心肌缺血的诊断效能和临床价值。DISCOVER-FLOW研究证实CT-FFR与有创FFR之间由良好的相关性（$r=0.717$），以有创FFR为金标准，CT-FFR的诊断准确度、灵敏度、特异度分别为84.3%、87.9%、82.2%。

CT-FFR的使用对患者危险分层、临床决策、预后评估都会产生积极的影响。PLATFORM研究纳入6个欧洲国家的11家研究机构，评价了CT-FFR对584例已有冠心病患者诊疗过程的影响，结果显示CT-FFR队列可以降低ICA检查率，且这些患者在一年的随访中未出现心脏不良事件。

因此，CT-FFR依据CCTA图像，无须额外放射线，无须额外的特殊采集模式，即可实现冠心病解剖和功能的"一站式"评估。目前，CT-FFR已被推荐用于评估CCTA诊断为30%～90%狭窄病变的功能学意义，特别是在多支血管病变情况下，以帮助指导是否行侵入性冠状动脉造影和血运重建治疗计划。但是CT-FFR也有一定的局限性：①CT-FFR测量精准度在一定程度上受限于CCTA图像质量，心电错误配准、运动伪影、噪声等可能影响其准确度；②CT-FFR应用计算机流体力学模拟冠状动脉充盈状态，并不能完全还原真实的血管；③CT-FFR低估CAD中弥漫性病变的狭窄的真实情况；④目前尚无CT-FFR个体化、规范化的操作规程。因此，CT-FFR还需要进一步的技术检测和大量的临床试验，才能更好地投入到临床使用。

2. CTP　根据采集图像的技术不同，分为静态和动态心肌灌注成像两种。静态CTP检查诊断心肌缺血的准确性较低，当心肌灌注弥漫性减低时极易出现漏诊。而动态CTP成像是在团注碘对比剂后，对心脏进行连续多个心动周期的图像采集，获得主动脉和心肌的时间密度曲线，应用后处理软件进行定量心肌灌注指标分析。动态CTP诊断心肌缺血与SPECT MPI相同，均需进行药物负荷试验CTP与静息状态CTP，将两者进行比较诊断心肌缺血，同时也可以通过软件计算获得心肌血流量、心肌血流储备等绝对定量值。动态心肌灌注的定量分析使结果更加精确、可靠，优于静态CTP成像技术，对于高度钙化、CCTA图像诊断管腔狭窄有困难或疑诊心肌缺血的患者应用价值较大。

大量研究表明，CTP对于检测因血管狭窄、血流受限引起的心肌灌注缺损具有较高的准确性。CORE320多中心头对头病例对照研究以ICA评估的冠状动脉解剖学狭窄率为标准，比较CTP与SPECT对于有意义狭窄（≥50%）的诊断效能后发现，CTP对于有意义解剖学狭窄病变的诊断效能优于SPECT，尤其是对于左主干病变以及多支病变的诊断敏感度较高。

CTP可以很好的评估心脏功能，对于冠心病患者不良心血管事件的发生具有一定预测价值。一项多中心临床试验对行CTP检查、已确诊或疑诊冠心病的144例患者随访18个月，以观察主要不良心血管事件的发生情况。研究者发现，随着CTP灌注缺损区域数量的增加，患者出现不良心血管事件的风险也有明显增加的趋势。

CTP技术依赖CT设备与后处理分析软件，CT探测器宽度需尽可能覆盖整个心脏，目前仅有少数大型医院开展研究。另外CTP辐射剂量过高、信噪比低、动态CTP MBF尚无最佳临界值也是影响CTP技术临床应用的重要原因。

（杜　艳）

第三节　心脏磁共振成像

心脏磁共振成像（cardiac magnetic resonance，CMR）以其无创、无辐射，能够对冠心病患者"一站式"完成从血管病变到心脏结构功能、心肌血流灌注和组织特征成像的优势，在冠心病的早期诊断、风险分层、预后评价等方面发挥重要作用，成为冠心病影像学检查的重要手段之一。

一、CMR检查患者评估及检查前准备

1. 患者评估　预约检查前应同患者交流，充分评估检查风险，预估成像效果。①有钆对比剂过敏史患者禁止行对比增强CMR；②有严重肾功能不全的患者［估测肾小球滤过率（eGFR）<30ml/（min•1.73m^2）］谨慎使用对比剂，如必须使用，需采取必要预防措施，并建议选用大环状钆对比剂；③询问患者基础心率，有无频发心律失常，对绝对心律不齐患者，可能会因伪影影响图像质量；④询问患者体内有无金属植入物。目前几乎所有面市的冠状动脉支架产品均可在3.0T（含）以下MR设备上进行CMR；体内存在非磁性或弱铁磁性的颅内动脉夹、人工耳蜗，可使用场强为1.5T（含）以下设备进行CMR；体内存在弱磁性动脉支架，建议在术后6周再行CMR；人工心脏瓣膜移植术和瓣膜成形术后患者任意时间均可在3.0T（含）以下设备进行CMR。

2. 检查前准备　①检查前应空腹2小时以上（进行增强检查空腹4~6小时），以排空胃部，减少MRI检查时的伪影，预防发生不良反应时误吸；②患者签署检查知情同

意书；③患者进入检查室前需去除身上所有金属物品，建议更换病号服进入检查室；④对患者进行呼吸训练，推荐使用呼气末屏气方法；⑤连接心电门控，推荐使用无磁电极片，按照厂商建议位置贴放电极片。

二、心脏磁共振常用扫描序列

冠心病患者心脏磁共振扫描可分为冠状动脉血管成像和心脏形态、心脏电影、心肌灌注、心肌延迟强化成像、心肌组织定量评估等序列，临床实践中，应根据检查目的选择最优化成像序列。

1. 冠状动脉成像　MR冠状动脉成像（MR coronary angiography，MRCA）技术可获得冠状动脉图像以观察血管解剖形态，可发现管腔狭窄、扩张及管壁异常等病变。MRCA可在1.5T或3.0T扫描仪上完成，可进行无对比剂MRCA，也可采用增强MRCA。

目前1.5T系统在无对比剂MRCA中更具优势，因为其能够使用稳态自由进动序列（steady state free precession，SSFP）进行全心冠状动脉成像，获得更高的血管对比度，受运动及磁敏感伪影的影响较小。3.0T系统因其磁场的不均匀性、射频脉冲沉积作用，难以使用SSFP序列，而是应用快速梯度回波（gradient echo，GRE）序列替代，但非增强情况下GRE序列显示的血管对比度弱于SSFP序列，钆对比剂能显著提升血管对比度，故3.0T系统在对比增强MRCA中可能更具优势。

目前MRCA一般采用脂肪抑制下的三维SSFP序列及快速GRE序列，在应用心电及呼吸门控技术抑制运动伪影的同时，对心脏周围脂肪进行有效抑制，目前主要采用频率选择预饱和脂肪抑制技术或水脂分离技术（mDixon技术），为进一步增强冠状动脉血管对比度，需使用T_2准备预脉冲，以进一步抑制背景组织，增强血液等液体信号对比。

增强MRCA检查方法与无对比剂相似，可使用与无对比剂MRCA相同的T_2准备预脉冲序列，钆对比剂有助于增强血管管腔的信号强度及周围组织的对比，获得较平扫图像更高的血管对比度。

2. 心脏形态成像　主要应用黑血和亮血两大类序列。黑血序列是利用血液留空效应，使心脏及大血管腔内快速流动的血液呈无信号区，心肌呈等信号，故称之为"黑血"。最常用的是快速自旋回波序列。亮血序列通过增强血池信号的亮度使血池呈白色高亮信号，而心肌呈等信号，从而形成自然对比。最常用的序列是SSFP序列。

3. 心脏电影成像　MRI心脏电影成像技术是公认的评估心脏功能的"金标准"。在1.5T MR机，推荐采用SSFP序列进行心脏功能评估，在3.0T MR机，推荐采用扰相位梯度回波序列。最常用的采集方法是二维分段K空间填充采集技术，通过多次屏气采集数据，从左心室基底部向心尖部采集多层短轴位图像，最终获得每层短轴位心动周期内的动态电影图像。扫描所得的数据，可以通过后处理软件分别勾画收缩末期、舒张末期左、右心室内外膜，计算获得整体及局部心功能参数，包括室壁厚度、室壁运动、心室容积、射血分数、心输出量等。

4. 心肌灌注成像　是经静脉注射钆对比剂，采用快速成像序列连续扫描获得对比剂首次通过心肌组织的动态图像，此时灌注不佳的心肌对比剂浓度低于灌注好的心肌，表现为低信号和（或）峰值延迟，从而区别缺血心肌和正常心肌。同时由于首过时心肌对比剂与血流量成正比，通过软件生成时间信号强度曲线，可定量计算心肌血流量。心肌灌注成像主要采用平面回波成像（echo planar imaging，EPI）序列和SSFP序列，可抑制呼吸和心脏运动的伪影，减少运动伪影。

与SPECT心肌灌注显像一样，要检测心肌缺血通常需要进行负荷及静息MRI心肌灌注显像。心肌负荷方式有运动负荷和药物负荷两种，运动负荷需在MRI检查室内配备兼容运动装置，配置成本较高，操作难度大且结果不准确。药物负荷常用血管扩张剂腺苷或瑞加诺生，具有操作简便、可重复性好的优点，是用于负荷心肌灌注的主要方法。

5. 心肌延迟强化（late gadolinium enhancement，LGE）成像　又称心肌活性成像。心肌梗死后纤维化形成，细胞外间隙扩大，钆对比剂在局部浓聚，缩短T_1时间，采用快速毁损梯度回波序列，通过TI scout预扫描确定最佳反转时间（time of inversion，TI），以充分抑制正常心肌信号，使其呈相对较低信号，纤维化心肌呈现高信号。推荐扫描方位和层厚与心脏电影成像相同，延迟扫描时间在钆对比剂注射后10~15分钟。

6. 心肌组织定量参数成像　包括T_1 mapping、T_2 mapping、T_2^* mapping等。T_1 mapping成像应用最广，包括基于反转恢复脉冲技术（Look-Locker、MOLLI、ShMOLLI）或基于饱和恢复脉冲技术（SASHA、SAPPHIRE）两大类。细胞外容积（extracellular volume，ECV）评价技术是通过钆对比剂注射前后的T_1 mapping图像，经过血细胞比容值校正后获得心肌弥漫纤维化信息。T_2 mapping通常使用多回波快速自旋回波序列（multi-echo fast spin echo，MFSE），在4个不同亚回波链长度的回波下进行图像采集，TR不变而TE不同，用软件测量ROI心肌组织的T_2值。在缺血性心脏病中，心肌梗死、梗死后缺血再灌注等引起心肌水肿时均可引起心肌T_2值改变。T_2 mapping能够较好地抑制心腔内慢血流所致地心内膜下、心尖部慢速高信号伪影。

三、临床应用

1. 冠心病筛查　随着冠状动脉MRI成像技术的进步，其冠状动脉检查成功率和诊断准确度已大幅提高，使得MRCA尤其是无对比剂的MRCA成为一种安全、无创、有效的冠心病筛查、监测随访的影像检查方法，临床需求迅速增长。

一项纳入5项研究共417例患者的Meta分析显示，与有创冠状动脉造影相比，在患者水平，无对比剂MRCA诊断冠状动脉≥50%的灵敏度为90.3%，特异度为77.9%，在血管水平，诊断灵敏度为83.7%，特异度为90.0%；能够有效排除≥50%血管狭窄，节段及血管水平的阴性预测值分别为98%和90.4%。钆对比剂的应用可以提高MRCA图像的信噪比，缩短扫描时间，增加可以评估的冠状动脉节段数，具有更高的诊断效能。张丽君等研究发现，基于患者水平3.0T对比增强MRCA诊断冠状动脉显著狭窄（冠状动脉管腔直径狭窄≥50%）的灵敏度、特异度、准确度、阳性预测值、阴性预测值分别为97.1%、91.7%、95.7%、94.3%、91.7%，MRCA诊断冠心病的曲线下面积为0.94。

与CCTA相比，MRCA具有下列优势：①无创、无辐射、可不依赖对比剂，能够安全应用于儿童、肾功能不全、孕妇和对比剂过敏等特殊患者；②软组织对比度高，管壁成像可对冠状动脉斑块特征进行观察；③评估管腔狭窄程度时可克服管壁钙化伪影的干扰；④可与反映心脏结构、功能、心肌血流灌注和组织特性的CMR多参数成像结合，进行冠心病心脏"一站式"检查。但是MRCA也有不少劣势，限制它的临床应用，包括：①与CCTA相比，MRCA空间分辨率较低（MR采集分辨率为1.0～1.5mm，CT分辨率为0.4～0.6mm），对较细血管的评估受到限制；②检查时间长，目前MRCA成像序列采集时间通常在10分钟以上；③扫描方案较为复杂，需人工选择合理的心电门控采集窗，调整多参数平衡图像质量与扫描时间，对扫描技师要求高；④易出现由于心脏搏动、呼吸运动等导致的图像伪影，影响诊断准确度，该检查不适用于明显心律不齐或高心率患者。

基于MRCA的特点，2021年中国《冠状动脉MR血管成像临床应用专家共识（第一版）》提出了MRCA适应证的建议，主要适应证包括：①儿童冠状动脉起源及发育异常的诊断；②冠状动脉扩张或冠状动脉瘤的诊断和随访；③冠心病中低风险患者冠状动脉主干病变的筛查诊断（尤其适用于存在冠状动脉CTA检查禁忌证的患者）。次要适应证包括：①冠心病患者冠脉主干病变狭窄程度的评估及随访；②补充评估既往冠状动脉CTA中因管壁钙化明显而评估受限的冠状动脉主干管腔；③联合心脏多参数MRI成像，"一站式"评价冠状动脉及心脏结构异常、心肌病变。

2. 缺血性心脏病（ischemic heart disease，IHD） 是多种临床疾病的统称，是冠状动脉病变导致的心肌缺血和心功能受损性疾病，可由心肌缺血、梗死进展到纤维化。CMR不仅能提供缺血性心脏病的形态学信息，还可评估心肌灌注、心肌活力以及心功能，可为IHD早期诊断、治疗评估及预后评价提供准确、全面的信息。

（1）心肌灌注：静息与药物负荷MRI心肌灌注显像可检测心肌缺血的部位、范围和程度，为已知及可疑冠心病患者提供精确的诊断和危险分层。因MRI具有更高的时间和空间分辨率，对心肌缺血的诊断价值优于SPECT，与PET相仿。一项纳入77项研究的Meta分析显示，以有创性FFR为金标准，在血管水平，负荷MRI心肌灌注与PET诊断冠心病心肌缺血的敏感性、特异性、阳性预测值、阴性预测值分别为81% vs 85%、91% vs

87%、89% vs 86%、82% vs 85%，在患者水平，诊断冠心病心肌缺血敏感性、特异性、阳性预测值、阴性预测值分别为87% vs 88%、88% vs 86%、86% vs 85%、86% vs 88%。MRI心肌灌注显像还可通过软件计算心肌血流储备，对冠状动脉微循环病变也有诊断价值。但由于药物负荷存在一定风险，目前国内开展负荷MRI心肌灌注显像的医疗机构不多。

（2）心肌活性评估：LGE具有高度的组织特异性和良好的空间分辨力，已被广泛用于评估心肌纤维化，包括识别梗死心肌或瘢痕组织，评估心肌活力。

LGE评估梗死心肌的准确性，在动物实验中已经得到证实，LGE上梗死的位置、范围和形态与组织学分析所确定的梗死区域基本一致，LGE可识别小于1g的梗死心肌，在评估心肌梗死方面优于SPECT，特别是对小面积心肌梗死和心内膜下心肌梗死。Wagner等通过对12只犬的心肌梗死模型进行研究，以组织病理学为金标准，发现LGE与SPECT对透壁心肌梗死的诊断效能相当，但对心内膜下心肌梗死，LGE诊断敏感性明显高于SPECT（92% vs 28%）。LGE还可用于检测常规检查难以发现的乳头肌梗死、右心室心肌梗死。

LGE可直接检测梗死心肌的位置和范围，显示其透壁程度，全面、准确的评价梗死心肌的三维分布，评价心肌活性，帮助临床合理筛选接受再血管化治疗的患者，预估再血管化治疗后整体及局部心功能的改善。临床研究表明，LGE透壁程度<25%时，再血管化治疗后90%患者局部收缩功能能得到提高；透壁程度25%~75%时，50%患者局部收缩功能能得到提高；而当LGE透壁程度>75%时，仅4%患者局部收缩功能能得到改善。

大量临床研究表明，通过LGE的有无及程度能够有效判断缺血性心脏病患者的预后。一项纳入1105例患者的Meta分析显示，LGE梗死面积与室性心律失常的发生密切相关（RR=4.33），即使在LVEF保留的心肌梗死患者中，LGE梗死面积仍是预测心律失常的独立预测因子。Bello等的研究发现LGE面积与死亡率成正相关，LGE面积大于10%的冠心病患者死亡率是小于10%患者的1.6倍，LGE面积大于24%的冠心病患者死亡率是小于24%患者的2.42倍。在对STEMI行PCI术后的患者进行2年随访发现，LGE心肌梗死面积是MACE事件最强的独立预测因子，比传统因素LVEF更强。中国医学科学院阜外医院对128例行CABG术的患者进行随访分析，发现瘢痕心肌节段数对CABG后心血管事件有明确的预测价值，瘢痕心肌节段数≥6个的患者术后心血管事件发生率显著高于瘢痕心肌节段数<6个的患者。

（3）心脏功能：CMR作为无创诊断技术，对心脏功能的评价准确且重复性高，是患者随访的优良方法。与基于几何学假设的平面成像技术如超声检查不同，CMR是基于真实的容积定量，更接近真实水平，是公认的评估心脏功能的"金标准"。

CMR测量的经典心功能指标包括左、右心室的舒张末期容积、收缩末期容积、每搏输出量、射血分数、心排血量、心脏指数、心肌质量，以及反映舒张功能的射血峰值、早期峰值充盈率、心房收缩峰值充盈率等，这些指标在临床上已得到广泛认可，是目前心脏疾病诊断和治疗评价的关键指标。

基于电影图像的特征追踪技术是近年来发展的一种CMR后处理技术，可以实现对心肌应变的评价。心肌应变是指在心动周期中，心肌在收缩、舒张及前后负荷作用下发生的运动形变，反映心肌的增厚、变薄、伸长和缩短。心脏应变按照运动方向被划分为短轴径向应变、周向应变和长轴纵向应变。心肌应变被认为是反映心功能早期损害的一项灵敏的指标，能够补充单一使用EF评估的不足，也有研究发现心脏应变与心肌梗死预后密切相关，是心肌梗死后MACE的独立预测因子。

（杜　艳）

参考文献

[1]中华医学会核医学分会，中华医学会心血管病学分会.核素心肌显像临床应用指南（2018）[J].中华心血管病杂志，2019，47（7）：519-527.

[2]中华医学会心血管病学分会介入心脏病学组，中华医学会心血管病学分会动脉粥样硬化与冠心病学组，中国医师协会心血管内科医师分会血栓防治专业委员会，等.稳定性冠心病诊断与治疗指南[J].中华心血管病杂志，2018，46（9）：680-694.

[3]Juhani K, William W, Antti S, et al.2019 ESC guidelines for the diagnosis and management of chronic coronary syndromes.The task force for the diagnosis and management of chronic coronary syndromes of the European Society of Cardiology(ESC)[J].European heart journal, 2020, 41(3):407-477.

[4]余浩军，顾宇参，方纬，等.D-SPECT心肌血流定量操作规范专家共识[J].中国临床医学，2022，28（4）：379-386.

[5]国家心血管病专业质控中心心血管影像质控专家工作组，中华医学会放射学分会心胸学组，《中华放射性杂志》心脏冠状动脉多排CT临床应用指南写作专家组.冠状动脉CT血管成像的使用标准及诊断报告书书写规范[J].中华放射性杂志，2020，54（11）：1044-1055.

[6]中华医学会放射学分会心胸学组，《中华放射性杂志》心脏冠状动脉多排CT临床应用指南写作专家组.心脏冠状动脉CT血管成像技术规范化应用中国指南[J].中华放射性杂志，2017，51（10）：732-743.

[7]中国医师协会放射医师分会.冠状动脉CT血管成像斑块分析和应用中国专家建议[J].中华放射性杂志，2022，56（6）：595-607.

[8]中华医学会放射学分会心胸学组，国家心血管病专业质控中心心血管影像质控专家工作组.动态CT心肌灌注成像技术操作与图像分析中国专家共识[J].中华放射性杂志，2022，56（12）：1289-1299.

[9]国际心血管磁共振学会中国区委员会，中国医疗保健国际交流促进会心血管磁共振分会.心血管磁共振成像技术检查规范中国专家共识[J].中国医学影像技术，2019，35（2）：161-169.

[10]中国医学装备协会磁共振应用专业委员会.冠状动脉MR血管成像应用专家共识（第一版）[J].中华放射性杂志，2021，55（9）：892-902.

第十六章
冠心病患者的随访管理

第一节　慢性稳定性心绞痛患者的随访

慢性稳定性心绞痛患者的随访与管理内容见表16-1。

表16-1　慢性稳定性心绞痛患者的随访与管理内容

随访内容	随访间隔	
建立健康档案输入临床信息系统		
门诊随访了解患者自觉症状，包括： 1. 体力活动水平下降与否 2. 治疗耐受程度 3. 是否有新的伴随疾病；已有的伴随疾病的严重程度；对其治疗是否加重了心绞痛 4. 心绞痛发作的频率和严重程度加重与否 5. 是否成功地消除了危险因素并增加了对危险因素的认识	每3~12个月1次	每3~12个月1次
门诊随访评估患者当前使用的所有抗心绞痛药物及抗血小板治疗情况	每3~12个月1次	每3~12个月1次
门诊随访评估患者生活方式、血糖、血脂、血压的控制情况以及心功能情况，评估患者当前使用的所有药物	每3~12个月1次	每3~12个月1次
体检（体重、血压、脉搏、颈静脉、颈动脉，心、肺、血管、肝、有无水肿等）	每3~12个月1次	每年1次
健康教育与行为干预	每3~12个月1次	每年1次
心电图	3~6个月1次或需要时	每年1次或需要时
检测血脂（血总胆固醇、三酰甘油、高密度脂蛋白胆固醇、低密度脂蛋白胆固醇）	降脂治疗后6~8周1次，以后3~6个月1次	每3~6个月1次
监测血糖（无糖尿病患者）	每年1次	每年1次
检测糖化血红蛋白（有糖尿病的患者）	每年1次	每年1次

续表

随访内容	随访间隔	
检测肾功能	需要时	需要时
检测肝功能	需要时	需要时
检测肝功能、肌酶（服降脂药者）	降脂治疗前基线、6～8周后各查1次，以后需要时	需要时
平板运动试验（临床状态没有变化）		每3年1次或酌情

（陈裕芳）

第二节　心肌梗死患者出院后的随访

　　心肌梗死患者出院后，应继续进行科学合理的二级预防，以降低心肌梗死复发、心力衰竭以及心脏性死亡等主要不良心血管事件的危险性，并改善患者生活质量。对于急性心肌梗死患者完成3～6个月的心脏康复程序后应长期坚持适当强度的有氧运动，基层医生完成对心脏康复患者初始评估、康复治疗30天、60天和90天评估和制定处方后，视为完成整个心脏康复计划。此后每3个月进行1次运动能力评估随访，1年后每12个月进行心血管综合评估。在冠心病二级预防用药的基础上进行长期、安全、有效的生活方式医学治疗和随访，进一步提高患者生活方式治疗的依从性和自我管理冠心病的能力。

（陈裕芳）

第三节　经皮冠状动脉重建术后患者的随访

　　经皮冠状动脉重建术后患者的随访与管理内容见表16-2。

表16-2　经皮冠状动脉重建术后患者的随访与管理内容

	裸支架	药物支架
抗血小板制剂	阿司匹林 100mg/d 加波立维 75mg/d，服用 1～3 个月，阿司匹林或波立维长期服用 特殊情况下不能使用阿司匹林或波立维者，调整华法林到 INR 2.0～3.0	阿司匹林 100mg/d 加波立维 75mg/d，服用 9～12 个月，阿司匹林或波立维长期服用 特殊情况下不能使用阿司匹林或波立维者，调整华法林到 INR 2.0～3.0
观察内容	心绞痛发作情况 活动能力 有无劳动性呼吸困难	同左
复查心电图	术后 6 小时内，每月 1 次或胸痛发作时	术后 9 个月内，每月 1 次或胸痛发作时
血运重建不完全	观察内容、药物治疗及复查同完全血运重建，特殊要求继续抗心绞痛治疗	

（陈裕芳）

第四节　冠脉搭桥术后患者的随访

冠脉搭桥术后患者的随访与管理内容见表16-3。

表16-3　冠脉搭桥术后患者的随访与管理内容

抗血小板或抗凝药物治疗	术后 48 小时开始阿司匹林治疗，以后 100mg/d，终生服药。不能使用阿司匹林者可用波立维 75mg/d
硝酸酯类药物	术后 3 个月内继续服用，但剂量不宜过大，3 个月后根据病情和活动量决定是否继续使用
β 受体阻滞剂	术后可逐渐减少剂量。心肌梗死患者仍需继续服用，避免突然停药，但严重心动过缓需及时处理
专科复诊	术后 1 个月、3 个月、6 个月复诊，以后每半年复诊 1 次
观察内容	心绞痛发作情况 活动能力 有无劳动性呼吸困难
辅助检查	每次复诊做心电图和超声心动图检查，必要时血管造影复查

（陈裕芳）

参考文献

[1]潘苏彦，衷敬柏，刘永泉.社区医师中医药服务手册[M].北京：人民军医出版社，2012.

[2]赵新华.心内科疾病诊治精要[M].开封：河南大学出版社，2020.

彩色插图

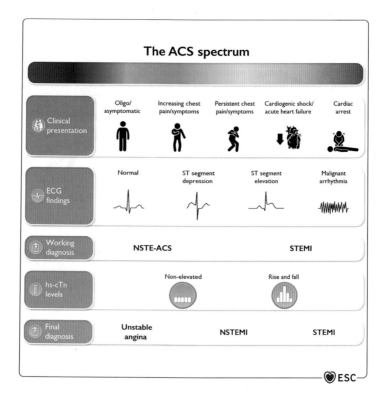

图1-1　ACS患者的临床表现、心电图改变、高敏肌钙蛋白水平

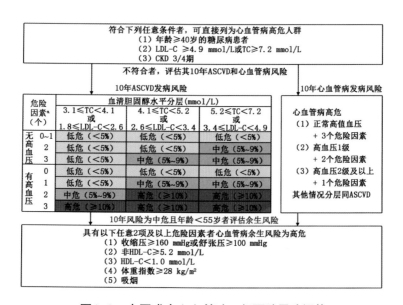

图1-2　中国成人心血管病一级预防风险评估